浙江省普通本科高校“十四五”重点立项建设教材

浙派中医内科学

（供中医学、针灸推拿等专业用）

主　审　陈　意

主　编　夏永良

全国百佳图书出版单位

中国中医药出版社

·北　京·

图书在版编目（CIP）数据

浙派中医内科学 / 夏永良主编 . -- 北京：中国中医药出版社，2025. 7.

ISBN 978-7-5132-9611-3

Ⅰ . R25

中国国家版本馆 CIP 数据核字第 2025N9L130 号

中国中医药出版社出版

北京经济技术开发区科创十三街 31 号院二区 8 号楼

邮政编码　100176

传真　010-64405721

山东润声印务有限公司印刷

各地新华书店经销

开本 787×1092　1/16　印张 23　字数 531 千字

2025 年 7 月第 1 版　2025 年 7 月第 1 次印刷

书号　ISBN 978 - 7 - 5132 - 9611 - 3

定价　98.00 元

网址　www.cptcm.com

服务热线　010-64405510

购书热线　010-89535836

维权打假　010-64405753

微信服务号　zgzyycbs

微商城网址　https://kdt.im/LIdUGr

官方微博　http://e.weibo.com/cptcm

天猫旗舰店网址　https://zgzyycbs.tmall.com

如有印装质量问题请与本社出版部联系（010-64405510）

浙江省普通本科高校“十四五”重点立项建设教材

《浙派中医内科学》编委会

主　　审　陈　意

主　　编　夏永良

副 主 编　叶海勇　朱渊红　阮善明

编　　委（以姓氏笔画为序）

万锡钢　王学文　王悦昊　王德龙

刘康宁　刘瑜婷　孙海燕　孙磊涛

杨　泽　杨晓铭　肖清铃　吴　佳

陈晗雯　周林水　洪　玮　夏雨墨

夏洪墨　郭　沁　裘　涛　裘宗华

学术秘书　万锡钢

编写说明

水之流动，必有支出；学之兴盛，必有派别。中医流派之所以能生机勃勃，兴盛不衰，皆乃中医人不断传承和发扬的共同结果。为更好地挖掘及传承浙派中医内科的学术思想及临证经验，我们编写了《浙派中医内科学》教材，本教材的编写思路于2022年先后荣获浙江省第二届高校教师教学创新大赛正高组特等奖、第二届全国高校教师教学创新大赛正高组二等奖。

“浙派中医”是浙江中医的统一称谓，包含了浙江的丹溪学派、永嘉学派、绍派伤寒、钱塘学派、医经学派、伤寒学派、温病学派、本草学派、针灸学派、温补学派十大著名流派的学术思想。此外，按临床学科分类，尚有内科、妇科、伤科、儿科等流派。浙派中医内科学以中医内科学为基础，结合浙江中医学术流派的学术思想和诊疗特色，体现了浙江中医文化的发展脉络和地域特色。

全书分为上篇“总论”和下篇“各论”两部分。“总论”分为概论（包括浙派中医内科学的定义、性质和范围，浙派中医内科学学术发展源流，浙派中医内科疾病的分类、命名及特点）和浙派中医内科疾病辨证论治思路与原则（包括浙派中医内科疾病辨证论治思路、中医内科疾病的辩治原则），重点突出浙派中医的学术特色和思维方法。“各论”分为木系——肝与胆系病证、火系——心与小肠系病证、土系——脾与胃系病证、金系——肺与大肠系病证、水系——肾与膀胱系病证、气血津液病证、肢体经络病证七大类疾病，汇集了浙派中医的学术思想及临证经验，突出了内科疾病的临床诊治思维和方法。

本书的编写得到了浙江中医药大学及浙江中医药大学附属第一医院（浙江省中医院）中医内科学界同行的高度重视和积极参与。总论及各论的火系——心与小肠系病证主要由夏永良编写；各论的木系——肝与胆系病证主要由裘涛、万锡钢编写；土系——脾与胃系病证主要由孙海燕、王德龙编写；金系——肺与大肠系病证主要由朱渊红编写；水系——肾与膀胱系病证主要由周林水、孙磊涛编写；气血津液病证主要由阮善明编写；肢体经络病证主要由叶海勇编写。书中方剂最大程度引用了浙派医家的经典注释及临床应用心得。此外，王学文、王悦昊、刘瑜婷、刘康宁、杨泽、陈晗雯、杨晓铭、肖清铃、吴佳、洪玮、夏雨墨、夏洪墨、郭沁、裘宗华等研究生参与了本书的资料收集及书稿的整理校对工作。全书由主编夏永良负责统稿审修，并得到了全国名中医陈意教授的倾情指导。

本教材借鉴了国内大量的出版物及教材，由于编写体例的限制没有在文中一一注明，在此，谨向相关文献、资料的作者表示由衷的敬意和感谢。

由于编者水平有限，本教材难免有疏漏不足之处，恳请各位同行和读者多提宝贵意见，以便进一步修订提高。

《浙派中医内科学》编委会

2024 年 9 月

目 录

上篇　总论

第一章　概　论

第一节　浙派中医内科学的定义、性质和范围

中医内科学是运用中医学理论和中医临床思维方法，阐述内科所属病证的病因病机、辨证论治及预防康复规律的一门临床学科。浙派中医内科学以中医内科学为基础，结合浙江中医学术流派的学术主张和诊疗特色，体现了浙江中医文化的发展脉络和地域特色。浙派中医内科学以中医脏腑、经络、气血津液等生理病理学说为指导，从木、火、土、金、水五行的角度系统反映了辨证论治的特点，是中医学专业、针灸推拿学专业的主干课程，也是临床其他各科的基础，同时是学习了解浙江中医学术流派的重要课程。

中医内科学是中医基础理论与临床各学科的桥梁，具有承上启下的作用。基础理论知识只有经过内科学的进一步讲授和临床实习，才能深入理解和掌握；临床各学科则必须以内科学为基础，才能更好地熟悉本学科的特点和技能，从而更灵活地运用于临床。这就是内科学的重要性之所在。在源远流长的中医学发展进程中，内科学一直受到人们的重视，经过长期的积累和整理，使内科学知识，包括病因学、病机学、分类学、治疗学等内容，在广度和深度上都得到了发展，形成了较为完整的理论体系，能够有效地指导临床实践。

中医内科古称“疾医”“杂医”“大方脉”，即中医内科学研究的范围很广，传统将其研究的疾病分为外感病和内伤病两大类。一般说来，外感病主要指《伤寒论》及温病学所涉及的伤寒、温病等病，它们主要由外感风、寒、暑、湿、燥、火六淫及疫疠之气所致，其辨证论治是以六经、卫气营血和三焦的生理病理理论为指导。内伤病主要指《金匮要略》及后世内科专著所述的脏腑、经络、气血津液等杂病，它们主要由七情、饮食、劳倦等内伤因素所致，其辨证论治是以脏腑、经络、气血津液的生理病理理

论为指导。随着时代的前进、学术的发展、学科的分化，原来属于中医内科学范畴的外感病如伤寒、温病等热性病已另设专科。本教材所讨论的内容主要是内伤杂病和部分外感病，即以脏腑、经络、气血津液疾病为主要研究和阐述对象，按五行对应五脏及脏腑表里关系分为木系——肝与胆系病证、火系——心与小肠系病证、土系——脾与胃系病证、金系——肺与大肠系病证、水系——肾与膀胱系病证，以及气血津液病证和肢体经络病证。每一病证均从中医医师视角，以临床诊疗过程为线索，用提问的方式由【示例病案】引入，【患者得了什么病证】中给出疾病诊断及该病概述，【该病证应与哪些病证相鉴别】明确诊断与鉴别诊断，【患者怎么得的这个病】详述病因病机，【患者的这个病证应该怎么治】立法拟方给药，并补充历代医家对本病的发挥，【该病证还有哪些其他证型】分列其他常见证型，【该病证应该如何调护】包括预防及调护内容，【浙派医家关于本病的相关论述】引用浙派医家的经典论述，最后附上【思维导图】加以总结。

第二节　浙派中医内科学学术发展源流

浙派中医内科学包含在中医内科学之中，是中医学宝库的重要组成部分。浙派中医内科学是人类在长期的医疗实践中不断积累，逐渐形成，体现浙江地域特色的一门临床学科。

浙派中医内科学以浙江中医学术流派为依托，突出浙江医家在中医内科学中的学术贡献。浙江中医学术流派包括医经学派、伤寒学派、永嘉学派、丹溪学派、温补学派、钱塘学派、温病学派、绍派伤寒、针灸学派和本草学派十大学术流派。以下对这十大中医学术流派进行简要介绍。

一、医经学派

医经学派是指致力于医经研究的医学流派。浙江人杰地灵，历代文人从医者众，尤其是明清时期，儒学盛行，尊经复古和考据之风浓厚，更是将注释、阐发、辑佚古代经典医著推到一个新的高度，涌现了诸多儒医名家，所以就自然地形成了“医经学派”。主要代表人物及著作包括宋元时期沈裕生的《素问集解》，滑寿的《读素问钞》等；明代马莳的《素问注证发微》《灵枢注证发微》，许兆祯的《素问评林》，张景岳的《类经》《类经图翼》（含《类经附翼》）等；清代张志聪的《素问集注》《灵枢集注》，高世栻的《素问直解》，沈又彭的《医经读》，俞樾的《内经辨言》，莫枚士的《研经言》等，其中以马莳、张景岳、张志聪三人最为著名。

二、伤寒学派

伤寒学派是推崇仲景学说的学术流派，大致经历了孕育、成长、蓬勃兴盛的三个发展阶段，大大提高了中医学的临证水平，其发展史是中医发展史的重要组成部分。在整个伤寒学派的发展传承过程中，浙江医家作出了卓越的贡献。主要代表人物及著作包括宋代朱肱的《南阳活人书》；明代陶华的《伤寒六书》《伤寒全生集》；清代柯琴的《伤寒来苏集》，徐彬的《伤寒一百十三方发明》《金匮要略论注》等。

三、永嘉学派

温州古称永嘉，永嘉学派以陈无择为首，以陈氏弟子王硕、孙志宁、施发、卢祖常、王暐等为骨干，以《三因极一病证方论》为理论基石，围绕编著、增修、校正和评述《易简方》，展开热烈的学术研究和争论。其流派发展之期正值北方刘完素、张子和、张元素、李东垣学术活动进入高潮及河间、易水两大学派形成之时，是最早的浙江医学流派，为南宋时期江南医学的高峰，对后世影响深远。主要代表人物及著作包括宋代陈无择的《三因极一病证方论》，其弟子王硕的《易简方》，孙志宁的《增修简易方论》《伤寒简要》，施发的《续易简方论》《察病指南》，卢祖常的《易简方纠缪》，王暐的《续易简方脉论》等。

四、丹溪学派

丹溪学派是指尊崇金元四大家之一朱丹溪的学术思想，主要由朱丹溪及其再传弟子对丹溪学说进行广泛地探索、研究、发挥、介绍和传播。作为“医之门户分于金元”的重要标志，丹溪学派对明清各个医学流派均产生了一定影响。除朱丹溪的《格致余论》《局方发挥》《本草衍义补遗》《金匮钩玄》《丹溪医按》外，另有门人后学整理研究其学术之作众多，署名为丹溪撰著的书籍多达40余种。其代表门人弟子及著作包括明代戴思恭的《秘传证治要诀及类方》，楼英的《医学纲目》，徐彦纯的《玉机微义》《本草发挥》，虞抟的《医学正传》，王纶的《明医杂著》等。尚有非浙江籍医家，如王履、汪机等，同为丹溪学派的重要成员。

五、温补学派

温补学派，亦称“肾命学派”，是以研究脾肾和命门水火的生理特性与病理变化为中心内容，以温养补虚、善用甘温为治疗特点的一个医学流派。该学派从研究脏腑学说转变为专论脾肾，尤其对肾命水火的理论研究逐步深化，从真阴元阳两个方面阐明了人体阴阳平衡的调节机制及重要意义，并建立了以温养补虚为临床特色的辨治虚损系列方法，强调脾胃和肾命阳气对生命的主宰作用。主要代表人物及著作包括明代张景岳的《类经》《景岳全书》，赵献可的《医贯》；清代高鼓峰的《四明心法》《四明医案》，冯兆张的《冯氏锦囊秘录》等。

六、钱塘学派

钱塘学派是明末至清代，在浙江钱塘（今杭州）以钱塘医家卢复、卢之颐、张卿子为开山鼻祖，以张志聪、张锡驹为中坚人物，并有高士宗、仲学辂为衣钵传人，其后，陈修园等受钱塘医学思想影响尤甚，是我国历史上重要的地区医学流派。钱塘学派秀于医林，其间涌现了大批的医家，有勤于临床耕耘者，有致力于《素问》《灵枢》注释集解者，有沉浸于伤寒学说的研究阐发著书立说者。他们精研伤寒，以经解经，从气化学说阐发六经，反对三纲鼎立学说，重视疾病传变，尤重视顾护胃气；探究本草，以《内经》之理释药物功效，以运气及阴阳阐述药性药理；研究运气学说，倡导以气化学说阐明人体生理、病理、六经病变及人与自然的关系，阐述药理药性，并用于指导诊断和治疗用药。主要代表人物及著作包括明代卢之颐的《本草乘雅半偈》《仲景伤寒论疏钞金鎞》；清代张志聪的《素问集注》《灵枢集注》，高世栻的《素问直解》《医学真传》，仲学辂的《本草崇原集说》等。

七、温病学派

温病理论源远流长，在晋唐以前一直隶属伤寒。温病学派是明代以后，在南方逐渐兴起的，以研究外感温热病为中心的一个学术派别。明清时期，瘟疫流行猖獗，尤以江浙一带为著，客观上促使江浙诸医家对温热病进行研究，并由此逐渐形成一个学派。除叶天士、吴鞠通等温病大家外，浙江籍主要代表人物及著作包括清代王士雄的《温热经纬》《霍乱论》，雷少逸的《时病论》。

八、绍派伤寒

绍派伤寒是指起源于浙江绍兴地区，擅治热病，诊断重目诊、脉诊、腹诊，辨证重湿，施治主化等具有鲜明地域特色的诊断治疗组方用药体系的学术流派。绍派伤寒发端于张仲景《伤寒论》与张景岳《景岳全书·伤寒典》的学术观点，虽与吴门之温病学派同治热病，但其辨证纲领和论治内容却迥然有别，而又与一般仲景学派相异，自成一体。主要代表人物及著作包括清代俞根初的《通俗伤寒论》，章楠的《医门棒喝》；近代何廉臣的《增订通俗伤寒论》《重订广温热论》等。此外，尚有近贤邵兰荪、傅再扬、陶晓兰等医家继承发扬绍派伤寒。

九、针灸学派

浙江针灸学术源远流长，上迄东晋，下殆当今，名医辈出。尤其在明代，针灸学术空前繁荣，浙江针灸也自成一派，领全国之先。主要代表人物及著作包括宋代王执中的《针灸资生经》；元代滑寿的《十四经发挥》《诊法枢要》；明代高武的《针灸聚英》，杨继洲的《针灸大成》等。

十、本草学派

本草学派是浙江籍医家研究和践行本草的学术流派。本草学派领全国之先，成就卓著，尤其两部本草“拾遗”著作，犹如两座丰碑，彰显出浙江本草学的辉煌。除上述其他学派撰有部分本草学著作外，其他代表人物及著作包括唐代日华子的《日华子诸家本草》，陈藏器的《本草拾遗》；宋代裴宗元的《药诠总辨》；明代徐用诚的《玉机微义》；清代赵学敏的《串雅内编》《串雅外编》《本草纲目拾遗》等。

第三节 浙派中医内科疾病的分类、命名及特点

中医内科疾病病种多，范围广。为了方便学习研究与临床应用，探讨内科疾病分类的必要性早已引起人们的普遍重视。《金匮要略》中已经做了有益的探索，如痉、湿、暍三者皆是从太阳经开始，为来自外感的病证，故合为一篇，以利于鉴别；消渴、小便不利、淋证均有小便异常症状，故列为一篇论述；呕、吐、哕、下利又都是胃肠疾病，合在一起讨论，易于辨证论治等。此种分类尽管粗糙，但在疾病分类方面的探索却是有益的。《诸病源候论》是我国现存第一部证候学专著，以“候”类述，共1739则，可见书中证候分类之细。该书把风病、虚劳病、伤寒、温病、热病、时气病等作为全身性疾病，然后再按证候特征或脏腑生理系统进行分类。但此种分类，实有过繁之感。《备急千金要方》则由博返约，初步进行归纳，将风病、伤寒、脚气、消渴、水肿等作为全身性疾病，其他疾病则归入肝脏、胆腑、心脏、小肠腑、脾脏、胃腑、肺脏、大肠腑、肾脏、膀胱腑等脏腑门中。《太平惠民和剂局方》虽是宋代的一种成药处方配本，但此书按病分类，在疾病分类方面也做了一些尝试，如将内科病分为诸风、伤风、诸气、痰饮、诸虚、痼冷、积热、泻痢、杂病等。浙派中医之一的永嘉学派代表医家陈无择在《三因极一病证方论》中试图按三因将疾病分类，但在某些病证中又包含了内因、外因、不内外因等不同证治，所以也说明此法分类尚未达到尽善之地。《明医杂著》将当时常见内科病证分题讨论，如对发热、痨瘵、泄泻、痢、疟、咳、痰饮、喘胀、饮食过伤、头痛、小便不禁、阳痿、梦遗、暑病等的证治加以论述，重点突出。

《三法六门》把疾病按病因分为风、寒、暑、湿、燥、火、内伤、外伤、内积、外积共十门，这对后世的《医门法律》影响颇大，是书将前六者及诸杂证分门别类，著成一书。浙派中医之一的温病学派代表医家雷少逸在《时病论》中还将湿分为六，即伤湿、中湿、湿热、寒湿、冒湿、湿温。浙派中医之一的丹溪学派的楼英在《医学纲目》中则按脏腑分部加以分类。如肝胆部，论述中风、癫痫、痉厥等病；心小肠部，论述心痛、胸痛、谵妄等病；脾胃部，论述内伤饮食、诸痰、诸痞等病；肺大肠部，论述咳嗽、喘急等病；肾膀胱部，论述耳鸣、耳聋、骨病、牙痛等；伤寒部，论述以伤寒病为主，兼及温病、暑病、温疫等。这也可以看出著者在分类学上所用的苦心，价值较大。《症因脉治》将所论病证，以外感、内伤分类，可以说是以外感、内伤对疾病分类的雏形。清代浙江籍医家李中梓的《证治汇补》将内科杂病分为八门。如提纲门列中风、伤风、中寒、暑、湿、燥、火等证；内因门列气、血、痰、郁证及虚损劳倦等；外体门列发热、恶寒、汗病、疟等；上窍门列眩晕、头痛、五官等病；胸膈门列咳嗽、喘、哮、呕吐、反胃等；腹胁门列心病、腹痛、霍乱等；腰膝门列痿躄、疝、脚气等；下窍门列泄泻、痢、便血、淋、遗精等。《医学实在易》以表证、里证、寒证、热证、实证、虚证分类讨论疾病的证治。

纵观历代医家对内科疾病的分类，尚未统一看法。为了便于指导临床，寻找一个比较合理的分类法是十分必要的。新中国成立后，医家们也进行了探讨，认为以病因、病

理变化为纲对内科疾病加以分类，较为合适。以病因为纲，可将内科疾病分为外感疾病和内伤疾病两大类。外感疾病，是由外感六淫等邪气所致；内伤疾病是由情志刺激、饮食劳倦、起居失常及脏腑功能失调所引发。诚然，这两类疾病也是可以互相转化的。一些外感疾病可变为内伤疾病，内伤疾病使正气亏虚也易感受外邪，在病程的某一阶段可以变成外感疾病。以病理变化为纲，可将内科疾病分为热病与杂病两大类。热病包括一切有热证而以六经、三焦、卫气营血为主要病理改变的病证；杂病包括以脏腑功能失调为主而产生的病证。

病因分类，突出了病因的特殊性，便于临床辨证求因、审因论治。病理分类反映了疾病病理变化的内在联系，有助于掌握疾病发生发展的规律。因为病理主要是脏腑功能失调造成的，故可以进一步按五脏六腑进行分类。

病理分类法是在病因分类法的基础上进行的，是对病因分类的补充。因此，临床上可把这两类分类法结合起来，称为外感热病与内伤杂病。

外感热病，根据感受邪气的不同可分为伤寒与温病，温病又可分为温热病与湿热病。温热病包括了风温、春温、秋燥、暑温、冬温、温毒、温疫等；湿热病包括了暑湿、湿温、伏暑等。按发病特点，温病又可分为新感温病与伏气温病两类，如风温、冬温、暑温、秋燥属新感温病，春温、伏暑则属伏气温病。

内伤杂病分类的理论基础是藏象学说。人体是一个以脏腑为中心的有机整体，外联四肢百骸、五官九窍，以气血津液为物质基础，以经络为通路。因此，内伤杂病虽多，但其病理变化始终不离脏腑功能紊乱、经络通路障碍、气血津液生成运行输布失常。故内伤杂病的分类，则按照不同脏腑生理病理变化而分为肺系病证、心系病证、脑系病证、脾胃系病证、肝胆系病证、肾系病证、肢体经络病证、气血津液病证等。本教材创新使用五行对应五脏及脏腑表里关系对病证进行分类，详述于下。

中医内科病证的命名原则主要是以病因、病机、病理产物、病位、主证、体征为依据。如以病因命名的中风、中暑、虫证等；以病机命名的郁证、痹证、厥证等；以病理产物命名的痰饮等；以病位命名的胸痹、肝着、肾着、肺痿等；以主证命名的咳嗽、喘证、呕吐、泄泻、眩晕等；以主要体征命名的黄疸、积聚、水肿、臌胀等。由于中医对疾病的认识方法不同，对疾病的命名有其自身的固有特点，大部分是以临床症状和体征来命名的，与西医学有明显的差异。但在几千年的医疗实践过程中，这种传统的命名方法已具有确定的含义，在中医内科学术理论的指导下，逐步形成了与病名相应的病因病机、临床特点、类证鉴别、发展演变、转归预后的系统认识，以及辨证论治的具体治法、方药和预防调护，迄今仍有效指导着临床。

《浙派中医内科学》教材沿用在病因病机分类基础上的脏腑分类法，将伤寒、温病以外的外感病证和内伤杂病主要按照五行及脏腑表里关系分为七大类，即木系——肝与胆系病证、火系——心与小肠系病证、土系——脾与胃系病证、金系——肺与大肠系病证、水系——肾与膀胱系病证、气血津液病证和肢体经络病证。与目前主流《中医内科学》教材不同的是，本版教材未设脑系病证，将脑系病证按照不同病因病机及病变脏腑归属于五脏病证之中，以期能明晰中医内科病证与五行及脏腑表里的关系和发病特点。

第二章　浙派中医内科疾病辨证论治思路与原则

第一节　浙派中医内科疾病辨证论治的思路

一、以病机为核心的辨治思路

1. 审察病机是辨证论治的关键环节

《素问·至真要大论》云："审察病机，无失气宜。"浙派中医之一温补学派的代表医家张景岳言："机者，要也，变也，病变所由出也。"表明病机是指由各种致病因素作用于人体引起疾病的发生、发展与变化的机理。"审证求机"是根据"有诸内必形诸外"的理论，在收集四诊（望、问、闻、切）资料的基础上，采用取象比类的思辨方法，通过辨析疾病内在病变的外在表现，把握疾病的本质，获得辨证的结论。

从临床实际来看，病机是辨证的依据、论治的基础，是理论联系实际的纽带、通向论治的桥梁。对症状的分析、证候的判断皆以病机分析为依据。"审察病机"是辨证论治的前提，"谨守病机"则是论治必须遵守的原则。"求机"的过程，就是辨证的过程，"审证求机"是辨证的基本要求。病机对临床立法组方有着直接的指导作用，中医对相应证候所确立的治法，是通过调整病机而起作用的。因此，把握病机是提高中医临床疗效的关键。

2. 准确运用病机词汇

"病机"词汇是说明疾病病变机理的专用名词，应有明确的内涵。应用病机词汇表达辨证所得印象，就可作为治疗的依据。常用病机词汇，多以脏腑生理病理学说为基础。脏腑病机词汇具有高度的概括性，能突出病机的重点，指出疾病的主要矛盾，是进一步演绎论述病变机理的基础。

准确应用病机词汇，不仅要以患者的症状表现作为客观依据，而且要突出矛盾的主要方面（如脾虚与肝郁的先后主次），善于对类证做出对比鉴别，了解某些类证之间的联系（如肝脾不和、肝胃不和）。证候交叉复合、病机错杂多端者，应采用不同的病机词汇组合表达，体现其因果及内在关系（如水不涵木、肝风内动）。切忌内涵不清，外延过大，过于笼统，或主次不明，似是而非。

3. 重视脏腑病机

脏腑病机在辨证论治中起主导作用，临证必须熟练掌握，准确运用，尤应明确常用脏腑病机的基本概念、类证之间的联系和鉴别，治疗才有较强的针对性。如肾病病机中的肾气不固与肾不纳气、肾阳不振与肾虚水泛、肾阴亏虚与肾精不足、肾阴亏虚与水亏火旺或相火偏旺等概念的鉴别。认识脏腑病机，应从生理功能和特性入手，结合脏腑相关理论等加以归纳，从而指导临床治疗。如肺主呼吸，肃肺勿忘宣肺；心主血脉，养心勿忘行血；脾为后天之本，补脾宜加运化；肝体阴而用阳，清肝勿忘柔养；肾司封藏而主水，有补还要有泻。

浙派中医之一的钱塘学派亦重视脏腑病机运用，如对咳嗽辨治，宗《素问·咳论》“五脏六腑皆令人咳，非独肺也”之说，认为咳嗽标见于肺，而本在于脏腑之间，高世栻细析五脏咳嗽，其《医学真传·咳嗽》谓：“是以咳病初起，有起于肾者，有起于肝者，有起于脾者，有起于心包者，有起于胃者，有起于中上二焦者，有起于肺者。”

二、病证结合的辨治思路

1. 病、证、症的关系

病即疾病，由一组具有特征性的临床症状所构成，不同疾病有其各自不同的发生、发展、转化、传变等病理过程和变化规律。证是归纳分析患者某一阶段出现的各个症状、体征而作出的诊断，即“证候”。症指“症状”而言，是人体因患病而表现出来的种种异常状态和不适。证是多种临床症状的综合表现，是辨证论治的主要依据，又是疾病某一阶段的特征性改变，包括病因、病性、病位、病机、病势等。疾病的本质和属性，往往是通过“证”的形式表现于临床，而病又是各种证的综合表现，临床还常见同病异证和异病同证的情况。因此，病、证、症皆为人体的病理反映，既相互联系，又有区别。

2. 辨证与辨病的区别与联系

辨证是指从整体观念出发，把通过望、闻、问、切四诊方法所获得的各种资料，对疾病进行综合分析、归纳、推理、判断，进而做出对疾病某一阶段病情的综合认识。辨证是中医独特的诊断方法，是对疾病临床表现及其动态变化的综合认识，具有较强的个性，体现中医证、因、脉、治及理、法、方、药的系统性。证在横向上涉及许多中医或西医的病，反映了辨证论治的诊疗体系和同病异治、异病同治的基本精神。如气阴两虚证可见于心悸、咳喘、肺痈、肺痨等多种疾病，通过辨证就能突出疾病某一阶段的主要矛盾，给予相应治疗。尤其在辨病较困难的情况下，有时可通过辨证取得疗效。

辨病是对疾病本质和特异性的认识，有利于掌握病变发生发展的特殊规律，把握疾病的重点和关键，加强治疗的针对性，也有助于治疗无症状的疾病，避免单纯辨证的局限性。然而对辨病不能单纯理解成辨西医的病，必须明确中医学也有其自身的病名诊断，根据四诊认症、辨病，分析内在病变机理，反映病的特异性及其发展转归，为施治提供依据。其治疗又不完全与西医学之辨病治疗相同，既要针对某个病的共性及基本规律进行治疗，又要结合个体及不同证候分别处理。由此可见，中医学的“辨病论治”与

“同病异治”尚有相互补充的关系。

3. 辨证与辨病相结合

中医内科临证时既要辨证，亦要辨病。其中辨证论治，是认识和解决某一疾病过程中主要矛盾的手段；辨病论治，是认识和解决某一疾病过程中基本矛盾的手段。因此，辨证与辨病相辅相成，在辨证的基础上辨病，在辨病的同时辨证，辨证与辨病相结合，有利于对疾病性质的全面准确认识，提高临床疗效。例如浙派中医之一伤寒学派的朱肱《南阳活人书》所载的亦为广义伤寒，并以辨病与辨证相结合的方式探讨广义伤寒中各种疾病的证因脉治。

辨证论治是中医认识疾病和治疗疾病的根本手段。辨病又是对中医辨证的必要和有益补充，辨证治疗可补辨病之不足，辨病有助于掌握不同疾病的特殊性及发展、转归，结合病的特异性进行处理。但临证必须注意西为中用，这种辨病与辨证的双重诊断只可并存，切忌简单地对号入座，生搬硬套，如胃脘痛不单见于消化性溃疡，也可见于胃炎等病。而消化性溃疡也不仅以胃脘痛为主证，也可以吐血、呕吐等为主证，并表现出不同的证候。

第二节　浙派中医内科疾病的辨治原则

一、辨证原则

1. 全面分析病情

首先要收集符合实际的“四诊”信息，参考相关理化检查结果，取得对疾病客观情况的全面认识，这是分析病情、确保辨证准确的前提。例如浙派中医之一钱塘学派张志聪的《侣山堂类辩》中专列“诊法论”“识脉论”“音声言语论”“望色论”“问因论”五篇来论述诊法；再如浙派中医之一温补学派的张景岳临证注重四诊合参，尤其重视问诊，认为问诊“乃诊治之要领，临证之首务”，并创作了“十问歌”，影响颇为深远。

内科疾病的临床辨证，必须注意中医整体观的运用，即在辨证时，不仅要把握病证，还应重视患者的整体和不同个体的特点，以及自然环境对人体的影响。只有从整体观念出发，全面考虑问题、分析问题，才能取得比较符合实际的辨证结论。

2. 掌握病证的病机特点

各种内科病证具有各自的临床特点和病机变化，掌握不同病证的特点和病机，有利于对各种不同的病证进行鉴别。

中医内科病证，可分为外感时病（包括伤寒和温病）和内伤杂病两大类。外感时病主要应按六经、卫气营血和三焦进行证候归类。内伤杂病中肺系病证主要按肺气失于宣发肃降之病机特点进行辨证论治，以复肺主气、司呼吸的生理功能；脾（胃）系病证主要按中焦气机升降失常之病机特点进行辨证论治，以复脾（胃）主运化、升清降浊的生理功能；心系病证应按血脉血行章碍和神明失司之病机特点进行辨证论治，以复心主血脉和心主神明的生理功能；肝系病证主要按肝气疏泄不畅、肝阳升发太过、肝风内动等病机特点进行辨证论治，以复肝主疏泄、藏血濡筋等生理功能；肾系病证主要按肾阴、肾阳不足的病机特点进行辨证论治，以复肾主生长、发育、生殖、主骨、生髓等生理功能。气血津液病证、肢体经络病证应按其寒热虚实、隶属脏腑的不同进行辨证。

二、治疗原则

1. 调节整体平衡

人体是以五脏为中心，配合六腑，通过经络系统，联合五体、五官、九窍、四肢百骸而组成的有机联系整体，局部病变往往是整体的病理反映。因此，立法选方，既要注意局部，更须重视整体，应通过整体调节以促进局部病变的恢复，使阴阳达到相对平衡，此即调节整体平衡原则。

调节整体平衡可从调整阴阳入手。《素问·至真要大论》云："谨察阴阳所在而调之，以平为期。"这里的"以平为期"，就是通过调整阴阳，以达到恢复整体平衡的目的。

调节整体平衡的目的是恢复和建立相对平衡的阴阳关系，其方法不外去其有余、补其不足两个方面。去其有余，即去其阴阳之偏盛。阴或阳的过盛和有余，或为阴盛，或为阳盛。阴盛则寒，阳盛则热，阴盛还可化生水湿痰饮，阳盛也可化生瘀滞燥结。故去其有余，有温、清、利、下等各种具体治法；补其不足，即补其阴阳之偏衰，有补阴与补阳之不同。

调节整体平衡还要求对各种治疗措施和方药的运用应适可而止，不可矫枉过正，以防机体出现偏颇。如攻邪时须注意勿伤正，补虚时注意勿留邪，清热注意不伤阳，散寒注意不伤阴，补脾注意不碍胃等。

2. 审证求机论治

审证求机以往一般称为审证求因，但进而言之，所谓求因实是求机，即从整体、动态地分析疾病的各种复杂征象，综合归纳推论出疾病发生发展的原因、病变的机理。这种病因观，实与病机融为一体，其本质仍在于求机。证与病机皆为疾病本质的反映，是疾病的主要矛盾，故治疗应遵循审证求机论治的原则，从疾病的根本入手，以解决疾病的关键问题。

"同病异治"与"异病同治"是审证求机论治在临证中的基本应用，"证同治亦同，证异治亦异"，说明"证"是决定治法方药最可靠的依据。

同病异治，是指同一种疾病，由于患者个体的不同，或处于疾病发展的不同阶段，所形成的病理变化不同，所表现的证候不同，因而治法也不相同。如头痛，有外感头痛与内伤头痛的区分。外感头痛又有风寒头痛、风热头痛、风湿头痛的不同，内伤头痛亦有肝阳上亢头痛、痰浊头痛、血瘀头痛之差异。治疗时应分别予以辛温解表、辛凉解表、祛风胜湿、平肝潜阳、化痰息风、活血通窍等不同治法，方能取效。反之，若一见头痛，不求其本，不识其"证"，不知究其病机，概施川芎、白芷、吴茱萸、藁本诸止头痛药物，则难以取得满意疗效。由此可见，同病异治是同中求异辩证法思想的具体应用。

异病同治，是指不同的疾病，若出现相同的病理变化，即形成相同的证候时，可以采取相同的治法。如癃闭和遗尿虽系两种临床表现截然不同的疾病，但皆可因肾阳亏虚引起，故皆可予金匮肾气丸温肾助阳，癃闭可借金匮肾气丸恢复膀胱气化功能，遗尿则可借金匮肾气丸恢复肾气的固摄作用。由此可见，异病同治是异中求同辩证法思想的具体应用。

但应注意每一种疾病各有其独特的病理特点，必然有其基本的治疗原则或治疗大法。因而证虽异仍存有同性，证虽同也存有差异，临证需准确把握，方不失中医辨证论治之原则。

3. 明辨标本缓急

标和本是相对的概念，用以说明病变过程中矛盾的主次关系。本是事物的主要矛盾，标是事物的次要矛盾。张景岳说："标，末也；本，源也。"如正气与邪气，则正气为本，邪气为标；病因与症状，则病因为本，症状为标；先病与后病，则先病为本，后病为标；表病与里病，则里病为本，表病为标；病情的缓急，则急者为标，缓者为本。

疾病的发生发展过程极其复杂，表现有邪正盛衰、病情缓急、旧病未愈新病又起、表证与里证并见，在临证时必须分清疾病的标本主次、轻重缓急。"甚者独行，间者并行"，是指采取"急则治其标，缓则治其本"和"标本同治"的方法进行治疗，也即明辨标本缓急的治疗原则。

急则治其标，是指在疾病的发展过程中，若现紧急危重证候，危及患者生命，就应先行解除，后再治本。如臌胀见重度腹水，致呼吸喘促，难以平卧，二便不利，若正气可支，就应攻逐利水，以治其标；待水消病缓，再予补脾养肝，以图其本。再如浙派中医之一针灸学派的杨继洲对于中风急性发作，多选用十二井穴放血急救；并主张急重症多用针治，慢性疾病针、灸、药三者结合。

缓则治其本，是指在病情缓和的情况下，应从根本上治疗疾病。因标病由本病而生，消除本病，标病自然随之而解。如阴虚咯血，则咯血为标，阴虚为本，若咯血量少，标症不急，当滋阴润肺，从根本上治疗咯血，阴虚之本得治，则咯血之标自除。

在标本俱急的情况下，必须采取标本同治的原则。如水肿见咳喘、胸满、腰痛、小便不利、一身尽肿、恶寒等症，其本为肾虚水泛，标为风寒束肺，乃标本均急之候，必须用温肾助阳、发汗、利小便的治法，温里解表。

4. 把握动态变化

疾病的过程是邪正斗争，此消彼长，不断变化发展的过程，疾病的每个阶段都有不同的病理特点。因此，必须把握其动态变化，分阶段进行治疗。

外感病证，初期阶段邪气未盛，正气未衰，病较轻浅，可发散祛邪；进入中期，病邪深入，病情加重，更当着重祛邪，减其病势；迨至后期，邪气渐衰，正气未复，既要继续祛除余邪，又要兼以扶正，使邪去正复。这是把握动态变化治疗原则在外感病证方面的应用。

内伤病证，初病之时，一般不宜用峻猛药物；进入中期，大多正气渐虚，治当轻补；或有因气、血、痰、火郁结而成实证，须用峻剂而治者，亦只宜暂用；及至末期，久虚成损，则宜调气血，养五脏，兼顾其实。如癥瘕，病之初起，其积未坚，治宜消散之；进入中期，所积渐坚，治宜软化之；转入后期，正气已虚，则宜攻补兼施，审其主次处理。

5. 顺应异法方宜

疾病的发生发展受多种因素影响，如时令气候、地理环境等，尤其是患者体质因素的影响更为明显。因此，在治疗疾病时，必须根据季节、气候、地区，患者的体质、年龄等不同特点而选用适宜治疗方法，此即顺应异法方宜的治疗原则，具体包括因时制宜、因地制宜、因人制宜三个方面。

四时气候的变化对人体的生理功能、病理变化均会产生一定影响。即使一日之内，人体的气血也依经络循行有一定的流注次序。因此，在病理状态下会出现旦慧、昼安、夕加、夜甚的时辰变化规律。治疗应结合不同季节、不同时辰的特点，考虑用药的原则，称为“因时制宜”。如春夏季节，气候由温渐热，阳气升发，人体腠理疏松开泄，即便此时外感风寒，治疗时一般也不可过用辛温发散之品，以防止开泄太过，耗气伤阴；而秋冬季节，气候由凉逐渐变寒，阴盛阳衰，腠理致密，阳气敛藏于内，此时若非大温大热之证，寒凉之品断当慎用，以防苦寒伤阳。

根据不同地区的地理环境特点，考虑治疗用药的原则，称为“因地制宜”。如我国西北地区，地势高而寒冷少雨，故其病多燥寒，治宜辛润；东南地区，地势低而温热多雨，故其病多湿热，治宜清化。地区不同，患病亦异，治法应当有别。即使患者有相同病证，治疗用药亦应考虑不同地区的特点而区别对待。例如浙派中医之一永嘉学派的陈无择长期侨居温州，温州依山傍海，冬无严寒，夏少酷暑，四季湿润，属海洋性气候，湿之为患尤多，故多用芳香化湿、理气和胃之品；绍派伤寒紧扣绍兴地域多湿的特点，治疗四时感证，立法上多芳香宣透以开达上焦，或辛凉、微温发其汗，清其水之上源，淡渗利湿，以运中渗下，同时善用鲜品及汁，如热入心包而兼痰浊蒙蔽者，即善以鲜品及汁化痰利湿、养阴生津，而无恋邪伤阴之弊。

根据患者年龄、体质、性别、生活习惯等不同特点，来考虑治疗用药的原则，称为“因人制宜”。如女性患者，因有月经、怀孕、产后等特殊情况，治疗用药必须加以考虑，慎用或忌用峻下、破血、滑利等药物。不同年龄其生理功能及病变特点亦不相同，老年人气血衰少，生机减退，患病多虚证或正虚邪实。虚证宜补，而有邪实须攻者应慎重，以免损伤正气。在体质方面，由于个体的先天禀赋和后天调养不同，素质有强有弱，尚有偏寒偏热及宿疾的不同，故虽患同一疾病，治疗用药亦应有所区别，阳热之体慎用温补，阴寒之体慎用寒凉。

6. 据证因势利导

同一疾病有不同的治疗方案，如何制定最佳方案，须遵守因势利导的原则。因势利导要求顺其病势，就近祛邪，以获得最佳治疗效果。如饮食积滞，应积极祛除，但须注意食积在膈下（亦即入肠）方用泻法，若食积在胃，又当选用探吐或用消食药，才能取得理想的效果，否则反伤正气，贻误病情。

7. 先期治未病

先期治未病包括未病先防和既病防变两个方面。

未病先防，是指对有可能发生疾病的个体和人群，及早采取预防措施，运用药物培补人体的正气，预防疾病发生的方法。如16世纪前后针对当时天花流行的情况，采取人痘接种法来预防天花的发生，就是未病先防治则的具体应用。在流行性感冒肆虐季节，服用玉屏风散对体弱、气虚者起到补气固表的作用，以预防流行性感冒的侵袭，也是未病先防治则的具体应用。

既病防变，是指医者可根据疾病传变规律，对可能受到传变的脏腑和可能受到影响的气血津液，采取预防措施，阻断和防止病变的发展和传变，把病变尽可能控制在较小的范围内，以利于疾病的彻底治愈，取得最好的疗效。如《金匮要略》云："见肝之病，知肝传脾，当先实脾。"其意是治疗肝病须应用调补脾胃法，使脾气旺盛而不受邪，以防止肝病传脾。

8. 重视调摄护理

恰当的调护，有利于正气的恢复、邪气的祛除，促进患者早日康复。忽视调摄护理，不仅会延误康复时间，还会出现"食复""劳复"等情况，致病情反复。因此，必须重视调摄护理。

调摄护理的内容十分丰富，如饮食护理、生活护理、精神护理、服药护理等。护理措施的采用同样应以辨证论治为指导，当辨证施护，随证而异。如对风寒表证，在应用解表发汗时，护理上不仅应避免患者再受风寒外袭，还要酌加衣被，给予热汤、热粥，促其发汗。若属里实热证，在调护上则要注意多给清凉冷饮，保持室内通风，衣着宜薄，且使大便通畅，或以温浴降温。此外，还应重视精神护理，使患者保持心情舒畅；在饮食护理方面要注意忌宜，例如浙派中医之一温病学派的王孟英对预防霍乱倡节制饮食，广而要求"若口不渴，汗不出，溺不赤者，诸冷食皆在所忌""但择轻清平淡者食之"，更反对"无故喜服参药，妄食腻滞之物"，从而窒塞脾胃气机的正常升降；在配合药物治疗时，可加用推拿、拔火罐、熨法等其他治疗护理方法，以增强治疗效果，如浙派中医之一针灸学派的高武、杨继洲均重视针灸调理脾胃，高氏尤其重视足阳明经合穴足三里的应用。

此外，浙派中医之一丹溪学派朱丹溪的著作中蕴含着较为系统的护理学思想，主要表现为对老人、幼儿的养护，在疾病的禁忌和某些药物的禁忌方面，充分体现了丹溪"攻击宜详审，正气须保护"的治疗思想。

下篇 各论

第三章 木系——肝与胆系病证

第一节 胁 痛

【示例病案】

姚某，女，49岁，浙江温州人，2020年7月18日初诊。

主诉：胁肋胀痛1个月。

病史：患者1个月前因家庭琐事与丈夫争吵后出现两侧胁肋胀痛不适，走窜不定，且多于心情不舒时加剧，伴胸闷气短、纳差、嗳气频作，舌淡红苔薄，脉弦。

【患者得了什么病证】

本案患者诊断为胁痛。

胁痛是指以一侧或两侧胁肋部疼痛为主证的病证。胁，指侧胸部，为腋以下至第十二肋骨部的总称。如清代吴谦《医宗金鉴》所言："其两侧自腋而下，至肋骨之尽处，统名曰胁。"西医学中的急慢性肝炎、胆囊炎、胆系结石、胆道蛔虫症、肋间神经痛等疾病过程中以胁痛为主要表现者，可参照本节辨证论治。

《内经》中已有对胁痛的记载，指出胁痛的病因、病机、临床特点，认为胁痛主要与肝胆有关。如《素问·脏气法时论》曰："肝病者，两胁下痛引少腹。"《灵枢·经脉》曰："胆足少阳之脉……是动则病口苦，善太息，心胁痛，不能转侧。"

宋代严用和《严氏济生方·胁痛评治》谓："夫胁痛之病……多因疲极嗔怒，悲哀烦恼，谋虑惊忧，致伤肝脏。肝脏既伤，积气攻注，攻于左，则左胁痛，攻于右，则右胁痛，移逆两胁，则两胁俱痛。"认为胁痛的病因主要是由情志不遂所致，可表现为两胁疼痛。

明清时期对胁痛的病因、病机和治则的认识更为深刻。明代张景岳《景岳全书·胁痛》曰："胁痛有内伤外感之辨……然必有寒热表证者方是外感，如无表证，悉属内伤。但内伤胁痛者十居八九，外感胁痛则间有之耳。"指出胁痛的病因主要与情志、饮食、房劳等关系最为密切，并分为外感、内伤两大类。清代李中梓《证治汇补·胁痛》对胁痛的治疗原则进行了归纳，言："治宜伐肝泻火为要，不可骤用补气之剂，虽因于气虚者，亦宜补泻兼施……故凡木郁不舒，而气无所泄，火无所越，胀甚惧按者，又当疏散升发以达之，不可过用降气，致木愈郁而痛愈甚也。"这些认识对临床指导意义较大。

【该病证应与哪些病证相鉴别】

胁痛应与悬饮、胸痛等进行鉴别。

1. 悬饮

悬饮亦可见胁肋疼痛，但其表现为饮留胁下，胸胁胀痛，持续不已，伴见咳嗽、咳痰，呼吸时疼痛加重，常喜向病侧睡卧，患侧肋间饱满，叩诊呈浊音，或兼见发热，一般不难鉴别。

2. 胸痛

胸痛以胸膺部疼痛为主，病位多在心肺，存在相应心系、肺系表现，如伴有胸闷不舒、心悸短气、咳嗽喘息、痰多等症。肝郁气滞亦可致胸胁满痛，表现为胸胁苦满，或胁肋胀痛延及胸背肩臂，范围较广，但仍以胁肋不适为主，与胸痛有别。

【患者怎么得的这个病】

胁痛发生主要由情志不遂、饮食不节、跌仆损伤、久病体虚等因素引起，导致肝络失和，或肝络不通，或络脉失养所致。

本案患者诊断为胁痛，属肝郁气滞证。肝气失于条达，阻于胁络，故两侧胁肋胀痛不适；气属无形，时聚时散，聚散无常，故疼痛走窜不定；情志变化与气之郁结关系密切，则疼痛随情志变化而有所增减；肝经气机不畅，故胸闷气短；肝气横逆，易犯脾胃，故纳差、嗳气频作；舌淡红苔薄、脉弦，为肝气郁滞之象。

【患者的这个病证应该怎么治】

本案患者治以疏肝理气。方用柴胡疏肝散加减，明代张景岳《景岳全书》言："柴胡、芍药以和肝解郁为主，香附、枳壳、陈皮以理气滞，川芎以活其血，甘草以和中缓痛。"

兼证加减：胁痛甚者，加青皮、郁金、延胡索以增强理气止痛的作用；气郁化火，胁肋掣痛、口干口苦、烦躁易怒、溲黄便秘、舌红苔黄者，去方中辛温之川芎，加山栀、牡丹皮、黄芩、夏枯草等以清肝理气，活血止痛；肝气横逆犯脾，肠鸣、腹泻、腹胀者，加用逍遥散加减以疏肝健脾；胃失和降、恶心呕吐者，加半夏、陈皮、生姜、旋覆花等以和胃止呕。

历代医家治疗胁痛颇有心得。张仲景认为邪郁少阳用小柴胡汤，而胁下偏痛，寒气内积，宜用大黄附子汤。元代朱震亨《丹溪心法·胁痛》认为火盛者用当归龙荟丸，痰浊流注者用二陈汤加减。明代李梴在《医学入门·胁痛》中言："虚者，肝血虚也，痛则悠悠不止，耳目𥇦𥊑……四物汤加柴胡梢，或五积散去麻黄加青木香、青皮。""瘀血必归肝经，夜痛或午后发者是，小柴胡汤合四物汤，加桃仁、红花、乳、没；痛甚者，古枳芎散；便坚黑者，桃仁承气汤或泻青丸。""食积，胁下如杠，梗起一条作痛，神保丸、枳实煎汤下；轻者保和丸。"张景岳在《景岳全书·胁痛》中论述了胁痛的证治，他认为对于胁痛胀满烦热者，宜用化肝煎；因惊气逆，胁痛不已者，用桂枝散；痰饮停伏者用导痰汤加白芥子；外伤胁痛者用复元活血汤；肝脾血虚者用逍遥散；肝肾亏虚者用补肝散；肾精亏损者用左归饮、大补元煎等。清代沈金鳌在《杂病源流犀烛·胠胁肋痛》中认为，气郁者宜沉香降气散、枳壳煮散；气滞血瘀者用桃仁承气汤。清代叶天士《临证指南医案·胁痛》指出久病必瘀，注重调理气血，并根据寒热虚实不同分别采用辛温通络、甘缓理虚、温柔通补、辛泄化瘀等方法。

【该病证还有哪些其他证型】

1. 肝胆湿热证

临床表现：胁肋胀痛或灼热疼痛、剧痛，口苦口黏，胸闷纳呆，恶心呕吐，小便黄赤，大便不爽，或兼有身热恶寒，身目发黄，舌红苔黄腻，脉弦滑数。

证候分析：湿热蕴结于肝胆，肝络失和，胆不疏泄，故胁肋胀痛，或灼热疼痛，或剧痛，口苦口黏；湿热中阻，升降失常，故胸闷纳呆、恶心呕吐；湿热交蒸，胆汁不循常道而外溢，可出现小便黄赤，或兼有身热恶寒、身目发黄；湿热下注，则大便不爽；舌苔黄腻、脉弦滑数，均是肝胆湿热之征。

辨证要点：以胁肋胀痛或灼热疼痛、剧痛，舌红苔黄腻，脉弦滑数等为要点。

病机概要：湿热蕴结，肝胆失疏，络脉失和。

治法：清热利湿。

代表方剂：龙胆泻肝汤。

方解：清代吴仪洛《成方切用·泻火门》曰"龙胆泻厥阴之热，柴胡平少阳之热，黄芩栀子，清肺与三焦之热以佐之。泽泻泻肾经之湿，木通车前，泻小肠膀胱之湿以佐之。然皆苦寒泄之药，故用归地以养血而补肝，用甘草以缓中，而不使伤胃为臣使也"。

兼证加减：发热、黄疸者，加茵陈、黄柏以清热利湿退黄；热重于湿，大便不通，腹胀腹满者，加大黄、芒硝以泄热通便；湿热煎熬，结成砂石，阻滞胆道，胁痛连及肩背者，可用硝石矾石散以利胆排石；胸胁苦满疼痛，寒热往来，口苦咽干，头痛目眩，心烦喜呕者，为邪郁少阳，用小柴胡汤加减以和解少阳；胁肋剧痛、呕吐蛔虫者，先以乌梅丸安蛔，再予驱蛔。

2. 瘀血阻络证

临床表现：胁肋刺痛，痛有定处，痛处拒按，入夜痛甚，胁肋下或见癥块，舌质紫暗，脉沉涩。

证候分析：肝郁日久，气滞血瘀，或跌仆损伤，致瘀血停着，痹阻胁络，故胁肋刺痛，痛有定处，痛处拒按，入夜痛甚；瘀结停滞，积久不散，则渐成癥块；舌质紫暗，脉沉涩，均属瘀血内停之征。

辨证要点：以胁肋刺痛，痛有定处，痛处拒按，入夜痛甚为要点。

病机概要：瘀血内停，肝络痹阻。

治法：祛瘀通络。

代表方剂：血府逐瘀汤或复元活血汤。

方解：血府逐瘀汤活血化瘀，行气止痛。当代医家连建伟《历代名方精编·理血剂》言："方中当归、桃仁、红花活血化瘀，为主药；赤芍、川芎助主药活血化瘀，生地配当归养血活血，使化瘀而不伤阴血，均为辅药；枳壳、桔梗一升一降，宽胸理气，使气行则血行，桔梗并能载药上行，使药力作用于胸中，柴胡疏气解郁，升举清阳，与枳壳同用，尤善理气散结，牛膝破血逐瘀，善引瘀血下行，以上均为佐药；甘草缓急迫，利血气而调诸药，为使药。合而用之，活血而无耗血之虑，行气而无伤阴之弊，用治血府瘀血，俾血化下行，诸证可愈，故以'血府逐瘀汤'名之。"复元活血汤祛瘀通络，消肿止痛。明代徐彦纯《玉机微义·攻下瘀血之剂》载："坠堕恶血留于胁下则伤肝，肝胆之经行于胁下属厥阴少阳。宜以柴胡为引用为君；以当归活血脉；又急者，痛也，以甘草缓其急，亦能生新血，阳生阴长故也，为臣；穿山甲、栝楼根、桃仁、红花破血润血为之佐；大黄酒制以荡涤败血为之使。"

兼证加减：因跌打损伤而致胁痛，局部可见积瘀肿痛者，加酒大黄、栝楼根破瘀散结，通络止痛；胁肋下有癥块，而正气未衰者，合鳖甲煎丸以增强破瘀消坚之力；若瘀血较轻者，用旋覆花汤以行气活血，通阳散结。

3. 肝络失养证

临床表现：胁肋隐痛，悠悠不休，遇劳加重，口干咽燥，心中烦热，头晕目眩，舌红少苔，脉细弦而数。

证候分析：肝郁日久化热，耗伤肝阴，或久病体虚，精血亏损，不能濡养肝络，故胁肋隐痛、悠悠不休、遇劳加重；阴虚易生内热，故口干咽燥、心中烦热；精血亏虚，不能上荣，故头晕目眩；舌红少苔、脉细弦而数，均为阴虚内热之象。

辨证要点：以胁肋隐痛，口干咽燥，心中烦热，舌红少苔，脉细弦而数等为要点。

病机概要：肝肾阴亏，精血耗伤，肝络失养。

治法：养阴柔肝。

代表方剂：一贯煎。

方解：近代张山雷《沈氏女科辑要笺正·诸方》言"柳州此方，原为肝肾阴虚，津液枯涸，血燥气滞，变生诸证设法……独加一味川楝子，以调肝木之横逆，能顺其条达之性，是为涵养肝阴无上良药，其余皆柔润以驯其刚悍之气，苟无停痰积饮，此方最有奇功"。

兼证加减：若阴亏过甚，舌红而干者，加石斛、玉竹、玄参、天冬以滋补阴液；心神不宁，心烦不寐者，加酸枣仁、五味子、栀子、合欢皮以清热安神；肝肾阴虚，头目失养，头晕目眩、视物昏花者，加女贞子、墨旱莲、黄精、熟地黄、桑椹、菊花以滋补肝肾；阴虚火旺者，加黄柏、知母、地骨皮以滋阴降火；神疲乏力明显者，加太子参补气。

【该病证应该如何调护】

预防胁痛，当注意保持情绪稳定，避免过怒、过悲、过劳及过度紧张；同时注意饮食清淡，切忌过度饮酒或嗜食辛辣肥甘，以防湿热内生。动静有度，避免外伤引起胁痛。

对胁痛患者要注意通过安慰、鼓励等方式稳定其情绪，可缓解和消除躯体疼痛感，减少因疼痛引起的情绪波动。注意劳逸结合，起居有常，顺应四时变化。适当参加体育活动，如散步、打太极拳等，有利于气血运行，恢复正气。

【浙派医家关于本病的相关论述】

元代朱丹溪《脉因证治·胁痛》：肝木气实火盛，或因怒气大逆，肝气郁甚，谋虑不决，风中于肝，皆使木气大实生火，火盛则肝急，瘀血恶血停留于肝，归于胁下而痛。

明代方隅《医林绳墨·胁痛》：谋虑不决，心中不快，致气郁于肝，而生痰动火，攻击于胁而作痛者多矣。

清代高世栻《医学真传·心腹痛》：其两旁季胁痛者，肝气虚也。两胁之上痛者，少阳之气不和也。所痛之部，有气血、阴阳之不同，若概以行气、消导为治，漫云通则不痛。夫通则不痛，理也，但通之之法，各有不同。调气以和血，调血以和气，通也；下逆者使之上行，中结者使之旁达，亦通也；虚者助之使通，寒者温之使通，无非通之之法也。若必以下泄为通，则妄矣！

【思维导图】

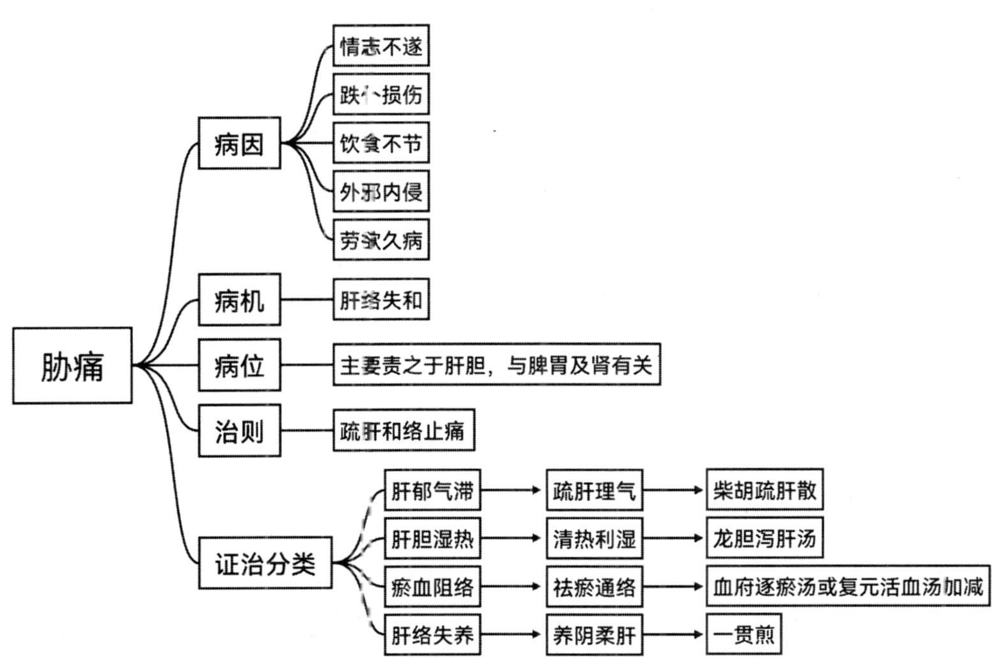

第二节 黄疸

【示例病案】

李某，男，55 岁，浙江丽水人，2017 年 6 月 9 日初诊。

主诉：目睛黄染、身黄 10 天。

现病史：患者 10 天前无明显诱因出现目睛及周身皮肤黄染，色黄鲜明，口干口苦，急躁易怒，心烦，右胁肋憋胀不适，无恶寒发热，腹胀纳差，夜寐安，小便浓茶色，大便秘结，舌质红苔黄腻，脉弦滑数。

【患者得了什么病证】

本案患者诊断为黄疸。

黄疸是以目黄、身黄、小便黄为主证的病证，其中以目睛黄染为主要特征。本病与西医所述黄疸意义相同，涉及西医学中肝细胞性黄疸、阻塞性黄疸和溶血性黄疸。临床常见的急慢性病毒性肝炎、自身免疫性肝炎、药物性肝炎、肝硬化、胆囊炎、胆石症及蚕豆病、钩端螺旋体病、消化系统肿瘤等以黄疸为主要表现者，可参照本节辨证论治。

《内经》已有关于黄疸的病名及其主要症状的记载。如《素问·平人气象论》云："溺黄赤，安卧者，黄疸……目黄者曰黄疸。"《灵枢·论疾诊尺》云："身痛而色微黄，齿垢黄，爪甲上黄，黄疸也。"

《金匮要略·黄疸病脉证并治》始有黄疸的分类，分有黄疸、谷疸、酒疸、女劳疸、黑疸五种，对湿热、寒湿、瘀热发黄的理法方药论述全面，创制茵陈蒿汤、茵陈五苓散、麻黄连轺赤小豆汤等方剂，后世医家一直沿用。

隋代巢元方《诸病源候论·黄疸诸候》根据本病发病情况和所出现的不同症状，区分为二十八候。宋代《圣济总录·黄疸门》分为九疸、三十六黄。两书都记述了黄疸的危重证候"急黄"，并提到了"阴黄"一证。

清代程钟龄《医学心悟·发黄》谓："瘀血发黄，亦湿热所致，瘀血与积热熏蒸，故见黄色也，去瘀生新，而黄自退矣。"并创制茵陈术附汤，至今仍为治疗阴黄的常用方剂。

清代沈金鳌《杂病源流犀烛·诸疸源流》有"又有天行疫病，致发黄者，俗称之瘟黄，杀人最急"的记载，对传染性疾病所致黄疸及预后转归有所认识。

【该病证应与哪些病证相鉴别】

黄疸应与萎黄进行鉴别。

黄疸发病与感受外邪、饮食劳倦或病后有关；其病机为湿滞脾胃，肝胆失疏，胆汁外溢；其主证为身黄、目黄、小便黄。萎黄之病因与饥饱劳倦、食滞虫积或病后失血有关；其病机为脾胃虚弱，气血不足，肌肤失养；其主证为肌肤萎黄不泽，目睛及小便不黄，常伴头昏倦怠、心悸少寐、纳少便溏等症状。

【患者怎么得的这个病】

黄疸的病理因素有湿邪、热邪、寒邪、疫毒、气滞、瘀血六种，但以湿邪为主。黄疸形成的病机关键是湿邪为患。湿邪既可以从外感受，亦可自内而生。其病位主要在脾、胃、肝、胆。由于湿邪壅阻中焦，脾胃失健，肝气郁滞，疏泄不利，致胆汁疏泄失常，胆液不循常道，外溢肌肤，下注膀胱，而发为目黄、肤黄、小便黄之病证。

本案患者诊断为黄疸之阳黄，属热重于湿证。湿热蕴蒸，胆汁外溢肌肤，因热为阳邪，故目睛及周身皮肤黄染、黄色鲜明；湿热之邪方盛，热耗津液，膀胱为邪热所扰，气化不利，故口干口苦、小便呈浓茶色；肝火旺盛，失于疏泄，火热扰心，故急躁易怒、心烦、右胁肋憋胀不适；阳明热盛则大便秘结，腑气不通则腹胀纳差；湿热蕴结，肝胆热盛，故舌质红，苔黄腻，脉弦滑数。

【患者的这个病证应该怎么治】

本案患者治以清热通腑，利湿退黄。方用茵陈蒿汤，清代柯琴《伤寒附翼·阳明方总论》言："太阳阳明俱有发黄症，但头汗而身无汗，则热不外越，小便不利，则热不下泄，故瘀热在里而渴饮水浆。然黄有不同，症在太阳之表，当汗而发之，故用麻黄连翘赤豆汤，为凉散法；症在太阳阳明之间，当以寒胜之，用栀子柏皮汤，乃清火法；症在阳明之里，当泻之于内，故立本方，是逐秽法。茵陈秉北方之色，经冬不凋，傲霜凌雪，历遍冬寒之气，故能除热邪留结。佐栀子以通水源，大黄以除胃热，令瘀热从小便而泄，腹满自减，肠胃无伤。仍合'引而竭之'之义，亦阳明利水之奇法也……故以推陈致新之茵陈，佐以屈曲下行之栀子。不用枳、朴以承气，与芒硝之峻利，则大黄但可以润胃燥，而大便之遽行可知。故必一宿而腹始减，黄从小便去而不由大肠。"

兼证加减：若胁痛较甚，加柴胡、郁金、白芍、延胡索等疏肝理气止痛；热毒内盛，心烦懊憹，加黄连、龙胆草，以增强清热解毒的作用；恶心呕吐，加橘皮、竹茹、连翘、半夏等和胃止呕；湿热炽盛，由气入血，瘀热发黄者，加水牛角、生地黄、牡丹皮、茜草等以清热解毒，凉血散瘀。

历代医家治疗黄疸也颇有心得。张仲景确立了"诸病黄家，但利其小便"的治则，开创了清热利湿、泄热通腑、淡渗利尿、解表清里、和解枢机、健脾益肾等治疗方法，创制了茵陈蒿汤、栀子柏皮汤、栀子大黄汤、大黄硝石汤、茵陈五苓散、麻黄连轺赤小豆汤、硝石矾石散、小建中汤、桂枝加黄芪汤、猪膏发煎等方剂。元代罗天益在《卫生宝鉴·发黄》中，根据黄疸的症状分为阴黄与阳黄两大类，指出"身热不大便，而发黄者，用仲景茵陈蒿汤"，若是'皮肤凉又烦热，欲卧水中，喘呕脉沉细迟无力而发黄者，治用茵陈四逆汤"。张景岳则进一步详细论述了阳黄与阴黄的证治，他在《景岳全书·黄疸》中说："阳黄证，多以脾湿不流，郁热所致，必须清火邪，利小水，火清则溺自清，溺清则黄自退。轻者，宜茵陈饮、大分清饮、栀子柏皮汤之类主之。若闭结热甚，小便不利，腹满者，宜茵陈蒿汤、栀子大黄汤之类主之。”“阴黄证，多由内伤不足，不可以黄为意，专用清利，但宜调补心脾肾之虚，以培血气，血气复则黄必尽退，如四君子汤、五君子汤、寿脾煎、温胃饮之类，皆心脾之要药也。”明代李梴在《医学入门·黄疸》中论述了内虚发黄与食积发黄，说：“内虚发黄……气虚，四君子汤；血虚，四物汤合四苓散，加茵陈、麦门冬；气血俱虚，人参养营汤、八味丸。如饮食、劳役失节，中寒生黄者，黄芪建中汤、理中汤。食积者，二陈汤加砂仁。”明代王肯堂则认为黄疸应治分新久虚实，他在《证治准绳·黄证》中指出：“治疸须分新久。新病初起，即当消导攻渗，如茵陈五苓散、胃苓饮、茯苓渗湿汤之类无不效者。久病又当变法也，脾胃受伤日久，则血气虚弱，必用补剂，如参术健脾汤、当归秦艽散，使正气盛则邪气退，庶可收功。若心悸、怔忡、耳鸣、脚软，或微寒热，小便赤白浊，又当作虚治，宜参荣汤，或四君子吞八味丸，五味子、附子者，皆可用，不可过用寒凉，强通小便。”

【该病证还有哪些其他证型】

一、阳黄

1. 湿重于热证

临床表现：身目俱黄，黄色不及热重于湿者鲜明，头重身困，胸脘痞满，食欲减退，恶心呕吐，腹胀或大便溏垢，舌苔厚腻微黄，脉濡数或濡缓。

证候分析：湿遏热塞，胆汁不循常道，溢于肌肤，故身目色黄；因湿重于热，湿为阴邪，故其色不及热重于湿者鲜明；头重身困，为湿邪内阻，清阳不得发越之故；胸脘痞满、食欲减退、恶心呕吐、腹胀或大便溏垢，乃湿困脾胃，浊邪不化，脾胃运化功能减退所致；舌苔厚腻微黄、脉弦滑或濡缓，均为湿重热轻之征。

辨证要点：以身目色黄不甚鲜明，头重身困，舌苔厚腻微黄等为要点。

病机概要：湿遏热伏，困阻中焦，胆汁不循常道。

治法：化湿利小便，佐以清热。

代表方剂：茵陈五苓散合甘露消毒丹。

方解：茵陈五苓散清热利湿退黄。清代陈修园《金匮方歌括·黄瘅病方》言：“五苓散功专发汗利水，助脾转输；茵陈蒿功专治湿退黄，合五苓散为解郁利湿之用也。盖黄疸病由湿热瘀郁，熏蒸成黄，非茵陈蒿推陈致新，不足以除热退黄；非五苓散转输利湿，不足以发汗行水，二者之用，取其表里两解，为治黄之良剂也。”甘露消毒丹利湿化浊，清热解毒。清代周岩《六气感证要义·方解》言：“治发热倦怠，胸闷腹胀，肢酸咽疼，斑疹身黄，项肿口渴，溺赤吐泻等证。但看病人舌苔淡白，或厚腻，或淡黄，是暑湿疫疠之邪，尚在气分，此丹悉主之。滑石、茵陈，为荡热除湿之要药，故用为一君一臣。佐以芩、连、通、射、翘、荷，则横解直泄，各效其用。菖蒲所以利窍，藿香所以辟秽，白蔻所以疏滞，此三味，在热为从治，在湿则正治，方之超妙在此。此叶天士治湿热疫疠之剂当日活人之功甚大，勿轻视也。”

兼证加减：湿阻气机，胸腹痞胀、呕恶纳差者，加入苍术、厚朴、半夏以燥湿运脾，行气和胃；纳差明显者，加炒谷芽、炒麦芽、鸡内金以消食助运；邪郁肌表，寒热头痛者，用麻黄连轺赤小豆汤疏表清热，利湿退黄。本证用药不可过用苦寒，以免脾阳受损，转为阴黄。

2. 胆腑郁热证

临床表现：身目发黄，黄色鲜明，上腹、右胁胀闷疼痛，牵引肩背，身热不退，或寒热往来，口苦咽干，呕吐呃逆，尿黄赤，大便秘，苔黄舌红，脉弦滑数。

证候分析：胆腑郁热，瘀久煎熬成石，阻塞胆道，胆汁外溢肌肤，故身目发黄、黄色鲜明；砂石内阻，不通则痛，故上腹、右胁胀闷疼痛，牵引肩背；胆热瘀结不散，则身热不退；胆腑郁热，累及肝，肝失疏泄，枢机失司，故寒热往来、口苦咽干；胆热犯胃，胃失和降，则呕吐呃逆；热伤津液，故尿黄赤、大便秘；苔黄舌红、脉弦滑数，均为胆腑郁热之征。

辨证要点：以身目发黄，黄色鲜明，上腹、右胁胀闷疼痛等为要点。

病机概要：湿热砂石郁滞，脾胃不和，肝胆失疏。

治法：疏肝泄热，利胆退黄。

代表方剂：大柴胡汤。

方解：清代俞根初《重订通俗伤寒论·六经方药》言“少阳证本不可下，而此于和解中兼以缓下者，以邪从少阳而来，渐结于阳明。而少阳证未罢，或往来寒热，或胸痛而呕，不得不借柴胡、生姜以解表；半夏、黄芩以和里。但里证已急，或腹满而痛，或面赤燥渴，或便秘溺赤，故加赤芍以破里急；枳实、生军以缓下阳明将结之热。佐以大枣，以缓柴胡、大黄发表攻里之烈性，而为和解少阳阳明、表里缓治之良方。但比小柴胡专于和解少阳一经者，力量较大，故称大”。

兼证加减：砂石阻滞者，加金钱草、海金沙、鸡内金、郁金、玄明粉利胆化石；恶心呕逆明显者，加厚朴、竹茹、陈皮和胃降逆。

3. 疫毒炽盛证（急黄）

临床表现：发病急骤，黄疸迅速加深，其色如金，皮肤瘙痒，高热口渴，胁痛腹满，神昏谵语，烦躁抽搐，或见衄血、便血，或肌肤瘀斑，舌质红绛，苔黄而燥，脉弦滑或数。

证候分析：湿热夹毒，郁而化火，热毒炽盛，故发病急骤、高热口渴；热毒迫使胆汁外溢肌肤，则黄疸迅速加深、其色如金、皮肤瘙痒；热毒内盛，气机失调，故胁痛腹满；热毒内陷心营，故神昏谵语；热毒迫血妄行，则见衄血、便血、肌肤瘀斑；舌质红绛、苔黄而燥、脉弦滑或数，为肝胆热盛、灼伤津液之象。

辨证要点：以发病急骤，黄疸迅速加深，其色如金，高热口渴，神昏谵语等为要点。

病机概要：湿热疫毒炽盛，深入营血，内陷心肝。

治法：清热解毒，凉血开窍。

代表方剂：犀角地黄汤。

方解：清代陈修园《时方歌括》言“心为营血之主，心火旺则血不宁，故用犀角、生地酸咸甘寒之味，以清君火。肝为藏血之室，肝火旺则血不守，故用丹皮、芍药辛苦微寒之品，以平相火。此方虽曰清火，而实滋阴之剂”。

兼证加减：神昏谵语者，配安宫牛黄丸、至宝丹以凉开透窍；动风抽搐者，加钩藤、石决明，另服羚羊角粉或紫雪丹，以息风止痉；衄血、便血、肌肤瘀斑重者，加地榆炭、侧柏叶炭、紫草、茜根炭等凉血止血；腹大有水，小便短少不利者，加马鞭草、木通、白茅根、车前草、大腹皮、猪苓、泽泻，并另吞琥珀粉、蟋蟀粉、沉香粉，以通利小便；大便不通，腹满烦痛者，乃热毒炽盛所致，加大黄、芒硝、枳实、木香、槟榔以通腑泄热。

二、阴黄

1. 寒湿阻遏证

临床表现：身目俱黄，黄色晦暗，或如烟熏，脘腹痞胀，纳谷减少，大便不实，神疲畏寒，口淡不渴，舌淡苔腻，脉濡缓或沉迟。

证候分析：寒湿阻滞脾胃，阳气不宣，胆汁外泄，因寒湿为阴邪，故身目俱黄、黄色晦暗或如烟熏；脘腹痞胀、纳谷减少、大便不实、口淡不渴等症，均是湿困中土，脾阳不振，运化功能失常的表现；神疲畏寒，为阳气已虚，气血不足；舌淡苔腻、脉濡缓或沉迟，系阳虚湿浊不化，寒湿留于阴分之象。

辨证要点：以身目俱黄，黄色晦暗，或如烟熏，神疲畏寒，舌淡苔腻等为要点。

病机概要：中阳不振，寒湿滞留，肝胆失于疏泄。

治法：温中化湿，健脾和胃。

代表方剂：茵陈术附汤。

方解：现代沈钦荣《当代越医经验方集萃·肝胆系病方》载“方中茵陈蒿为治黄之专药，与温中回阳之四逆汤并用，则可温化寒温退黄；肉桂暖肝温肾祛寒，白术益气温中燥湿。诸药合用，奏温中健脾，利湿退黄之功”。

兼证加减：湿邪较重而便溏明显者，加车前子、茯苓、泽泻、猪苓以利水祛湿；脘腹胀满、胸闷、呕恶显著者，加苍术、厚朴、半夏、陈皮以燥湿运脾，行气和胃；胁腹疼痛作胀，肝脾同病者，加柴胡、香附、川楝子、延胡索以疏肝理气止痛；湿浊不清，气滞血结，胁下结痛、腹部胀满、肤色苍黄或黧黑者，加硝石矾石散，以化浊祛瘀软坚。

2. 脾虚湿滞证

临床表现：面目及肌肤淡黄，甚则晦暗不泽，肢软乏力，心悸气短，大便溏薄，舌质淡苔薄，脉濡细。

证候分析：黄疸日久，致脾胃之气受损，脾胃失运，湿滞残留，故面目及肌肤淡黄、晦暗不泽；脾虚健运失常，气血亏虚，则肢软乏力、心悸气短、大便溏薄；舌质淡苔薄、脉濡细，为脾虚湿滞之征。

辨证要点：以面目及肌肤淡黄，肢软乏力，大便溏薄等为要点。

病机概要：黄疸日久，脾虚血瘀，湿滞残留。

治法：健脾和血，利湿退黄。

代表方剂：黄芪建中汤。

方解：清代徐彬《金匮要略论注·血痹虚劳》言“小建中汤本取化脾中之气，而肌肉乃脾之所生也。黄芪能走肌肉而实胃气，故加之以补不足，则桂、芍所以补一身之阴阳，而黄芪、饴糖又所以补脾中之阴阳也。若气短胸满，加生姜，谓饮气滞阳，故生姜以宣之。腹满，去枣加茯苓，蠲饮而正脾气也。气不顺，加半夏，去逆即所以补正也”。

兼证加减：气虚乏力明显者，应重用黄芪，加党参，以增强补气作用；畏寒、肢冷、舌淡者，加附子温阳祛寒；心悸不宁、脉细而弱者，加熟地黄、丹参、酸枣仁等补血养心。

三、黄疸消退后的调治

黄疸消退，并不代表病已痊愈。若湿邪不清，肝脾不调，气血未复，可导致病情迁延，故黄疸消退后，仍须根据病情继续调治。

1. 湿热留恋证

临床表现：脘痞腹胀，胁肋隐痛，饮食减少，口中干苦，小便黄赤，苔腻，脉濡数。

病机概要：湿热留恋，余邪未清。

治法：清热利湿。

代表方剂：茵陈四苓散。

兼证加减：热较盛，加黄芩、黄柏；湿邪较重，加萆薢、车前草。

2. 肝脾不调证

临床表现：脘腹痞闷，肢倦乏力，胁肋隐痛不适，饮食欠佳，大便不调，舌苔薄白，脉细弦。

病机概要：肝脾不调，疏运失职。

治法：调和肝脾，理气助运。

代表方剂：柴胡疏肝散或归芍六君子汤。

3. 气滞血瘀证

临床表现：胁下结块，隐痛、刺痛不适，胸胁胀闷，面、颈部见有赤丝红纹，舌有紫斑或紫点，脉涩。

病机概要：气滞血瘀，积块留着。

治法：疏肝理气，活血化瘀。

代表方剂：逍遥散合鳖甲煎丸。

【该病证应该如何调护】

避免不洁食物，注意饮食节制，勿过嗜辛热肥甘食物，戒酒；起居有常，不妄作劳，以免正气损伤；避免接触传染病患者。

发病初期应卧床，恢复期或慢性久病患者可适当参加体育活动，如散步、打太极拳等。应保持心情舒畅，以助康复。饮食宜清淡，不可过食生冷、膏粱厚味，以防加重脾胃负担，甚则损伤脾胃。应密切观察病情变化，若黄疸加深或见斑疹吐衄、神昏痉厥，属病情恶化之兆，须及时救治。

【浙派医家关于本病的相关论述】

明代皇甫中《明医指掌·黄疸五》：瘀血发黄，则发热，小便自利，大便反黑，脉北涩是也。

明代楼英《医学纲目·辨诸黄疸》：内感伤寒，劳役形体，饮食失节，中州变寒，病生黄。非外感而得，只用建中、理中、大建中足矣。

清代吴谦《医宗金鉴·黄疸病脉证并治》：利小便，乃黄家一定之法，故曰诸病黄家，但利小便。然亦自有宜汗者，故又曰：假令脉浮为在表，当以汗解之。汗解之法，宜桂枝加黄芪汤，用桂枝汤以解肌，肌解则汗自出，加黄芪以助表，表和则荣卫亦通矣。

【思维导图】

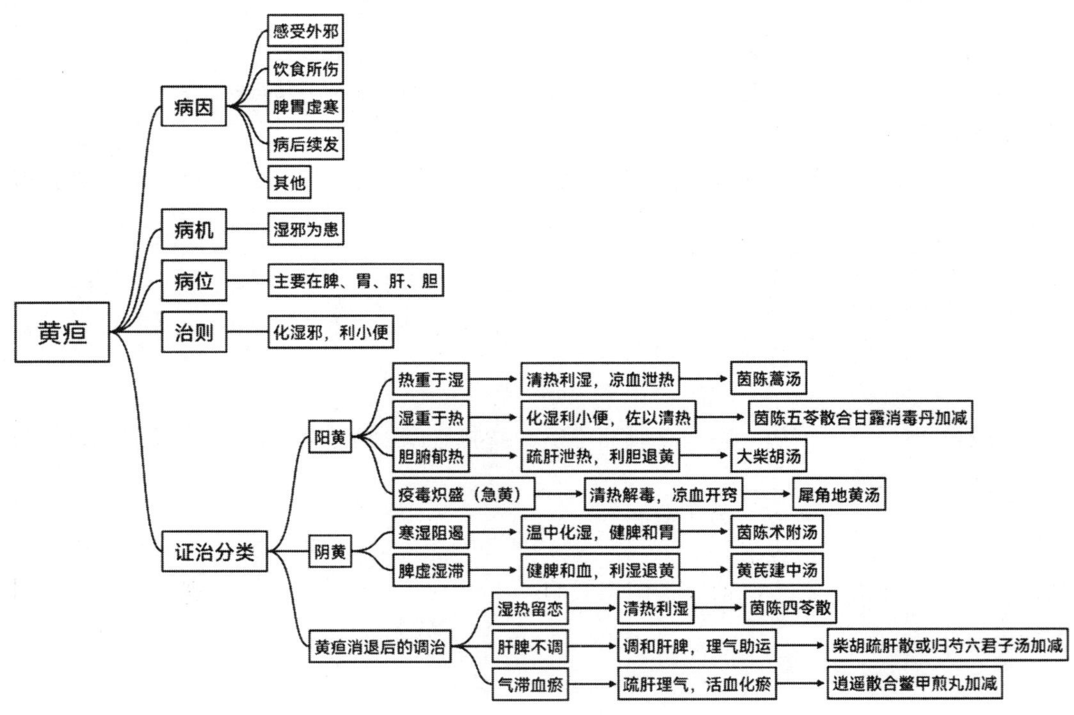

第三节 积 聚

【示例病案】

王某，女，56岁，浙江宁波人，2021年4月28日初诊。

主诉：腹中气聚，攻窜胀痛，时聚时散6年。

现病史：患者6年前因家事不和，常忿郁争执，从而胸闷腹胀、纳呆，渐成腹中气聚之证。发作频繁，其时不定，聚时胀痛加重，散时腹痛隐隐，感体倦乏力，胸闷纳呆，面容憔悴，消瘦失眠，善太息，右上腹有一拳头大小突出物，按之质软，有压痛，舌淡苔薄白，脉弦细。

【患者得了什么病证】

本案患者诊断为积聚。

积聚是以腹内结块，或胀或痛为主证的疾病。积，触之有形，结块固定不移，痛有定处，病在血分，多为脏病；聚，触之无形，结块聚散无常，痛无定处，病在气分，多为腑病。因积与聚关系密切，故两者往往一并论述。西医学中多种原因引起的腹腔肿瘤、肝脾肿大、增生型肠结核等，多属"积"之范畴；胃肠功能紊乱、不完全性肠梗阻等原因所致的腹部包块，则与"聚"关系密切，可参照本节辨证论治。

积聚之名，首见于《内经》。《灵枢·五变》云："皮肤薄而不泽，肉不坚而淖泽。如此则肠胃恶，恶则邪气留止，积聚乃作。脾胃之间，寒温不次，邪气稍至，蓄积留止，大聚乃起。"《灵枢·百病始生》云："温气不行，凝血蕴里而不散，津液涩渗，著而不去，而积皆成矣。"对积的病机论述深刻。《内经》将积聚分为积、瘕、伏梁、肥气、肠覃、息贲、奔豚、瘤等类型。

《难经·五十五难》曰："积者五脏所生，聚者六腑所成。"明确了积与聚在病理及临床表现上的区别，提出五脏之积，为后世辨治本病提供了参考。

华佗《中藏经》言："积者系于脏也，聚者系于腑也，癥者系于气也，瘕者系于血也，虫者乃血气食物相感而化也。"对积、聚、癥、瘕概念做了区分，并给出了较为明确的范畴，同时将虫积分离出来。

隋代巢元方《诸病源候论·积聚病诸候》谓："诸脏受邪，初未能为积聚，留滞不去，乃成积聚。"提示外邪侵袭，稽留人体，伤及脏腑，久之可成积聚。

历代医籍中，积聚亦称"癥瘕"，如《金匮要略·疟病脉证并治》将疟后形成的积块（疟母）称为"癥瘕"。此外，宋代王怀隐《太平圣惠方·治痃癖诸方》记载的痃癖、元代朱丹溪《丹溪心法·积聚痞块》记载的痞块等，按其性质和临床表现，亦可归入积聚的范围。

【该病证应与哪些病证相鉴别】

积聚应与臌胀、胃痞等病证进行鉴别。

1. 臌胀

两者均可出现腹满等症，积聚的基本病机为肝脾气机阻滞，瘀血内结；而臌胀的基本病机主要为肝、脾、肾三脏受损，气滞、血瘀、水停腹中。臌胀虽同见腹部胀大，但伴有皮色苍黄、脉络暴露等特征，触之多无有形肿块，常伴水液停聚。积聚迁延日久可转化为臌胀。

2. 胃痞

积聚与胃痞均可因情志失调而导致气滞痰阻，出现胀满等症，但胃痞是指自觉脘腹部痞塞胀满，而外无形征可见，更无包块可及，其病变部位主要在胃；而积聚除腹部胀满外，更有聚证发时有形可见，积证可扪及腹内积块，其病变部位多在肝脾。

【患者怎么得的这个病】

积聚的发生，多因情志失调、饮食所伤、外邪侵袭及病后体虚所致，或黄疸、疟疾等经久不愈而成，且常交错夹杂，混合致病。肝脾受损，脏腑失和，气机阻滞，瘀血内结，或兼痰湿凝滞，而成积聚。

本案患者诊断为积聚之聚证，属肝郁气滞证。肝失疏泄，气结成行作梗或气机逆乱，故腹中气聚，聚时胀痛加重，散时腹痛隐隐；肝气不舒，气机不利，木病及土，脾失运化，则体倦乏力，胸闷纳呆，面容憔悴，消瘦失眠，善太息，右上腹有一拳头大小突出物，按之质软，有压痛；舌淡苔薄白、脉弦细，为肝郁气滞之征。

【患者的这个病证应该怎么治】

本案患者治以疏肝解郁，行气散结。方用逍遥散，清代吴仪洛《成方切用·和解门》言："肝虚则血病，当归芍药，养血而敛阴。木盛则土衰，甘草白术，和中而补土。柴胡升阳散热，合芍药以平肝，而使木得条达。茯苓清热利湿，助甘术以益土，而令心气安宁。煨姜暖胃去痰，调中解郁。薄荷搜肝泻肺，理血消风。疏逆和中，诸证自已，所以有逍遥之名。"

兼证加减：兼瘀象者，加延胡索、莪术活血化瘀；兼热象者，合左金丸清肝泻火；寒湿中阻，脘腹痞满，舌苔白腻者，用木香顺气散行气化湿。

历代医家治疗积聚也颇有心得。东汉张仲景所制鳖甲煎丸、大黄䗪虫丸至今仍为治疗积聚的常用方剂。明代张景岳《景岳全书·积聚》认为积聚的治疗"不过四法，曰攻，曰消，曰散，曰补，四者而已"，并创制了化铁丹、理阴煎等方。李中梓《医宗必读·积聚》将攻补两法与积聚初、中、末三个阶段有机地结合起来，至今对临床仍有重要的指导意义。《千金要方》《外台秘要》《医学入门》等医籍，在治疗上不仅采用内服药物，而且注意运用膏药外贴、药物外熨、针灸等综合疗法，使积聚的辨证施治内容更加丰富。

【该病证还有哪些其他证型】

一、聚证

食滞痰阻证

临床表现：腹胀或痛，腹部时有条索状物聚起，重按则胀痛更甚，便秘，纳呆，舌苔腻，脉弦滑。

证候分析：食滞肠道，脾运失司，湿痰内生，痰湿互阻，气机不畅，故腹胀或痛、便秘、纳呆；痰食阻滞，气聚不散，故腹部时有条索状物凸起，重按则胀痛更甚；舌苔腻、脉弦滑，为湿痰和气滞之征象。

辨证要点：以腹胀或痛，腹部时有条索状物凸起等为要点。

病机概要：虫积、食滞、痰浊交阻，气聚成结。

治法：导滞通便，理气化痰。

代表方剂：六磨汤。

方解：当代连建伟《历代名方精编·理气剂》曰“本方用沉香为主药，温而不燥，行而不泄，既可降逆气，又可纳肾气，使气不复上逆；槟榔破气降逆，乌药顺气降逆，共助沉香以降逆气，共为辅药。加木香、枳实，功专破气开郁，加大黄，既能降气，又能通便”。

兼证加减：痰浊中阻，呕恶苔腻者，加半夏、陈皮、生姜以增强化痰和中之力；痰湿较重，兼有食滞，腑气虽通，苔腻不化者，加苍术、厚朴以燥湿运脾，行气和胃；脾虚，便溏纳差者，加党参、白术、炒麦芽以益气健脾；蛔虫结聚，阻于肠道而引起者，配服乌梅丸驱蛔。

二、积证

1. 气滞血阻证

临床表现：积块软而不坚，固定不移，胁肋疼痛，脘腹痞满，舌暗苔薄白，脉弦。

证候分析：气滞血阻，脉络不和，积而成块，故积块固定不移、胁肋疼痛、脘腹痞满；病属初期，积犹未久，故软而不坚；舌暗、脉弦，为气滞血阻之象。

辨证要点：以积块软而不坚、固定不移为要点。

病机概要：气滞血瘀，痹阻脉络，积而成块。

治法：理气活血，通络消积。

代表方剂：柴胡疏肝散合失笑散。

方解：柴胡疏肝散侧重于疏肝行气，方解见胁痛之肝郁气滞证。失笑散偏于活血止痛，清代吴谦《医宗金鉴》言：“是方用五灵脂甘温走肝，生用则行血，蒲黄辛平入肝，生用则破血。佐酒煎以行其力，庶可直抉厥阴之滞，而有推陈致新之功。

甘不伤脾，辛能散瘀，不觉诸证悉除，直可以一笑而置之矣。”南宋陈无择《三因极一病证方论·诸疝证治》言：“治小肠气痛，及妇人血痛，心腹绞痛欲死十余日，百药不验。”

兼证加减：烦热、口干、舌红、脉细弦者，加牡丹皮、栀子、黄芩等凉血清热；气滞血阻较甚，兼有寒象者，加肉桂、吴茱萸、当归，或用大七气汤以温经祛寒散结。

2. 瘀血内结证

临床表现：腹部积块明显，硬痛不移，消瘦乏力，纳差，时有寒热，面色晦暗黧黑，面颈胸臂或有血痣赤缕，女子可见月事不下，舌质紫暗或有瘀点，脉细涩。

证候分析：腹部积块明显、硬痛不移、面色晦暗黧黑、面颈胸臂或有血痣赤缕，是气血凝结，脉络阻塞，血瘀日甚；消瘦乏力、纳差、时有寒热，系营卫不和，脾胃失调所致；女子月事不下，舌质紫暗或有瘀点，脉细涩，均示病在血分，瘀血内结之象。

辨证要点：以腹部积块明显，硬痛不移，舌质紫暗或有瘀点等为要点。

病机概要：瘀结不消，正气渐损，脾运不健。

治法：祛瘀软坚，健脾益气。

代表方剂：膈下逐瘀汤。

方解：当代连建伟《历代名方精编·理血剂》言“方中五灵脂甘温，通利血脉，散瘀止痛，炒用则去其恶臭，为主药；辅以当归、赤芍、川芎、桃仁、红花、丹皮助主药活血化瘀；佐以乌药、枳壳、香附、延胡索行气止痛，俾气行则血活；使以甘草通经脉利血气而调诸药。配合成方，共奏活血祛瘀，行气止痛之效”。

兼证加减：积块疼痛剧烈者，加五灵脂、延胡索、佛手活血行气止痛；痰瘀互结者，加白芥子、半夏、苍术，或合鳖甲煎丸以化痰散结。

3. 正虚瘀阻证

临床表现：积块坚硬，疼痛逐渐加剧，面色萎黄或黧黑，形脱骨立，饮食大减，神疲乏力，或呕血、便血、衄血，舌质淡紫，舌光无苔，脉细数或弦细。

证候分析：积块日久，血络瘀结，故积块坚硬、疼痛逐渐加剧；中气大伤，运化无权，故形脱骨立、饮食大减、神疲乏力；血瘀日久，新血不生，营气大虚，故面色萎黄或黧黑；瘀血留着，血不循经，故见呕血、便血、衄血；舌质淡紫无苔、脉细数或弦细，均为气血耗伤、津液枯竭、血瘀气机不利之象。

辨证要点：以积块坚硬，面色萎黄或黧黑，形脱骨立等为要点。

病机概要：癥积日久，中虚失运，气血衰少。

治法：补益气血，活血化瘀。

代表方剂：八珍汤。

方解：近代张山雷《沈氏女科辑要笺正·诸方》曰“四君、四物，合为八珍。按之药理功能，可谓四君气药，能助脾胃之阳；四物血药，能养脾胃之阴。一属于气，一属于血，只可专主脾胃讲，决不能泛泛然谓四君补气，四物补血。汪讱庵但认得一个

‘气’字，即曰肺主气，而遂谓四君即是补肺补气药。又居然认得一个‘血’字，即曰心主血，而遂谓四物即是补心补血药。其《医方集解》之八珍汤下，竟曰治心肺虚损，气血两虚。又注之曰：心主血，肺主气云云。于是八珍汤之专补心肺，乃为确切不移。究竟此八物之实在功用奚若？其他方书，言之已详。分而审之，宜悟物理之真；合而参之，当识调剂之妙。讱庵盲鼓，安可与语”。

兼证加减：阴伤较甚，头晕目眩，舌光无苔，脉细数者，加生地黄、北沙参、枸杞子、玄参、石斛等以养其津液；牙龈出血、鼻衄者，加牡丹皮、白茅根、茜草、三七等以凉血化瘀止血；畏寒肢肿，舌淡苔白，脉沉细者，加黄芪、附子、肉桂、泽泻等温阳益气，利水消肿。

【该病证应该如何调护】

饮食有节，起居有常，注意冷暖，保持正气充沛，气血流畅，是预防积聚的重要措施。此外，在血吸虫流行的区域，要整治疫水，做好防护工作，避免感受虫毒。积聚之病，起于情志失和者居多，故调畅情志，避免精神刺激，消除顾虑，保持心情舒畅，对预防积聚发生有重要作用。饮食上，要忌食肥甘厚味、辛辣刺激之品，食物宜新鲜、清淡可口而又富有营养。

注意积聚早期的诊治，如出现胃脘痛、胁痛、泄泻、便血等病证，应积极治疗，防止病邪传变。黄疸、疟疾、久泻、久痢等患者病情缓解后，要继续清理湿热余邪，疏畅气机，调肝运脾，防止邪气残留，气血郁结成积。积聚兼有气血损伤者，宜补养气血。另可适当配合外治法、针灸等进行治疗，有助于病情康复。

【浙派医家关于本病的相关论述】

元代朱丹溪《丹溪心法·积聚痞块》：痞块在中为痰饮，在右为食（一云痰），积在左为血块。气不能作块成聚，块乃有形之物也，痰与食积、死血而成也。

明代张景岳《景岳全书·积聚》：积聚之病，凡饮食、血气、风寒之属，皆能致之。但曰积、曰聚，当详辨也。盖积者，积垒之谓，由渐而成者也；聚者，聚散之谓，作止不常者也。由此言之，是坚硬不移者，本有形也，故有形者曰积；或聚或散者，本无形也，故无形者曰聚。

明代方隅《医林绳墨·积聚》：夫积者，阴也，五脏之气积聚于内，以成疾也。聚者，阳也，六腑之气聚而不散，以为害也。其症之所因，皆由痰而起，由气而结。

清代董西园《医级·积聚》：聚则聚散无常，多在气分，积则有形不散，多在血分，瘕即聚，癥即积也。其所着形层，上下深浅，痛之微甚，形之大小，即为之变现焉。

【思维导图】

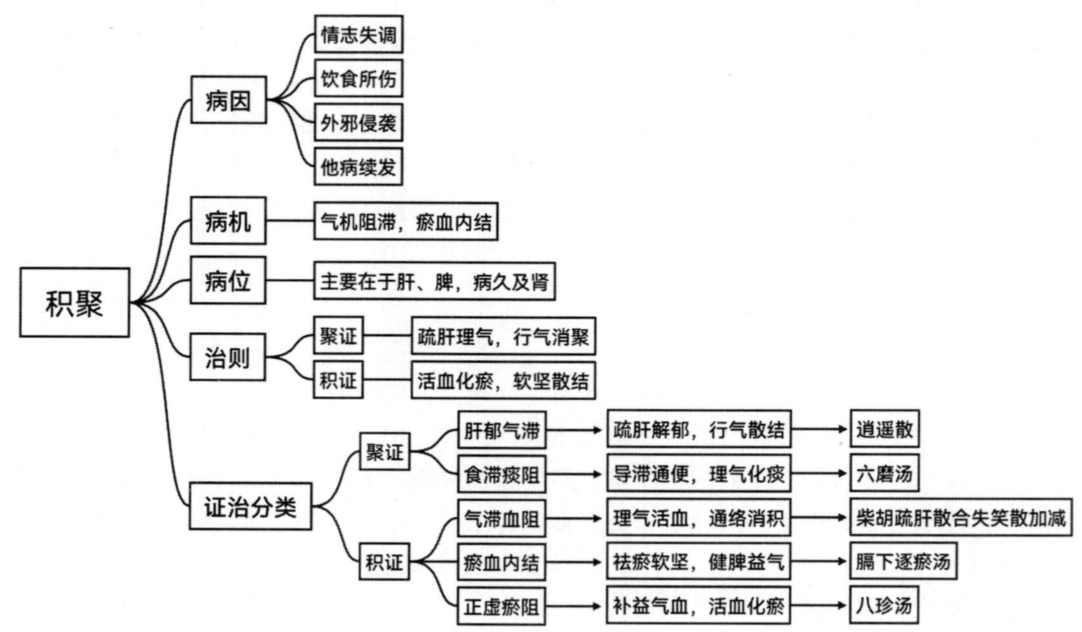

第四节　鼓　胀

【示例病案】

李某，男，68岁，浙江衢州人，2020年5月20日初诊。

主诉：腹胀、尿少1个月。

现病史：患者1个月前发热后出现尿量减少，腹胀。现感腹部胀满不适，多于早晨缓解，傍晚加剧，面色苍黄，脘闷纳呆，神疲怯寒，下肢欠温浮肿，小便短少不利，舌胖淡紫，脉沉弦无力。

【患者得了什么病证】

本案患者诊断为鼓胀。

臌胀是指以腹部胀大如鼓为主证的疾病。临床以腹大胀满、绷急如鼓、皮色苍黄、脉络暴露为特征，故名臌胀，又名“单腹胀”“臌”“蜘蛛蛊”。西医学中因病毒性肝炎、血吸虫病等各种原因所致的肝硬化腹水、结核性腹膜炎、腹腔内恶性肿瘤、肾病综合征、丝虫病、慢性缩窄性心包炎等疾病导致的腹水，属于本病范畴，可参照本节辨证论治。

臌胀病名首见于《内经》,《素问·腹中论》曰:“有病心腹满，旦食则不能暮食，此为何病？岐伯对曰：名为臌胀。”《灵枢·水胀》曰:“臌胀何如？岐伯曰：腹胀，身皆大，大与肤胀等也，色苍黄，腹筋起，此其候也。”较为详细地描述了臌胀的临床特征。治法上首载“鸡矢醴”一方治疗臌胀。

东汉张仲景《金匮要略·水气病脉证治》中有关肝水、脾水、肾水的记载，均有腹部胀大，类似臌胀特征。东晋葛洪《肘后备急方·治卒大腹水病方》首次提出放腹水的治法，言:“若唯腹大，下之不去，便针脐下二寸，入数分，令水出，孔合，须腹减乃止。”在臌胀病因论述上，隋代巢元方《诸病源候论·蛊毒病诸候》提出外感水毒，“水毒结聚于内，令腹渐大，动摇有声”，称为“水蛊”，并首次提出了“寄生虫致臌”的观点。元代朱丹溪《丹溪心法·鼓胀论》指出:“七情内伤，六淫外侵，饮食不节，房劳致虚……清浊相混，隧道壅塞，郁而为热，热留为湿，湿热相生，遂成胀满。”认为臌胀与七情、六淫、饮食、房劳等因素有关。明代李中梓《医宗必读·水肿胀满》曰：“在病名有臌胀与蛊胀之殊。臌胀者，中空无物，腹皮绷急，多属于气也。蛊胀者，中实有物，腹形充大，非虫即血也。”戴思恭称本病为“蛊胀”“膨脝”“蜘蛛蛊”，其《证治要诀·蛊胀》中指出:“盖蛊与鼓同，以言其急实如鼓……俗称之为膨脝，又谓之蜘蛛病。”张景岳《景岳全书·气分诸胀论治》将臌胀称为“单腹胀”，曰:“单腹胀者名为臌胀，以外虽坚满而中空无物，其象如鼓，故名臌胀。又或以血气结聚，不可解散，其毒如蛊，亦名蛊胀。且肢体无恙，胀唯在腹，故又名为单腹胀。”同时《景岳全书·论证》认为，臌胀由纵酒无度引起。此外，清代程钟龄《医学心悟·肿胀》指出了水肿、臌胀的鉴别要点。唐容川《血证论》认为“血臌”的发病与接触疫水，感染“水毒”有关。

历代医家针对臌胀不同的病理因素提出了各种分类方法，有气、血、水、虫多种，在治法上也更加灵活。

【该病证应与哪些病证相鉴别】

臌胀应与肠蕈、水肿、痞满等病证进行鉴别。

1. 肠蕈

肠蕈主要因湿热瘀毒流连肠道，阻滞气机而致。常见下腹部肿块，早期肿块局限于下腹部，大如鸡卵，以后逐渐增大，可如怀胎之状，按之坚硬，推之可移，无水液波动感，早期以实证居多。肠蕈为慢性耗损性疾病，若不积极治疗，预后不佳。臌胀虽同见腹部胀大，但触之常未见有形肿块，常伴水液停聚。

2. 水肿

臌胀主要为肝、脾、肾受损，气、血、水互结于腹中。以腹部胀大为主，四肢肿不甚明显，晚期方伴肢体浮肿，每兼见面色青晦、面颈部有血痣赤缕、胁下癥积坚硬、腹皮青筋显露等。水肿主要为肺、脾、肾功能失调，水湿泛溢肌肤。其浮肿多从眼睑开始，继则延及头面及肢体，或下肢先肿，后及全身，每见面色㿠白、腰酸倦怠等，水肿较甚者亦可伴见腹水。

3. 痞满

臌胀与痞满均有腹部胀满的症状，但胃痞胀满见于上腹部，外观无胀形可见，按之柔软；臌胀胀及全腹，皮色苍黄，脉络显露，按之腹皮绷紧。

【患者怎么得的这个病】

臌胀病因复杂，主要是由酒食不节、虫毒感染、他病继发转化、情志刺激等因素引发，致肝脾肾俱损或功能失调，气血搏结，水湿内停。

本案患者诊断为臌胀，属脾肾阳虚证。脾肾阳气不运，水寒之气不行，故腹部胀满不适，多于早晨缓解傍晚加剧；脾阳虚不能运化水谷，故脘闷纳呆；阳气不能敷布于内外，故神疲怯寒、下肢欠温；水湿下注，则下肢浮肿；肾阳不足，膀胱气化不行，故小便短少不利；面色苍黄，为脾肾阳虚的表现；舌胖淡紫、脉沉弦无力，为脾肾阳虚、内有瘀血之象。

【患者的这个病证应该怎么治】

本案患者治以温补脾肾，化气利水。方用附子理中丸合五苓散。附子理中丸温中扶阳，清代冯兆张《冯氏锦囊秘录·方脉泄泻合参》言："治脾胃虚寒，饮食不化，或手足厥冷，胸腹切痛，或痰气不利，口舌生疮，或呕吐泄下等症。去附子即名人参理中汤。人有元阳，命曰真火，此火一衰则不能生土，而资生之本大虚，今以附子回少火，干姜暖中州，而参，术、甘草为火补气，气旺则火足而脾土自能健运。《经》曰：气主煦之。又曰：寒淫所胜，平以辛热。即补火之谓也。夫心上肾下肝左肺右，而脾独居中，中气空虚，四脏不能相生，得此方以理之，则万物之母安而四脏皆得禀矣，故曰理中汤。去参术即名四逆汤，为四肢厥逆者设也。"五苓散化气行水，清代柯琴《伤寒来苏集·伤寒附翼》曰："水者肾所司也，泽泻味咸入肾，而培水之本；猪苓黑色入肾，以利水之用；白术味甘归脾，制水之逆流；茯苓色白入肺，清水之源委，而水气顺矣。然表里之邪，谅不因水利而顿解，故必少加桂枝，多服暖水，使水津四布，上滋心肺，外达皮毛，溱溱汗出，表里之寒热两除也。"

兼证加减：神疲乏力、少气懒言、食少腹胀、食后尤甚、便溏者，加黄芪、山药、薏苡仁、扁豆益气健脾；面色苍白、怯寒肢冷、腰膝酸冷疼痛、脉弱无力者，加肉桂、仙茅、淫羊藿温补肾阳；腹筋暴露者，加赤芍、泽兰、三棱、莪术活血化瘀；腰膝酸重、肢肿、小便不利、痰饮咳喘者，用济生肾气丸以温肾化气行水。

历代医家治疗臌胀也颇有心得。《内经》所创立的"中满者，泻之于内""去菀陈莝""洁净府""塞因塞用"等治则，对臌胀的治疗有一定指导意义。晋代葛洪《肘后备急方》论治臌胀，在用下法、汗法的同时还载有放腹水一法，"若唯腹大，下之不去，便针脐下二寸，入数分，令水出，孔合，须腹减乃止"。唐代孙思邈则认为放腹水的方法，虽可使腹胀减轻一些，但每多迅速积聚如故，故列为禁忌。所言"凡水病忌腹上出水，出水者月死，大忌之”，此与葛洪所倡大相径庭。元代朱丹溪主张“理应补脾”“宜大补中气行湿”，同时《丹溪心法·臌胀》强调“又须养肺金以制木，使脾无贼邪之患，滋肾水以制火，使肺得清化，却厚味，断妄想，远音乐，无有不安”，可见其治疗思想是十分开阔的。朱丹溪主张补法而反对攻法，强调养正补虚，与张子和主张用攻法截然不同。朱丹溪还认识到本病“最忌食盐，否则发疾愈甚”，十分难能可贵。明代李梴《医学入门·臌胀》对臌胀的治法有精辟的认识，“凡胀初起是气，久则成水……治胀必补中行湿，兼以消积，更断盐酱”。明代张景岳在《景岳全书·肿胀》中认为：“治胀当辨虚实。若察其果由饮食所停者，当专去食积；因气而致者，当专理其气；因血逆不通而致者，当专清其血；其于热者寒之，结者散之，清浊混者分利之，或升降其气，或消导其邪，是皆治实之法。第凡病肿胀者，最多虚证，若在中年之后，及素多劳伤，或大便溏滑，或脉息弦虚，或声色憔悴，或因病后，或因攻击太过，而反致胀满等证，则皆虚损之易见者也。诸如此类，使非培补元气，速救根本，则轻者必重，重者必危矣……若以虚证而妄行消伐，则百不活一矣。”这一治疗原则对今天临床仍有重要指导意义。

【该病证还有哪些其他证型】

一、常证

1. 气滞湿阻证

临床表现：腹胀按之不坚，胁下胀满或疼痛，饮食减少，食后胀甚，得嗳气矢气稍减，小便短少，舌苔薄白腻，脉弦。

证候分析：肝气郁滞，脾运不健，湿阻中焦，浊气充塞，故腹胀按之不坚；肝失条达，络气痹阻，故胁下胀满或疼痛；气滞中满，脾胃运化失职，故饮食减少、食后胀甚、得嗳气矢气稍减；气壅湿阻，水道不利，故小便短少；舌苔薄白腻、脉弦，为肝郁湿阻之象。本证失治或误治，湿邪可热化或寒化。

辨证要点：以腹胀按之不坚，胁下胀满或疼痛，舌苔薄白腻，脉弦等为要点。

病机概要：肝郁气滞，脾运不健，湿浊中阻。

治法：疏肝理气，运脾利湿。

代表方剂：柴胡疏肝散合胃苓汤。

方解：柴胡疏肝散以疏肝理气为主，方解见胁痛之肝郁气滞证。胃苓汤以运脾利湿消胀为主，当代连建伟《历代名方精编·祛湿剂》载：“方中平胃散健脾燥湿，合五苓散化气利水，故凡脾湿有余所致的腹痛吐泻、小便短少诸证，用之均有捷效。本方燥湿与利湿合用，作用于中下二焦。”

兼证加减：胸脘痞闷、腹胀、噫气为快，气滞偏甚者，加佛手、沉香、木香调畅气机；尿少、腹胀、苔腻者，加砂仁、大腹皮、泽泻、车前子以加强运脾利湿作用；神倦、便溏、舌质淡者，加党参、黄芪、附片、干姜、川椒以温阳益气，健脾化湿；胁下刺痛、舌紫、脉涩者，加延胡索、莪术、丹参、鳖甲以活血化瘀；头晕不寐、舌质红、脉弦细数者，加制何首乌、枸杞子、女贞子滋补肝肾。

2. 水湿困脾证

临床表现：腹大胀满，按之如囊裹水，甚则颜面微浮，下肢浮肿，脘腹痞胀，得热则舒，精神困倦，怯寒懒动，小便少，大便溏，舌苔白腻，脉缓。

证候分析：脾阳不振，寒湿停聚，水蓄不行，故腹大胀满、按之如囊裹水、甚则颜面微浮；寒水相搏，中阳不运，故脘腹痞胀、得热则舒；脾为湿困，阳气失于舒展，故精神困倦、怯寒懒动；寒湿困脾，兼伤肾阳，水液不行，故小便少、大便溏、下肢浮肿；苔白腻、脉缓，是湿胜阳微之候。

辨证要点：以腹大胀满，按之如囊裹水，小便少，大便溏等为要点。

病机概要：湿邪困遏，脾阳不振，寒水内停。

治法：温中健脾，行气利水。

代表方剂：实脾散。

方解：清代吴仪洛《成方切用·燥湿门》曰“脾虚故以白术甘草补之，脾寒故以姜附草蔻温之，脾湿故以大腹茯苓利之，脾滞故以木香厚朴导之。然土之不足，由于木之有余。木瓜酸温，能于土中泻木，兼能行水。与木香同为平肝之品，使木不克土而肝和，则土能制水而脾实矣”。

兼证加减：若浮肿较甚、小便短少，加肉桂、猪苓、车前子温阳化气，利水消肿；胸闷咳喘者，加葶苈子、苏子、半夏等泻肺行水，止咳平喘；胁腹胀痛，加郁金、香附、青皮、砂仁等以理气宽中；脘闷纳呆、神疲、便溏、下肢浮肿者，加党参、黄芪、山药等健脾益气利水。

3. 湿热蕴结证

临床表现：腹大坚满，脘腹胀急，烦热口苦，渴不欲饮，小便赤涩，大便秘结或溏垢，舌边尖红，苔黄腻或兼灰黑，脉弦数。

证候分析：湿热互结，浊水停聚，故腹大坚满、脘腹胀急；湿热上蒸，浊水内停，故烦热口苦、渴不欲饮；湿热下注，气化不利，故小便赤涩；湿热阻于肠胃，故大便秘结或溏垢；舌边尖红，苔黄腻或兼灰黑，脉象弦数，为湿热壅盛、病在肝脾之象。

辨证要点：以腹大坚满，脘腹胀急，烦热口苦，渴不欲饮等为要点。

病机概要：湿热壅盛，蕴结中焦，浊水内停。

治法：清热利湿，攻下逐水。

代表方剂：中满分消丸。

方解：清代汪昂《医方集解·利湿之剂》谓“厚朴、枳实行气而散满；黄连、黄芩泄热而消痞；姜黄、砂仁暖胃而快脾；干姜益阳而燥湿；陈皮理气而和中；半夏行水而消痰；知母治阳明独胜之火，润肾滋阴；苓、泽泻脾肾妄行之水，升清降浊；少加参、术、苓、草以补脾胃，使气运则胀消也”。清代王孟英《温热经纬》载：“张路玉曰：东垣分消汤、丸，一主温中散滞，一主清热利水。原其立方之旨，总不出《内经》‘平治权衡’‘去苑陈莝’‘开鬼门’‘洁净府’等法。其汤方，主中满寒胀。乃下焦阴气逆满，抑遏中焦阳气，有似乎阴之象。”

兼证加减：若热势较重，加连翘、龙胆草、半边莲、半枝莲清热解毒；小便赤涩不利者，加陈葫芦、蟋蟀粉行水利窍；胁痛明显者，加柴胡、川楝子疏肝理气止痛；面目皮肤发黄者，合茵陈蒿汤清泄湿热，通便退黄。

4. 肝脾血瘀证

临床表现：脘腹坚满，青筋显露，胁下癥结痛如针刺，面色晦暗黧黑，或见赤丝血缕，面颈胸臂出现血痣或蟹爪纹，口干不欲饮水，或见大便色黑，舌质紫暗或有紫斑，脉细涩。

证候分析：瘀血阻于肝脾脉络之中，隧道不通，致水气内聚，故脘腹坚满、青筋显露、胁下癥结痛如针刺；瘀热蕴阻下焦，病邪日深，入肾则面色晦暗黧黑，入血则见赤丝血缕、面颈胸臂出现血痣或蟹爪纹；由于水浊聚而不行，故口干不欲饮水；大便色黑，乃阴络之血外溢；舌质紫暗或有紫斑、脉细涩，乃瘀血停滞之征。

辨证要点：以脘腹坚满，青筋显露，胁下癥结痛如针刺，面色晦暗黧黑等为要点。

病机概要：肝脾瘀结，络脉滞涩，水气停留。

治法：活血化瘀，行气利水。

代表方剂：调营饮。

方解：方中当归、川芎、赤芍以活血化瘀；莪术、延胡索、大黄以散气破血；瞿麦、槟榔、葶苈子、赤苓、桑白皮、陈皮、大腹皮以行气利尿；细辛、官桂以温经通阳化湿；生姜、大枣以调和脾胃；甘草以调和诸药。

兼证加减：胁下癥积肿大明显者，加土鳖虫、牡蛎等化瘀消癥；病久体虚，气血不足，或攻逐之后，正气受损者，加当归、黄芪、党参等补养气血；大便色黑者，加三七、茜草、侧柏叶等化瘀止血；病势恶化，大量吐血、下血，或出现神志昏迷等危象者，当辨阴阳之衰脱予生脉注射液或参附注射液静脉注射。

5. 肝肾阴虚证

临床表现：腹大胀满，或见青筋暴露，面色晦滞，唇紫，口干而燥，心烦不寐，时或鼻衄，牙龈出血，小便短少，舌质红绛少津，苔少或光剥，脉弦细数。

证候分析：肝肾阴虚，津液不能输布，水液停聚中焦，血瘀不行，故腹大胀满或见青筋暴露，面色晦滞，唇紫，小便短少；阴虚津液不能上承，故口干而燥；心烦不寐，时或鼻衄，牙龈出血，均为阴虚内热、热伤阳络之象；舌质红绛少津，苔少或光剥、脉弦细数，亦是肝肾阴血亏损之象。

辨证要点：以腹大胀满，口干而燥，心烦失眠，舌质红绛少津，苔少或光剥，脉弦细数等为要点。

病机概要：肝肾阴虚，津液失布，水湿内停。

治法：滋肾柔肝，养阴利水。

代表方剂：一贯煎合六味地黄丸。

方解：一贯煎侧重养阴柔肝，方解见胁痛之肝络失养证。六味地黄丸重在滋养肾阴，近代张山雷《沈氏女科辑要笺正·诸方》曰："萸肉固摄肝肾，而重用地黄，峻滋阴液，即以丹皮泄导下焦湿热；茯苓、泽泻，淡渗泄水，通利小便；其用薯蓣者，实脾以堤水也。”

兼证加减：若津伤，口干明显者，加石斛、玄参、芦根等养阴生津；若青筋显露，唇舌紫暗，小便短少者，加丹参、益母草、泽兰、马鞭草等化瘀利水；若阴虚阳浮，耳鸣、面赤、颧红者，加龟甲、鳖甲、牡蛎等滋阴潜阳；若湿热留恋不清，溲赤涩少者，加知母、黄柏、金钱草、茵陈等清热利湿；若腹内积聚痞块，痛处不移，卧则腹坠者，加膈下逐瘀汤活血化瘀。

二、变证

1. 黄疸

临床表现：身目黄染如金，倦怠乏力，烦躁不宁，纳食欠佳或不欲食，恶心厌油，肝区胀痛，腹部膨隆，双下肢水肿，尿少如浓茶，大便溏，舌暗红苔黄腻，脉弦滑。

病机概要：热毒壅盛，湿邪困遏，胆汁泛溢。

治法：清热解毒，利湿退黄。

代表方剂：甘露消毒丹。

方解：见黄疸之阳黄湿重于热证。

兼证加减：神志不清，目不识人者，加水牛角、石菖蒲、郁金开窍醒神；气虚乏力，少气懒言者，加黄芪、党参、山药、白术益气健脾；腹部胀大，小便不出者，加车前子、通草、猪苓、泽泻利水消胀；湿困脾胃，便溏尿少，口中甜者，加厚朴、苍术健运脾胃；纳呆者，加炒麦芽、鸡内金消食助运。

2. 出血

临床表现：轻者可见牙龈出血、鼻衄或皮肤瘀斑，重者病势突变，大量呕吐鲜血或大便下血，舌红苔黄，脉弦数。

病机概要：火热熏灼，瘀毒互结，热迫血溢。

治法：泻火解毒，凉血止血。

代表方剂：犀角地黄汤。

方解：见黄疸之阳黄疫毒炽盛证（急黄）。

兼证加减：实热较甚者，加黄连、黄芩、黄柏、栀子清热凉血；骤然大量呕血，血色鲜红，大便下血，暗红或油黑者，加三七、仙鹤草、地榆炭、大黄炭、白茅根、侧柏叶、茜草凉血止血；大出血后，气随血脱，阳气衰微，汗出如油、四肢厥冷、呼吸低微、脉细微欲绝者，用大剂独参汤加山茱萸扶正固脱，益气摄血；疾病后期，气阴两虚者，加沙参、西洋参、太子参、山药补气养阴。

3. 神昏

临床表现：神昏谵语，昏不识人，发热，黄疸，烦躁不宁，口臭便秘，溲赤尿少，舌质红绛苔黄燥，脉细数。

病机概要：邪热内陷，热毒互结，蒙蔽心窍。

治法：清热解毒，醒脑开窍。

代表方剂：清营汤合安宫牛黄丸。

方解：清营汤清热凉血。当代连建伟《历代名方精编·清热剂》载："方中犀角咸寒，能入心经，清营解毒，散血中之热，故为主药；热甚必伤阴液，辅以生地、玄参、麦冬甘寒与咸寒并用，养阴增液而清营热；佐以黄连苦寒，清心泻火解毒，丹参苦微寒，清热凉血除烦，银花、连翘并能清热解毒；使以少量竹叶心，辛淡甘寒，善清心热。又银花、连翘、竹叶心性寒质轻，轻清透泄，使入于营分之邪热有外达之机，仍转气分而解。合而用之，共奏清营解毒，透热养阴之效，为治疗热伤营阴之主方。"

安宫牛黄丸化痰开窍，清代吴鞠通《温病条辨》言："此芳香化秽浊而利诸窍，咸寒保肾水而安心体，苦寒通火腑而泻心用之方也。牛黄得日月之精，通心主之神。犀角主治百毒，邪鬼瘴气。真珠得太阴之精，而通神明，合犀角补水救火。郁金草之香，梅片木之香，雄黄石之香，麝香乃精血之香，合四香以为用，使闭锢之邪热温毒深在厥阴之分者，一齐从内透出，而邪秽自消，神明可复也。黄连泻心火，栀子泻心与三焦之火，黄芩泻胆、肺之火，使邪火随诸香一齐俱散也。朱砂补心体，泻心用，合金箔坠痰而镇固，再合真珠、犀角为督战之主帅也。"

兼证加减：痰浊壅盛，蒙蔽清窍，而见神志昏迷较甚、静卧嗜睡、神情淡漠、舌苔厚腻者，加郁金、石菖蒲化痰泄浊开窍；出血严重者，加大蓟、栀子炭、血余炭凉血止血；痰涎壅盛，烦躁不安者，加竹沥、瓜蒌、胆南星化痰开闭；邪热偏盛而身热较重者，用安宫牛黄丸化痰开窍；热动肝风而痉厥抽搐者，改用紫雪丹清热开窍，息风止痉；痰浊偏盛而昏迷较重者，改用至宝丹化浊开窍，清热解毒；病情继续恶化，昏迷甚、汗出肤冷、气促、撮空理线、两手抖动、脉细微弱者，应急予生脉散、参附龙牡汤敛阴回阳固脱。

【该病证应该如何调护】

平时应增强体质，同时避免与血吸虫、疫水接触。注重保护胃气，避免饮酒、食用生冷寒凉伤胃之品。调节情志，怡情养性，安心休养，避免过劳。起居有常，顺应四时，以养身心。清代沈金鳌在《杂病源流犀烛·肿胀源流》中说："先令却盐味，厚衣裳，断妄想，禁愤怒。"强调了生活调摄的重要性。

注意臌胀早期的诊治，积极治疗黄疸和积聚等原发病，防止病邪传变。本病患者应多注意卧床休息，腹水较多者，可取半卧位。腹水明显而小便少者，宜忌盐。寒湿证应忌生冷，阳虚证可予腹部热敷。可适当配合外治法，亦可配合针灸等进行治疗。臌胀后期兼见发热、大出血甚至昏迷者，应采取相应护理措施，防止正虚邪袭。

【浙派医家关于本病的相关论述】

明代戴元礼《证治要诀·蛊胀》：蛊与鼓同，以言其急实如鼓，非蛊毒之蛊也。俗谓之膨脝，又谓之蜘蛛病。

明代蒋仪《医镜·肿胀》：臌胀一症，东垣主寒，河间主水，丹溪主脾虚，论似有异，然各发明内经，同出一源。《经》曰，脏寒生满病；又曰，胃中寒主胀满。盖人身之气，热则流通，寒则凝结，凝结则胀满生焉。

清代陈士铎《石室秘录·臌胀治法》：臌胀数年而不死者，必非水臌。水臌之证，不能越于二年，未有皮毛不流水而死者。今二三年不死，非水臌，乃气臌、血臌、食臌、虫臌也。但得小便利而胃口开者，俱可治。

【思维导图】

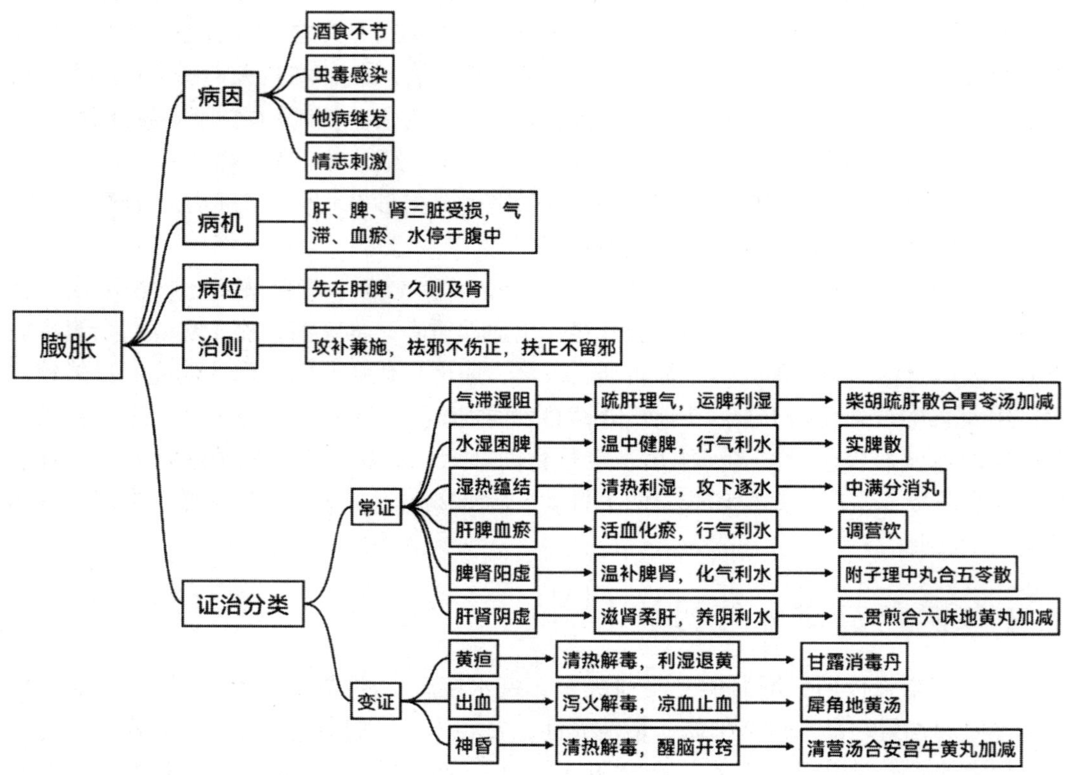

第五节　头　痛

【示例病案】

张某，女，47岁，浙江金华人，2003年3月15日初诊。

主诉：反复头痛3年余。

现病史：患者3年前因事不遂，忧郁不解，致颠顶疼痛，始发时间较短，间歇较长，继而发作频繁，终日不休。曾在多家医院检查诊断为头皮神经痛。刻下症见颠顶疼痛，头皮发麻如触电感，不寐多梦，入夜四肢发热，乳房胀痛，经期尤甚，月经延期，量少，色黑有块，查头皮有多个压痛点，固定不移，面色黧黑无华，四肢肌肤甲错，舌质紫暗边，有瘀斑，脉细涩。

【患者得了什么病证】

本案患者诊断为头痛。

头痛，亦称头风，是以自觉头部疼痛为主证的病证。头痛既可单独出现，亦可伴见于多种疾病的过程中。西医学中偏头痛、紧张性头痛、丛集性头痛及外伤性头痛等，均可参考本节辨证论治。

本病证历代根据病因病机的不同而有不同的名称。《素问·风论》有“脑风”“首风”之名，把头痛之因责于外来之邪，因风寒之气侵犯头脑而致头痛。《素问·五脏生成》还提出：“是以头痛巅疾，下虚上实。”《内经》认为，六经病变皆可引起头痛。《伤寒论》六经条文中明确提出头痛只有太阳病、阳明病、少阳病、厥阴病，而太阴、少阴则无。金代李东垣《东垣十书》则将头痛分为内伤头痛和外感头痛，根据症状和病因的不同而有伤寒头痛、湿热头痛、偏头痛、真头痛、气虚头痛、血虚头痛、气血俱虚头痛、厥逆头痛等。还在《内经》和《伤寒论》的基础上加以发挥，补充了太阴头痛和少阴头痛，这样便成为头痛分经用药的开始。元代朱丹溪《丹溪心法·头痛》认为：“头痛多主于痰，痛甚者火多。有可吐者，可下者。”故又有痰厥头痛、气滞头痛之名。明代朱橚等《普济方·头痛附论》曰：“若人气血俱虚，风邪伤于阳经，入于脑中，则令人头痛也。又有手三阳之脉，受风寒伏留而不去者名厥头痛。”尚有头风一名，实际上仍属于头痛。故王肯堂《证治准绳·头痛》说：“医书多分头痛、头风为二门，然一病也，但有新久去留之分耳。浅而近者名头痛，其痛卒然而至，易于解散速安也；深而远者为头风，其痛作止不常，愈后遇触复发也。皆当验其邪所从来而治之。”

【该病证应与哪些病证相鉴别】

头痛应与真头痛、中风进行鉴别。

1. 真头痛

真头痛为头痛的一种特殊类型，病情危重，常呈突发性剧烈头痛，持续不解且阵发性加重，多伴有喷射状呕吐，甚者可见肢厥、抽搐等症。本病凶险，应与一般头痛相区别。《灵枢·厥病》云：“真头痛，头痛甚，脑尽痛，手足寒至节，死不治。”

2. 中风

中风以突发半身不遂、肌肤不仁、口舌㖞斜、言语不利，甚则突然昏仆、不省人事为主要表现，可伴有头痛等症，但头痛无半身不遂等症。

【患者怎么得的这个病】

头痛可分为外感、内伤两类。若感受风、寒、湿、热等六淫之邪，上犯巅顶，阻遏清阳；或内伤诸疾，导致脏腑功能失调，气血逆乱，痰瘀阻窍；或外伤久病，导致气滞血瘀或气血亏虚，脑脉失养，皆可引发头痛。

本案患者诊断为头痛，属内伤头痛之瘀血头痛。患者因事不遂，忧郁不解，肝郁气滞，血行不畅，久成瘀血，阻于脑窍，故见颠顶疼痛，头皮发麻如触电感，头皮有多个压痛点，固定不移；血不养心，心神不宁，故不寐多梦；瘀血属阴，阻滞不通，壅遏而热，故入夜四肢发热；乳房胀痛，经期尤甚，月经延期，量少，色黑有块，面色黧黑无华，四肢肌肤甲错，舌质紫暗边有瘀斑，脉细涩，均为瘀血内阻之征。

【患者的这个病证应该怎么治】

本案患者治以活血化瘀，通窍止痛。方用通窍活血汤，当代连建伟《历代名方精编·理血剂》载："方中麝香辛温走窜，开通诸窍，活血通络，无所不利，故为主药；老葱辛温通窍，鲜姜辛温发散，助麝香通窍活血，达于颠顶，彻于皮肤，共为辅药；佐以赤芍、川芎、桃仁、红花，均为活血化瘀之品，大枣之甘，配合鲜姜之辛，则辛甘发散，调和营卫；使以黄酒活血通窍，以助药势。诸药合用，长于通窍活血。"

兼证加减：若头痛较剧，可加全蝎、蜈蚣、土鳖虫等虫类药以搜风通络；久痛不已，神疲乏力，少气懒言，脉细弱无力者，加黄芪、党参、当归以补气助血运；畏寒明显，加桂枝、细辛、附子等温经散寒。

历代医家治疗头痛颇有心得。东汉张仲景《伤寒论》论述了太阳、阳明、少阳、厥阴头痛的证候及治疗，如"干呕，吐涎沫，头痛者，吴茱萸汤主之"。金代李东垣《兰室秘藏·头痛门》将头痛分为外感和内伤两类，并补充了太阴、少阴头痛，主张分经用药，如"太阳头痛，恶风，脉浮紧，川芎、羌活、独活、麻黄之类为主"。元代朱丹溪《丹溪心法·头痛》提出头痛引经药，"如不愈，各加引经药。太阳川芎，阳明白芷，少阳柴胡，太阴苍术，少阴细辛，厥阴吴茱萸"。明代张景岳《景岳全书·头痛》云："凡诊头痛者，当先审久暂，次辨表里。""所以暂病者当重邪气，久病者当重元气，此固其大纲也。"提出了头痛的辨治要点。清代王清任《医林改错》首创血府逐瘀汤治疗头痛顽疾，指出"查患头痛者，无表证，无里证，无气虚、痰饮等证，忽犯忽好，百方不效，用此方一剂而愈"。

【该病证还有哪些其他证型】

一、外感头痛

1. 风寒头痛

临床表现：头痛连及项背，呈掣痛样，时有拘急收紧感，常伴恶风畏寒、遇风尤剧、头痛喜裹、口不渴，舌质淡红苔薄白，脉浮或浮紧。

证候分析：头为诸阳之会，风寒外袭，循太阳经上犯颠顶，清阳之气被遏，故头痛；太阳经主一身之表，其经脉上行颠顶，循项背，故其痛连及项背；寒主收引，故痛呈掣痛样，时有拘急收紧感；风寒束于肌表，卫阳被遏，不得宣达，故恶风畏寒、遇风尤剧；寒属阴邪，得温则减，故头痛喜裹；无热则口不渴，苔薄白、脉浮，为风寒在表之征。

辨证要点：以头痛连及项背，恶风畏寒，脉浮或浮紧为要点。

病机概要：风寒外袭，上犯头部，凝滞经脉。

治法：疏风散寒止痛。

代表方剂：川芎茶调散。

方解：清代吴仪洛《成方切用·表散门》谓“羌活治太阳头痛，白芷治阳明头痛，川芎治少阳头痛，细辛治少阴头痛，防风为风药卒徒，皆能解表散寒。以风热在上，宜于升散也。头痛必用风药者，以颠顶之上，惟风可到也。薄荷荆芥，并能消散风热，清利头目，故以为君。同诸药上行，以升清阳，而散郁火。加甘草者，以缓中也。用茶调者，茶能上清头目也”。

兼证加减：头痛，恶寒明显者，加麻黄、桂枝、制川乌等温经散寒；颠顶疼痛，干呕，吐涎沫，甚则四肢厥冷者，用吴茱萸汤去人参，加藁本、川芎、细辛、半夏以温散寒邪，降逆止痛；头痛、足寒、气逆、背冷、脉沉细者，方用麻黄附子细辛汤加白芷、川芎以温经散寒止痛。

2. 风热头痛

临床表现：头痛而胀，甚则头胀如裂，发热或恶风，面红目赤，口渴喜饮，便秘尿赤，舌尖红苔薄黄，脉浮数。

证候分析：热为阳邪，其性炎上，风热中于阳络，上扰清窍，故头痛而胀，甚则头胀如裂；风热之邪犯卫，故发热恶风；面红目赤，亦为热邪上炎之征；热盛耗津，则口渴欲饮、便秘尿赤；舌质红苔薄黄、脉浮数，为风热邪盛之象。

辨证要点：以头痛而胀，发热或恶风，舌尖红苔薄黄，脉浮数为要点。

病机概要：风热外袭，上扰清窍，窍络失和。

治法：疏风清热和络。

代表方剂：芎芷石膏汤。

方解：方中石膏、菊花疏散风热，清利头目；川芎、白芷、羌活、藁本疏风止痛。诸药合用，共奏疏风清热之功。

兼证加减：烦热口渴，舌红少津者，重用石膏，配知母、天花粉、芦根等清热生津，甚者加黄芩、栀子清热泻火；大便秘结，口舌生疮者，合用黄连上清丸以通腑泄热；鼻流浊涕如脓，鼻根及鼻旁疼痛者，加苍耳子、辛夷、鱼腥草、藿香等清热散风除湿，通利鼻窍。

3. 风湿头痛

临床表现：头痛如裹，肢体困重，胸闷纳呆，小便不利，大便或溏，舌质淡苔白腻，脉濡。

证候分析：风湿外感，上犯于头，清空为邪阻遏，故头痛如裹；脾司运化而主四肢，湿浊中阻，脾阳为湿所困，故见肢体困重、胸闷纳呆；湿邪内蕴，不能分清泌浊，故小便不利或大便溏；苔白腻、脉濡，为湿浊中阻之象。

辨证要点：以头痛如裹，肢体困重，苔白腻，脉濡为要点。

病机概要：风湿外侵，上蒙头窍，困遏清阳。

治法：祛风胜湿通窍。

代表方剂：羌活胜湿汤。

方解：清代周岩《六气感证要义·方解》言“此下受之湿，袭入太阳，而太阳经气不行，故有头痛等证，与太阳受风无异。然非治风，而风药独多者何也？风能胜湿，湿既上冲，非风不散。故重用羌独藁防，又加川芎以升之，蔓荆以凉之，甘草以和之，而风药乃无过不及之弊……头痛脊痛，项似拔，腰似折，皆《内经》经脉篇，膀胱是动之证。而至真要论：太阴在泉之病，亦与之同。盖湿气淫胜，则克太阳，故阴受湿气，从足上行至头，历太阳经即伤太阳之气，亦太阳病也”。

兼证加减：若胸闷脘痞、腹胀便溏者，加苍术、陈皮、砂仁以燥湿宽中，理气消胀；恶心、呕吐者，加半夏、生姜、竹茹以降逆止呕；纳呆食少者，加麦芽、神曲、焦山楂以健脾助运；小便短少者，加茯苓、薏苡仁、淡竹叶以淡渗利湿；发于夏季，感受暑湿，见身热汗少或汗出不畅，心烦口渴，胸闷欲呕者，加藿香、佩兰、荷叶以芳香清暑化湿。

二、内伤头痛

1. 肝阳头痛

临床表现：头胀痛而眩，以两侧为主，心烦易怒，口苦面红，或兼胁痛，舌红苔薄黄，脉弦数。

证候分析：诸风掉眩，皆属于肝。肝失条达，肝阳偏亢，循经上扰清窍，故头痛而眩；少阳循行于两侧，故头痛以两侧为主；肝火偏亢，扰乱心神，则心烦易怒；肝胆气郁化火，肝阳上亢，故口苦面红，或兼胁痛；舌质红苔薄黄、脉弦数，为肝阳盛之象。

辨证要点：以头胀痛而眩，易怒口苦，脉弦数为要点。

病机概要：肝失条达，气郁化火，阳亢风动。

治法：平肝潜阳息风。

代表方剂：天麻钩藤饮。

方解：当代连建伟《历代名方精编·治风剂》载“方中天麻、钩藤、生石决明平肝熄风，为主药；黄芩、栀子清肝热，泻肝火，川牛膝引血下行，桑寄生、杜仲滋养肾阴以涵肝木，共为辅药；益母草活血利水，夜交藤、朱茯神宁心安神，共为佐药。合而成方，为治疗肝厥头痛，眩晕失眠之良剂”。

兼证加减：头痛剧烈，目赤口苦，急躁易怒，便秘尿黄者，加龙胆草、夏枯草、大黄以清肝泻火；头晕目涩，腰膝酸软者，加生地黄、制何首乌、枸杞子等以滋肾养肝。

2. 血虚头痛

临床表现：头痛而晕，心悸怔忡，神疲乏力，面色少华，舌质淡苔薄白，脉细弱。

证候分析：血分不足，虚火上逆，故头痛而晕；血不足则心神失养，故心悸怔忡；血虚易导致气虚，则神疲乏力；面色少华、舌质淡、脉细弱，为血虚之象。

辨证要点：以头痛而晕，面色少华，脉细弱为要点。

病机概要：营血不足，不能上荣，窍络失养。

治法：滋阴养血，和络止痛。

代表方剂：加味四物汤。

方解：胡光慈《中医内科杂病证治新义》载“本方为养血息风之剂。以四物汤补血为主，而其中当归、川芎并有活血舒痛之功，益以白芍之敛、黄芩之清和菊花之轻以平其肝，蔓荆以祛风，甘草合白芍并可缓痛，实为血虚头风痛之良方”。

兼证加减：神疲乏力，遇劳加重，气短懒言，汗出恶风者，加黄芪、党参、白术以益气健脾；阴血亏虚，阴不敛阳，肝阳上扰者，加天麻、白蒺藜、枸杞子、菊花、石决明等以滋阴平肝。

3. 气虚头痛

临床表现：头痛隐隐，时发时止，遇劳加重，纳食减少，倦怠乏力，气短自汗，舌质淡苔薄白，脉细弱。

证候分析：脾胃虚弱，中气不足，清阳不升，脑失所养，故见头痛隐隐、时发时止、遇劳加重；脾胃虚弱，健运失司，生化乏源，则纳食减少、倦怠乏力、气短自汗；舌质淡苔薄白、脉细弱，为气血亏虚之象。

辨证要点：以头痛隐隐，遇劳则加重，倦怠乏力为要点。

病机概要：脾胃虚弱，中气不足，清阳不升，脑失所养。

治法：健脾益气升清。

代表方剂：益气聪明汤。

方解：清代吴仪洛《成方切用·补养门》言“十二经脉清阳之气，皆上于头面而走空窍。因饮食劳役，脾胃受伤，心火太盛，则百脉沸腾，邪害空窍矣。参芪甘温以补脾胃，甘草甘缓以和脾胃。干葛升麻蔓荆，轻扬升发，能入阳明，鼓舞胃气，上行头目。中气即足，清阳上升，则九窍通利，耳聪而目明矣。白芍敛阴和血，黄柏补肾生水，盖目为肝窍，耳为肾窍，故又用二者平肝补肾也”。

兼证加减：头痛绵绵不休，心悸不寐者，加当归、熟地黄、何首乌以补血；畏寒怕冷，手足欠温者，加附子、肉桂、葱白等温阳通络。

4. 痰浊头痛

临床表现：头痛昏蒙沉重，胸脘痞闷，纳呆呕恶，舌质淡苔白腻，脉滑或弦滑。

证候分析：脾失健运，痰浊中阻，上蒙清窍，清阳不展，故头痛昏蒙沉重；痰阻胸膈，故胸脘痞闷；痰浊上逆，则纳呆呕恶；苔白腻、脉滑或弦滑，为痰浊内停之征。

辨证要点：以头痛昏蒙沉重，苔白腻，脉滑或弦滑为要点。

病机概要：脾失健运，痰浊中阻，上蒙清窍。

治法：健脾燥湿，化痰降逆。

代表方剂：半夏白术天麻汤。

方解：当代连建伟《历代名方精编·祛痰剂》言“方中半夏辛温，燥湿化痰，天麻甘微温，平息内风，二味合用，为治风痰眩晕头痛的要药，正如《脾胃论》所说‘足太阴痰厥头痛，非半夏不能疗；眼黑头旋，风虚内作，非天麻不能除’，故共为主药；辅以白术苦甘温，健脾燥湿，《珍珠囊》谓其‘除湿益气……消痰逐水’，与主药配伍，燥湿祛痰，止眩之功益佳；佐以茯苓甘平，健脾渗湿，与白术相合，以治生痰之源，橘红辛苦温，理气燥湿化痰，使气顺则痰消；甘草、生姜、大枣健脾和中，为使药。诸药合用，共奏健脾燥湿，化痰熄风之效”。

兼证加减：痰湿中阻，胸脘满闷甚者，加厚朴、枳壳、砂仁燥湿除满；口苦，大便不畅，舌苔黄腻，脉滑数者，宜去白术，加黄连、枳实、竹茹，或选用黄连温胆汤以清化痰热。

5. 肾虚头痛

临床表现：头痛且空，眩晕耳鸣，腰膝酸软，神疲乏力，少寐健忘，遗精带下，舌红少苔，脉细无力。

证候分析：脑为髓海，其主在肾，肾虚髓不上荣，脑海空虚，故头脑空痛、眩晕耳鸣；腰为肾之府，肾虚精关不固而遗精，女子则带脉不束而带下；腰膝酸软，神疲乏力，健忘，均为肾虚之征；少寐、舌红少苔、脉细无力，为肾阴不足、心肾不交之象。

辨证要点：以头痛且空，眩晕耳鸣，腰膝酸软为要点。

病机概要：肾精亏虚，髓海不足，脑窍失充。

治法：养阴补肾，填精生髓。

代表方剂：大补元煎。

方解：方中人参大补元气，熟地黄、当归滋阴补血，人参与熟地黄相配，即为景岳之两仪膏，善益精补气，治精气大伤；枸杞子、山萸肉滋补肝肾；杜仲补肾温阳；甘草益气健脾，调和诸药。诸药合用，奏大补元气，填精益髓之效。故张景岳称此方为“回天赞化，救本培元第一要方”。

兼证加减：头痛而晕，面颊红赤，潮热汗出者，去人参，加墨旱莲、知母、黄柏，或用知柏地黄丸以滋阴泻火；畏寒怕冷，四肢不温，腰膝酸软，舌淡苔白，脉沉细者，加鹿角、附子，或用右归丸或金匮肾气丸加减以温肾助阳。

【该病证应该如何调护】

起居有常，适避寒温，强健体魄，避免外邪侵袭，所谓“虚邪贼风，避之有时”。宜调畅情志，避免精神刺激，注意休息。应戒烟戒酒，适当的头部保健按摩可预防头痛。

头痛剧烈者宜卧床休息，保持环境安静，光线不宜过强；伴有焦虑和抑郁者，宜佐以心理疏导及音乐疗法；风寒头痛者，应注意避邪保暖；肝阳上亢者，禁食肥甘厚腻，以免生热动风；痰浊头痛者，宜清淡饮食，避免助湿生痰；精血亏虚者，应多进食血肉有情之品。

【浙派医家关于本病的相关论述】

元代朱丹溪《丹溪心法·头痛》：头痛多主于痰，痛甚者火多，有可吐者，可下者。”强调了痰与火在头痛发病中的地位，并提出头痛“如不愈，各加引经药。太阳川芎，阳明白芷，少阳柴胡，太阴苍术，少阴细辛，厥阴吴茱萸。

明代张景岳《景岳全书·头痛》：凡诊头痛者，当先审久暂，次辨表里。盖暂痛者，必因邪气；久病者，必兼元气。以暂病言之，则有表邪者，此风寒外袭于经也，治宜疏散，最忌清降；有里邪者，此三阳之火炽于内也，治宜清降，最忌升散，此治邪之法也……所以暂病者当重邪气，久病者当重元气，此固其大纲也。然亦有暂病而虚者，久病而实者，又当因脉、因证而详辨之，不可执也。

清代陆以湉《冷庐医话·头痛》：头痛属太阳者，自脑后上至颠顶，其痛连项；属阳明者，上连目珠，痛在额前；属少阳者，上至两角，痛在头角。以太阳经行身之后，阳明经行身之前，少阳经行身之侧。厥阴之脉会于颠顶，故头痛在颠顶。太阴、少阴二经虽不上头，然痰与气逆壅于膈，头上气不得畅而亦痛。其辨之之法，六经各有见症。

【思维导图】

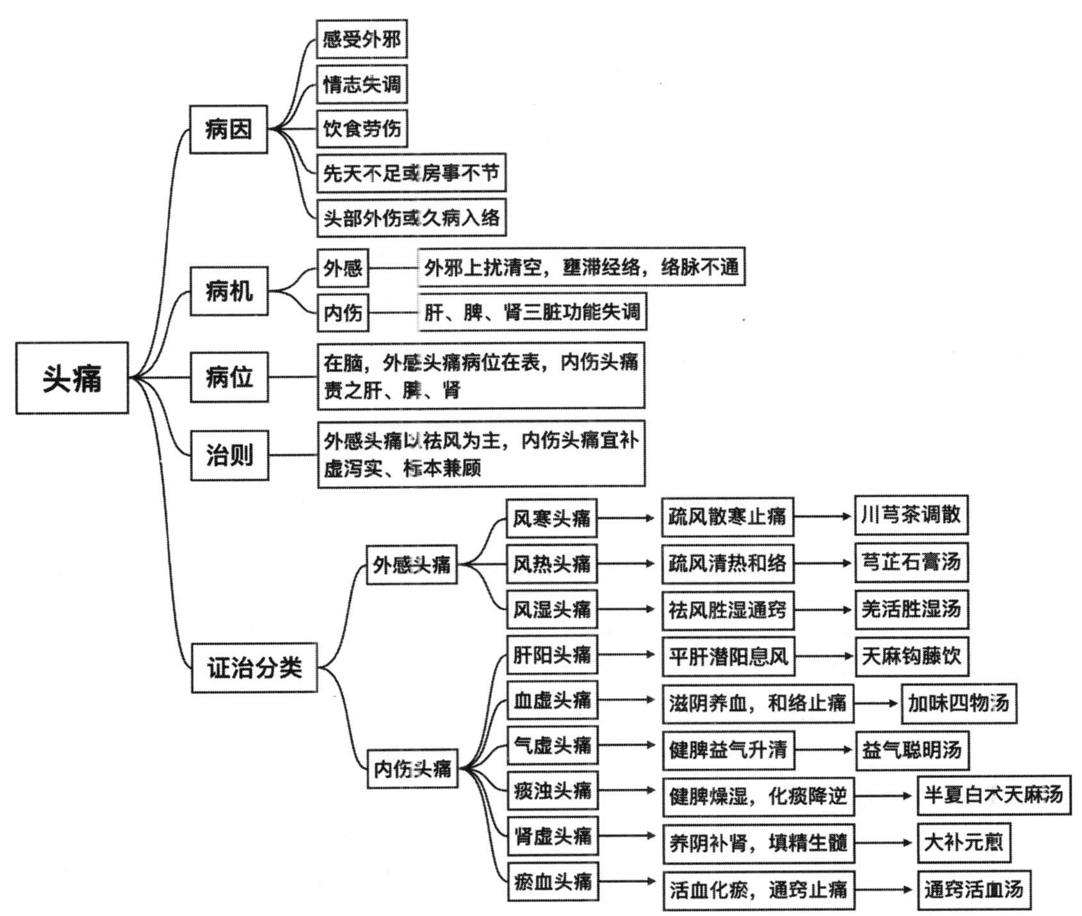

第六节 眩 晕

【示例病案】

吕某，男，68岁，浙江杭州人，2015年7月20日初诊。

主诉：反复头晕3个多月。

病史：患者3个月前无明显诱因出现头晕，头重如裹，时有周围物体旋转感，发作与情绪有关，安静时症状减轻。经服补肾中药百余剂无效。刻下症见每日感头晕，伴胸闷恶心，呕吐，纳食欠佳，夜寐欠安，大便溏薄，小便频数，舌质淡红，舌体稍胖，苔白腻，脉濡滑。

【患者得了什么病证】

本案患者诊断为眩晕。

眩晕是以头晕、目眩为主证的病证。头晕是指感觉自身或外界景物旋转，目眩是指眼花或眼前发黑，二者常同时并见，故统称为眩晕。轻者闭目即止，重者如坐车船，旋转不定，不能站立，或伴有恶心、呕吐、汗出，甚则仆倒等症状。西医学中的良性位置性眩晕、脑缺血、梅尼埃病等可归属本病范畴，高血压等以眩晕为主要表现者，可参照本节辨证论治。

《内经》称眩晕为“眩冒”“眩”，对其病因病机有较多论述。《素问·至真要大论》曰：“诸风掉眩，皆属于肝。”认为眩晕为肝所主，与髓海不足、血虚、邪中等多种因素有关。

东汉张仲景认为痰饮是眩晕的重要病因之一，如《金匮要略·痰饮咳嗽病脉证并治》曰：“心下有支饮，其人苦冒眩，泽泻汤主之。”为后世医家“无痰不作眩”的观点提供了理论基础。

宋代严用和《济生方·眩晕门》曰：“所谓眩晕者，眼花屋转，起则眩倒是也。由此观之，六淫外感，七情内伤，皆能所致。”提出六淫、七情可致眩晕。

金代刘完素《素问玄机原病式·五运主病》言：“风火皆属阳，多为兼化，阳主乎动，两动相搏，则为之旋转。”主张眩晕应从风火立论。

元代朱丹溪《丹溪心法·头眩》强调“无痰则不作眩”，有兼气虚、痰湿、痰火之别，又与感邪、七情及宿疾诱发有关。

明代张景岳《景岳全书·眩晕》提出：“眩晕一证，虚者居其八九，而兼火兼痰者，不过十中一二耳。”强调“无虚不能作眩”，对下虚而眩做了详细论述。

明代虞抟《医学正传·眩晕》言：“大抵人肥白而作眩者，治宜清痰降火为先，而兼补气之药；人黑瘦而作眩者，治宜滋阴降火为要，而带抑肝之剂。”指出治疗眩晕当根据不同体质进行辨治。此外，该书还记载了“眩晕者，中风之渐也”，已明确认识到眩晕与中风之间存在内在联系，眩晕可为中风之先兆。

【该病证应与哪些病证相鉴别】

眩晕应与厥证、中风等病证进行鉴别。

1. 厥证

以突然昏仆，不省人事，或伴见四肢厥冷为特征，一般可在短时间内苏醒，严重者亦可一厥不复甚至死亡。眩晕发作严重者也有头眩欲仆或晕眩仆倒的表现，虽与厥证相似，但无昏迷、不省人事等症，也无四肢厥冷表现。

2. 中风

以猝然昏仆、不省人事，伴口舌㖞斜、半身不遂、失语，或不经昏仆，仅以㖞僻不遂为特征。眩晕仅以头晕目眩为主证，虽眩晕之甚者亦可见仆倒，与中风昏仆相似，但患者神志清楚或瞬间即清，且无半身不遂、口舌㖞斜、言语謇涩等症。部分中风患者以眩晕、头痛为先兆表现，应注意二者的区别及联系。

【患者怎么得的这个病】

眩晕的发生主要与情志不遂、年老体弱、饮食不节、久病劳倦、跌仆坠损及感受外邪等因素有关，内生风、痰、瘀、虚，导致风眩内动，清窍不宁或清阳不升，脑窍失养而突发眩晕。

本案患者诊断为眩晕，属痰湿中阻证。痰湿蒙蔽清阳，则头晕；痰湿中阻，浊阴不降，气机不利，故胸闷恶心、呕吐；脾阳不振，则纳食欠佳、夜寐欠安、大便溏薄、小便频数；舌体稍胖苔白腻、脉滑，为痰湿内阻之征。

【患者的这个病证应该怎么治】

本案患者治以化痰祛湿，健脾和胃。方用半夏白术天麻汤，方解见头痛之痰浊头痛。

兼证加减：呕吐频作者，加胆南星、天竺黄、竹茹、旋覆花化痰降逆止呕；脘闷纳呆者，加砂仁、白豆蔻、佩兰化湿行气健脾；耳鸣重听者，加葱白、郁金、石菖蒲以通阳开窍；头痛头胀、心烦口苦、渴不欲饮者，宜用黄连温胆汤清化痰热。

历代医家治疗眩晕颇有心得。李东垣把眩晕分为半夏白术天麻汤证、补中益气汤证、清离滋坎汤证、十全大补汤证。虞抟则引进了体质辨证思想，他在《医学正传·眩晕》中说："大抵人肥白而作眩者，治宜清痰降火为先，而兼气之药；人黑瘦而作眩者，治宜滋阴降火为要，而带抑肝之剂。"明代周之干在《慎斋遗书·头晕》中认为，脾虚者用四君子汤加半夏，肾虚者用六味汤加人参，血虚上升者用芎归芍药汤，肝木无制者用黄芪建中汤以助生化之源。张景岳《景岳全书·眩晕》认为："头眩虽属上虚，然不能无虚于下。盖上虚者，阳中之阳虚也；下虚者，阴中之阳虚也。宜治其气，如四君子汤，四君子煎，归脾汤，补中益气汤。如兼呕吐，宜圣本煎大加人参是也。"叶天士认为眩晕是“肝胆风阳上冒”，其证有夹痰、夹火、中虚、下虚之别，治疗也有治肝治胃之分，火盛者清泄上焦窍络之热，痰多者多理阳明，下虚者必从肝治，补肾滋肝，育阴潜阳。

眩晕治疗应重视活血化瘀的运用。虞抟《医学正传·眩晕》说：“外有因坠损而眩晕者，心中有死血迷闭心窍而然，是宜行血清经，以散其瘀结。”张景岳《景岳全书·眩晕》中说：“如果形气、脉气俱有余，胸腹胀痛上冲，此血逆证也，宜失笑散。”日本丹波元坚《杂病广要·眩晕》中说：“瘀血停留，上冲作逆亦作眩晕，桃仁四物汤主之。”脑部外伤，瘀血阻滞经脉，气血不能荣于头目，或瘀停胸中，迷闭心窍，心神不定，或肝阳上亢而化风，气血并逆于上，扰乱神明等，可用通窍活血汤、血府逐瘀汤、桃红四物汤等进行治疗。

【该病证还有哪些其他证型】

1. 肝阳上亢证

临床表现：眩晕，耳鸣，头目胀痛，急躁易怒，口苦，不寐多梦，遇烦劳恼怒而加重，甚则仆倒，颜面潮红，肢麻震颤，舌红苔黄，脉弦或数。

证候分析：肝阳上亢，上冒清空，故眩晕、耳鸣、头目胀痛；肝旺则急躁易怒，阳升则面部潮红；肝火扰动心神，故不寐多梦；劳则伤肾，怒则伤肝，均可使肝阳更盛，故症状加重，甚则仆倒；肝阳化风，肝风内动，则肢麻震颤；口苦，舌红苔黄，脉弦或数，皆是肝阳上亢之征。

辨证要点：以眩晕，耳鸣，急躁易怒，口苦，舌红苔黄，脉弦或数等为要点。

病机概要：肝阳风火，上扰清窍。

治法：平肝潜阳，清火息风。

代表方剂：天麻钩藤饮。

方解：见头痛之内伤头痛肝阳头痛。

兼证加减：口苦目赤，烦躁易怒者，加龙胆草、川楝子、夏枯草以清肝泻火；目涩耳鸣，腰酸膝软者，加枸杞子、生地黄、玄参以滋补肝肾；目赤便秘者，加大黄、芒硝或佐用当归龙荟丸以通腑泄热；眩晕剧烈，手足麻木或震颤者，加磁石、珍珠母、羚羊角粉等镇肝息风。

2. 瘀血阻窍证

临床表现：眩晕，头痛，痛有定处，兼见健忘、不寐、心悸、精神不振、耳鸣耳聋，面唇紫暗，舌暗有瘀斑，多伴见舌下脉络迂曲增粗，脉涩或细涩。

证候分析：瘀血阻络，气血不畅，脑失所养，故眩晕、头痛、痛有定处；瘀血阻络，新血不生，脑失所养，神机失用，则健忘、不寐、精神不振、耳鸣耳聋；面唇紫暗，舌暗有瘀斑，多伴见舌下脉络迂曲增粗，脉涩或细涩，皆为瘀血内阻之征。

辨证要点：以眩晕，头痛，痛有定处，舌暗有瘀斑，脉涩或细涩等为要点。

病机概要：瘀血阻络，气血不畅，脑失所养。

治法：祛瘀生新，活血通窍。

代表方剂：通窍活血汤。

方解：见头痛之瘀血头痛。

兼证加减：若神疲乏力，少气自汗者，加黄芪、党参补气固表；心烦面赤，舌红苔黄者，加栀子、连翘、薄荷、菊花以泻火除烦；畏寒肢冷，感寒加重者，加附子、桂枝以温经活血；头颈部不能转动者，加威灵仙、葛根、豨莶草等解肌通络；瘀血重者，加地龙、全蝎等虫类药以化瘀通络。

3. 气血亏虚证

临床表现：眩晕动则加剧，劳累即发，面色㿠白，神疲自汗，倦怠懒言，唇甲色淡，发色不泽，心悸少寐，纳少腹胀，舌淡苔薄白，脉细弱。

证候分析：气虚则清阳不展，血虚则脑失所养，故眩晕动则加剧，劳累即发；心主血脉，其华在面，血虚则面色㿠白，唇甲色淡，发色不泽；血不养心，心神不宁，故心悸少寐；气虚则神疲自汗，倦怠懒言；气虚运化不利则纳少腹胀；舌质淡、脉细弱，为气血两虚之象。

辨证要点：以眩晕动则加剧，劳累即发，面色㿠白，倦怠懒言，脉细弱等为要点。

病机概要：气血亏虚，清阳不展，脑失所养。

治法：补益气血，调养心脾。

代表方剂：归脾汤。

方解：清代汪昂《医方集解·理血之剂》言“血不归脾则妄行，参、术、黄芪、甘草之甘温，所以补脾；茯神、远志、枣仁、龙眼之甘温酸苦，所以补心，心者脾之母也；当归滋阴而养血，木香行气而舒脾，既以行血中之滞，又以助参、芪而补气，气壮则能摄血，血自归经，而诸症悉除矣”。明代王纶《明医杂著·卷之六》载：“治思虑伤脾，不能摄血，至血妄行；或健忘，怔忡，惊悸，盗汗；或心脾作痛，嗜卧，少食；或大便不调；或肢体肿痛；或思虑伤脾而患疟疾。大凡怀抱郁结而患诸症；或因用药失宜，剋伐伤胃，变诸别症者，最宜用之。”

兼证加减：气短乏力，神疲便溏者，用补中益气汤以补气升清；自汗时出，易于感冒者，重用黄芪，加防风、浮小麦以益气固表；脾虚湿盛，腹胀纳呆者，加薏苡仁、扁豆、泽泻等健脾渗湿；形寒肢冷，腹中隐痛者，加肉桂、干姜以温中散寒；血虚较甚，面色㿠白，唇舌色淡者，可加熟地黄、阿胶以补血养血；心悸怔忡，少寐健忘者，加柏子仁、夜交藤、龙骨、牡蛎养心安神。

4. 肾精不足证

临床表现：眩晕日久不愈，精神萎靡，腰酸膝软，少寐多梦，健忘，两目干涩，视力减退，或遗精滑泄、耳鸣齿摇，或颧红咽干、五心烦热、舌红少苔、脉细数，或面色㿠白、形寒肢冷、舌质淡嫩苔白、脉沉细无力尺脉尤甚。

证候分析：精髓不足，不能上充于脑，故眩晕、精神萎靡；腰为肾之府，肾虚则腰膝酸软、心肾不交，故少寐多梦、健忘；肾精不足，机体失养，故两目干涩、视力减退、齿摇；肾开窍于耳，肾虚故耳鸣；精关不固，故见遗精滑泄；偏阴虚则生内热，故颧红咽干、五心烦热、舌红少苔、脉细数；偏阳虚则生外寒，故面色㿠白、形寒肢冷、舌质淡嫩苔白、脉沉细无力尺脉尤甚。

辨证要点：以眩晕日久不愈，腰酸膝软等为要点。

病机概要：肾精不足，髓海空虚，脑失所养。

治法：滋养肝肾，填精益髓。

代表方剂：左归丸。

方解：清代徐镛《医学举要》言“左归宗钱仲阳六味丸，减去丹皮者，以丹皮过于动汗，阴虚必多自汗盗汗也；减去茯苓泽泻者，意在峻补，不宜于淡渗也。方用熟地之补肾为君；山药之补脾，山茱之补肝为臣；配以枸杞补精，川膝补血，菟丝补肾中之气，鹿胶龟胶补督任之元。虽曰左归，其实三阴并补，水火交济之方也”。明代张景岳《景岳全书·新方八阵》载：“治真阴肾水不足，不能滋养营卫，渐至衰弱，或虚热往来，自汗盗汗，或神不守舍，血不归原，或虚损伤阴，或遗淋不禁，或气虚昏运，或眼花耳聋，或口燥舌干，或腰酸腿软，凡精髓内亏，津液枯涸等证，俱速宜壮水之主，以培左肾之元阴，而精血自充矣。宜此方主之。”

兼证加减：五心烦热，潮热颧红者，加鳖甲、知母、黄柏、牡丹皮等滋阴泻火；肾失封藏固摄，遗精滑泄者，加芡实、莲须、桑螵蛸、紫石英等益肾固精；不寐、多梦、健忘者，加阿胶、鸡子黄、酸枣仁、柏子仁等滋阴安神；阴损及阳，见四肢不温、形寒怕冷、精神萎靡者，加巴戟天、淫羊藿、肉桂，或予右归丸温补肾阳；下肢浮肿，尿少者，加桂枝、茯苓、泽泻等淡渗利湿；便溏、腹胀少食者，加白术、茯苓、薏苡仁等健脾渗湿。

【该病证应该如何调护】

保持心情舒畅，注意劳逸结合，避免过度劳累。饮食上宜清淡有节，戒烟戒酒。良好的生活作息习惯能有效降低该病的发生风险。

眩晕发病后要及时治疗，注意休息，严重者当卧床休息。注意饮食清淡，保持情绪稳定，避免突然、剧烈的体位改变和头颈部运动，以防眩晕症状加重，或发生昏仆。有眩晕史的患者，应避免剧烈体力活动和高空作业。

【浙派医家关于本病的相关论述】

元代朱丹溪《丹溪心法·头眩》：头眩，痰夹气虚并火。治痰为主，夹补药及降火药。无痰则不作眩，痰因火动。又有湿痰者，有火痰者。湿痰者多宜二陈汤，火者加酒芩，夹气虚者相火也，治痰为先，夹气药降火，如东垣半夏白术天麻汤之类。眩晕不可当者，以大黄酒炒为末，茶汤调下，火动其痰，用二陈加黄芩、苍术、羌活散风行湿。

明代戴思恭《秘传证治要诀及类方·虚损门》：痰饮、头风、七气、失血、中酒等病，皆能眩晕，已各见本证。今独举不兼他病见眩晕者，是皆虚损也。

明代虞抟《医学正传·眩晕》：其为气虚肥白之人，湿痰滞于上，阴火起于下，是以痰夹虚火，上冲头目，正气不能胜敌，故忽然眼黑生花，若坐舟车而眩晕也，甚而至于卒倒无所知者有之，丹溪所谓无痰不能作眩者，正谓此也。夫黑瘦之人，躯体薄弱，真水亏欠，或劳役过度，相火上炎，亦有时时眩晕，何湿痰之有哉。大抵人肥白而作眩者，治宜清痰降火为先，而兼补气之药。人黑瘦而作眩者，治宜滋阴降火为要，而带抑肝之剂。

【思维导图】

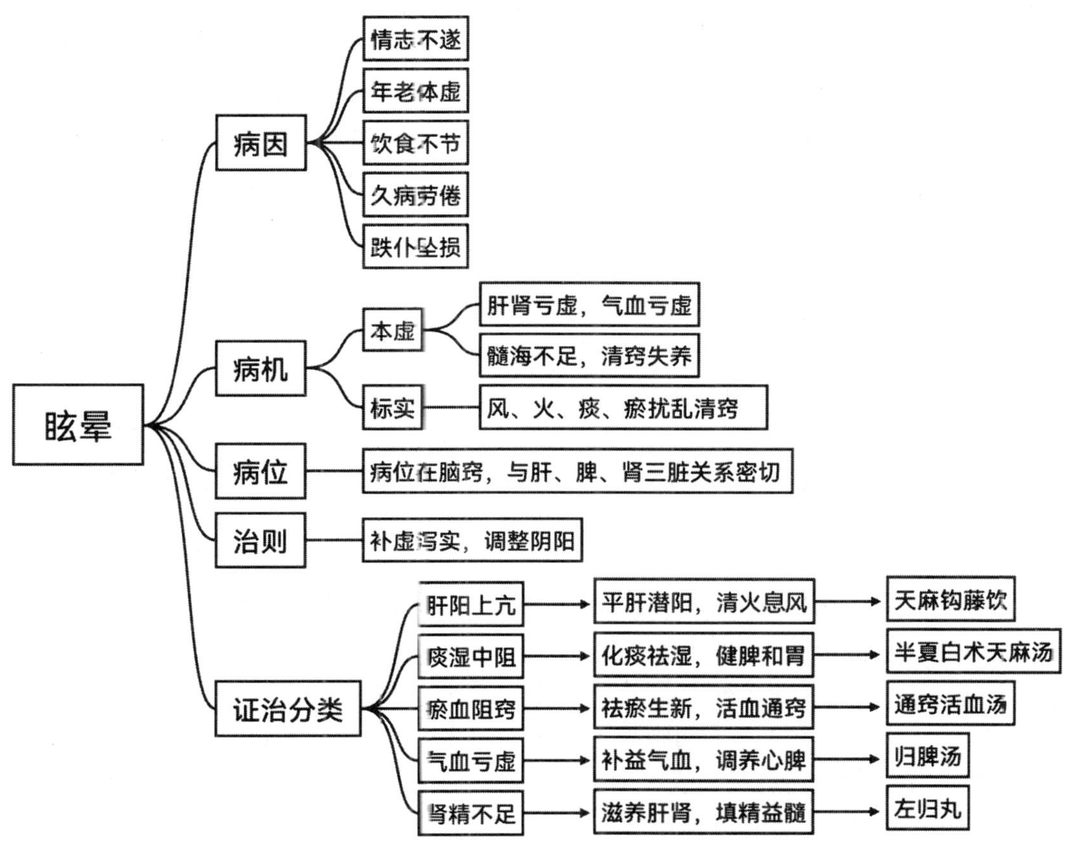

第七节 中 风

【示例病案】

张某，男，65岁，浙江宁波人，2020年4月10日初诊。

主诉：右侧肢体麻木无力、言语不利1天。

现病史：1天前患者与人争吵后突发右侧肢体麻木无力，神志清楚，言语謇涩，平素性急易怒，尿赤，便干，舌质红苔黄，脉弦数。

【患者得了什么病证】

本案患者诊断为中风。

中风，是以半身不遂、肌肤不仁、口舌㖞斜、言语不利，甚则突然昏仆、不省人事为主证的病证。因其发病骤然，变化迅速，与“风性善行而数变”特点相似，故名中风，又称卒中。西医学中急性缺血性卒中和急性出血性卒中等均属本病范畴，可参照本节辨证论治。

有关中风等记载始见于《内经》，书中称卒中昏迷为“仆击”“大厥”“薄厥”，称半身不遂为“偏枯”“偏风”“身偏不用”“风痱”等。认为感受外邪、烦劳暴怒可诱发本病，与体质、饮食有关。《灵枢·刺节真邪》云：“虚邪偏客于身半，其入深，内居营卫，营卫稍衰，则真气去，邪气独留，发为偏枯。”《素问·通评虚实论》云：“仆击、偏枯……肥贵人则膏粱之疾也。”《素问·生气通天论》云：“大怒则形气绝，而血菀于上，使人薄厥。”关于病机的论述，《素问·调经论》云：“血之与气，并走于上，则为大厥，厥则暴死。气复反则生，不反则死。”

张仲景《金匮要略·中风历节病脉证并治》始有“中风”病名及专篇，认为“脉络空虚，贼邪不泻”为其主要病因病机，按病情分为中络、中经、中腑、中脏，对中风证治也有较为详细的论述。一般认为在唐宋以前，主要以“外风”学说为主，多从“内虚邪中”立论，治疗主要以疏风散邪、扶助正气为法。唐宋以后，对中风的病因认识有了较大突破，突出以“内风”立论。如朱丹溪《丹溪心法·论中风》云：“湿土生痰，痰生热，热生风也。”张景岳《景岳全书·非风》提出“中风非风”说，认为中风乃“内伤积损”。李中梓《医宗必读》首次将中风重证分为闭证和脱证。叶天士创立肝阳化风之说，他在《临证指南医案·中风》中认为：“内风乃身中阳气之变动，肝为风脏，因精血衰耗，水不涵木，木少滋荣，故肝阳偏亢，内风时起，治以滋液息风，濡养营络，补阴潜阳……若阴阳并损，无阴则阳无以化，故以温柔濡润之通补……更有风木过动，中土受戕，不能御其所胜……或风阳上僭，痰火阻窍，神识不清。”叶氏以阴虚肝旺、风阳妄动，中土受戕，明阳并损作为中风发病的三种原因，并在治疗上有所发挥。

【该病证应与哪些病证相鉴别】

中风应与口僻、痉证、痿证等病证进行鉴别。

1. 口僻

口僻俗称吊线风，以口眼㖞斜、口角流涎、言语不清为主证，常伴外感表证或耳背疼痛，并无半身不遂、口舌㖞斜、神志不清等症，不同年龄均可罹患。

2. 痉证

痉证以四肢抽搐、颈项强直甚至角弓反张为特征，甚或神昏，但神昏多出现在抽搐之后，并无半身不遂、口舌㖞斜、言语不利等症状。

3. 痿证

痿证一般起病缓慢，多表现为双下肢痿躄不用，或四肢肌肉萎缩，软弱无力，与中风之半身不遂不同。

【患者怎么得的这个病】

中风主要因内伤积损、情志过极、饮食不节、劳欲过度等，致肝阳暴张，或痰热内生，或气虚痰湿，引起内风旋动，气血逆乱，横窜经脉，直冲犯脑，导致血瘀脑脉或血溢脉外。

本案患者诊断为中风，属中经络之风阳上扰证。肝阳化风，风阳上扰，横窜经络，脉络不畅，故突发右侧肢体麻木无力、言语謇涩；肝阳亢盛，上扰心神，故平素性急易怒；尿赤、便干、舌质红苔黄、脉弦数，均为肝阳亢盛之征。

【患者的这个病证应该怎么治】

本案患者治以清肝泻火，息风潜阳。方用天麻钩藤饮，方解见头痛－内伤头痛－肝阳头痛。

兼证加减：头痛较重者，加羚羊角、夏枯草以清肝息风；急躁易怒明显者，加牡丹皮、生白芍清泻肝火；便秘不通者，加生大黄、玄参清热通便；下肢重滞者，加杜仲、桑寄生补益肝肾；夹有痰浊、胸闷、恶心、苔腻者，加胆南星、郁金化痰祛浊。

历代医家治疗中风颇有心得。汉唐时期多主外因，治必温散，予续命汤、侯氏黑散诸方。金元以后则针对内因，治则研究也随之深化。清代尤在泾在《金匮翼·中风通论》中立中风八法："一曰开关，二曰固脱，三曰泄大邪，四曰转大气，五曰逐痰涎，六曰除热风，七曰通窍隧，八曰灸俞穴。"可谓提纲挈领。具体到中风治疗须分先后，元代朱丹溪《丹溪心法·中风》曰："初得急当顺气，及日久当活血。中风大率血虚有痰，治痰为先，次养血行血。初昏倒，急掐人中至醒，然后用痰药。"清代叶天士《临证指南医案·中风》曰："治分先后，本体先虚，风阳夹痰火上壅，营卫脉失和，先用开关，继则益气养血，佐以消痰清火，宣通经络。"中风的治疗须抓主要矛盾，"肝阳偏亢，内风时起，用滋阴息风，濡养营络补阴潜阳""阴阳并损，温柔濡润通补"（《临证指南医案·中风》），"气虚血瘀，补气活血化瘀"（《医林改错》），"闭者宜开，脱者宜固。气火上升，宜于抑降。肝阳之扰，宜于清泄。痰壅之塞，宜于涤化。阴液之耗，宜于滋填"（《中风斠诠》）。

【该病证还有哪些其他证型】

一、中经络

1. 风痰入络证

临床表现：肌肤不仁，甚则半身不遂，口舌㖞斜，言语不利，或謇涩不语，平素头晕目眩，舌质暗淡，苔白腻，脉弦滑。

证候分析：正气不足，气血衰弱，机体失养，故肌肤不仁；络脉空虚，卫外不固，风邪夹痰乘虚入中经络，痹阻气血，故半身不遂、口舌㖞斜、言语不利或謇涩不语；平素头晕目眩，舌质暗淡苔白腻，脉弦滑，均为气血不足、风痰内阻之征。

辨证要点：以肌肤不仁，口舌㖞斜，言语不利，舌质暗淡苔白腻，脉弦滑等为要点。

病机概要：脉络空虚，风痰乘虚入中，气血痹阻。

治法：息风化痰，活血通络。

代表方剂：半夏白术天麻汤合桃仁红花煎。

方解：半夏白术天麻汤化痰息风，补脾燥湿，方解见头痛之痰浊头痛。桃仁红花煎活血化瘀，行气散结，宋代陈沂《陈素庵妇科补解·调经门》曰："瘀血凝滞，因而月水断绝，虽有热结，寒结之分，然寒结久则生郁热，辛温之药亦不宜过剂也。大约于行血药中加顺气之药，气行则血不滞。是方红花、桃仁、青皮、延胡索、乳香皆行血，而四物养血，改生地、赤芍凉血破血，丹参去旧血生新血，必用香附佐之者，以行三焦也。"

兼证加减：便秘者，加大黄、黄芩、栀子，或合星蒌承气汤加减清热通便；烦躁不安、不寐、口干者，加生地黄、沙参、夜交藤养阴安神；痰涎壅盛，口㖞不语、半身不遂者，用真方白丸子以化痰通络。

2. 阴虚风动证

临床表现：半身不遂，一侧手足沉重麻木，口舌㖞斜，舌强语謇，平素头晕头痛，耳鸣目眩，双目干涩，腰酸腿软，急躁易怒，少寐多梦，舌质红绛或暗红少苔或无苔，脉细弦或细弦数。

证候分析：肝肾阴虚，风阳内动，夹痰走窜经络，脉络不畅，故半身不遂、一侧手足沉重麻木、口舌㖞斜、舌强语謇；肝肾亏虚，风阳内动，上扰清窍，故平素头晕头痛、耳鸣目眩；肝肾亏虚，无以濡养，故双目干涩、腰酸腿软；肾阴不足，心肾不交，则急躁易怒、少寐多梦；舌质红绛或暗红少苔或无苔、脉细弦或细弦数，为肝肾阴虚而生内热之征。

辨证要点：以半身不遂，一侧手足沉重麻木，口舌㖞斜，舌强语謇兼阴虚症状为要点。

病机概要：肝肾亏虚，风阳内动，上扰清窍。

治法：滋养肝肾，潜阳息风。

代表方剂：镇肝熄风汤。

方解：当代连建伟《历代名方精编·治风剂》言"方中重用怀牛膝引血下行，使阳不上亢，又能滋补肝肾之阴，以治其本，代赭石降胃镇肝以平气血之冲逆，二味共为主药；龙骨、牡蛎、龟板、芍药潜阳镇逆，柔肝息风，玄参、天冬壮水涵肝，清金制木，正如张锡纯所说：'肺中清肃之气下行，自能镇制肝木'，以上诸药共助主药镇肝息风，为辅药；肝为将军之官，内藏相火，性喜条达而恶抑郁，若单纯镇肝，势必影响其条达之性，激动其相火，反使肝阳更加上升，故以茵陈禀初春少阳升发之气，能清肝热而舒肝郁，生麦芽善舒肝气，顺肝木之性使不抑郁，川楝子疏肝理气，又能清泄肝阳，共为佐药；甘草甘缓柔肝，调和诸药，与麦芽相配，二药皆善和胃，以减少金石药物碍胃之弊，为使药。全方重用潜镇清降，在此前提下略用疏肝之品，有降有升，以降为主”。

兼证加减：痰盛者，去龟甲，加胆南星、竹沥以清热化痰；心烦不寐者，加黄连、莲子心、栀子、夜交藤清热除烦；头痛重者，加生石决明、珍珠母、夏枯草、川芎镇肝止痛，或加地龙、全蝎以通窍活络。

二、中脏腑

（一）闭证

1. 痰热腑实证

临床表现：平素头痛眩晕，心烦易怒。突然发病，半身不遂，口舌㖞斜，舌强语謇或不语，神志欠清或昏糊，肢体强急，痰多而黏，伴腹胀、便秘，舌质暗红或有瘀点瘀斑，苔黄腻，脉弦滑或弦涩。

证候分析：痰浊内蕴，遇阳盛之体，痰郁化热，痰热互结，借风阳之鼓动，上犯于脑，或壅滞脑脉，或血溢脑脉之外，故突然发病，半身不遂，口舌㖞斜，舌强语謇或不语，神志欠清或昏糊，肢体强急；痰热中阻，中焦气机阻滞，清阳不升，浊阴不降，则上见头痛眩晕、心烦易怒，下有腹胀、便秘；痰浊内蕴则痰多而黏；舌质暗红或有瘀点瘀斑，苔黄腻，脉弦滑或弦涩，为痰热腑实之征。

辨证要点：以头痛眩晕，心烦易怒，半身不遂，痰多而黏，苔黄腻，脉弦滑或弦涩等为要点。

病机概要：痰热阻滞，风痰上扰，腑气不通。

治法：通腑泄热，息风化痰。

代表方剂：桃仁承气汤。

方解：清代柯琴《伤寒附翼·阳明方总论》载“治病必求其本，气留不行，故君大黄之走而不守者，以行其逆气，甘草之甘平者，以调和其正气；血结而不行，故用芒硝之咸以软之，桂枝之辛以散之，桃仁之苦以泄之。气行血濡，则小腹自舒，神气自安矣。此又承气之变剂也”。

兼证加减：头痛，眩晕严重者，加钩藤、菊花、珍珠母平肝降逆；烦躁不安，彻夜不眠，口干，舌红者，加生地黄、沙参、夜交藤养阴安神。

2. 痰火瘀闭证

临床表现：突然昏仆，不省人事，牙关紧闭，口噤不开，两手握固，大小便闭，肢体强痉，面赤身热，气粗口臭，躁扰不宁，苔黄腻，脉弦滑而数。

证候分析：肝阳暴张，阳升风动，夹痰火上蒙清窍，故突然昏仆、不省人事；气机郁闭，不达四周，见牙关紧闭、口噤不开、两手握固、大小便闭；火盛伤津，筋脉失濡，故见肢体强痉、面赤身热、气粗口臭、躁扰不宁；舌苔黄腻、脉弦滑而数，为痰火之征。

辨证要点：以突然昏仆，不省人事，大小便闭，面赤身热，舌苔黄腻，脉弦滑而数等为要点。

病机概要：肝阳暴张，阳亢风动，痰火壅盛，气血上逆，神窍闭阻。

治法：息风清火，化痰开窍。

代表方剂：羚角钩藤汤，另服至宝丹或安宫牛黄丸以清心开窍。

方解：清代俞根初《重订通俗伤寒论·六经方药》言“以羚、藤、桑、菊、息风定痉为君；臣以川贝善治风痉，茯神木专平肝风。但火旺生风，风助火势，最易劫伤血液，尤必佐以芍、甘、鲜地，酸甘化阴，滋血液以缓肝急；佐以竹茹，不过以竹之脉络通人之脉络耳。此为凉肝息风，增液舒筋之良方。然唯便通者，但用甘咸静镇，酸泄清通，始能奏效。若便闭者，必须犀连承气，急泻肝火以息风，庶可救危于俄顷”。

兼证加减：痰热阻于气道，喉间痰鸣辘辘，服竹沥水、猴枣散以化痰镇惊；肝火旺盛，面红目赤，脉弦劲有力者，加龙胆草、山栀、夏枯草、代赭石、磁石等清肝镇摄之品；腑实热结，腹胀便秘，苔黄厚者，加生大黄、桃仁、赤芍、元明粉、枳实泄热通腑；痰热伤津，舌质干红苔黄糙者，加沙参、麦冬、石斛、生地黄清热生津。

3. 痰浊瘀闭证

临床表现：突然昏仆，不省人事，牙关紧闭，口噤不开，两手握固，肢体强痉，大小便闭，面白唇暗，静卧不烦，四肢不温，痰涎壅盛，苔白腻，脉沉滑缓。

证候分析：素体阳虚，痰浊内蕴，遇情志相激等将息失宜，湿痰借风阳上逆之势，上犯于脑，壅塞脑脉或使血溢脑脉之外，且痰浊蒙塞清窍，阻滞神明出入之道，故突然昏仆，不省人事，牙关紧闭，口噤不开，两手握固，肢体强痉，大小便闭；湿痰为阴邪，易伤阳气，故面白唇暗，静卧不烦，四肢不温；痰浊内停则见痰涎壅盛；苔白腻、脉沉滑缓，为痰浊内蕴之象。

辨证要点：以突然昏仆，不省人事，四肢不温，痰涎壅盛等为要点。

病机概要：痰浊偏盛，上壅清窍，内蒙心神，神机闭塞。

治法：化痰息风，宣郁开窍。

代表方剂：涤痰汤，另服苏合香丸宣郁开窍。

方解：清代吴仪洛《成方切用·除痰门》载“心脾不足，风邪乘之，而痰与火塞其经络，故舌本强而难语也。人参茯苓甘草，补心益脾而泻火。陈皮南星半夏，利气燥湿而祛痰。菖蒲开窍通心，枳实破痰利膈，竹茹清燥开郁。使痰火降，则经通而舌柔矣”。

兼证加减：动风者，加天麻、钩藤以平息内风；有化热之象者，加黄芩、黄连、丹参清热泻火；见戴阳证者，属病情恶化，急进参附汤、白通加猪胆汁汤回阳救逆。

（二）脱证

临床表现：突然昏仆，不省人事，目合口张，肢体软瘫，鼻鼾息微，肢冷汗多，大小便自遗，舌痿，脉细弱或脉微欲绝。

证候分析：阳浮于上，阴竭于下，阴阳有离决之势，正气虚脱，心神颓败，故出现突然昏仆、不省人事、目合口张、肢体软瘫、鼻鼾、大小便自遗、舌痿等五脏败绝的危证；息微、肢冷汗多、脉细弱或脉微欲绝，为阴精欲绝、阳气暴脱之征。

辨证要点：以突然昏仆，不省人事，息微，肢冷汗多，舌痿，脉细弱或脉微欲绝等为要点。

病机概要：正不胜邪，元气衰微，阴阳欲绝。

治法：回阳救逆，益气固脱。

代表方剂：参附汤合生脉散。

方解：参附汤回阳益气救脱，清代唐宗海《血证论》言“人之元气，生于肾而出于肺。肺阴不能制节，肾阳不能归根，则为喘脱之征。用附子入肾以补阳气之根，用人参入肺以济出气之主，二药相济，大补元气。气为水之阳，水即气之阴。人参是补气之阴，附子是补水之阳，知此，则知一切补气之法”。生脉散益气养阴，清代冯兆张《冯氏锦囊秘录·方脉暑门合参》载：“火气赫曦则金为所制，而绝寒水生化之源，故气短倦怠，出汗者皆手太阴本症也。人参补气为君，所谓损其肺者，益其气也；五味子酸敛，能收肺家耗散之金；麦门冬甘寒，濡肺经燥枯之液。三者皆扶其不胜，使火邪不能为害也。司天属火之年，时令燥热之际尤为要药。”

兼证加减：汗出不止者，加炙黄芪、煅龙骨、煅牡蛎益气收敛固涩；舌干、脉微者，加玉竹、黄精以救阴护津；面赤足冷，虚烦不安，脉极弱或突然脉大无根者，是由于真阴亏损，阳无所附，而出现虚阳上浮欲脱之证，用地黄饮子，或参附注射液、生脉注射液静脉注射。

三、恢复期和后遗症期

1. 风痰瘀阻证

临床表现：舌强语謇或失语、口舌㖞斜，半身不遂，肢体麻木，舌质紫暗或有瘀斑，苔滑腻，脉弦滑或涩。

证候分析：风痰上阻，舌络失红，故舌强语謇或失语、口舌㖞斜；痰浊壅滞经脉，则半身不遂、肢体麻木；舌质紫暗或有瘀斑，苔滑腻，脉弦滑或涩，为风痰瘀阻之征。

辨证要点：以舌强语謇或失语，舌质紫暗或有瘀斑，苔滑腻，脉弦滑或涩等为要点。

病机概要：风痰阻络，气血运行不利。

治法：搜风化痰，行瘀通络。

代表方剂：解语丹。

方解：天麻、全蝎、胆南星、白附子以平肝息风祛痰；远志、石菖蒲、木香以宣窍行气通络；羌活祛风；甘草调和诸药。清代魏之琇《续名医类案·喑》载：“一妇人因怒仆地，痰涌不语，灌牛黄清心丸稍苏，用神仙解语丹加山栀、柴胡、桔梗渐愈，又用六君加枳壳而痊。神仙解语丹：白附子、石菖蒲、远志、天麻、全蝎、羌活、南星、木香。惟木香半两，余皆一两，辰砂为衣。”

兼证加减：痰热偏盛者，加全瓜蒌、竹茹、川贝母清化热痰；肝阳上亢，头晕头痛、面赤、舌质红苔黄、脉弦劲有力者，加钩藤、石决明、夏枯草平肝息风潜阳；咽干口燥者，加天花粉、天冬养阴润燥。

2. 气虚络瘀证

临床表现：偏枯不用，肢软无力，面色萎黄，舌质淡紫或有瘀斑，苔薄白，脉细涩或细弱。

证候分析：气虚失运，脉络痹阻，则偏枯不用、肢软无力；气血亏虚，不能上荣，故面色萎黄；舌质淡紫或有瘀斑，苔薄白，脉细涩或细弱，为气虚络瘀之象。

辨证要点：以偏枯不用，肢软无力，舌质淡紫或有瘀斑，脉细涩或细弱等为要点。

病机概要：气虚血滞，脉络瘀阻。

治法：益气养血，化瘀通络。

代表方剂：补阳还五汤。

方解：当代连建伟《历代名方精编・理血剂》载“方中重用生黄芪补益元气，使气旺则血行，为主药；辅以归尾活血；佐以少量赤芍、川芎、桃仁、红花助归尾活血和营，地龙通经活络。诸药合用，共奏补益元气，活血通络之效”。

兼证加减：血虚甚者，加枸杞子、夜交藤以补血；阳失温煦，肢冷者，加桂枝温经通脉；腰膝酸软者，加续断、桑寄生、杜仲以壮筋骨、强腰膝。

3. 肝肾亏虚证

临床表现：半身不遂，患肢僵硬拘挛变形，舌强不语，或偏瘫，肢体肌肉萎缩，舌质红、脉细，或舌质淡红、脉沉细。

证候分析：肝肾亏损，筋骨失养，故半身不遂，患肢僵硬，拘挛变形，舌强不语，或偏瘫，肢体肌肉萎缩；舌质红、脉细为肝肾亏虚之象；舌质淡红、脉沉细为气血亏虚之征。

辨证要点：以患肢僵硬拘挛变形，舌强不语，舌质红或淡红，脉沉或细等为要点。

病机概要：肝肾亏虚，阴血不足，筋脉失养。

治法：滋养肝肾。

代表方剂：左归丸合地黄饮子。

方解：左归丸功专填补肝肾真阴，方解见眩晕之肾精不足证。地黄饮子滋肾阴，补肾阳，开窍化痰。清代吴仪洛《成方切用・祛风门》言：“熟地以滋根本之阴，巴戟苁蓉官桂附子，以返真元之火。石斛安脾而秘气，山萸温肝而固精。菖蒲远志茯苓，补心而通肾脏。麦冬五味，保肺以滋水源。使水火相交，精气渐旺，而风火自息矣。”

兼证加减：腰酸腿软较甚者，加杜仲、桑寄生、牛膝补肾壮腰；肾阳虚者，加巴戟天、肉苁蓉补肾益精，加附子、肉桂引火归原；夹有痰浊者，加石菖蒲、远志、茯苓化痰开窍。

【该病证应该如何调护】

避免内伤积损，避免情志过极，改变不良饮食习惯，少食肥甘厚腻、辛辣刺激之食物，坚持体育运动等，以降低中风发生的风险。重视中风先兆症状，如中老年人，经常出现一过性头晕、肢麻肉瞤者，乃中风先兆，应及早治疗，以防中风的发生。

中风急重症患者宜采取针对性调护措施，密切观察病情变化，重点观察神志、瞳孔、气息、脉象等变化，采取相应的救治措施。加强护理，防治褥疮、肺部感染等并发症。适当进行体育锻炼，饮食宜清淡，保持大便通畅，戒烟酒，避免精神刺激，保持心情舒畅和情绪稳定。尽早进行康复训练。

【浙派医家关于本病的相关论述】

元代朱丹溪《丹溪心法·中风》：中风大率主血虚有痰，治痰为先，次养血行血。或属虚，夹火（一作痰）与温，又须分气虚血虚。半身不遂，大率多痰，在左属死血瘀（一作少）血，在右属痰有热，并气虚。

明代张景岳《景岳全书·非风》：凡非风口开眼闭，手撒遗尿，吐沫直视，声如鼾睡，昏沉不醒，肉脱筋痛之极，发直，摇头上窜，面赤如妆，或头重，面鼻山根青黑，汗缀如珠，痰声辘辘者，皆不治。非风之脉，迟缓可生，急救弦大者死。

【思维导图】

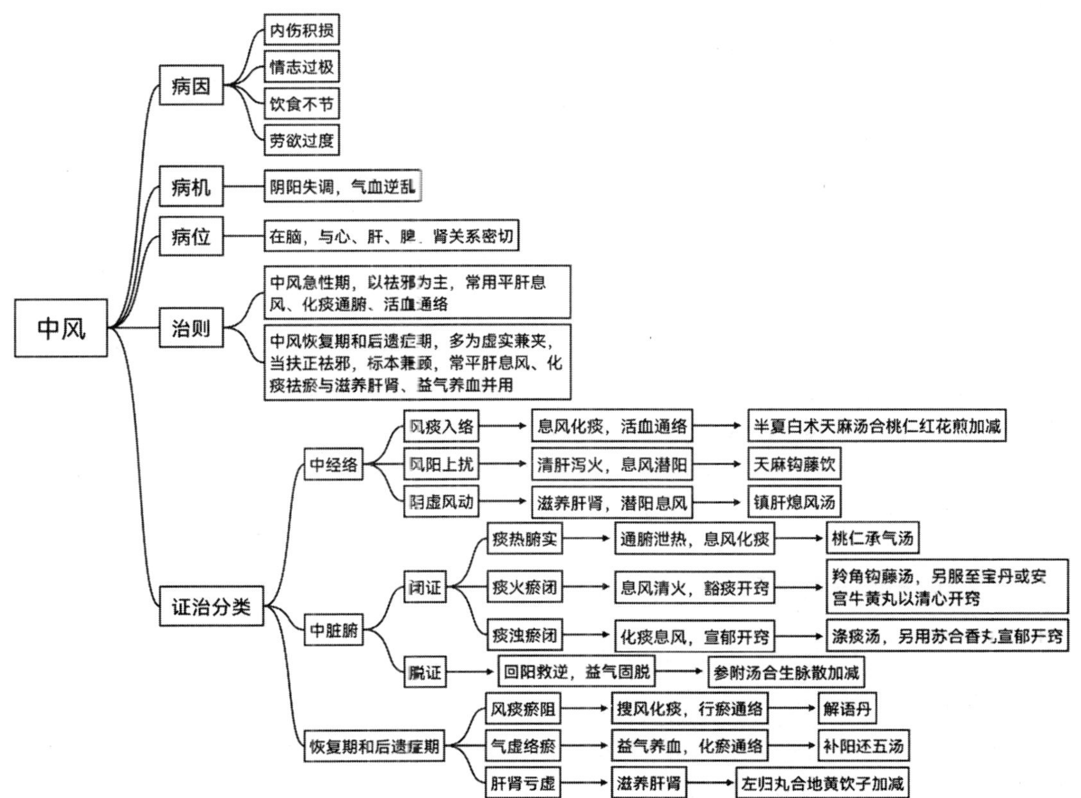

第八节 瘿 病

【示例病案】

王某，女，49 岁，浙江杭州人，2015 年 7 月 12 日初诊。

主诉：喉结左侧肿块 6 个月。

现病史：患者 6 个月前无明显诱因于喉结左侧出现肿块，结节大如拇指，按之较硬，近日感颈项疼痛，转侧不利，吞咽不爽，胸闷不舒，舌暗苔薄白，脉弦滑。

【患者得了什么病证】

本案患者诊断为瘿病。

瘿病是以颈前喉结两旁结块肿大为主证的病证，古籍中又有瘿、瘿气、瘿瘤、瘿囊、影袋等名。西医学中单纯性甲状腺肿、甲状腺结节、甲状腺功能亢进症、甲状腺炎、甲状腺腺瘤、甲状腺癌属于本病范畴，可参照本节辨证论治。

战国时期《庄子·德充符》即有“瘿”的病名。《吕氏春秋·季春纪》中记载“轻水所，多秃与瘿人”，已观察到瘿的发病与地理环境密切相关。

隋代巢元方《诸病源候论·瘿候》云：“瘿者由忧恚气结所生，亦由饮沙水，沙随气入于脉，搏颈下而成之。”“诸山水黑土中，出泉流者，不可久居，常食令人作瘿病，动气增患。”指出瘿病的病因主要是情志内伤及水土因素。

宋代陈言《三因极一病证方论·瘿瘤证治》主要根据瘿病局部证候的不同，提出了瘿病的另外一种分类法，即“坚硬不可移者，名曰石瘿；皮色不变，即名肉瘿；筋脉露结者，名筋瘿；赤脉交络者，名血瘿；随忧愁消长者，名气瘿”，并谓“五瘿皆不可妄决破，决破则脓血崩溃，多致夭枉”。

宋代《圣济总录·瘿瘤门》指出瘿病以山区发病较多，“山居多瘿颈，处险而瘿也”。并从病因的角度将五瘿进行了归类，“石瘿、泥瘿、劳瘿、忧瘿、气瘿是为五瘿。石与泥则因山水饮食而得之；忧、劳、气则本于七情”。

清代沈金鳌《杂病源流犀烛·颈项病源流》指出，瘿又称瘿气、影袋，多因气血凝滞，日久渐结而成。

【该病证应与哪些病证相鉴别】

瘿病应与瘰疬、消渴等病证相鉴别，同时要辨别瘿病之瘿囊与瘿瘤。

1. 瘰疬

瘿病与瘰疬均可在颈项部出现肿块，但二者的具体部位及肿块的性状不同。瘿病肿块在颈部正前方，肿块一般较大。瘰疬的病变部位在颈项的两侧或颌下，肿块一般较小，每个约黄豆大，数目不等。

2. 消渴

瘿病中的阴虚火旺证，应注意与消渴病鉴别。消渴病以多饮、多食、多尿为主要临床表现，三消的症状常同时并见，尿中常有甜味，而颈部无瘿肿。瘿病中的阴虚火旺证虽有多食易饮，但无多饮、多尿等症，而以颈前有瘿肿为主要特征，并伴有烦热心悸、急躁易怒、眼突、脉数等症。

3. 瘿囊与瘿瘤

瘿囊颈前肿块较大，两侧比较对称，肿块光滑柔软，主要病机为气郁痰阻，若日久兼瘀血内停者，局部可出现结节。瘿瘤表现为颈前肿块偏于一侧，或一侧较大，或两侧均大，瘿肿大小如桃核，质较硬。病情严重者，肿块迅速增大，质地坚硬，表面高低不平。主要病机为气滞、痰结、血瘀。

【患者怎么得的这个病】

瘿病的发生主要由情志内伤、饮食及水土失宜、体质因素等引起，肝郁则气滞，脾伤则气结，气滞则津停，脾虚则酿生痰湿，痰气交阻，血行不畅，则气、血、痰壅结而成本病。

本案患者诊断为瘿病，属痰结血瘀证。气机郁滞，津凝成痰，痰气交阻，日久则血行不畅，血脉瘀滞，气、血、痰壅结颈前，故结喉左旁出现肿块，结节大如拇指，按之较硬，近日感颈项疼痛，转侧不利，吞咽不爽；气郁痰阻，脾失健运，故胸闷不舒；舌暗苔薄白、脉弦滑，为内有痰湿及气滞血瘀之象。

【患者的这个病证应该怎么治】

本案患者治以理气活血，化痰消瘿。方用海藻玉壶汤，方中海藻、昆布、海带化痰软坚，散结消瘿，为治瘿瘤之要药，共为君药。青皮、陈皮行气解郁，使气顺则痰消；当归、川芎活血调营。四味相合，活血理气，调畅气血以助散结消瘿，共为臣药。佐以半夏、贝母化痰散结，合君药则化痰散结消瘿之力著；连翘清热散结，独活辛散通络。甘草与海藻相反，取其相反相成，以激发药力，且调和诸药，用为佐使。诸药配伍，化痰、散结、行气、活血并施，以渐消瘿。

兼证加减：胸闷不舒者，加郁金、香附、枳壳理气开郁；郁久化火而见烦热、舌红苔黄、脉数者，加夏枯草、牡丹皮、玄参、栀子以清热泻火；纳差、便溏者，加白术、茯苓、山药健脾益气；结块较硬或有结节者，加黄药子、三棱、莪术、露蜂房、僵蚕等以增强活血软坚、消瘿散结的作用；结块坚硬且不可移者，加土贝母、莪术、山慈菇、天葵子、半枝莲、犀黄丸等散瘀通络，解毒消肿。

历代医家治疗瘿病颇有心得。最早记载用海藻和昆布治疗瘿病的当属南北朝葛洪的《肘后备急方》。唐代的《备急千金要方》和《外台秘要》中载有数十首治疗瘿病的方剂，其中包括昆布、海藻、羊靥和鹿靥诸药，表明当时对于含碘药物与甲状腺疾病已有了初步认识。金代张子和在《儒门事亲·瘿》中谓："夫瘿囊肿闷，嵇叔夜《养生论》

云：颈如险而瘿，水土之使然也，可用人参化瘿丹服之则消也。又以海带、海藻、昆布三味，皆海中之物，但得三味，投之于水瓮中，常食亦可消矣。”明代李时珍通过格物致知，观察到黄药子具有凉血降火、消瘿解毒的功效，并在使用黄药子酒治疗瘿病时，需要进行疗效的观察，如“常把镜自照，觉消便停饮”“以线逐日度之，乃知其效也”，从唐代开始人们便用其治疗瘿病。清代陈实功在《外科正宗·瘿瘤论》中直指瘿瘤的病机为“夫人生瘿瘤之症，非阴阳正气结肿，乃五脏瘀血、浊气、痰滞而成”，并确立了以海藻玉壶汤为主方的行散气血、化痰顺气、活血消坚的治疗大法，成为这一流派的特色之一。清代顾世澄的《疡医大全》也记载了著名的四海舒郁汤方。清代沈金鳌的《杂病源流犀烛·颈项病源流》把瘿称为“瘿气”“影袋”，并指出“瘿瘤者，气血凝滞，年数深远，渐长渐大之症”。针对瘿病的治疗，沈氏沿袭了《三因极一病证方论》的观点，认为五瘿皆不可妄决破，决破则脓血崩溃，多致夭枉，并全面系统地阐述了相关的治疗，总结出海藻溃坚丸、猫头丸、神效开结散、五灰膏、玉壶散、白头翁丸、消瘿散、沈氏瘿囊丸等针对不同病情发展的方药。

【该病证还有哪些其他证型】

1. 气郁痰阻证

临床表现：颈前喉结两旁结块肿大，质软不痛，颈部觉胀，胸闷，喜太息，或兼胸胁窜痛，病情常随情绪波动而变化，苔薄白，脉弦。

证候分析：气机郁滞，痰浊壅阻颈部，故颈前喉结两旁结块肿大、质软不痛、颈部觉胀；因情志不舒，肝气郁滞，故胸闷、喜太息，或兼胸胁窜痛，病情常随情绪波动而变化；脉弦为肝郁气滞之象。

辨证要点：以颈前喉结两旁结块肿大，胸闷，喜太息等为要点。

病机概要：气机郁滞，痰浊壅阻，凝结颈前。

治法：理气舒郁，化痰消瘿。

代表方剂：四海舒郁丸。

方解：方中青木香、陈皮理气化痰；海螵蛸、海蛤粉、海带、海藻、昆布化痰软坚，消瘿散结。

兼证加减：肝气不舒明显，见胸闷、胁痛者，加柴胡、枳壳、香附、延胡索、川楝子理气解郁；咽部不适、声音嘶哑者，加牛蒡子、木蝴蝶、射干利咽消肿。

2. 肝火旺盛证

临床表现：颈前喉结两旁轻度或中度肿大，一般柔软光滑，烦热，容易出汗，急躁易怒，眼球突出，手指颤抖，面部烘热，口苦，舌质红苔薄黄，脉弦数。

证候分析：痰气壅结颈前，故颈前喉结两旁轻度或中度肿大，一般柔软光滑；郁久化火，肝火旺盛，故烦热、急躁易怒、面部烘热、口苦；火热迫津液外泄，故容易出汗；肝火上炎，风阳内盛，则眼球突出、手指颤抖；舌质红、苔薄黄、脉弦数，为肝火亢旺之象。

辨证要点：以颈前肿大，急躁易怒，眼球突出，手指颤抖等为要点。

病机概要：痰气交阻，气郁化火，壅结颈前。

治法：清肝泻火，消瘿散结。

代表方剂：栀子清肝汤合消瘰丸。

方解：栀子清肝汤清肝泻火。方中以柴胡、芍药疏肝解郁清热；茯苓、甘草、当归、川芎益脾养血活血；栀子、牡丹皮清泻肝火；配合牛蒡子散热利咽消肿。消瘰丸清热化痰，软坚散结，当代连建伟《历代名方精编·祛痰剂》言："方中玄参苦咸寒，滋阴降火，能散瘰疬、痰核、瘿瘤，《别录》记载'散颈下核'，《纲目》谓其'消瘰疬亦是散火'，故为主药；牡蛎咸平微寒，化痰软坚散结，为辅药；贝母苦寒，清热化痰散结，为佐药。三药合用，标本兼顾，使液增痰化结散，瘰疬、痰核、瘿瘤自消。"

兼证加减：肝火旺盛，烦躁易怒，脉弦数者，加龙胆草、黄芩、青黛、夏枯草清肝泻火；手指颤抖者，加石决明、钩藤、白蒺藜、天麻平肝息风；胃热内盛，见多食易饥者，加生石膏、知母清泄胃热；火郁伤阴，阴虚火旺，见烦热、多汗、消瘦乏力、舌红少苔、脉细数者，用二冬汤合消瘰丸加减，养阴生津，消瘿散结。

3. 心肝阴虚证

临床表现：颈前喉结两旁结块或大或小、质软，病起较缓，心悸不宁，心烦少寐，易出汗，手指颤动，眼干，目眩，倦怠乏力，舌质红，苔少或无苔，舌体颤动，脉弦细数。

证候分析：痰气郁结颈前，故颈前喉结两旁结块或大或小、质软，病起较缓；火郁伤阴，心阴亏虚，心失所养，故心悸不宁、心烦少寐、易汗出；肝阴亏虚，虚风内动，则手指及舌体颤抖；肝开窍于目，目失所养，则眼干、目眩；肝阴亏虚，筋脉失养，则倦怠乏力；舌质红、苔少或无苔、脉弦细数，为阴虚有热之象。

辨证要点：以颈前肿块，心悸不宁，心烦少寐，手指舌体颤动等为要点。

病机概要：气火内结日久，心肝之阴耗伤。

治法：滋阴降火，宁心柔肝。

代表方剂：天王补心丹或一贯煎。

方解：天王补心丹滋阴清热，宁心安神。当代连建伟《历代名方精编·安神剂》言："方中大量生地入心肾经，滋阴清热，水盛则足以伏火，故为主药。玄参、天冬、麦冬助主药滋阴清热，其中玄参、天冬入肾经，壮水制火，使肾水上升则心火不亢，麦冬入心经，甘寒清润，长于滋心阴，清心热，共为辅药。当归补血润燥，丹参养血清热，使心血充足，心神自安；血生于气，人参、茯苓，所以益心气，气旺则血自生，并均具有宁心安神之效；酸枣仁、远志、柏子仁养心安神，其中远志且通肾气上达于心，有交通心肾之妙；五味子酸温，以敛心气之耗散，以上共为佐药。桔梗载药上行，使药力作用于胸膈之上，不使速下；朱砂为衣，取其色赤入心，寒以消热，重可宁神，均为使药。诸药合用，共奏滋阴清热，补心安神之效。"一贯煎养阴疏肝，方解见胁痛之肝络失养证。

兼证加减：手指及舌体颤抖者，加钩藤、白蒺藜、鳖甲、白芍平肝息风；脾胃运化失调，见大便稀溏、便次增加者，加白术、薏苡仁、山药、麦芽健运脾胃；肾阴亏虚，见耳鸣、腰酸膝软者，加龟甲、桑寄生、牛膝、女贞子滋补肾阴；病久正气耗伤，精血不足，见消瘦乏力、妇女月经量少或经闭、男子阳痿者，加黄芪、太子参、山茱萸、熟地黄、枸杞子、制何首乌等补益正气，滋养精血。

【该病证应该如何调护】

保持精神愉快，防止情志内伤，以及针对水土因素调节饮食，是预防瘿病的重要措施。在容易发生瘿病的地区，可经常食用海带，或采用碘化食盐预防。在病程中，要密切观察瘿肿的形态、大小、质地软硬及活动度等方面的变化。如瘿肿经治不消，增大变硬，应高度重视，防止恶变。

【浙派医家关于本病的相关论述】

明代孙志宏《简明医彀·瘿瘤》：坚者削之，留者攻之，结者散之，郁者达之，发者夺之，泄者折之。夫人之气血，循环一身，必使周流，常无留滞之患。倘喜怒失节，忧思过度之类，致气滞血凝，而成此疾。属足阳明与任脉二经。气凝于上，血不下流，故多着颈项、腹胁皮宽之处，日久血气寖衰，不能攻击矣。瘿有五：曰肉、筋、血、气、石；瘤有六：曰骨、脂、肉、筋、血、石。二证唯气瘿可消，脂瘤可破，余证皆不宜强治。屡见脓血溃漏无已，竟致难救。服药内消，必咸以软坚，断浓味，戒房室。

清代冯兆张《冯氏锦囊秘录·瘰疬瘿瘤大小总论合参》：瘿瘤者，瘿则着于肩项，瘤则随气凝结，戒食厚味，忌妄破决。凡侵大侵长，坚硬不可移者，名曰石瘿。皮色不变，即名肉瘿，筋脉露结，名曰筋瘿。赤脉交结者，名曰血瘿。随忧愁消长者，名曰气瘿。五瘿皆不可妄决破，唯胎瘿破而去其脂粉则愈。

【思维导图】

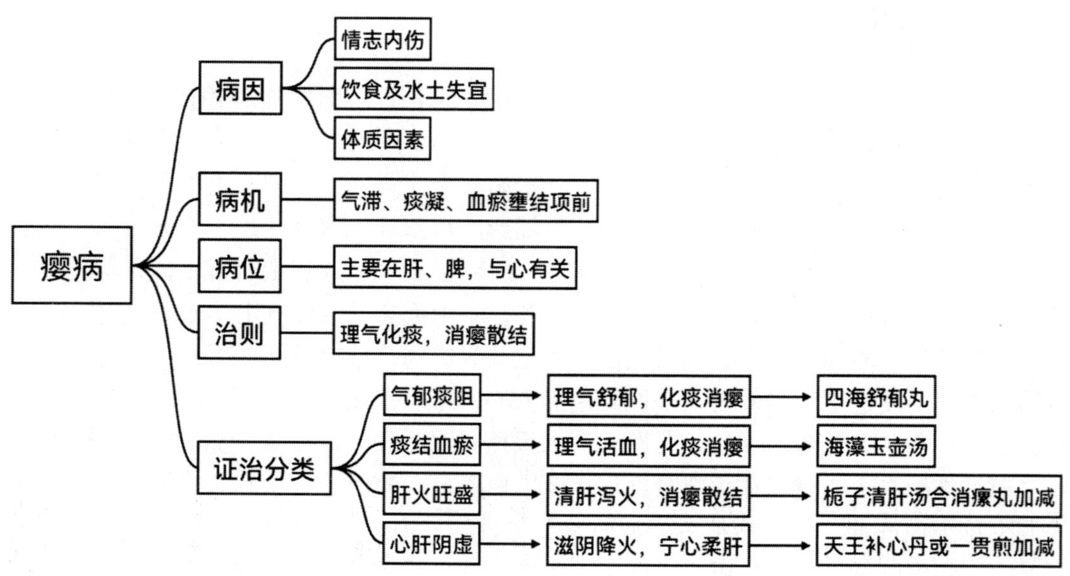

第九节　疟　疾

【示例病案】

萧某，男，26岁，浙江杭州人，1962年7月4日初诊。

主诉：反复寒热间作20余年，复作7天。

病史：患者幼年曾患疟疾，寒热间作，至今已20余年，每值夏秋季节易发。7天前劳累后出现寒热隔日而作，发于晚间，倦怠乏力，短气懒言，眠差多梦，纳少自汗，面色青暗萎黄，形体消瘦，舌淡中裂，苔薄白，脉细无力。

【患者得了什么病证】

本案患者诊断为疟疾。

疟疾是以寒战、壮热、头痛、汗出、休作有时为主证的病证。常发于夏秋季节，其他季节亦可发生。发病以南方地区多见，但全国各地均有。瘴疟主要在南方地区发病。西医学中的疟疾和表现为寒热往来、似疟非疟的类疟疾疾病，如回归热、黑热病及一些感染性疾病等属本病范畴，可参照本节辨证论治。

殷墟甲骨文中已有“疟”字的记载。疟疾之名首见于《内经》，该书对疟疾的病因病机、证候特点、治法等都有论述。《素问·疟论》曰：“夫疟气者，并于阳则阳胜，并于阴则阴胜，阴胜则寒，阳胜则热。”“疟之始发也，先起于毫毛，伸欠乃作，寒栗鼓颔，腰脊俱痛，寒去则内外皆热，头痛如破，渴欲饮水。”书中将疟疾分为“寒疟”“温疟”“瘅疟”。《素问·刺疟》曰：“凡治疟，先发如食顷，乃可以治，过之则失时也。”强调了疟疾治疗时机的重要性。《神农本草经》明确记载常山、蜀漆可治疟。

东汉张仲景《金匮要略·疟病脉证并治》对疟疾进行辨证论治，并补充了“疟母”这一证型。其中治疗温疟的白虎加桂枝汤和治疟母的鳖甲煎丸一直沿用至今。

东晋葛洪《肘后备急方·治寒热诸疟方》提出“瘴疟”病名，因为感受山岚瘴毒之气导致，明确提出青蒿为治疟要药，“青蒿一握，以水二升渍，绞取汁，尽服之”。隋代巢元方《诸病源候论·疟病之候》提出“间日疟”和“劳疟”，论述了正虚与客邪的关系，指出：“凡疟积久不瘥者，则表里俱虚，客邪未散，真气不复，故疾虽暂间，小劳便发。”唐代孙思邈《备急千金要方》记载了以常山、蜀漆为主药的截疟诸方，还用马鞭草治疟。宋代陈无择《三因极一病证方论·疟病不内外因证治》云：“一岁之间，长幼相若，或染时行，变成寒热，名曰疫疟。”

至明代，张景岳进一步肯定了疟疾乃感受疟邪所致，而并非痰、食引起。《质疑录·论无痰不作疟》曰：“痰本因疟邪以生，而非因痰以有疟邪者。”治疗时多用柴胡等和解法。吴又可在所著《温疫论》中制定“达原饮”，用槟榔、厚朴、草果等“使邪气溃散，速离募原”。清代韩善徵《疟疾论》对疟疾的脉、因、症、治等方面内容予以充分描述，明确提出“三阴疟”。

【该病证应与哪些病证相鉴别】

疟疾应与风温发热、淋证发热等病证进行鉴别。

1. 风温发热

风温初起，邪在卫分时，可见寒战发热，多伴有咳嗽气急、胸痛等肺系症状；若邪热壅盛，转入气分，则卫分症状消失，可见壮热，有汗不解，兼见咳嗽、口渴、烦躁、便秘等肺胃两经症状。疟疾则以寒热往来，汗出热退，休作有时为特征，无肺系症状。风温多见于冬春，疟疾常发于夏秋。

2. 淋证发热

淋证初起，湿热蕴蒸少阳，邪正相搏，亦常见寒战发热，但多兼小便频急、滴沥刺痛、腰部酸胀疼痛等症，可与疟疾鉴别。

【患者怎么得的这个病】

疟疾的发生，主要由感受疟邪（主要指疟原虫），外感风寒、暑湿，饮食劳倦，正虚体弱等，引起疟邪入侵，伏于半表半里之间，内搏五脏，横连募原，出与营卫相搏，正邪相争则疟病发作；至正胜邪退，与营卫相离，疟邪伏藏，则发作停止；当疟邪再次与营卫相搏时，则再次发作。

本案患者诊断为疟疾，属劳疟。疟疾日久，气血耗伤，加之脾胃虚弱，气血生化之源不足，故倦怠乏力、短气懒言、眠劣多梦、纳少自汗、面色青暗萎黄、形体消瘦；正气亏虚，而疟邪未除，若遇过度劳累，耗伤正气，则易导致疟疾复发，故寒热时作，而成劳疟；舌淡中裂，为正气耗伤之象；脉细无力，乃气血亏虚之征。

【患者的这个病证应该怎么治】

本案患者治以益气养血，扶正祛邪。方用何人饮，清代张秉成《成方便读》谓：“方中首乌补肝肾之阴，人参助脾肺之阳，当归和其营，陈皮理其气。以为补药之助，生姜生则散表，熟则温中而益其阳气耳。”明代张景岳《景岳全书·新方八阵》载：“截疟如神。凡气血俱虚，久疟不止，或急欲取效者，宜此主之。”

兼证加减：气虚，自汗显著者，加黄芪、浮小麦固表止汗；午后或傍晚低热，偏于阴虚，舌质绛红者，加生地黄、鳖甲、白薇滋阴清热；胸闷脘痞，大便稀溏，苔浊腻者，去何首乌，加半夏、草果运脾燥湿。

此外，久疟不愈，气机郁滞，血行不畅，痰浊瘀血互结于左胁下，形成痞块，此即《金匮要略》所称之疟母。治宜软坚散结，祛瘀化痰，用鳖甲煎丸。若兼气血亏虚者，可配合八珍汤或十全大补汤增强益气养血之效。

历代医家治疗疟疾颇有心得。东汉张仲景《金匮要略·疟病脉证并治》曰：“温疟者，其脉如平，身无寒但热，骨节疼烦，时呕，白虎加桂枝汤主之。”“疟多寒者，名曰牝疟，蜀漆散主之。”临床亦多用和解法治疗疟疾。明代万全《保命歌括·疟疾》言：“疟病宜分昼发夜发，寒热多少和解之。和解之方，以小柴胡汤、二陈汤二方相合为主。”对于截疟法的使用，明代张景岳《景岳全书·论截疟》有云：“故凡用截药者，亦当察人之强弱而酌以用之。”“截疟常山饮，气血强壮者，可用；截疟饮，气分不足者可用；牛膝煎，血分不足者可用。”对于瘴疟、疫疟的治法，明代李梴《医学入门·疟》提出：“瘴疟山溪蒸毒，令人迷困发狂，或哑，乍寒乍热，乍有乍无者，凉膈散加柴胡、槟榔；不伏水土者，人参养胃汤。疫疟一方长幼相似，须参运气寒热用药，大概不换金正气散、五积交加散，加减如意丹最妙。”清代张璐《张氏医通》提出治疫疟多用达原饮。另外，清代喻昌《医门法律·疟证门》反对疟疾用吐下之法，认为：“疟邪在半表半里，故有寒有热，若大汗以伤其表，大下以伤其里，是药反增疟矣。”

【该病证还有哪些其他证型】

一、正疟

临床表现：寒战壮热，休作有时，先有哈欠乏力，继则寒栗鼓颔，寒罢则内外皆热，头痛面赤，口渴引饮，终则遍身汗出，热退身凉，舌红苔薄白或黄腻，脉弦。

证候分析：疟邪侵入，伏于半表半里。若疟邪与营卫相搏，正邪相争，见寒战壮热、休作有时；病邪入与阴争，阴盛阳衰，阳气被遏，故哈欠乏力、寒栗鼓颔；出与阳争，阳盛阴虚，则内外皆热，头痛面赤，口渴引饮；终则疟邪与营卫相离，邪气伏藏，发作停止，故遍身汗出、热退身凉；病初苔多薄白，化热则舌红苔黄腻，疟脉自弦，弦紧主寒盛，弦数主热盛。

辨证要点：以寒战壮热，休作有时等为要点。

病机概要：疟邪伏于少阳，与营卫相搏，正邪交争。

治法：祛邪截疟，和解表里。

代表方剂：柴胡截疟饮或截疟七宝饮。

方解：柴胡截疟饮兼能和解表里，导邪外出，方中以小柴胡汤和解表里，导邪外出；常山、槟榔祛邪截疟；配合乌梅、桃仁生津和胃，以减轻常山致吐的副作用。截疟七宝饮偏重化痰散结，理气和中。清代吴仪洛《成方切用·除痰门》谓：“常山能吐老痰积饮，槟榔能下食积痰结，草果能消太阴膏粱之痰。陈皮利气，厚朴平胃，青皮伐肝，皆为温散行痰之品。加甘草入胃，佐常山以吐疟痰也。”

兼证加减：口渴甚者，加葛根、石斛生津止渴；胸脘痞闷，苔腻者，去人参、大枣，加苍术、厚朴、青皮理气化湿；烦渴，苔黄，脉弦数者，去人参、生姜、大枣，加石膏、天花粉清热生津。

二、温疟

临床表现：热多寒少，汗出不畅，头痛，骨节酸痛，口渴引饮，便秘尿赤，舌红苔黄，脉弦数。

证候分析：素体阳热偏盛而复感疟邪，或夏伤暑邪，暑热内蕴，里热炽盛，故表现为热多寒少、口渴引饮、便秘尿赤；夏暑贪凉，兼感风寒，外束肌表，营卫失和，致汗出不畅、头痛、骨节酸痛；舌红苔黄、脉弦数，为热盛于里之象。

辨证要点：以热多寒少，口渴引饮，舌红苔黄等为要点。

病机概要：阳热素盛，疟邪与营卫相搏，热炽于里。

治法：清热解表，和解祛邪。

代表方剂：白虎加桂枝汤或白虎加人参汤。

方解：白虎加桂枝汤兼可疏表，清代陈修园《金匮方歌括》谓“王晋三云：方义原在心营肺卫，白虎汤清营分热邪，加桂枝引领石膏、知母上行至肺，从卫分泄热，使邪之郁于表者，顷刻致和而疟已”。白虎加人参汤尚可益气生津，清代柯琴《伤寒来苏集·阳明方总论》谓：“石膏大寒，寒能胜热，味甘归脾，性沉而主降，已备秋金之体，色白通肺，质重而含津，已具生水之用。知母气寒主降，味辛能润，泄肺火而润肾燥，滋肺金生水之源。甘草土中泻火，缓寒药之寒，用为舟楫，沉降之性，始得留连于胃。粳米稼穑作甘，培形气而生津血，用以奠安中宫，阴寒之品，无伤脾损胃之虑矣。饮入于胃，输脾归肺，水精四布，烦渴可除也。更加人参者，以气为水母，邪之所凑，其气必虚，阴虚则无气，此大寒剂中，必得人参之力，以大补真阴，阴气复而津液自生也。”

兼证加减：表邪已解，里热较盛，发热、汗多、无骨节酸痛者，去桂枝；热势较盛而气津两伤者，去桂枝，加人参、北沙参益气生津；津伤较著，口渴引饮者，去桂枝，加生地黄、麦冬、石斛、玉竹养阴生津。

三、寒疟

临床表现：热少寒多，口不渴，神疲体倦，胸脘痞闷，苔白腻，脉弦。

证候分析：素体阳虚而复感疟邪，或兼感寒湿，寒湿内盛，郁遏中阳，阳气不能外达，故热少寒多、口不渴、神疲体倦；寒湿内困，脾胃失于健运，气机不畅，故胸闷脘痞；苔白腻、脉弦，为寒湿内阻之象。

辨证要点：以热少寒多，口不渴等为要点。

病机概要：素体阳虚，疟邪入侵，寒湿内盛。

治法：和解表里，温阳达邪。

代表方剂：柴胡桂枝干姜汤合截疟七宝饮。

方解：柴胡桂枝干姜汤和解表里，温阳达邪。清代柯琴《伤寒附翼·少阳方总论》谓：“此方全从柴胡加减。心烦不呕不渴，故去半夏之辛温，加栝楼根以生津。胸胁满而微结，故减大枣之甘满，加牡蛎之咸以软之。小便不利而心下不悸，是无水可利，故不去黄芩，不加茯苓。虽渴而太阳之余邪不解，故不用参而加桂。生姜之辛，易干姜之温苦，所以散胸胁之满结也。初服烦即微者，黄芩、瓜蒌之效；继服汗出周身，内外全愈者，姜桂之功。小柴胡加减之妙，若无定法，而实有定局矣。更其名曰柴胡桂枝干姜，以柴胡证具，而太阳之表犹未解，里已微结，须此桂枝解表，干姜解结，以佐柴胡之不及耳。”截疟七宝饮截疟化痰、运脾和胃，方解见正疟。

兼证加减：但寒不热者，去黄芩；寒郁日久化热，心烦口干者，去桂枝、草果，加石膏、知母清热泻火。

四、瘴疟

1. 热瘴

临床表现：热甚寒微，或壮热不寒，头痛，肢体烦痛，面红目赤，胸闷呕吐，烦渴饮冷，大便秘结，小便热赤，甚至神昏谵语，舌质红绛，苔黄腻或垢黑，脉洪数或弦数。

证候分析：瘴毒疟邪侵入人体，由于素体阳盛，或热重于湿，或湿从热化，热毒内郁，蒙蔽心神而发为热瘴。热盛于内，故热盛寒微，或壮热不寒、肢体烦痛；热毒上蒸，则头痛、面红目赤；热毒内蕴中焦，胃气上逆，故胸闷呕吐；热盛津伤，故烦渴饮冷、大便秘结；热移膀胱，则小便热赤；热毒上蒙心窍，神明失司，故神昏谵语；舌质红绛、苔黄腻或垢黑、脉洪数或弦数，为热毒内盛之象。

辨证要点：以热甚寒微，或壮热不寒，甚至神昏谵语等为要点。

病机概要：瘴毒内盛，热陷心包。

治法：解毒除瘴，清热保津。

代表方剂：清瘴汤。

方解：方中黄芩、黄连、知母、柴胡清热解毒；青蒿、常山祛邪除瘴；竹茹、枳实、半夏、陈皮、茯苓清胆和胃；益元散清暑利湿安神。

兼证加减：壮热烦渴者，去半夏，加生石膏清热泻火；热盛津伤，口渴心烦，舌红少津者，加生地黄、玄参、石斛、玉竹滋阴生津；神昏谵语者，急用紫雪丹或至宝丹清热开窍。

2. 冷瘴

临床表现：寒甚热微，或但寒不热，或呕吐腹泻，甚则神昏不语，嗜睡昏蒙，苔白厚腻，脉弦。

证候分析：感受瘴毒疟邪，而素体阳虚，或湿重于热，或湿从寒化，致瘴毒湿浊壅闭，寒湿内盛，蒙蔽心神而发为冷瘴。寒湿壅闭，阳气郁遏不能宣达，故寒甚热微或但寒不热；寒湿内困脾胃，升降失司，运化失调，故呕吐腹泻；瘴毒湿浊蒙蔽心窍，神明失司，故神昏不语、嗜睡昏蒙；苔白腻、脉弦，为寒湿内阻之象。

辨证要点：以寒甚热微，或但寒不热，甚则神昏不语等为要点。

病机概要：瘴毒内盛，湿浊蒙蔽心窍。

治法：解毒除瘴，芳化湿浊。

代表方剂：加味不换金正气散。

方解：加味不换金正气散为不换金正气散加佩兰、草果、槟榔、石菖蒲、荷叶而成。清代冯兆张《冯氏锦囊秘录·遵古汇集伤寒诸方》谓不换金正气散："治脾虚受邪，痰停胸膈，寒热为疟。正气者，中气也。中气不和水湿不行，则痰生为患，苍、朴、陈、甘，所以锄胃土之墩阜，而使之平也。佐以藿香一身之滞气皆宣，助以半夏，满腹之痰涎尽化，俾正气得以转输，邪气无由乘袭可贵孰甚焉。故名不换金也。"此方增佩兰、石菖蒲、荷叶助藿香祛湿除瘴，透邪外达；草果、槟榔助厚朴行气燥湿化浊。诸药合用，共奏辛开苦降、透邪化浊、截疟除瘴之功。

兼证加减：嗜睡昏蒙，神昏不语者，加苏合香丸温通开窍；呕吐较甚者，加玉枢丹辟秽解毒，化痰开窍。

【该病证应该如何调护】

本病由蚊虫传播，故应加强灭蚊、防蚊措施。同时坚持体育锻炼，改变不良的生活及饮食习惯，使正气存内，邪不可干。

疟疾患者护理时，应注意冷暖适宜，多饮开水，寒战加衣盖被，发热时减去衣被。若高热不退，可冷敷以物理降温或针刺大椎、陶道、合谷等穴位泄热降温。汗出较多时注意擦干，更换衣物，避免风吹。瘴疟神志昏迷者，应密切观察其神志、瞳孔、气息、脉象等情况。发作间歇期可适当户外运动，补充营养，应进食易于消化的食物，如粥、瘦肉、猪肝、红枣等。

【浙派医家关于本病的相关论述】

元代朱丹溪《脉因证治·疟》：夏暑舍于营卫之间，腠理不密。遇秋之风，玄府受之，惨怆之水，寒气闭而不出，舍于肠胃之外，与营卫并行，昼行于阳，夜行于阴，并则病作，离则病止，并于阳则热，并于阴则寒，浅则日作，深则间日，在气则早，在血则晏，因汗郁成痰，因虚弱阴阳相乘。

清代高世栻《医学真传·疟》：疟之不同于伤寒也。疟为轻，伤寒为重；疟在经络，伤寒在气化。气化者，随六气而化病，有阴阳之传变也。经络者，疟邪随经络而沉以内薄，由卫气应乃作也。应者，卫气外出，疟从之而发；卫气内入，疟从之而休也。时行传染之疟，邪疟也，邪气相感，但在皮肤络脉间，即不服药，三日亦愈。其先寒后热，热时烦渴，汗出即休，此三阳疟也，即不服药，六日亦愈。又日发而早，其疟将愈；日发而晏，其疟难已。晏者，卫气虚而循经不入也。疟有阴阳轻重之不同：疟为阳，脾寒为阴；疟为轻，脾寒为重。时俗一概混称，医家一概混治，岂知疟与脾寒之不同哉！疟不死人，脾寒能死人。若脾寒病，而概以消散寒凉之药，昧昧以治，断未有不毙者也。

【思维导图】

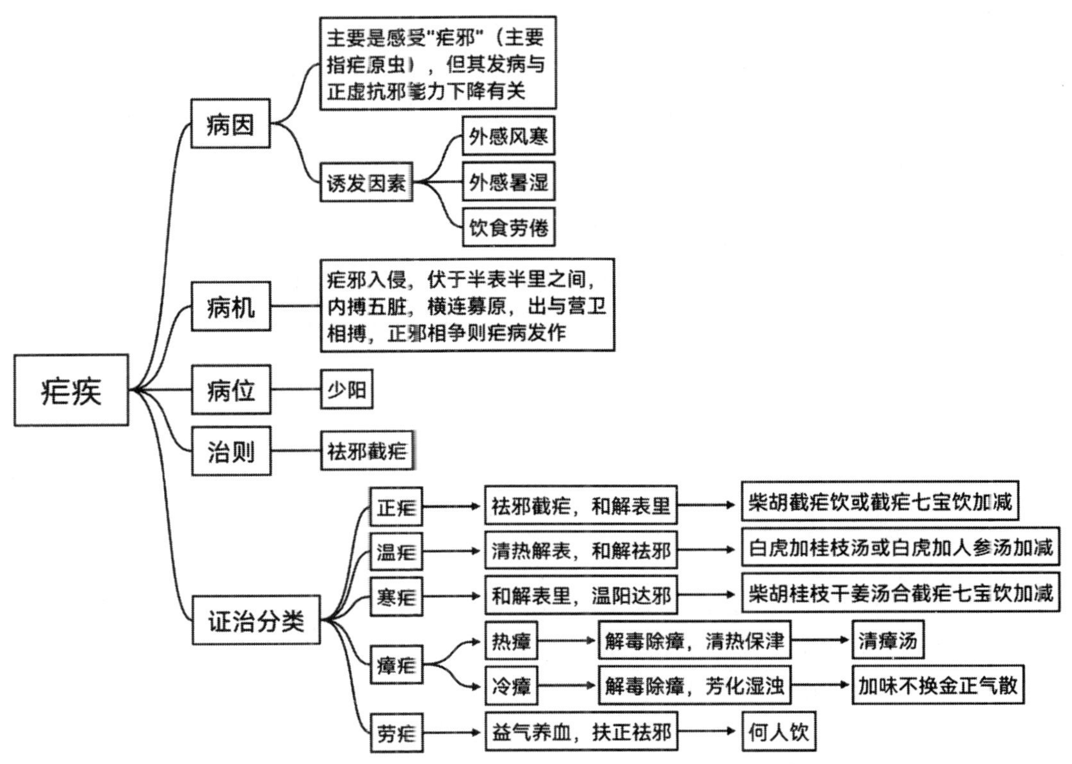

第十节 颤 证

【示例病案】

王某，男，60岁，浙江杭州人，2022年10月5日初诊。

主诉：左手抖动，行动迟缓5年。

现病史：5年前无明显诱因出现左手抖动，并进行性加重，进一步发展为全身活动困难。现患者表情僵硬，左手颤动，静止时明显，肢节拘急，行动迟缓，自理能力明显下降，善忘神呆，夜寐梦多，晨起口苦，纳食不香，口吐黏痰，大便干结，2～3日一行，舌暗苔黄腻，脉弦滑。

【患者得了什么病证】

本案患者诊断为颤证。

颤证是以头部或肢体摇动、颤抖，不能自制为主证的一种病证。轻者表现为头摇动或手足微颤，重者头部振摇、肢体颤动不止，甚则肢节拘急，失去生活自理能力。本病又称“振掉”“颤振”“震颤”。西医学中的震颤麻痹（帕金森病）、肝豆状核变性、小脑病变的姿势性震颤、原发性震颤、甲状腺功能亢进等具有颤证临床特征的锥体外系疾病和某些代谢性疾病，均属本病范畴，可参考本节辨证论治。

《内经》虽无颤证病名，但对本病已有认识。《素问·至真要大论》云：“诸风掉眩，皆属于肝。”其“掉”字，含震颤之义。《素问·脉要精微论》有“骨者，髓之府，不能久立，行则振掉，骨将惫矣”之论。《素问·五常政大论》又有“其病摇动”“掉眩颠疾”“掉振鼓栗”等记载，阐述了本病以肢体摇动为主要症状，属风象，与肝肾有关，为后世对颤证的认识奠定了基础。

明代楼英《医学纲目·颤振》认为本病病因有风火相乘、风热相合、风寒所中、风夹湿痰等不同。王肯堂在《证治准绳·颤振》中论述了本病的发病特点、治疗和预后，指出本病以中老年居多。清代张璐《张氏医通·颤振》明确指出颤证与瘛疭的区别，认为本病多因风、火、痰、虚所致，并载相应的治疗方剂10余首，对本病的理法方药认识日趋深刻。

【该病证应与哪些病证相鉴别】

颤证应与瘛疭进行鉴别。

瘛疭即抽搐，多见于急性热病或某些慢性疾病急性发作，抽搐多呈持续性，有时伴短暂性间歇，手足屈伸牵引，张弛交替。部分患者可有发热、两目上视、神昏等症状。颤证是一种慢性疾病过程，以头颈、手足不自主颤动、振摇为主要症状，手足颤抖动作幅度小，频率较快，而无肢体抽搐牵引和发热、神昏等症状。

【患者怎么得的这个病】

颤证的发生主要因年老体虚、情志过极、饮食不节、劳逸失当等，引起风阳内动，或痰热动风，或瘀血夹风，或虚风内动，或肾精气血亏虚，进而筋脉失养或风邪扰动筋脉而发为颤证。

本案患者诊断为颤证，属痰热风动证。痰热内蕴，热极生风，筋脉失约，颤动乃作，故表情僵硬、左手颤动、静止时明显、肢节拘急、行动迟缓、自理能力明显下降；痰浊中阻，上蒙神志，则善忘神呆；痰热内扰，故夜寐梦多、晨起口苦、纳食不香、口吐黏痰、大便干结，2～3日一行；舌偏暗苔黄腻、脉弦滑，为痰热之象。

【患者的这个病证应该怎么治】

本案患者治以清热化痰，平肝息风。方用导痰汤合羚角钩藤汤加减，导痰汤以化痰行气为主，当代连建伟《历代名方精编·祛痰剂》曰：“本方即二陈汤去甘草、乌梅，加南星、枳实而成。去甘草者，不欲其缓；去乌梅者，不欲其敛也。方中半夏、橘红、茯苓、生姜所以去湿痰，加入南星祛风豁痰，枳实行痰下气，共奏祛风导痰，下气开郁之效。”羚角钩藤汤重在清热平肝息风，方解见中风之中脏腑闭证痰火瘀闭证。

兼证加减：痰湿内聚，胸闷恶心，咳吐痰涎，苔厚腻，脉滑者，加皂角、白芥子以燥湿化痰；震颤较重者，加珍珠母、生石决明、全蝎重镇止颤；心烦易怒者，加天竺黄、牡丹皮、郁金清肝泻火；胸闷脘痞者，加瓜蒌皮、厚朴、苍术行气宽中；肌肤麻木不仁者，加地龙、丝瓜络、竹沥通经活络；神志呆滞者，加石菖蒲、远志开窍醒神。

历代医家治疗颤证颇有心得。明代孙一奎《赤水玄珠·颤振门》提出气虚、血虚均可引起颤证，治法为“气虚颤振，用参术汤”“血虚而振，用秘方定心丸”，至今仍有临床指导价值。清代高鼓峰《医宗己任编·颤振》以大补气血法治疗颤振，指出：“须大补气血，人参养荣汤或加味人参养荣汤；若身摇不得眠者，十味温胆汤倍加人参，或加味温胆汤。”

【该病证还有哪些其他证型】

1. 风阳内动证

临床表现：肢体颤动程度较重，不能自制，头晕耳鸣，面赤烦躁，易激动，心情紧张时颤动加重，伴有肢体麻木、口苦而干、语言迟缓不清、流涎、尿赤便干，舌质红苔黄，脉弦滑数。

证候分析：郁怒伤肝，或嗜食辛辣，肝气有余，化火生风，风阳扰动筋脉，故肢体颤动，程度较重，不能自制；所谓“风胜则动”，肝火上炎，则头晕耳鸣、面赤烦躁、易激动、心情紧张时颤动加重；肝风内动，夹痰走窜经络，脉络不畅，故肢体麻木、语言迟缓不清、流涎；火灼津液，则口苦而干、尿赤便干；舌质红苔黄、脉弦滑数，为肝火炽盛之象。

辨证要点：以肢体颤动程度较重、易激动、心情紧张时颤动加重等为要点。

病机概要：肝郁阳亢，化火生风，扰动筋脉。

治法：镇肝息风，舒筋止颤。

代表方剂：天麻钩藤饮合镇肝熄风汤。

方解：天麻钩藤饮平肝息风，清热安神，方解见头痛之内伤头痛肝阳头痛。镇肝熄风汤镇肝息风，育阴潜阳，舒筋止颤，方解见中风之中经络阴虚风动证。

兼证加减：肝火偏盛，焦虑心烦者，加龙胆草、夏枯草清肝泻火；痰多者，加竹沥、天竺黄以清热化痰；阴虚火旺，眩晕、耳鸣、烦躁者，加知母、黄柏、牡丹皮滋阴降火；烦躁不寐者，加琥珀、磁石、炒酸枣仁、柏子仁、丹参重镇养心安神；颤动不止者，加僵蚕、全蝎，增强息风活络止颤之力。

2. 气血亏虚证

临床表现：头摇肢颤，面色㿠白，表情淡漠，神疲乏力，动则气短，心悸健忘，眩晕，纳呆，舌体胖大质淡红，苔薄白滑，脉沉濡无力或沉细弱。

证候分析：气血两虚，筋脉失养，虚风内动，故头摇肢颤；气血不能上荣于面，则面色㿠白；气虚，虚不耐劳，故表情淡漠、神疲乏力、动则气短；血虚不能养心，心神失养，故心悸健忘；气血亏虚，不能上奉于脑，清阳不升，故眩晕；脾气虚，健运失司，则纳呆；舌体胖大质淡红、苔薄白滑、脉沉濡无力或沉细弱，为气血两虚之象。

辨证要点：以头摇肢颤、面色㿠白、神疲乏力等为要点。

病机概要：气血两虚，筋脉失养，虚风内动。

治法：益气养血，濡养筋脉。

代表方剂：人参养荣汤。

方解：清代冯兆张《冯氏锦囊秘录·方脉痨瘵合参》曰“治脾肺气虚，发热恶寒，面黄肌瘦，倦怠短气，食少作泻。阳春至而物荣，肃杀行而物槁，脾为坤土，肺属乾金。《经》曰：脾气散精，上输于肺，此地气上升也。肺主治节，通调水通，下输膀胱，此天气下降也。于象为泰，脾肺气虚，则上下不交，阴阳否隔，故面黄肌瘦，亦犹夫物之槁也。人参、五味温其肺，芪术甘苓，温其脾，陈皮、芍药温其肝，地黄、桂心温其肾，当归、远志温其心，五脏互相灌溉，脏脏气血自生，脏脏之邪气难匿。温者阳春之气也，春气荣而一身之中，有不欣欣向荣者乎？故曰荣养汤。薛立斋曰：气血虚而变现诸证，莫能名状勿论其病，勿论其脉，但用此汤，诸证悉退，可谓有回春之识矣”。

兼证加减：气虚运化无力，湿聚成痰者，加半夏、白芥子、胆南星以化痰通络止颤；血虚心神失养，心悸、不寐、健忘者，加炒酸枣仁、柏子仁以补血养心安神；肢体颤抖，疼痛麻木者，加鸡血藤、丹参、桃仁、红花以活血补血，舒筋活络。

3. 髓海不足证

临床表现：头摇肢颤，持物不稳，腰膝酸软，不寐心烦，头晕，耳鸣，善忘，或神呆痴傻，舌质红，苔薄白或红绛无苔，脉象细数。

证候分析：髓海不足，神机失用，肢体筋脉失养，故头摇肢颤、持物不稳；肾亏精髓不足，不能荣养筋骨，则腰膝酸软；阴虚内热，扰动心神，故不寐心烦；肾精亏虚，髓海空虚，故头晕、耳鸣、善忘，或神呆痴傻；舌质红、苔薄白或红绛无苔、脉象细数，为阴精亏虚之象。

辨证要点：以头摇肢颤、腰膝酸软、神呆痴傻等为要点。

病机概要：髓海不足，筋脉失养，虚风内动，神机失用。

治法：填精补髓，育阴息风。

代表方剂：龟鹿二仙膏合大定风珠。

方解：龟鹿二仙膏重在补气填精益髓。清代冯兆张《冯氏锦囊秘录·方脉痨瘵合参》言：“人有三奇，精、气、神，生生之本也。精生气，气生神，精伤无以生气，气伤无以生神，故曰：天一生水，水为万物之元，精不足者，补之以味，故鹿角为君，龟板为臣，鹿得天地之阳气最全，善通督脉，足于精者，故能多淫而寿。龟得天地之阴气最厚，善通任脉，足于气者，故能伏息而寿。二物气血之属，皆得造化之玄微，异类有情，竹破竹补之法也。人参为阳，补气中之怯，枸杞为阴，清神中之火，故以为佐，是方也。一阴一阳无偏胜之忧，入气入血，有和平之美，由是精生而气旺，气旺而神昌，庶几可享龟鹿之年矣，故曰二仙。”大定风珠滋补肝肾，育阴息风。现代盛增秀《温病学理论与临证·治风剂》言：“大定风珠由加减复脉汤化裁而成，功能滋阴息风，适用温病瘟疫热入下焦，真阴耗损，邪少虚多，肝风内动之证。吴鞠通自析方义曰：'此邪气已去八九，真阴仅存一二之治也。观脉虚苔少可知，故以大队浓浊填阴塞隙，介属潜阳镇定。以鸡子黄一味，从足太阴，下安足三阴，上济手三阴，使上下交合，阴得安其位，斯阳可立根基，俾阴阳有眷属一家之义，庶可不致绝脱欤！'《医方发挥》亦阐发说：'方用鸡子黄味甘入脾，镇定中焦，上通心气，下达肾气，阿胶为血肉有情之品，补血滋阴力强，为治血虚之要药，二药合用滋阴以息风，为主药；白芍苦酸微寒，甘草甘平，五味子酸温，三药合用酸甘化阴，滋阴柔肝，生地黄养阴生津，麦门冬养阴润肺，火麻仁质润多脂滋养补虚，上六药皆能加强鸡子黄、阿胶滋阴养液之效，共为辅药；复用龟甲、鳖甲、牡蛎等介类药育阴潜阳，为佐药；其中甘草又可调和诸药，为使。各药合用，使阴液增，浮阳潜，虚风息，共奏滋阴息风之效。为治疗虚风内动的有效方剂。'我们体会，本方不仅可用于外感热病，杂病阴虚风动而出现眩晕、舌红少津、脉弦细者亦可随证加减用之。"

兼证加减：肢体颤抖、眩晕较著，加天麻、全蝎、石决明重镇止颤；肢体麻木，拘急强直者，加木瓜、僵蚕、地龙舒筋活络，重用白芍、甘草以舒筋缓急；神呆痴傻者，加胡桃肉、石菖蒲补肾开窍；善忘者，加远志、茯神益智强识。

4. 阳气虚衰证

临床表现：头摇肢颤，筋脉拘挛，畏寒肢冷，四肢麻木，心悸懒言，动则气短，自汗，小便清长或自遗，大便溏，舌质淡苔薄白，脉沉迟无力。

证候分析：阳气虚衰，经脉失于温煦，故头摇肢颤、筋脉拘挛；阳气不能达于四末，则畏寒肢冷、四肢麻木；心阳虚衰，心失温阳，故心悸；气虚，不足以息，则懒言、动则气短；气虚，卫外不固，故自汗；气虚，膀胱失约，则小便清长或自遗；阳虚，脾失健运，则大便溏；舌质淡苔薄白、脉沉迟无力，为阳气虚之象。

辨证要点：以头摇肢颤、畏寒肢冷、四肢麻木等为要点。

病机概要：阳气虚衰，温煦失职，筋脉不用。

治法：补肾助阳，温煦筋脉。

代表方剂：地黄饮子。

方解：见中风恢复期和后遗症期之肝肾亏虚证。

兼证加减：大便稀溏者，加干姜、肉豆蔻温中固涩；心悸者，加远志、柏子仁养心安神；神疲乏力者，加黄芪、黄精益气健脾；小便自遗者，加益智仁、桑螵蛸暖肾缩尿。

【该病证应该如何调护】

正气存内，邪不可干。预防颤证应增强人体正气，避免和消除各种致病因素。如应注意生活调摄，保持情绪稳定，心情舒畅，避免忧思郁怒等不良精神刺激。发现患者暴躁、愤怒时，要进行劝慰。在生活起居方面，应尽量使环境保持安静舒适，居处通风良好，避免受风、受热、受潮，生活有规律，节制房事。饮食宜清淡而富有营养，忌暴饮暴食或嗜食肥甘厚味，戒除烟酒等不良嗜好。此外，避免中毒、中风、颅脑损伤对预防颤证的发生有重要意义。

调摄护理方面，颤证患者平时应注意加强肢体功能锻炼，适当参加力所能及的体育活动，如太极拳、八段锦、内养功等。对颤证较重者，应帮助患者做适量被动运动，按摩肢体，以促进气血的运行；下地行走时，应注意走路姿势、技巧和速度，注意安全。对卧床不起的患者，注意帮助其翻身，经常进行肢体按摩，以防发生褥疮；一旦发生褥疮，要及时处理，按时换药，保持创口干燥，使褥疮早日愈合。护理应注意详细观察病情，予以辨证施护。

【浙派医家关于本病的相关论述】

明代楼英《医学纲目·颤振》：颤，摇也。振，动也。风火相乘，动摇之象，比之螈，其势为缓。《内经》云：诸风掉眩，皆属于肝。掉即颤振之谓也。又曰：诸禁鼓栗，如丧神守，皆属于热。鼓栗亦动摇之意也。此症多由风热相合，亦有风寒所中者，亦有风夹湿痰者，治各不同也。

明代杨继洲《针灸大成·卷五》：手足俱颤，不能行步握物，阳溪、曲池、腕骨、太冲、绝骨、公孙、阳陵泉。

清代高鼓峰《医宗己任编·感症变病》：大抵气血俱虚，不能荣养筋骨，故为之振摇，而不能主持也。须大补气血，人参养荣汤，或加味人参养荣汤。若身摇不得眠者，十味温胆汤，倍加人参，或加味温胆汤。

【思维导图】

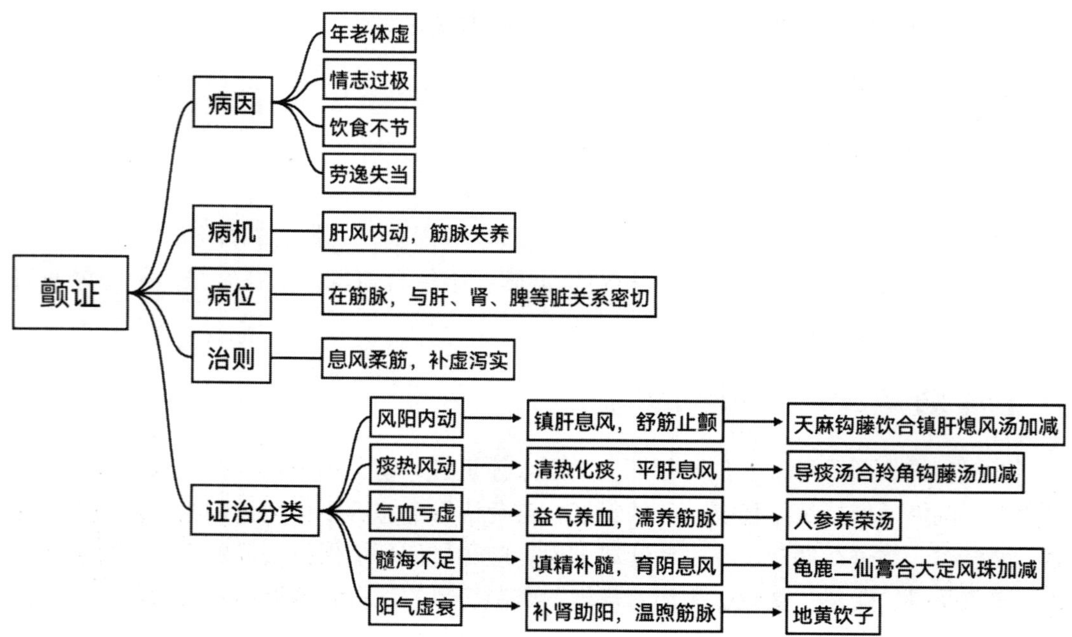

第四章　火系——心与小肠系病证

第一节　心　悸

【示例病案】

张某，女，45岁，浙江温州人，2015年6月9日初诊。

主诉：反复心悸不安2年，加重5天。

现病史：患者2年来反复发作心悸，5天前因工作劳累后自觉心悸不安加重，气短，头晕目眩，不寐健忘，面色无华，神疲乏力，纳呆食少，大便溏薄，舌淡红苔薄，脉细弱。

【患者得了什么病证】

本案患者诊断为心悸。

心悸，是以心中悸动、惊惕不安，甚则不能自主为主证的病证。临床多呈发作性，每因体虚劳倦、七情所伤、感受外邪等诱发，常伴胸闷、气短、失眠、健忘、眩晕、耳鸣等症。病情较轻者为惊悸，多为阵发性；病情较重者为怔忡，可呈持续性。西医学中各种原因引起的心律失常，或心功能不全、心肌炎、神经官能症等以心悸为主证者属于本病范畴，可参考本节辨证论治。

《内经》虽无心悸或惊悸、怔忡之病名，但已认识到心悸的病因有宗气外泄、心脉不通、突受惊恐、复感外邪等。如《素问·平人气象论》云："乳之下，其动应衣，宗气泄也。"《素问·举痛论》云："惊则心无所倚，神无所归，虑无所定，故气乱矣。"《素问·痹论》亦云："脉痹不已，复感于邪，内舍于心。""心痹者，脉不通，烦则心下鼓。"

心悸的病名，首见于《伤寒论》《金匮要略》，称为"心动悸""心中悸""惊悸"等，认为其主要病因有惊扰、水饮、虚劳及汗后受邪等。元代朱丹溪认为心悸的发病应责之虚与痰，如"怔忡者血虚，怔忡无时，血少者多，有思虑便动，属虚；时作时止者，痰因火动"。明代张景岳在《景岳全书·怔忡惊恐》中认为怔忡由阴虚劳损所致。清代王清任重视瘀血内阻导致心悸怔忡，《医林改错》中记载了用血府逐瘀汤治疗每多获效。

【该病证应与哪些病证相鉴别】

心悸应区分惊悸与怔忡，并与奔豚进行鉴别。

1. 惊悸与怔忡

心悸可分为惊悸与怔忡。惊悸发病，多与情绪因素有关，可由骤遇惊恐、忧思恼怒、悲哀过极或过度紧张而诱发，多为阵发性，病来虽速，病情较轻，实证居多，可自行缓解，不发时如常人。怔忡多由久病体虚、心脏受损所致，无明显诱因亦可发生，常呈持续性，心中惕惕，不能自控，活动后加重，多属虚证，或虚中夹实，病来虽渐，病情较重，不发时亦可兼见脏腑虚损症状。惊悸日久不愈，亦可渐成怔忡。

2. 奔豚

心悸为心中剧烈跳动，发自心；奔豚发作之时，亦觉心胸躁动不安，乃冲气上逆，发自少腹。《难经·五十六难》云："发于少腹，上至心下，若豚状，或上或下无时。"并称之为肾积。

【患者怎么得的这个病】

心悸的发生多因体虚劳倦、七情所伤、感受外邪及药食不当等，致气血阴阳亏损，心神失养，或痰、饮、火、瘀阻滞心脉，扰乱心神。

本案患者诊断为心悸，属心血不足证。心血不足，不能养心，故心悸不安、不寐健忘；血虚及气，气血亏虚，则气短、神疲乏力；心血亏虚不能上荣于脑，故头晕目眩；心主血脉，其华在面，血虚故面色无华；脾虚失健，故纳呆食少、大便溏薄；舌为心之苗，心主血脉，心血不足，故舌淡红苔薄、脉细弱。

【患者的这个病证应该怎么治】

本案患者治以补血养心、益气安神。方用归脾汤，方解见眩晕之气血亏虚证。

兼证加减：五心烦热，自汗盗汗，胸闷心烦，舌淡红少津，苔少或无，脉细数或结代，为气阴两虚，用炙甘草汤加减以益气养阴，补血复脉；偏阳虚而汗出肢冷者，加炮附子、煅龙骨、煅牡蛎以温阳固摄；偏阴虚者，重用生地黄、阿胶，加沙参、玉竹、石斛以滋阴养液。纳呆腹胀者，加陈皮、炒谷芽、炒麦芽、焦神曲、炒山楂、炒鸡内金、枳壳以健脾助运；不寐多梦者，加合欢皮、夜交藤、五味子、柏子仁、莲子心等养心安神；热病后期损及心阴而心悸者，以生脉散加减益气养阴补心。

历代医家治疗心悸颇有心得。东汉张仲景的桂枝甘草汤、小建中汤、炙甘草汤、真武汤等，均为临床治疗心悸的常用方剂。对于血虚而致心悸者，常用朱砂安神丸治之，如明代虞抟《医学正传·怔忡惊悸健忘证》云："惊悸者属血虚，用朱砂安神丸最好。"元代朱丹溪《丹溪心法·惊悸怔忡》亦云："惊悸者血虚，惊悸有时，以朱砂安神丸。"对于心悸的治疗大法，历代医家也有不少论述，明代李梴在《医学入门·惊悸》中说："治之之法，怔忡者，与之逐水消饮之剂；惊悸者，与之化痰定惊之剂。"明代张景岳认为益气养心是治疗大法，他在《景岳全书·杂证谈》中说："惊悸宜安养心神，滋培肝胆，当以专扶元气为主。"清代林珮琴在《类证治裁·怔忡惊恐论治》中对心悸的证治做了比较全面的概括，言："心脾气血本虚，而致怔忡惊恐，或因大惊猝恐，神志昏乱者，七福饮，甚者大补元煎。如肾水亏，真阴不足致怔仲者，左归饮。如命门衰，真阳不足致怔仲者，右归饮。如三阴精血亏损，阴中之阳不足，而致怔忡惊恐者，大营煎或理阴煎。如水亏火盛，烦躁热渴而为怔忡惊悸者，二阴煎或加减一阴煎。如思虑郁损心营，而为怔忡惊悸者，逍遥散或益营煎。如痰火盛，心下怔忡者，温胆汤加炒黄连、山栀、当归、贝母。如寒痰停蓄心下而怔忡者，姜术汤。如痰迷心窍惊悸者，温胆汤，甚者朱砂消痰饮。"

【该病证还有哪些其他证型】

1. 心虚胆怯证

临床表现：心悸不宁，善惊易恐，坐卧不安，不寐多梦而易惊醒，恶闻声响，食少纳呆，苔薄白，脉细数或细弦。

证候分析：惊则气乱，心神不能自主，故发为心悸；心不藏神，心中惕惕，则善惊易恐、坐卧不安、不寐多梦而易惊醒、恶闻声响；心病及脾，脾失健运，故食少纳呆；苔薄白，脉细数或细弦，皆为心神不安、气血逆乱之象。

辨证要点：以心悸不宁、善惊易恐、坐卧不安为要点。

病机概要：气血亏虚，心虚胆怯，心神失养。

治法：镇惊定志，养心安神。

代表方剂：安神定志丸。

方解：陈潮祖《中医治法与方剂》言"元气虚损致心失气充，神失气养，精失气固，所以配伍人参大补元气。湿浊蒙蔽心神致神志不清，阻滞三焦致心肾不交，下注精室致遗精外泄，所以配伍远志祛痰开窍，菖蒲化湿开窍，茯苓淡渗利湿而去湿浊。复用茯神养心安神，龙齿镇心安神，合而成方，能呈补气除湿，交通心肾功效"。

兼证加减：气短乏力，头晕目眩，动则为甚，静则悸缓，为心气虚损明显，重用人参，加黄芪以加强益气之功；心阳不振者，加炮附子以温通心阳；心血不足者，加阿胶、制何首乌、龙眼肉以滋养心血；心气郁结，心悸烦闷、情志不畅者，加柴胡、郁金、合欢皮、绿萼梅以疏肝解郁；气虚夹湿者，加泽泻，重用白术、茯苓以健脾祛湿；气虚夹瘀者，加丹参、川芎、红花、郁金以行气活血化瘀。

2. 阴虚火旺证

临床表现：心悸易惊，心烦不寐，五心烦热，口干，盗汗，思虑劳心则症状加重，伴耳鸣腰酸，头晕目眩，急躁易怒，舌红少津，苔少或无，脉象细数。

证候分析：肾阴不足，水不济火，不能上济于心，致心火内动，扰动心神，故心悸易惊、心烦不寐、思虑劳心则症状加重；阴亏于下则腰酸；阳扰于上则耳鸣、头晕目眩；五心烦热，口干，盗汗，急躁易怒，舌红少津，苔少或无，脉象细数，均为阴虚火旺之征。

辨证要点：以心悸易惊、心烦失眠、舌红少津、苔少或无、脉象细数为要点。

病机概要：肝肾阴虚，水不济火，心火内动，扰动心神。

治法：滋阴清火，养心安神。

代表方剂：天王补心丹合朱砂安神丸。

方解：天王补心丹滋阴养血，补心安神，方解见瘿病心肝阴虚证。朱砂安神丸清心降火，重镇安神。金代李杲《医学发明·饮食劳倦论》言："热淫所胜，治以甘寒，以苦泻之。以黄连之苦寒，去心烦，除湿热为君；以甘草、生地之甘寒泻火补气，滋生阴血为臣；以当归补其血不足，朱砂纳浮溜之火，而安神明也。"元代朱丹溪《丹溪心法·怔忡心悸》载："惊悸者血虚，惊悸有时，以朱砂安神丸。"

兼证加减：肾阴亏虚，虚火妄动，遗精腰酸者，加龟甲、熟地黄、知母、黄柏，或加知柏地黄丸，以滋阴降火；阴虚而火热不明显者，可单用天王补心丹；阴虚兼有瘀热者，加赤芍、牡丹皮、桃仁、红花、郁金等清热凉血，活血化瘀。

3. 心阳不振证

临床表现：心悸不安，胸闷气短，动则尤甚，面色苍白，形寒肢冷，舌淡苔白，脉虚弱或沉细无力。

证候分析：久病体虚，损伤心阳，心失温养，故心悸不安；胸中阳气不足，故胸闷气短、动则尤甚；心阳虚衰，血液运行迟缓，肢体失于温煦，故面色苍白、形寒肢冷；舌淡苔白、脉虚弱或沉细无力，为心阳不足、鼓动无力之征。

辨证要点：以心悸不安、胸闷气短、形寒肢冷为要点。

病机概要：心阳虚衰，无以温养心神。

治法：温补心阳，安神定悸。

代表方剂：桂枝甘草龙骨牡蛎汤合参附汤。

方解：桂枝甘草龙骨牡蛎汤温补心阳，安神定悸。清代莫枚士《经方例释》曰："此桂枝甘草汤减桂四之三，加龙骨、牡蛎也。龙骨、牡蛎主精神不守，故北方为诸虚惊方之祖。仲景书中，柴胡加龙骨牡蛎汤治烦惊；桂枝去芍药加蜀漆龙骨牡蛎救逆汤治惊狂，卧起不安；桂枝加龙骨牡蛎汤治失精、梦交，并以此方为腔拍，故主治亦相近。要之，龙骨善入，牡蛎善软，欲其搜剔半里之邪故也。《外台》以此去龙骨，加李根白皮一斤，桂用八两，名牡蛎奔豚汤，治奔豚气，从少腹起撞胸，手足逆冷。盖奔豚之状，本云如事所惊，如人所恐，则亦治惊之引申义也。"参附汤方解见中风之中脏腑脱证。

兼证加减：形寒肢冷者，重用人参、黄芪、炮附子、肉桂温阳散寒；大汗出者，重用人参、黄芪、煅龙骨、煅牡蛎、山萸肉益气敛汗，或用独参汤煎服，以急救心阳；水饮内停者，加葶苈子、五加皮、车前子、泽泻等利水化饮；夹瘀血者，加丹参、赤芍、川芎、桃仁、红花活血化瘀；阴伤者，重用麦冬、枸杞子，加玉竹、五味子以滋阴；心阳不振，致心动过缓者，加炙麻黄、补骨脂，重用桂枝以温通心阳。

4. 水饮凌心证

临床表现：心悸眩晕，胸闷痞满，渴不欲饮，小便短少，或下肢浮肿，形寒肢冷，伴恶心、欲吐、流涎，舌淡胖苔白滑，脉象弦滑或沉细而滑。

证候分析：水为阴邪，赖阳气化之，今阳虚不能化水，水邪内停，上凌于心，故见心悸；饮阻于中，清阳不升，则见眩晕；气机不利，故胸闷痞满；气化不利，水液内停，则渴不欲饮、小便短少，或下肢浮肿；阳气不能达于四肢，不能充于肌表，故形寒肢冷；饮邪上逆，则恶心、欲吐、流涎；舌淡胖苔白滑、脉象弦滑或沉细而滑，为水饮内停之征。

辨证要点：以心悸眩晕、小便短少、苔白滑为要点。

病机概要：脾肾阳虚，水饮内停，上凌于心，扰乱心神。

治法：振奋心阳，化气行水，宁心安神。

代表方剂：苓桂术甘汤。

方解：清代高学山《高注金匮要略·痰饮咳嗽病脉证治》曰“以淡渗去饮之茯苓为君，佐辛甘之桂枝以行阳，甘温之白术以培土，然后用甘浮平缓之甘草为使，所以高托诸药，而令其徐徐下渗之意，此苓桂术甘，为诸饮之要剂也”。

兼证加减：恶心呕吐者，加姜半夏、陈皮、生姜以和胃降逆；肺气不宣，肺有水湿，咳喘、胸闷者，加杏仁、前胡、桔梗、葶苈子、五加皮、防己以泄肺制水；有瘀血者，加当归、川芎、泽兰、益母草活血利水；因心肾阳虚而致浮肿、尿少、夜间咳喘或端坐呼吸者，用真武汤加减，以温阳利水。

5. 瘀阻心脉证

临床表现：心悸不安，胸闷不舒，心痛时作，痛如针刺，唇甲青紫，舌质紫暗或有瘀斑，脉涩或结或代。

证候分析：心主血脉，心脉瘀阻，心失所养，故心悸不安；血瘀气滞，心阳被遏，则胸闷不舒；心络挛急，则心痛时作、痛如针刺；脉络瘀阻，故见唇甲青紫；舌质紫暗或有瘀斑、脉涩或结或代，为瘀血蓄积、心阳阻遏之征。

辨证要点：以心悸和瘀血症状共见为要点。

病机概要：血瘀气滞，心脉瘀阻，心阳被遏，心失所养。

治法：活血化瘀，理气通络。

代表方剂：桃仁红花煎。

方解：见中风之中经络风痰入络证。

兼证加减：气滞者，加柴胡、枳壳以行气；气虚者，加黄芪、党参、黄精以补气；血虚者，加制何首乌、枸杞子、熟地黄滋补阴血；阴虚者，加麦冬、玉竹、女贞子以滋阴；阳虚者，加炮附子、肉桂、淫羊藿以温阳；络脉痹阻者，胸部窒闷，加沉香、檀香、降香以活血通络；痰浊者，胸满闷痛，苔浊腻，加瓜蒌、薤白、半夏、陈皮以祛痰宽胸；胸痛甚者，合失笑散，加乳香、没药、三七粉以活血止痛。

6. 痰火扰心证

临床表现：心悸时发时止，受惊易作，胸闷烦躁，不寐多梦，口干苦，大便秘结，小便短赤，舌红苔黄腻，脉弦滑。

证候分析：痰火扰心，心神不安，故心悸时发时止、受惊易作；痰火内蕴，灼伤心气，阻遏气机，则胸闷烦躁；痰火上犯，扰乱心神，故不寐多梦；痰火内郁，津液被灼，则口干苦、大便秘结、小便短赤；舌红苔黄腻，脉弦滑，乃痰火之征。

辨证要点：以心悸与痰火症状共见为要点。

病机概要：痰浊停聚，郁久化火，痰火扰心，心神不安。

治法：清热化痰，宁心安神。

代表方剂：黄连温胆汤。

方解：清代汪昂《医方集解·和解之剂》论温胆汤曰“橘、半、生姜之辛温，以之导痰止呕，即以之温胆；枳实破滞；茯苓渗湿；甘草和中；竹茹开胃土之郁，清肺金之燥，凉肺金即所以平肝木也。如是则不寒不燥而胆常温矣”。今于温胆汤中加黄连，取黄连之苦寒，以增清热化痰、清心泻火之效。《杏苑心悟：全国名老中医陈意临床经验集》载：“黄连温胆汤是由唐代孙思邈《千金要方》中温胆汤加黄连而成，具有清热、化痰、开窍、醒神之功效。本方所治诸病，都有一个共同的发病特点——情志因素，故在临床上多见情志异常的表现。”

兼证加减：痰热互结、大便秘结者，加生大黄以通腑泄热；心悸重者，加珍珠母、石决明、磁石以重镇安神；火郁伤阴者，加麦冬、玉竹、天冬、生地黄以养阴清热；脾虚者，加党参、炒白术、炒谷芽、炒麦芽、砂仁以益气醒脾。

【该病证应该如何调护】

注意保持心情愉快，精神乐观，情绪稳定，避免情志刺激及思虑过度。居住环境宜安静，避免噪声、突然性声响等不良刺激。室内空气宜清新，温度适宜，避免外邪侵袭。

心悸轻者可适当参加锻炼，调畅气机，怡神养心。久病或心阳虚弱者以休息为主，避免过劳耗伤心气。虚证患者饮食方面须注意加强营养，补益气血。实证患者则须根据病情有所忌食。如痰浊盛者，忌食肥甘、辛辣、酒醴等；伴有水肿者当限制水量和低盐等；病势缠绵者应坚持长期治疗，增强抗病能力。

【浙派医家关于本病的相关论述】

元代朱丹溪《丹溪心法·惊悸怔忡》：惊悸者血虚，惊悸有时，以朱砂安神丸。痰迷心膈者，痰药皆可，定志丸加琥珀、郁金。怔仲者血虚，怔仲无时，血少者多。有思虑便动，属虚。时作时止者，痰因火动。瘦人多因是血少，肥人属痰，寻常者多是痰。真觉心跳者是血少，四物、朱砂安神之类。假如病因惊而得，惊则神出其舍，舍空则痰生也。

明代虞抟《医学正传·惊悸怔忡健忘证》：怔忡者，心中惕惕然动摇而不得安静，无时而作者是也；惊悸者，蓦然而跳跃惊动，而有欲厥之状，有时而作者是也。

明代张景岳《景岳全书·怔忡惊悸》：怔忡之病，心胸筑筑振动，惶惶惕惕，无时得宁者是也……此证唯阴虚劳损之人乃有之，盖阴虚于下，则宗气无根，而气不归原，所以在上则浮撼于胸臆，在下则振动于脐旁，虚微动亦微，虚甚动亦甚。凡患此者，速宜节欲、节劳，切戒酒色。

【思维导图】

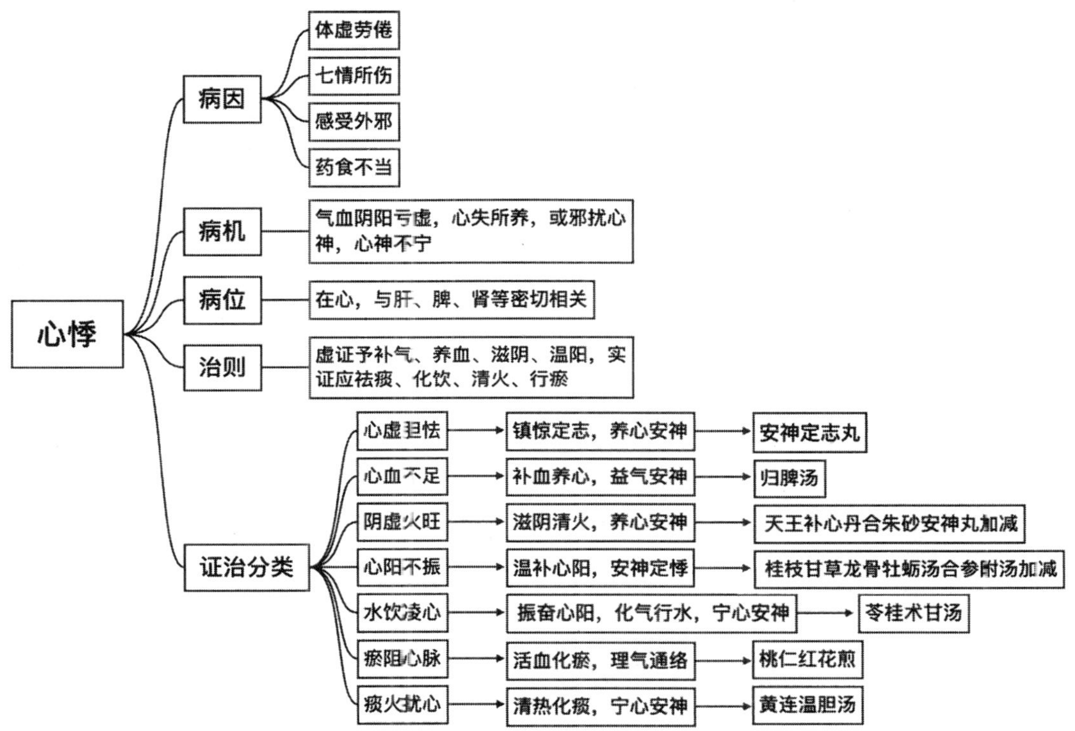

第二节 胸 痹

【示例病案】

李某，男，75岁，浙江丽水人，2020年12月9日初诊。

主诉：发作性胸痛10年，加重1天。

现病史：患者10年来反复发作胸痛，多于劳累或受寒凉后加重，多能自行缓解，严重时须服速效救心丸。1天前因气温骤降，不慎受寒，遂感心痛不适，疼痛放射至后背，喘不得卧，畏寒肢冷，胸闷气短，面色苍白，舌暗淡苔薄白，脉沉紧。

【患者得了什么病证】

本案患者诊断为胸痹。

胸痹是以胸部闷痛甚则胸痛彻背、喘息不得卧为主证的病证。轻者仅感胸闷如窒，呼吸欠畅；重者则有胸痛，严重者心痛彻背，背痛彻心。真心痛，是胸痹进一步发展的严重病证，其特点为剧烈而持久的胸骨后疼痛，伴心悸、喘促、肢冷、汗出、面色苍白等症状，甚至可危及生命。西医学中冠状动脉粥样硬化性心脏病之心绞痛、急性心肌梗死属本病范畴，其他如心包炎、心肌病、病毒性心肌炎、心脏神经症、胸膜炎、慢性阻塞性肺疾病、肺动脉栓塞、胃食管疾病等，以胸痹为主要表现者，均可参考本节辨证论治。

胸痹之名，首见于《灵枢·本脏》，云："肺大则多饮，善病胸痹，喉痹，逆气。"《内经》对心痛的临床表现、病因病机和预后等都有论述。《灵枢·五邪》曰："邪在心，则病心痛。"《素问·脏气法时论》曰："心病者，胸中痛，胁支满，胁下痛，膺背肩胛间痛，两臂内痛。"《素问·缪刺论》另有"卒心痛""厥心痛"之称。《素问·调经论》曰："厥气上逆，寒气积于胸中而不泻，不泻则温气去，寒独留，则血凝泣，凝则脉不通，其脉盛大以涩。"《灵枢·厥病》曰："真心痛，手足清至节，心痛甚，旦发夕死，夕发旦死。"

《金匮要略》正式提出"胸痹"病名，并作专篇论述。同时把胸痹的病因病机归纳为"阳微阴弦"，即胸阳不振，阴寒凝结，乃本虚标实之证。

明清时期，对胸痹的认识有了进一步提高。如明代徐彦纯《玉机微义·心痛》对心痛与胃脘痛进行了明确鉴别。

【该病证应与哪些病证相鉴别】

胸痹应与悬饮、胃脘痛等病证进行鉴别。

1. 悬饮

胸胁胀痛，持续不解，多伴有咳唾，转侧、呼吸时疼痛加重，肋间饱满，并有咳嗽、咳痰等肺系证候。

2. 胃脘痛

与饮食相关，以胀痛为主，局部有压痛，持续时间较长，常伴有泛酸、嘈杂、嗳气、呃逆等胃部症状。

【患者怎么得的这个病】

胸痹的发生，多与寒邪内侵、饮食失调、情志失节、劳倦内伤、年迈体虚等因素有关，或因寒凝、血瘀、气滞、痰浊、热蕴，痹阻胸阳，阻滞心脉，或为气虚、阴伤、阳衰，肺、脾、肝、肾亏虚，心脉失养。病机既有因实致虚者，亦有因虚致实者。

本案患者诊断为胸痹，属寒凝心脉证。诸阳受气于胸中而转行于背，寒邪内侵致使阳气不运，气机痹阻，故心痛不适、疼痛放射至后背、多于劳累或受寒凉后加重；胸阳不振，气机受阻，故胸闷气短、喘不得卧；阳气不足，故畏寒肢冷、面色苍白；舌暗淡苔薄白、脉沉紧，为阴寒凝滞、阳气不运之候。

【患者的这个病证应该怎么治】

本案患者治以辛温散寒，宣通心阳。方用枳实薤白桂枝汤合当归四逆汤加减。枳实薤白桂枝汤偏重理气通阳，清代高学山《高注金匮要略·胸痹心痛短气病脉证治》言："以散气之枳实，开痞之厚朴为主，而先煮之者，其意以微风荡云雾而去留气也。然后以薤白、桂枝之辛温而甘者，填胸阳以引其气，以瓜蒌实之甘寒而润者，走络脉以入其瘅，犹之人尿、猪胆及柏叶等之反佐也。于是留气散而胸阳上复，则不治逆而逆将自靖矣。至于枳实、厚朴，欲并用其苦味以泄土邪，故久煮之以取其重浊，薤、桂二味，欲单用其温阳以通天气，故略煮之以取其轻清耳。"当归四逆汤重在温经散寒，王邈达《汉方简义》曰："桂枝原号召阴阳之符檄，故于桂枝内加当归以补济其阴血，加细辛、通草以宣发其阳气，更增大枣十二枚至廿五枚，于原方一倍已上，以滋养其营而救其欲绝之脉。去生姜者，因厥寒仅在手足，得细辛之横解，通草之直通者，以宣发其阳气，则厥去而寒自罢，故无事生姜以散之也。"

兼证加减：痛无休止，身寒肢冷，气短喘息，脉沉紧或沉微者，属阴寒极盛之胸痹重证，用乌头赤石脂丸加荜茇、高良姜、细辛等以温通散寒；痛剧而四肢不温，冷汗自出者，即刻舌下含服苏合香丸或麝香保心丸，芳香化浊，理气温通开窍。

历代医家治疗胸痹颇有心得。《内经》已提出了针刺的穴位和方法，虽未列方药，但《灵枢·五味》已有"心病宜食薤"的记载，为后世创立方药奠定了基础。东汉张仲景以宣痹通阳为治疗心痛的重要法则，并根据病情的轻重创制了不同的方剂，其代表方有栝楼薤白白酒汤、栝楼薤白半夏汤、茯苓杏仁甘草汤、橘枳姜汤、薏苡附子散、乌头赤石脂丸等，至今仍有效地指导着临床实践。宋代《太平圣惠方》将心痛、胸痹并列，在"治卒心痛诸方""治久心痛诸方""治胸痹诸方"中收载多首方剂，方中包括芳香、温通、辛散之品，每与益气、养血、滋阴、温阳之药合用，标本兼顾，丰富了胸痹的治法方药。明清时期，对胸痹的治疗提倡使用活血化瘀法治疗胸痹心痛，王肯堂《证治准绳·诸痛门》用失笑散及大剂桃仁、红花、降香等治疗死血心痛。清代陈修园《时方歌括·寒能胜热》以丹参饮治心腹诸痛，王清任《医林改错》以血府逐瘀汤治胸痹心痛，至今仍被沿用。

【该病证还有哪些其他证型】

1. 心血瘀阻证

临床表现：心胸疼痛，如刺如绞，痛有定处，入夜为甚，甚则心痛彻背、背痛彻心，或痛引肩背，舌质紫暗或有瘀点瘀斑，苔薄，脉弦涩。

证候分析：气郁日久，瘀血内停，络脉不通，故心胸疼痛、如刺如绞，甚则心痛彻背、背痛彻心，或痛引肩背；血脉凝滞，故痛有定处；血属阴，夜亦属阴，故入夜痛甚；舌质紫暗或有瘀点瘀斑、苔薄、脉弦涩，为瘀血内停之候。

辨证要点：以心胸疼痛，如刺如绞，痛有定处，入夜为甚等为要点。

病机概要：血行瘀滞，胸阳痹阻，心脉不畅。

治法：活血化瘀，通脉止痛。

代表方剂：血府逐瘀汤。

方解：见胁痛之瘀血阻络证。

兼证加减：胸痛剧烈，瘀血痹阻较重者，加乳香、没药、丹参等，加强活血理气之功；畏寒肢冷，兼有寒凝或阳虚者，加桂枝或肉桂、细辛、高良姜、薤白或人参、炮附子等温阳散寒。气短、乏力、自汗，兼有气虚者，可选人参养荣汤合桃红四物汤加减，重用人参、黄芪等益气祛瘀之品。若猝然心痛发作，可含化复方丹参滴丸、速效救心丸等活血化瘀、芳香止痛之品。

2. 气滞心胸证

临床表现：心胸满闷，隐痛阵发，时欲太息，遇情志不遂时容易诱发或加重，或有胸胁胀满，得嗳气或矢气则舒，苔薄或薄腻，脉细弦。

证候分析：肝失疏泄，气机郁滞，心脉不和，故心胸满闷、隐痛阵发、时欲太息，或有胸胁胀满；情志不遂则气滞更甚，故症状容易诱发或加重；得嗳气或矢气则气滞暂以舒缓，故症状缓解；苔薄或薄腻、脉细弦，乃肝郁气滞之征。

辨证要点：以心胸满闷，太息，遇情志不遂时容易诱发或加重等为要点。

病机概要：肝失疏泄，气机郁滞，心脉不和。

治法：疏肝理气，活血通络。

代表方剂：柴胡疏肝散。

方解：见胁痛肝郁气滞证。

兼证加减：胸闷心痛明显，兼有血瘀者，合用失笑散，加丹参、薤白、苏木，以增强活血化瘀、散结止痛之作用。心烦易怒，口干便秘，舌红苔黄，脉弦数者，为气郁化火，选丹栀逍遥散加减，以疏肝清热；便秘严重者，加当归龙荟丸以泻郁火。

3. 痰浊痹阻证

临床表现：胸闷重而心痛微，痰多气短，头身困重，形体肥胖，遇阴雨天易发作或加重，伴有倦怠乏力，纳呆便溏，咳吐痰涎，舌体胖大且边有齿痕，苔浊腻或白滑，脉滑。

证候分析：痰为阴邪，痰浊盘踞，胸阳失展，气机不畅，故胸闷重而心痛微；气机痹阻不畅，故气短；脾主四肢，痰浊困脾，脾气不运，故头身困重、倦怠乏力；遇阴雨天，阴气偏盛，加剧痰浊受阻，故易发作或加重；痰浊内阻，碍脾失运，上蕴于肺，故痰多、纳呆便溏、咳吐痰涎；舌体胖大且边有齿痕、苔浊腻或白滑、脉滑，为痰浊壅阻之征。

辨证要点：以胸闷重而心痛轻，痰多气短，遇阴雨天易发作或加重等为要点。

病机概要：痰浊盘踞，痹阻胸阳，脉络阻滞。

治法：通阳泄浊，化痰宣痹。

代表方剂：栝楼薤白半夏汤合涤痰汤。

方解：栝楼薤白半夏汤偏于通阳行气。清代莫枚士《经方例释》言："此栝楼薤白半夏汤加半夏也。以不得卧，故取半夏，取《灵枢》半夏秫米汤之意，此方与小陷胸汤同体。彼用黄连，此用薤白者，以结胸、脉浮滑为阳症，故用苦寒；胸痺脉沉迟、紧数为阴症，故用辛温。经方一味不苟如此。"涤痰汤偏于健脾益气，化痰开窍，见中风之中脏腑闭证痰浊瘀闭证。

兼证加减：痰热者，加海浮石、海蛤壳、栀子、天竺黄、竹沥清化痰热；大便干结者，加桃仁、番泻叶、大黄；口干口苦者，为痰浊郁而化热，可选黄连温胆汤加郁金。

4. 气阴两虚证

临床表现：心胸隐痛，时作时休，心悸气短，动则尤甚，伴神疲懒言，易汗，舌质淡红，体胖边有齿痕，苔薄白，脉虚细缓或结代。

证候分析：胸痹日久，气阴两虚，气虚则无以行血，阴虚则络脉不利，均可使血行不畅，气血瘀滞，故心胸隐痛、时作时休；心脉失养，故心悸；气虚，故气短、神疲懒言、易汗；动则耗气，故动则尤甚；舌质淡红、体胖边有齿痕、苔薄白、脉虚细缓或结代，为气阴两虚之征。

辨证要点：以心胸隐痛、心悸气短、神疲懒言、易汗等为要点。

病机概要：心气不足，阴血亏耗，血行瘀滞。

治法：益气养阴，活血通脉。

代表方剂：生脉散合人参养荣汤。

方解：生脉散长于益气敛阴，方解见喘证虚喘之肺气虚耗证。人参养荣汤重在补气养血，宁心安神，方解见颤证之气血亏血证。

兼证加减：气滞血瘀者，加川芎、郁金以行气活血；痰浊明显者，加茯苓、白术、白豆蔻以健脾化痰；心脾两虚，纳呆不寐者，加半夏、酸枣仁、远志和胃安神。

5. 心肾阴虚证

临床表现：心痛憋闷，心悸盗汗，虚烦不寐，腰酸膝软，头晕耳鸣，口干便秘，舌红少津，苔薄或剥，脉细数或促代。

证候分析：病延日久，长期气血运行失畅，瘀滞痹阻，故见心痛憋闷；不能充润营养五脏，而致心肾阴虚；心阴虚，故见心悸盗汗，虚烦不寐；肾阴虚，故见腰酸膝软、头晕耳鸣；津液亏虚，无以上承下润，故口干便秘；舌红少津、苔薄或剥、脉细数或促代，为阴虚之征。

辨证要点：以心痛憋闷、心悸盗汗、虚烦不寐等为要点。

病机概要：水不济火，虚热内灼，血脉不畅，心失所养。

治法：滋阴清火，养心和络。

代表方剂：天王补心丹合炙甘草汤。

方解：天王补心丹偏重养心安神，方解见瘿病之心肝阴虚证。炙甘草汤重在养阴复脉，清代吴仪洛《成方切用》曰："人参、麦冬、甘草、大枣益中气而复脉；生地、阿胶助营血而宁心；麻仁润滑，以缓脾胃；姜、桂辛温，以散余邪；加清酒以助药力也。《圣济经》云：津液散为枯，五脏痿弱，营卫涸流，湿剂所以润之。麻仁、阿胶、麦冬、地黄之甘，润经益血，复脉通阳也。”

兼证加减：心肾阴虚较甚，头晕目眩，腰酸膝软，遗精盗汗，心悸不宁，口燥咽干者，用左归饮以滋阴补肾，填精益髓；虚烦不寐，舌尖红少津者，为阴不敛阳，虚火内扰心神，用酸枣仁汤加减，清热除烦以养血安神；风阳上扰者，加珍珠母、灵磁石、石决明、琥珀等重镇潜阳之品，合黄连阿胶汤以滋阴降火，除烦安神。

6. 心肾阳虚证

临床表现：心悸而痛，胸闷气短，动则尤甚，自汗，面色㿠白，神倦怯寒，四肢欠温或肿胀，舌质淡胖边有齿痕，苔白或腻，脉沉细迟。

证候分析：阳气虚衰，胸阳不运，气机痹阻，血行瘀滞，故胸闷胸痛气短、动则尤甚；心阳不振，则心悸、自汗；肾阳虚衰，故神倦怯寒、四肢欠温或肿胀；面色㿠白、舌质淡胖边有齿痕、苔白或腻、脉沉细迟，为阳气虚衰之征。

辨证要点：以心悸而痛、胸闷气短、怯寒、四肢欠温等为要点。

病机概要：阳气虚衰，胸阳不振，气机痹阻，血行瘀滞。

治法：温补阳气，振奋心阳。

代表方剂：参附汤合右归饮。

方解：参附汤重在温补心阳，大补元气，方解见中风之中脏腑脱证。右归饮重在温肾助阳，补益精气。李畴人《医方概要》言：“此从肾气汤变化而来。山萸及熟地温补肝肾之阴，枸杞、杜仲滋养肝肾之精，而联着筋骨，炙草纯甘壮水，调和诸药，山药健脾化痰，附、桂助肾命之阳，偏于温补命火，故曰右归，从右命左肾之说也。”清代吴仪洛《成方切用·补养门》载：“此（右归饮）益火之剂也。凡命门之阳衰阴胜者，宜此方加减主之。如治阴盛格阳，真寒假热等证，宜加泽泻二钱煎成，用凉水浸冷服之，尤妙。”

兼证加减：水肿、喘促、心悸者，为肾阳虚衰，水饮凌心，用真武汤加黄芪、汉防己、猪苓、车前子温肾阳而化水饮；阳虚欲脱厥逆者，为急危重症，用四逆加人参汤，以温阳益气，回阳救逆。

【该病证应该如何调护】

注意调摄精神，避免情绪波动。防治本病必须高度重视精神调摄，避免过于激动或喜怒忧思无度，保持心情平静、愉快。注意生活起居，要避免寒冷，居处除保持安静、通风外，还要注意寒温适宜。

胸痹患者应注意饮食调节，宜清淡低盐，食勿过饱，多吃水果及富含纤维素的食物，保持大便通畅。戒烟戒酒。注意劳逸结合，坚持适当活动。发作期患者应立即卧床休息，缓解期要注意适当休息，保证充足的睡眠，坚持力所能及的活动，做到动中有静。

【浙派医家关于本病的相关论述】

元代朱丹溪《丹溪心法·心脾痛》：夫心痛，其种有九，一曰虫痛，二曰疰痛，三曰风痛，四曰悸痛，五曰食痛，六曰饮痛，七曰寒痛，八曰热痛，九曰来去痛。其痛甚，手足青过节者，是名真心痛，旦发夕死，夕发旦死，非药物所能疗。若蚘虫攻啮心痛，令人恶心而吐，用川椒十粒煎汤，下乌梅丸良。有肾气上攻致心痛，用生韭研汁和五苓散为丸，空心，茴香汤下。时作时止，或饮汤水咽下而作哕者，是有死血在其中，以桃仁承气汤下之。草豆蔻丸，多治气馁弱人心痛，妙。

明代徐彦纯《玉机微义·心痛》：然亦有病久气血虚损及素劳作羸弱之人患心痛者，皆虚痛也。

清代高世栻《医学真传·心腹痛》：心脉之上，则为胸膈，两乳之间，则为膺胸。胸膈痛，乃上焦失职，不能如雾露之溉，则胸痹而痛，薤白、蒌仁、茜草、贝母、豆蔻之药，可开胸痹以止痛。膺胸痛者，乃肝血内虚，气不充于期门，致冲、任之血，不能从膺胸而散，则痛，当归、白芍、红花、银花、续断、木通之药，可和气血而止痛。

【思维导图】

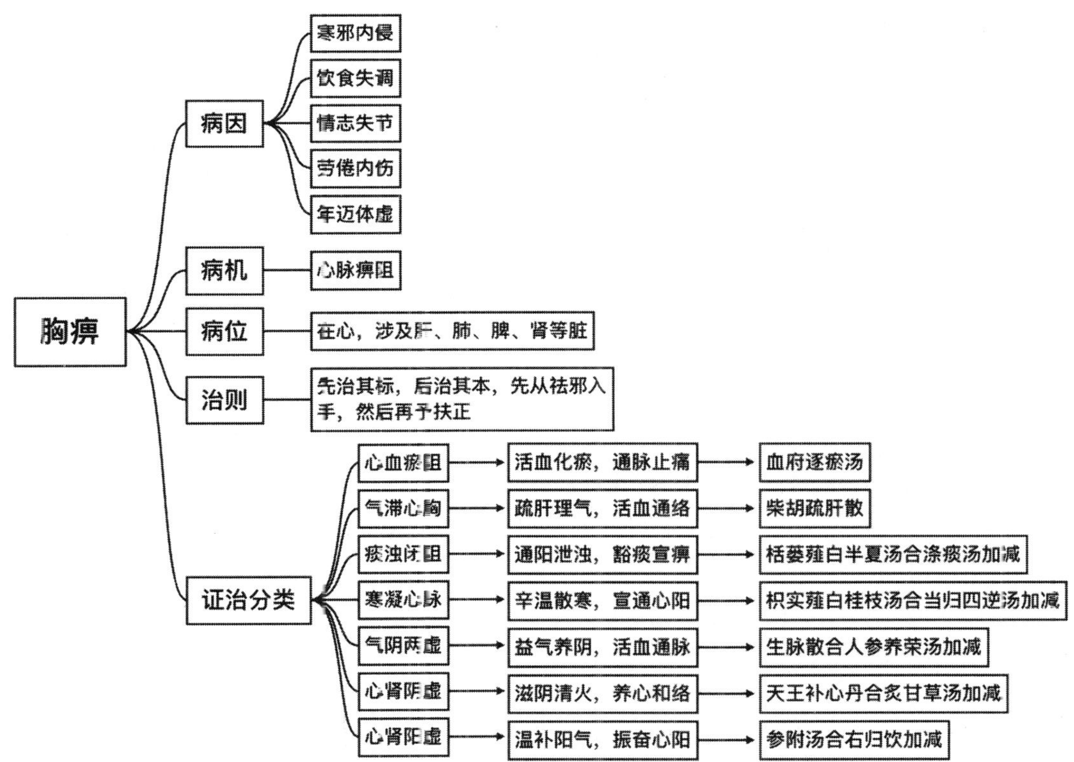

第三节 不 寐

【示例病案】

徐某，女，49 岁，浙江衢州人，2020 年 7 月 1 日初诊。

主诉：夜寐难安 4 个月。

现病史：4 个月前因与邻居发生纠纷，出现急躁易怒，彻夜不寐，多梦，不思饮食，口干口苦，喜饮冷水，大便秘结，小便黄赤，舌红苔黄，脉弦数。

【患者得了什么病证】

本案患者诊断为不寐。

不寐是以经常不能获得正常睡眠为主证的病证，主要表现为睡眠时间、深度的不足。轻者入睡困难，或寐而不酣，时寐时醒，或醒后不能再寐，重者彻夜不寐。西医学中的神经官能症、更年期综合征、慢性消化不良、贫血、动脉粥样硬化症等疾病过程中以不寐为主要临床表现时均属本病范畴，可参照本节辨证论治。

《内经》称不寐为“不得卧”“目不瞑”等，认为是由邪气客于脏腑，卫气行于阳而不能入阴所致。《素问·逆调论》提出“胃不和则卧不安”，对后世影响较大。《灵枢·邪客》云：“补其不足，泻其有余，调其虚实，以通其道，而去其邪，饮以半夏汤一剂，阴阳已通，其卧立至。”《难经·四十六难》最早提出“不寐”这一病名，论述了老年人不寐的病机为“老人血气衰，肌肉不滑，荣卫之道涩，故昼日不能精，夜不得寐也。故知老人不得寐也”。《伤寒论》云：“少阴病，得之二三日以上，心中烦，不得卧，黄连阿胶汤主之。”指出少阴病热化伤阴后阴虚火旺之不寐证。《金匮要略·血痹虚劳病脉证并治》云：“虚劳虚烦，不得眠，酸枣仁汤主之。”指出肝血不足、虚热烦躁的不寐证，开创辨证论治不寐的先河。

宋代许叔微的《普济本事方》提出肝经血虚，魂不守舍，心神不安而出现不寐。明代张景岳《景岳全书》谓：“不寐证虽病有不一，然唯知邪正二字则尽之矣。盖寐本乎阴，神其主也，神安则寐，神不安则不寐，其所以不安者，一由邪气之扰，一由营气之不足耳。有邪者多实证，无邪者皆虚证。”将不寐的病机概括为有邪、无邪两种类型。明代李中梓的《医宗必读》指出不寐的病因有气虚、阴虚、痰滞、水停、胃不和五种。明代戴思恭的《证治要诀》提出“年高人阳衰不寐”之论，提示不寐病因与阳虚有关。明代秦景明的《症因脉治》详述了心血虚与心气虚所致不得卧的辨证论治。清代冯兆张的《冯氏锦囊秘录》提出老年不寐的病因与肾阴盛衰有关。清代沈金鳌的《杂病源流犀烛》曰：“不寐，心血虚而有热病也。然主病之经，虽专属心，其实五脏皆兼及也。”清代王清任《医林改错》提出瘀血可致不寐，以血府逐瘀汤辨治。清代唐容川的《血证论》谓：“不寐之证有二，一是心病，一是肝病。”

【该病证应与哪些病证相鉴别】

不寐应与一过性失眠、生理性少寐等病证进行鉴别。

1. 一过性失眠

在日常生活中常见，可因一时性情志不舒、居住环境改变，或因饮用浓茶、咖啡和服用药物等引起。一般有明显诱因，且病程不长。一过性失眠不属病态，一般不需要任何治疗，可通过身体自然调节而复常。

2. 生理性少寐

多见于老年人，虽少寐早醒，但无明显痛苦或不适，属生理现象。

【患者怎么得的这个病】

人体脏腑调和，气血充足，心神安定，卫阳能入于营阴，阴平阳秘，则夜寐安。如饮食不节，情志失常，劳倦思虑过度，及病后、年迈体虚等因素，导致心神不安，神不守舍，不能由动转静，而导致不寐。

本案患者诊断为不寐，属肝火扰心证。恼怒伤肝，肝失条达，气郁化火，上扰心神，则彻夜不寐、多梦；肝火偏旺，则多怒易躁；肝气犯胃，则不思饮食；肝火乘胃，胃热则口干、喜饮冷水；火热上扰，故口苦；大便秘结，小便黄赤，舌红苔黄，脉弦数，均为热象。

【患者的这个病证应该怎么治】

本案患者治以疏肝泄热，镇心安神。方用龙胆泻肝汤，方解见胁痛之肝胆湿热证。

兼证加减：胸闷胁胀，善叹息者，加香附、郁金、佛手以疏肝解郁；肝胆之火亢盛而彻夜不寐、头晕目眩、大便秘结者，服当归龙荟丸以泻郁火。

历代医家治疗不寐颇有心得。《素问·逆调论》提出“胃不和则卧不安”，对后世影响较大。《灵枢·邪客》云：“补其不足，泻其有余，调其虚实，以通其道，而去其邪，饮以半夏汤一剂，阴阳已通，其卧立至。”东汉张仲景《伤寒论》云：“少阴病，得之二三日以上，心中烦，不得卧，黄连阿胶汤主之。”指出少阴病热化伤阴后阴虚火旺之不寐证。《金匮要略·血痹虚劳病脉证并治》云：“虚劳虚烦，不得眠，酸枣仁汤主之。”指出肝血不足虚热烦躁的不寐证，开创了辨证论治不寐的先河。唐代孙思邈在《千金翼方》中提出了用丹砂、琥珀等重镇安神药合温胆汤治疗“大病后烦不眠”。宋代《圣济总录》提出了用附子、人参、黄芪治疗胆寒不寐。明代李中梓《医宗必读》认为“不寐之故大约有五：一曰气虚，六君子汤加枣仁、黄芪；一曰阴虚，血少心烦，枣仁一两，生地五钱，米二合，煮粥食之；一曰痰滞，温胆汤加南星、枣仁、雄黄末；一曰水停，轻者六君子汤加菖蒲、远志、苍术、重者控涎丹；一曰胃不和，橘红、甘草、石斛、茯苓、半夏、神曲、山楂之类”。张景岳认为，劳倦伤脾，中气不足，清阳不升者用补中益气汤；七情内伤或惊恐伤肾胆者，用五福饮或七福饮。清代程钟龄在《医学心悟》中认为，食积引起的不卧者宜用保和丸，惊恐而不安卧者宜用安神定志丸。清代张璐在

《张氏医通》中认为，对于水停心下不得眠者，用茯苓甘草汤；烦不得卧，诸药不效者，用栀子豉汤下朱砂安神丸。清代沈金鳌《杂病源流犀烛》认为，对于真阴亏损、水亏火旺的不寐，用六味地黄丸加知母、黄柏；肝虚惊悸不寐者，宜四君子汤加白芍、酸枣仁。

【该病证还有哪些其他证型】

1. 痰热扰心证

临床表现：心烦不寐，胸闷脘痞，泛恶嗳气，伴头重、目眩，舌偏红苔黄腻，脉滑数。

证候分析：本证多因宿食停滞，积湿生痰，因痰生热，痰热上扰，则心烦不寐；因宿食痰湿塞遏于中，故胸闷脘痞；痰食停滞则气机不畅，胃失和降，故泛恶嗳气；清阳被蒙，故头重、目眩；舌偏红苔黄腻、脉滑数，为痰热内扰、宿食内停之征。

辨证要点：以心烦不寐、胸闷脘痞、泛恶嗳气等为要点。

病机概要：湿食生痰，郁痰化热，扰动心神。

治法：清化痰热，和中安神。

代表方剂：黄连温胆汤。

方解：见心悸痰火扰心证。

兼证加减：心悸动，惊惕不安者，加琥珀粉镇惊定志；胸闷嗳气，脘腹胀满，大便不爽，苔腻，脉滑者，合用半夏秫米汤以和胃安神；饮食停滞，嗳腐吞酸，脘腹胀痛者，加焦神曲、焦山楂、莱菔子，或用保和丸消导和中；痰热盛，痰火上扰心神，彻夜不寐，大便秘结者，加生大黄或用礞石滚痰丸以泻火逐痰。

2. 心脾两虚证

临床表现：不易入睡，多梦易醒，心悸健忘，神疲食少，伴头晕目眩、面色少华、四肢倦怠、腹胀便溏，舌淡苔薄，脉细无力。

证候分析：心主血，脾为生血之源，心脾亏虚，血不养心，神不守舍，故不易入睡、多梦易醒、心悸健忘；脾失健运，则神疲食少、四肢倦怠、腹胀便溏；气血亏虚，不能上奉于脑，清阳不升，则头晕目眩；血虚不能上荣于面，故面色少华；舌淡苔薄、脉细无力，为血少气虚之象。

辨证要点：以不易入睡、多梦易醒、心悸健忘、神疲食少等为要点。

病机概要：脾虚血亏，心神失养，神不安舍。

治法：补益心脾，养血安神。

代表方剂：归脾汤。

方解：见眩晕之气血亏虚证。

兼证加减：心血不足较甚者，加熟地黄、白芍、阿胶以养心血；不寐较重者，加柏子仁、五味子、夜交藤、合欢皮养心安神；脘闷纳呆，苔腻者，合二陈平胃散以健脾燥湿，理气化痰。

3. 心肾不交证

临床表现：心烦不寐，入睡困难，心悸多梦，伴头晕耳鸣、腰膝酸软、潮热盗汗、五心烦热、咽干少津、男子遗精、女子月经不调，舌红少苔，脉细数。

证候分析：肾阴不足，不能上济于心，心肝火旺，火性炎上，虚热扰神，则心烦不寐、入睡困难、心悸多梦；肾精亏耗，髓海空虚，故头晕耳鸣；腰府失养，则腰膝酸软；心肾不交，精关不固，则男子遗精；精亏血少，则女子月经不调；阴液亏虚，无以上润，故咽干少津；潮热盗汗，五心烦热，舌红少苔，脉细数，均为阴虚火旺之象。

辨证要点：以不寐、心烦耳鸣、腰膝酸软等为要点。

病机概要：肾水亏虚，不能上济于心，心火炽盛，不能下交于肾。

治法：滋阴降火，交通心肾。

代表方剂：六味地黄丸合交泰丸。

方解：六味地黄丸以滋补肾阴为主，方解见臌胀之常证肝肾阴虚证。交泰丸清心降火，引火归原，清代陈士铎《本草新编》言："黄连、肉桂寒热实相反，似乎不可并用，而实有并用而成功者。盖黄连入心，肉桂入肾也……黄连与肉桂同用，则心肾交于顷刻，又何梦之不安乎？"

兼证加减：心烦不寐，彻夜不眠者，加朱砂、磁石、龙骨、龙齿重镇安神；以心阴不足为主者，用天王补心丹滋阴清热，养血安神；阴血不足，心火亢盛者，用朱砂安神丸重镇安神，清热养血。

4. 心胆气虚证

临床表现：虚烦不寐，胆怯心悸，触事易惊，终日惕惕，伴气短自汗、倦怠乏力，舌淡，脉弦细。

证候分析：心虚则心神不安，胆虚则善惊易恐，故虚烦不寐、胆怯心悸、遇事易惊、终日惕惕；气短自汗，倦怠乏力，为气虚之象；舌淡、脉弦细，为气血不足的表现。

辨证要点：以虚烦不寐、胆怯心悸、触事易惊等为要点。

病机概要：心胆虚怯，心神失养，神魂不安。

治法：益气镇惊，安神定志。

代表方剂：安神定志丸合酸枣仁汤。

方解：安神定志丸重于镇惊安神，方解见心悸之心虚胆怯证。酸枣仁汤偏于养血清热除烦，清代张秉成《成方便读》谓："夫肝藏魂，有相火内寄。烦自心生，心火动则相火随之，于是内火扰乱，则魂无所归。故凡有夜卧魂梦不安之证，无不皆以治肝为主。欲藏其魂，则必先去其邪。方中以知母之清相火，茯苓之渗湿邪，川芎独入肝家，行气走血，流而不滞，带引知、茯搜剔而无余。然后枣仁可敛其耗散之魂，甘草以缓其急悍之性也。虽曰虚劳，观其治法，较之一于呆补者不同也。"宋代陈无择《三因极一病证方论·虚烦证治》载："治霍乱，吐下增剧，虚劳烦扰，奔气在胸中，不得眠，或发寒热，头疼晕闷。"

兼证加减：心肝血虚，惊悸汗出者，重用人参，加白芍、当归、黄芪以补养肝血；木不疏土，胸闷、善太息、纳呆腹胀者，加柴胡、陈皮、山药、白术以疏肝健脾；心悸甚，惊惕不安者，加生龙骨、生牡蛎、朱砂以重镇安神。

【该病证应该如何调护】

不寐属心神病变，重视精神调摄和讲究睡眠卫生具有实际的预防意义。积极进行心理情志调整，克服过度的紧张、兴奋、焦虑、抑郁、惊恐、愤怒等不良情绪，做到喜怒有节，保持精神舒畅，有助于良好的睡眠。

帮助患者建立有规律的作息制度，进行适当的体力活动或体育锻炼，增强体质，持之以恒，促进身心健康。养成良好的睡眠习惯，如晚餐要清淡，不宜过饱，忌饮浓茶、咖啡及吸烟。睡前避免从事紧张和兴奋的活动，定时就寝。注意睡眠环境的安静，床铺要舒适，卧室光线要柔和，努力减少噪音，去除各种可能影响睡眠的外在因素。

【浙派医家关于本病的相关论述】

明代戴思恭《证治要诀·不寐》：不寐有二种，有病后虚弱及年高阳衰不寐，有痰在胆经，神不归舍，亦令不寐……大抵惊悸健忘、怔忡、失志、不寐、心风，皆是胆涎沃心，致心气不足者，用凉心之剂太过，则心火愈微，痰涎愈盛，病愈不减，唯当以理痰气为第一义。

清代冯兆张《冯氏锦囊秘录·方脉不寐合参》：夫人之神，寤则栖心，寐则归肾，故寐者，心神栖归于肾舍也，心虚则神不能归舍于肾，故不能成寐，然肾虚，则不能藏纳心神于舍，故寐而不能沉，并不能久，是以壮年肾阴强盛，则睡沉熟而长，老年阴气衰弱，则睡轻微而短。且有形之阴水既亏，则无形之相火流烁，致神魂散越，睡卧不宁，故不寐健忘两症，虽似心病，实多由乎肾虚也。

【思维导图】

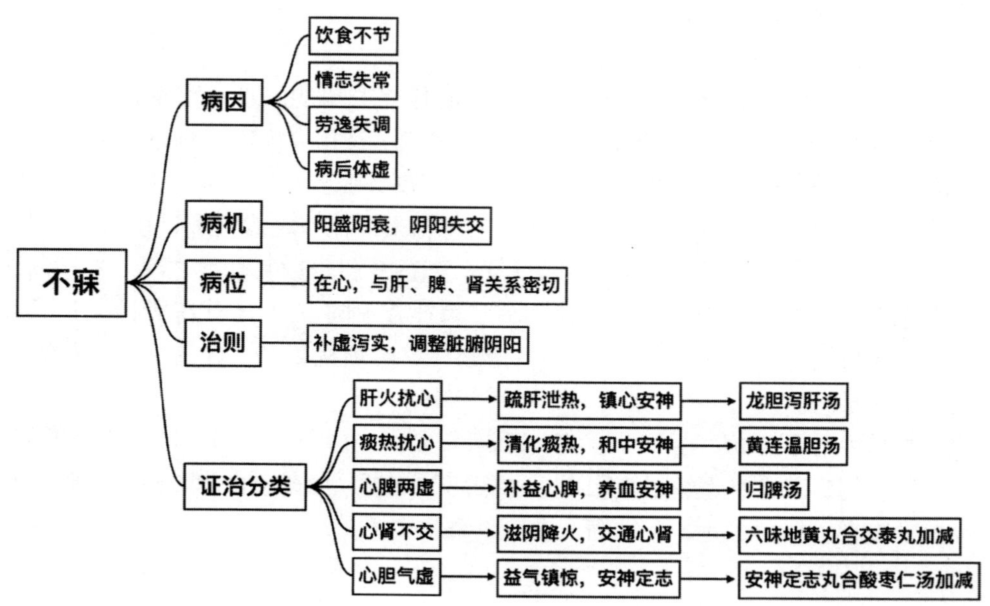

第四节　癫　狂

【示例病案】

董某，男，28 岁，浙江台州人，2021 年 4 月 6 日初诊。

主诉：精神失常 2 个月。

病史：患者 2 个月前因工作压力过大，遇事后精神受到刺激而发病，神志不清，胆怯怕惊，悲伤欲哭，哭笑无常，夜寐欠安，胸中烦闷，伴有幻听、幻视等表现，舌淡红，苔白厚而腻，脉弦滑。

【患者得了什么病证】

本案患者诊断为癫狂。

癫狂是以精神失常为主证的病证。分为癫证和狂证，癫证以精神抑郁、表情淡漠、沉默呆钝、语无伦次、静而少动为特征；狂证以精神亢奋、狂躁刚暴、喧扰不宁、毁物打骂、动而多怒为特征。二者在临床上症状并存，可相互转化，不能截然分开，故以癫狂并称。西医学精神分裂症、躁狂抑郁症、情感障碍中的抑郁症及某些精神性疾病以癫狂为主要表现者，可参照本节辨证论治。

《内经》首次记载了癫狂病名，如《灵枢》专设"癫狂"一篇，对癫狂的症状、病因病机、治疗及护理均有比较系统的描述，并明确指出情志因素可致病。如"得之忧饥""得之大恐""得之有所大喜"等论述。《难经》则指出了癫和狂的病机不尽相同，《难经·二十难》有"重阴者癫""重阳者狂"的记载。

《金匮要略·五脏风寒积聚病脉证并治》云："邪哭使魂魄不安者，血气少也……阴气衰者为癫，阳气衰者为狂。"提出心虚而血气少，阴气病则为癫，阳气病则为狂，对本病的病机认识进一步深入。

元代朱丹溪《丹溪心法·癫狂》云："癫属阴，狂属阳……大率多因痰结于心胸间。"对于癫狂的病因病机分析地更为深刻，提出癫狂多因"痰"致病，其"痰迷心窍"之说对临床有重要的指导意义。

明代王肯堂《证治准绳·癫狂痫总论》云："癫者，或狂或愚，或歌或笑，或悲或泣，如醉如痴，言语有头无尾，秽洁不知，积年累月不愈……狂者，病之发时猖狂刚暴，如伤寒阳明大实发狂，骂詈不避亲疏，甚则登高而歌，弃衣而走。"始将癫、狂、痫等病详细分辨，为后世辨病治疗提供了正确方向。

清代叶天士《临证指南医案·癫痫》载："癫由积忧积郁，病在心脾胞络，三阴蔽而不宣，故气郁则痰迷，神志为之混淆。"认为癫证是由忧思郁结、痰迷气阻所造成。

清代王清任《医林改错·痹证有瘀血说》认为“癫狂……乃气血凝滞脑气”，认识到癫狂与脑有密切联系，并开创了以活血化瘀法治疗癫狂的先河。

【该病证应与哪些病证相鉴别】

癫狂应与痫证、谵语及郑声、郁证（脏躁）等病证进行鉴别。

1. 痫证

痫证是以突然仆倒、昏不知人、两目上视、口吐涎沫、四肢抽搐为特征的发作性病证。与本病不难鉴别。

2. 谵语、郑声

谵语是以神志不清、胡言乱语为特征的急性重症，郑声是疾病晚期出现的神志不清、不能自主、语声低怯、断续重复而语不成句的垂危征象。与癫狂之神志错乱、喃喃自语、出言无序或躁狂骂詈自有不同。

3. 郁证（脏躁）

郁证以心情抑郁、情绪不宁、胸胁胀闷、急躁易怒、心悸不寐、喉中如有异物等自我感觉异常为主要特征。脏躁则表现为悲伤欲哭、数欠伸，如神灵所作，然神志清楚，有自制能力，不会自伤或伤及他人。癫证亦见喜怒无常、多语或不语等症，但一般已失去自我控制力，神明逆乱，神志不清。

【患者怎么得的这个病】

癫狂的发生与七情内伤、饮食失节、禀赋异常相关，这些因素损及脏腑功能，导致阴阳失衡，“重阳者狂，重阴者癫”。癫证属阴，痰气瘀结，蒙蔽脑窍，或心肝脾虚，神明失养而发癫。狂证属阳，火热扰窍，神明错乱而发狂。

本案患者诊断为癫狂之癫证，属痰气郁结证。思虑太过，所求不得，肝气被郁，脾气不升，气郁痰结，蔽阻神明，故神志不清、胆怯惊怕、悲伤欲哭、嬉笑无常、睡眠不佳、胸中烦闷，伴有幻听、幻视等表现；痰浊中阻，故舌淡红，苔白厚而腻，脉弦滑。

【患者的这个病证应该怎么治】

本案患者治以疏肝解郁，化痰醒神。方用逍遥散合涤痰汤加减。逍遥散重在疏肝解郁，方解见积聚－聚证－肝郁气滞证；涤痰汤重在化痰开窍，方解见中风－中脏腑－闭证－痰浊瘀闭证。

兼证加减：痰浊甚者，临卧姜汤送服控涎丹以除胸膈之痰浊；痰浊壅盛，胸膈瞀闷，口多痰涎，脉滑大有力，形体壮实者，可暂用三圣散取吐，劫夺痰涎，因药性猛悍，自当慎用；神思迷惘，表情呆钝，言语错乱，目瞪不瞬，舌苔白腻者，为痰迷心窍，用苏合香丸芳香开窍；不寐易惊，烦躁不安，舌红苔黄，脉滑数者，为痰郁化热，瘀热互结，干扰心神所致，加黄连、黄芩、栀子以清热化痰；病程日久，舌质紫暗或有瘀点、瘀斑，脉弦涩者，加丹参、郁金、红花、川芎等以活血化瘀。

历代医家治疗癫狂颇有心得。《素问·病能论》中记载“夺其食即已……使之服以生铁落为饮”，启迪后世医家创制生铁落饮。金代刘完素从火热论治，如《素问玄机原病式·五运主病》记载“心热甚则多喜而为狂”。元代朱丹溪从痰论治，《丹溪心法·癫狂》云：“治当镇心神，开痰结……狂病宜大吐下除之。”明代虞抟在《医学正传·癫狂痫症》中提及“癫则由宜乎安神养血，兼降痰火”。清代李中梓对癫狂的认识集前贤之大成，将痰火之因责之于具体脏腑，并列举数方，《证治汇补·癫狂》曰：“此肝气太旺，木来乘心，名之曰狂，又谓之大癫。法当抑肝镇心，降龙丹主之。”“此膈上顽痰，泛滥洋溢，塞其道路，心为之碍……法当利肺安心，安神滚痰丸主之。”清代叶天士将癫证分为虚实两端，并分列治法处方，如《临证指南医案·癫痫》云：“狂之实者，以承气白虎，直折阳明之火，生铁落饮，重制肝胆之邪；虚者当壮水以制火，二阴煎之类主之。癫之实者，以滚痰丸，开痰壅闭，清心丸泻火郁勃；虚者当养神而通志，归脾枕中之类主之。”清代王清任善从瘀血论治本病，他在《医林改错·痹症有瘀血说》中提到“癫狂一症，哭笑不休，詈骂歌唱，不避亲疏，许多恶态，乃气血凝滞，脑气与脏腑气不接，如同作梦一样”。王氏创活血化瘀之癫狂梦醒汤，专为治疗本病而设，至今亦为治疗癫狂的主方。

【该病证还有哪些其他证型】

一、癫证

心脾两虚证

临床表现：神志恍惚，魂梦颠倒，心悸易惊，善悲欲哭，肢体困乏，言语无序，面色苍白，舌质淡苔薄白，脉沉细无力。

证候分析：癫病日久，心血内亏，心神失养，故神志恍惚、魂梦颠倒、心悸易惊、善悲欲哭、言语无序；血少气衰，脾失健运，故肢体困乏、面色苍白；舌质淡苔薄白、脉沉细无力，为心脾两虚、气血俱衰之征。

辨证要点：以神思恍惚、心悸易惊、面色苍白等为要点。

病机概要：脾失健运，生化乏源，心神失养。

治法：健脾养心，解郁安神。

代表方剂：养心汤合越鞠丸。

方解：养心汤健脾养心安神。清代吴仪洛《成方切用·理血门》言：“参芪以补心肺之气，芎归以养心肝之血，二茯远志，以泄心热。柏仁酸枣，以宁心神，五味收神气之散越，半夏去扰心之痰涎。甘草补土以培心子，赤桂引药以入心经。润以滋之，温以补之，酸以收之，香以舒之，则心得其养矣。”元代朱丹溪《丹溪心法》谓此方“治心虚血少，惊悸不宁”。越鞠丸行气解郁，调畅气机。当代连建伟《历代名方精编·理气剂》曰："方中香附行气解郁，以治气郁，故为主药；川芎活血行气，以治血郁，苍术燥湿运脾，以治湿郁，神曲消食和胃，以治食郁，栀子清热泻火，以治火郁，且能监制诸药温燥之性，使郁解而不助火热，均为辅佐药。气顺血和，湿火清而食滞化，痰郁亦因之而解，故不用化痰药物，乃治病求本之意。"

兼证加减：畏寒蜷缩，卧姿如弓，小便清长，下利清谷者，属肾阳不足，加补骨脂、巴戟天、肉苁蓉等温补肾阳；心气耗伤，营血内亏，悲伤欲哭者，仿甘麦大枣汤之意加浮小麦、大枣清心润燥安神。

二、狂证

1. 痰火扰神证

临床表现：性情急躁，头痛失眠，两目怒视，面红目赤，突然狂暴无知，逾垣上屋，骂詈叫号，不避亲疏，或毁物打人，或哭笑无常，登高而歌，弃衣而走，不食不寐，舌质红绛，苔多黄腻，脉弦滑数。

证候分析：暴怒伤肝，肝火暴张，鼓动阳明痰热，上扰神明，故性情急躁、头痛不寐；蒙蔽清窍，则狂暴无知、骂詈叫号、不避亲疏，或毁物打人，或哭笑无常、弃衣而走、不食不寐；四肢为诸阳之本，阳盛则四肢实，实则能逾垣上屋、登高而歌；肝火暴盛，上扰清窍，故两目怒视、面红目赤；舌质红绛、苔多黄腻、脉弦滑数，为痰火壅盛、阳气独盛之象。

辨证要点：以性情急躁、突然狂暴无知等为要点。

病机概要：五志化火，炼液为痰，上扰清窍，扰乱心神。

治法：镇心涤痰，清肝泻火。

代表方剂：生铁落饮。

方解：当代冉小峰《历代名医良方注释》言"本方天麦冬清心化痰；贝母、胆星、橘红，清热化痰；远志、菖蒲、茯苓、茯神安神定志，玄参、连翘、钩藤、丹参、养阴散风；辰砂镇痉，总之本方安神定志，息风化痰"。清代俞根初《通俗伤寒论·伤寒兼证上》载："治怒狂法，张氏《绪论》，以大承气汤加铁落主之。此即龚商年所谓狂之实者，以承气白虎等汤直折阳明之火，生铁落饮重制肝胆之邪是也。"

兼证加减：痰火壅盛而舌苔黄腻垢甚者，用礞石滚痰丸泻火逐痰，安宫牛黄丸清心开窍；脉弦实，肝胆火盛者，用当归龙荟丸清肝泻火。

2. 痰热瘀结证

临床表现：癫狂日久不愈，面色晦滞而秽，情绪躁扰不安，多言无序，恼怒不休，甚至登高而歌，弃衣而走，妄见妄闻，妄思离奇，头痛，心悸而烦，舌质紫暗或有瘀斑，苔少或薄黄而干，脉弦细或细涩。

证候分析：肝气郁悖，忧忿恼怒，气滞血瘀，则面色晦滞而秽、舌质紫暗或有瘀斑、脉涩；瘀血久留，机窍阻塞，神明不宣，故情绪躁扰不安、多言无序、恼怒不休，甚至登高而歌、弃衣而走、妄见妄闻、妄思离奇、头痛、心悸而烦；脉弦为痰热之征，脉细为阴血已伤。

辨证要点：以病程日久、面色晦滞、舌质紫暗或有瘀斑、苔薄黄干少、脉涩等为要点。

病机概要：气郁痰结，血气凝滞，瘀热互结，神窍被扰。

治法：化痰化瘀，调畅气血。

代表方剂：癫狂梦醒汤。

方解：方中以桃仁活血祛瘀；赤芍凉血散瘀；柴胡、香附疏肝解郁；青皮破气消积；桑白皮肃降肺气、通调水道；大腹皮、陈皮行气消胀，半夏、紫苏子降逆化痰；木通清降心火而利水泄热，合大腹皮、桑白皮则畅气机而利水道；甘草调和诸药，避免破血、破气药之峻烈。诸药合用，活血逐瘀，行气祛痰，使气血调畅，郁解痰消，心火下降，清窍开通，则神志安定，癫狂可愈。

兼证加减：蕴热甚者，加黄连、黄芩、栀子清热泻火；有蓄血内结者，合用大黄䗪虫丸活血祛瘀；不饥不食者，加白金丸化痰开窍；彻夜不眠者，合用琥珀抱龙丹清热化痰，镇静安神。

3. 火盛伤阴证

临床表现：狂证日久，病势较缓，时作时止，精神疲惫，情绪焦虑，烦躁不寐，形瘦面红，五心烦热，舌质红，少苔或无苔，脉细数。

证候分析：狂证日久，耗气伤阴，气不足则病势较缓、时作时止、精神疲惫；阴不足则不能制心火，虚火上炎，故情绪焦虑、烦躁不寐、形瘦面红、五心烦热、舌质红；脉细数，亦为阴虚有热之象。

辨证要点：以病程日久、烦躁不眠、神疲形瘦、五心烦热、舌红少苔、脉细数等为要点。

病机概要：久病伤阴，气阴两伤，虚火旺盛，扰乱心神。

治法：滋阴降火，安神定志。

代表方剂：二阴煎合琥珀养心丹。

方解：二阴煎重在滋阴降火，安神宁心。方中生地黄滋阴清热，麦冬清心除烦，玄参养阴清热，三味合用寓增液汤之意；酸枣仁养心安神；甘草生用清热解毒；黄连清心除烦；茯苓、木通清心导热下行。诸药合用，共奏滋阴降火、安神宁心之效。正如《景岳全书》言："此治心经有热，水不制火之病，故曰二阴。凡惊狂失志，多言多笑，或疡疹烦热失血等证，宜此主之。"琥珀养心丹偏于滋养肾阴，镇静安神。清代徐灵胎《医略六书》谓："生地养心阴以制火，人参补心气以宁心，黄连清心火之妄动，龙齿定魂魄之飞扬，枣仁滋养心神，远志交通心肾，归身养血荣心，茯神安神定志，柏仁养心气，琥珀利心营，菖蒲开心气以通窍，牛黄凉心热以定惊，朱砂镇坠心气、安心神，更以猪心血引之入心，金箔制肝坠热，灯心泄热从小便去也。盖热从下泄，则心火自降而心气和平，安有心跳善惊之患乎？"

兼证加减：痰火未平，舌苔黄腻，质红者，加胆南星、天竺黄清火化痰；心火亢盛者，加朱砂安神丸镇心安神，清热养血；睡卧不宁者，加孔圣枕中丹滋补心肾；大便干结者，加火麻仁、肉苁蓉、制何首乌润肠通便。

【该病证应该如何调护】

癫狂之病多由内伤七情引起，故注意精神调摄最为关键，重视精神呵护，避免精神刺激。对明显有阳性家族史者应劝其不再生育子女。同时注意幼儿的发育成长，一旦发现有精神异常表现，应尽早找专科医生诊治。

鼓励患者参加社会活动，保持心情愉悦。对于有适应环境能力的患者，其合理要求尽量满足，不合理要求应耐心解释，注意采用七情相胜法调节。如患者拒食，先找出原因并解决，如反复劝导、督促、喂食等，患者仍拒绝，可采取鼻饲饮食，以保证营养。对重症患者应严密观察和看护，及早采取防护措施，防止意外发生。

【浙派医家关于本病的相关论述】

元代朱丹溪《丹溪心法·癫狂》：癫属阴，狂属阳，癫多喜而狂多怒，脉虚者可治，实则死。大率多因痰结于心间，治当镇心神、开痰结。亦有中邪而成此疾者，则以治邪法治之，《原病式》所论尤精。盖为世所谓重阴者癫，重阳者狂是也，大概是热。癫者，神不守舍，狂言如有所见，经年不愈，心邪所则耳鸣，用天门冬去心，日干作末，酒服方寸匕。癫证，春治之，入夏自安，宜助心气之药。阳虚阴实则癫，阴虚阳实则狂。狂病宜大吐下则除之。

明代虞抟《医学正传·癫狂痫证》：大抵狂为痰火实盛，癫为心血不足，多为求望高远不得志者有之……狂宜乎下，癫则宜乎安神养血，兼降痰火。虽然此三证者，若神脱而目瞪如愚痴者，纵有千金我酬，吾未如之何也已矣。

明代张景岳《景岳全书·杂证谟》：凡狂病多因于火。此或以谋为失志，或以思虑郁结，屈无所伸，怒无所泄，致肝胆气逆，木火合邪，是诚东方实证也。此其邪乘于心，则为神魂不守；邪乘于胃，则为暴横刚强。故治此者，当以治火为先，而或痰或气，察其甚而兼治之。

明代皇甫中《明医指掌·癫狂证二》：或因大怒，动其肝风；或因大惊，动其心火；或素有痰，卒为火升，升而不降，壅塞心窍，神明不得出入，主宰失其号令，心反为痰所役，一时发越。若逾垣上屋，持刃杀人，裸体骂詈，不避亲疏，飞奔疾走，涉水如陆者，此肝气太旺，木来乘心，名之曰狂，又谓之大癫，法当抑肝镇心，降龙丹主之。若抚掌大笑，语言不伦，左顾右盼，如见鬼神，片时正性复明，深为赧悔，少倾而状态如故者，此为上膈顽痰泛滥洋溢，塞其道路，心为之碍。痰少降，则正性复明，痰复升，则又发，名之曰癫，法当利肺安心，安神滚痰丸主之。

【思维导图】

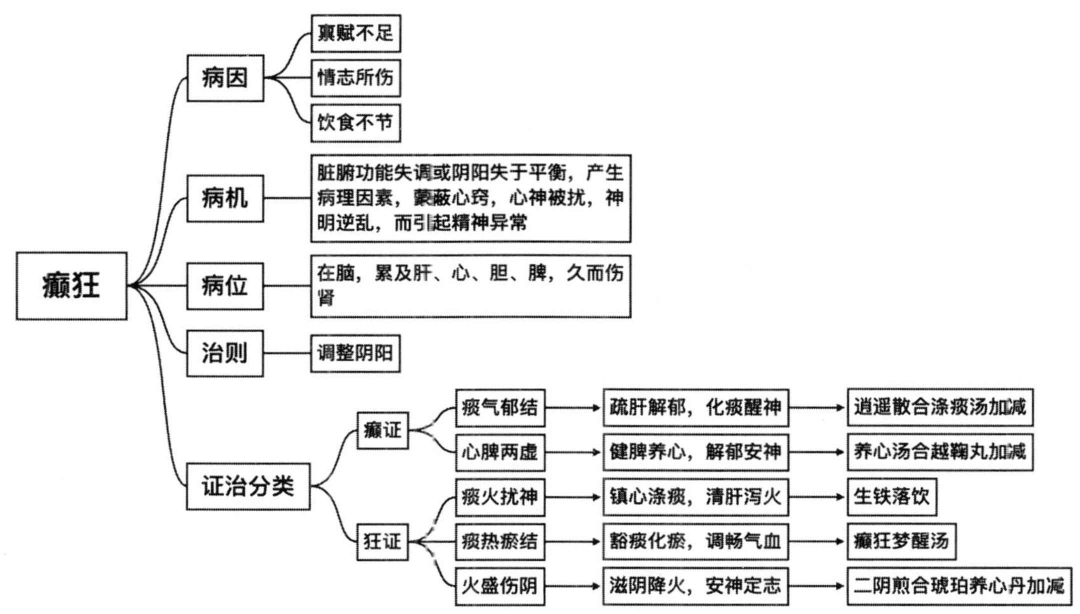

第五节　痫　证

【示例病案】

王某，男，18 岁，浙江绍兴人，2022 年 12 月 8 日初诊。

主诉：反复昏仆抽搐 8 年。

病史：患者 8 年前无明显诱因出现突然昏仆，意识丧失，每次发作持续约 1 分钟，伴面色晦滞，四肢抽搐，口吐涎沫，随即苏醒，一如常人。当地医院诊断为癫痫，屡用苯妥英钠等抗癫痫药物治疗，效果不佳。现患者神疲乏力，少气懒言，胸闷脘痞，纳呆便溏，舌质淡苔白腻，脉弦细滑。

【患者得了什么病证】

本案患者诊断为痫证。

痫证，又称“癫痫”，是以发作性神情恍惚，甚则突然仆倒，昏不知人，口吐涎沫，两目上视，肢体抽搐，或口中怪叫，移时苏醒，醒后一如常人为主证的病证。发作前可伴眩晕、胸闷等先兆，发作后常有疲倦、乏力等症状。西医学的癫痫属于本病范畴，均可参照本节辨证论治。

《内经》始称本病为“颠疾”，属“胎病”。如《素问·奇病论》曰：“人生而有病颠疾者，病名曰何？安所得之？岐伯曰：病名为胎病，此得之在母腹中时，其母有所大惊，气上而不下，精气并居，故令子发为颠疾也。”认为发病与先天因素有关。后代医家多认为本病系各种因素导致脏气不平、痰涎壅塞所致。如《三因极一病证方论·癫痫叙论》说：“夫癫痫病，皆由惊动，使脏气不平，郁而生涎，闭塞诸经，厥而乃成。或在母胎中受惊，或少小感风寒暑湿，或饮食不节，逆于脏气。”《丹溪心法·痫》也指出本病之发生“非无痰涎壅塞，迷闷也窍”。

对于痫证的临床表现，历代也有确切的描述。如《古今医鉴·五痫》说：“发则卒然倒仆，口眼相引，手足搐搦，背脊强直，口吐涎沫，声类畜叫，食顷乃苏。”至于痫证分类，古有五痫之别，又有风痫、惊痫、食痫之分，但对临床价值不大。

【该病证应与哪些病证相鉴别】

痫证应与中风、厥证、痉证等病证进行鉴别。

1. 中风

痫证典型大发作与中风均有突然仆倒、昏不知人等症状，但痫证有慢性、反复发作史，发时口吐涎沫、两目上视、四肢抽搐，或口中怪叫，可自行苏醒，醒后无半身不遂、口舌㖞斜等症状。中风无口吐涎沫、两目上视、四肢抽搐或口中怪叫等症状，醒后常有半身不遂等后遗症。

2. 厥证

厥证除见突然仆倒、昏不知人等症状外，还有面色苍白、四肢厥冷，而无痫证之口吐涎沫、两目上视、四肢抽搐和口中怪叫等症状。

3. 痉证

两者都有时发时止、四肢抽搐拘急等症状，但痫证多兼有口吐涎沫、口中怪叫、醒后如常人，多无发热。痉证多见身体强直、角弓反张、不能自止，常伴发热，多有原发疾病的存在。

【患者怎么得的这个病】

痫证的发生，大多由情志失调，禀赋异常，饮食不节，脑部外伤或患他病之后脑窍损伤，造成脏腑失调，痰浊阻滞，气机逆乱，风阳内动所致，尤以痰邪作祟最为重要。

本案患者诊断为痫证之休止期，属脾虚痰盛证。脾虚不运，清气不升，故痫证日久、神疲乏力；脾气不升，胃气不降，脾胃失和，则胸闷脘痞、纳呆便溏；舌质淡苔白腻、脉弦细滑，为脾虚痰盛之征。

【患者的这个病证应该怎么治】

本案患者治以健脾化痰。方用六君子汤，当代连建伟《历代名方精编·补益剂》言：“脾为生痰之源，脾虚则易聚湿生痰。本方健脾益气，和胃化痰，使脾能健运则痰湿自化，痰湿得祛更有助于脾气之恢复。方用四君益气，二陈化痰，相得益彰，乃标本兼治之方也。”

兼证加减：恶心呕吐痰涎者，加胆南星、瓜蒌、旋覆花化痰降浊；便溏者，加薏苡仁、炒扁豆、炮姜等渗湿止泻；脘腹胀满，饮食难下者，加神曲、谷芽、麦芽等消食除满；心脾气血两虚者，合归脾汤加减以益气补血，健脾养心；精神不振，久而不复者，宜服河车大造丸以大补精血，益气养神。

历代医家治疗痫证颇有心得。金代张子和善用攻伐，他在《儒门事亲·痫》中言："夫痫病不至于目瞪如愚者，用三圣散投之。更用火盆一个，于暖室中，令汗、下、吐三法俱行，次服通圣散，百余日则愈矣。"元代朱丹溪以"行痰为主"治疗本病，如《丹溪心法·癫狂》云："用黄连、南星、瓜蒌、半夏，寻火寻痰，分多分少，治之无不愈者。"清代陈德求将本病阴阳分治，他在《医学传灯》中记载："症属于阳，宜用舒中二陈汤。后以清痫二陈汤加减调治；脉细无力者，症属于阴，治之难愈，宜用六君健脾汤、八味地黄丸。"清代程国彭《医学心悟·癫狂痫》创制定痫丸，至今仍为痫证治疗的代表方剂。清代叶天士从虚实论治本病，《临证指南医案·癫痫》云："痫之实者，用五痫丸以攻风，控涎丸以劫痰，龙荟丸以泻火；虚者当补助气血，调摄阴阳，养营汤、河车丸之类主之。"清代王清任在《医林改错·痹症有瘀血说》中认为，痫证的发生为"元气虚……一时不能上转入脑髓""脑髓瘀血"，并创龙马自来丹、黄芪赤风汤治疗本病证属气虚血瘀者，至今对本病的治疗仍具有参考价值。

【该病证还有哪些其他证型】

一、发作期

1. 阳痫

临床表现：突然昏仆，不省人事，面色潮红或紫红，继而转为青紫或苍白，口唇青紫，牙关紧闭，两目上视，项背强直，四肢抽搐，口吐涎沫，或喉中痰鸣，或发怪叫，甚则二便自遗，移时苏醒。病发前可有眩晕，头痛而胀，胸闷乏力，喜欠伸等先兆症状；平素多有情绪急躁，心烦不寐，口苦咽干，便秘尿黄，舌质红，苔白腻或黄腻，脉弦数或弦滑。

证候分析：肝火偏旺，火动生风，煎熬津液，结而为痰，风动痰升，阻塞心窍，则突然昏仆，不省人事，面色潮红或紫红，继之转为青紫或苍白，口唇青紫，牙关紧闭，两目上视，项背强直，四肢抽搐，口吐涎沫，或喉中痰鸣，或发怪叫，甚则二便自遗，移时苏醒；病发前可有眩晕，头痛而胀，胸闷乏力，喜欠伸等先兆症状，均为风痰上逆之先兆症状；肝气不舒，则平素多有情绪急躁；火扰心神，则心烦不寐；火热伤津，故口苦咽干、便秘尿黄；舌质红，苔白腻或黄腻，脉弦数或弦滑，为肝火痰热偏盛之征。

辨证要点：以痫证发作，伴面赤抽搐，口中怪叫，性情急躁，尿黄便秘等阳盛表现为要点。

病机概要：肝风夹痰，蒙蔽清窍，气血逆乱。

治法：急以开窍通脑醒神，继以泄热涤痰息风。

代表方剂：黄连解毒汤合定痫丸加减。发作时急以针刺人中、十宣、合谷等穴以醒神开窍，继之灌服汤药。

方解：黄连解毒汤清上、中、下三焦之火。清代吴仪洛《成方切用·泻火门》言："三焦积热，邪火妄行，故用黄芩泻肺火于上焦，黄连泻脾火于中焦。（王海藏曰：黄连泻心，实泻脾也，子能令母实，实则泻其子。）黄柏泻肾火于下焦，栀子通泻三焦之火，从膀胱出。盖阳盛则阴衰，故用大苦大寒，兼三焦而统治之。泻其亢甚之火，而救其欲绝之水也。然非实热，不可轻投。"定痫丸化痰开窍，息风止痫，方中竹沥善清热化痰，镇惊利窍，"治痰迷大热，风痉癫狂"。配姜汁，用其温开以助化痰利窍。以胆南星功专清火化痰，镇惊定痫，"主治一切中风、风痫、惊风"。以半夏、陈皮、贝母、茯苓、麦冬祛痰降逆，兼防伤阴；丹参、石菖蒲开瘀利窍；全蝎、僵蚕息风止痉；天麻化痰息风；辰砂、琥珀、远志、灯心草、茯神镇惊宁神，以助解痉定痫之功；甘草调和诸药。诸药共奏化痰开窍、息风定痫之效。

兼证加减：热甚者，用安宫牛黄丸清热化痰、开窍醒神，或紫雪丹清热息风止痉；大便秘结者，加生大黄、芒硝、枳实、厚朴等泻下通便。

2. 阴痫

临床表现：突然昏仆，不省人事，面色晦暗，青灰而黄，手足清冷，双眼半开半合，肢体拘急，或抽搐时作，口吐涎沫，一般口不啼叫，或啼音微小，醒后周身疲乏，或如常人，或仅表现为一过性呆木无知，不闻不见，不动不语，数秒至数分钟即可恢复，恢复后对发病之情全然不知，多则一日发作数次或十数次；平素神疲乏力，恶心泛呕，胸闷咳痰，纳差便溏，舌质淡苔白腻，脉多沉细或沉迟。

证候分析：寒痰湿浊，上蒙清窍，元神失控，则突然昏仆，不省人事，面色晦暗，青灰而黄，手足清冷，双眼半开半合，肢体拘急，或抽搐时作，口吐涎沫，一般口不啼叫，或啼音微小，醒后周身疲乏，或如常人，或仅表现为一过性呆木无知，不闻不见，不动不语，数秒至数分钟即可恢复，恢复后对发病之情全然不知，多则一日发作数次或十数次；湿浊内蕴，脾失健运，则平素神疲乏力、恶心泛呕、纳差便溏；寒痰蕴肺，肺失宣肃，则胸闷咳痰；舌质淡苔白腻、脉多沉细或沉迟，为寒痰湿浊内蕴之征。

辨证要点：以痫证发作，伴面色晦暗，青灰而黄，手足清冷，舌淡苔白腻，脉沉等阴盛体征为要点。

病机概要：寒痰湿浊，上蒙清窍，元神失控。

治法：急以开窍醒神，继以温化痰涎、顺气定痫。

代表方剂：五生饮合二陈汤。昏仆者急以针刺人中、十宣穴开窍醒神，继而灌服汤药。

方解：五生饮温阳散寒化痰，方中半夏温化寒痰，胆南星、白附子兼能祛风止痉；川乌辛热，祛风除湿。诸药生用，药性峻猛。黑豆养血祛风，亦能解胆南星、半夏、川乌之毒。诸药共奏温阳散寒、化痰祛风之功。二陈汤理气化痰，清代吴仪洛《成方切用·除痰门》言："半夏辛温，体滑性燥，行水利痰为君。痰因气滞，气顺则痰降。（庞安常曰：善治痰者，不治痰而治气。气顺则一身津液，亦随气而顺矣。）故以橘红利气。痰由湿生，湿去则痰消，故以茯苓渗湿为臣。中不和则痰涎聚，又以甘草和中补土为佐也。"

兼证加减：恶心欲呕者，加生姜、苏梗、竹茹降逆止呕；胸闷痰多者，加瓜蒌、枳实、胆南星以化痰宽胸；纳差便溏者，加党参、炮姜、诃子健脾止泻。痫证重症，持续不省人事，频频抽搐者，属病情危重，应予中西医结合抢救治疗，注意及时防治急性并发症。偏阳衰者，见面色苍白、汗出肢冷、鼻鼾息微、脉微欲绝等表现，可辅以参附注射液静脉注射以回阳救逆，益气固脱；偏阴虚者，见面红身热、躁动不安、息粗痰鸣、呕吐频频等表现，辅以参麦注射液静脉注射以益气固脱，养阴生津；抽搐甚者，予紫雪丹清热息风止痉，或配合针灸治疗，促其苏醒。

二、休止期

1. 肝火痰热证

临床表现：平素急躁易怒，面红目赤，心烦不寐，咳痰不爽，口苦咽干，便秘溲黄；发作时昏仆抽搐，吐涎，或有吼叫；舌红苔黄腻，脉弦滑而数。

证候分析：肝火素旺，火扰心神，心神不安，故平素急躁易怒、面红目赤、心烦不寐；肝火盛而灼津液，则咳痰不爽、口苦咽干、便秘溲黄；肝火盛，火动生风，风夹痰动，阻于心窍，故发作时昏仆抽搐、吐涎，或有吼叫；舌红苔黄腻、脉弦滑而数，为肝火痰热之征。

辨证要点：以平素急躁易怒，面红目赤，心烦不寐，发作时表现为阳痫为要点。

病机概要：肝郁化火，痰火内盛，上扰元神。

治法：清肝泻火，化痰开窍。

代表方剂：龙胆泻肝汤合涤痰汤。

方解：龙胆泻肝汤清泻肝火，方解见胁痛之肝胆湿热证。涤痰汤涤痰开窍，方解见中风－中脏腑－闭证－痰浊瘀闭证。

兼证加减：肝火动风者，加天麻、钩藤、地龙、全蝎以平肝息风；大便秘结者，加生大黄、芒硝以泻下通便；彻夜难寐者，加酸枣仁、柏子仁、五味子以养心安神。

2. 肝肾阴虚证

临床表现：痫证频发，神思恍惚，面色晦暗，头晕目眩，两目干涩，耳轮焦枯不泽，健忘不寐，腰膝酸软，大便干燥，舌质红，苔薄白或薄黄少津，脉沉细数。

证候分析：由于痫证反复发作，日久不愈，导致肝肾阴虚，髓海不足，脑失所养，故神志恍惚、面色晦暗、头晕目眩、两目干涩、耳轮焦枯不泽、健忘不寐、腰膝酸软；阴虚火旺，津液亏虚，无以下承，故大便干燥；苔薄白或薄黄少津、脉沉细数，为肝肾阴虚之象。

辨证要点：以痫证频发、面色晦暗、两目干涩、耳轮焦枯、腰膝酸软等为要点。

病机概要：痫证日久，肝肾阴虚，髓海不足，脑失所养。

治法：滋补肝肾，填精益髓。

代表方剂：大补元煎。

方解：见头痛－内伤头痛－肾虚证。

兼证加减：神志恍惚，持续时间长者，合酸枣仁汤加阿胶、龙眼肉养心安神；恐惧、焦虑、忧郁者，合甘麦大枣汤以缓急安神；水不制火，心肾不交者，合交泰丸加减以清心除烦；大便干燥者，加玄参、肉苁蓉、火麻仁养阴润肠通便。

3. 瘀阻脑络证

临床表现：平素头晕头痛，痛有定处，常伴单侧肢体抽搐，或一侧面部抽动，颜面口唇青紫，舌质暗红或有瘀斑，苔薄白，脉涩或弦。多继发于中风、颅脑外伤、产伤、颅内感染性疾病。

证候分析：瘀血阻窍，脑络闭塞，脑神失养，故平素头晕头痛、痛有定处；瘀血内阻，血行不畅，筋脉失养，则常伴单侧肢体抽搐，或一侧面部抽动；颜面口唇青紫、舌质暗红或有瘀斑、苔薄白、脉涩或弦，为瘀血之征。

辨证要点：以头晕头痛、痛有定处、舌质暗红或有瘀斑等为要点。

病机概要：瘀血阻窍，脑络闭塞，脑神失养。

治法：活血化瘀，息风通络。

代表方剂：通窍活血汤。

方解：见头痛－内伤头痛－瘀血头痛。

兼证加减：肝阳上亢者，加钩藤、石决明、白芍以平肝潜阳；痰涎偏盛者，加半夏、胆南星、竹茹以涤痰开窍；纳差乏力，少气懒言，肢体瘫软者，加黄芪、党参、白术以补中益气。

【该病证应该如何调护】

保持精神愉快，避免精神刺激，怡养性情，劳逸适度。女性在怀孕前应积极治疗原发病，避免胎儿头颅外伤、颅内感染等。休止期患者应避免近水、近火、近电、高空作业及驾驶车辆，以免突然发病发生危险。调理饮食、情志和起居，饮食宜清淡，多吃蔬菜，少食肥甘之品，切忌过冷过热、辛温刺激的食物。

患病之后，针对正虚可适当参以调补，调脾胃，和气血，健脑髓，顺气涤痰，活血化瘀等，切忌不加辨证，一概投以人参、鹿茸大补之品或其他温燥补品。对昏仆抽搐的患者，注意保持其呼吸道通畅，凡有义齿均应取出，放置牙垫，以防窒息和咬伤，加用床栏以免翻坠下床。

【浙派医家关于本病的相关论述】

元代朱丹溪《丹溪心法·痫》：惊与痰宜吐，大率行痰为主，用黄连、南星、瓜蒌、半夏，寻火寻痰，分多分少，治之无不愈者。分痰与热，有热者，以凉药清其心；有痰者，必用吐药，吐后用东垣安神丸。大法宜吐，吐后用平肝剂，青黛、柴胡、川芎之类，龙荟丸正宜服之。

明代虞抟《医学正传·癫狂痫证》：痫病独主乎痰，因火动之所作也。治法，痫宜乎吐，狂宜乎下，癫则宜乎安神养血，兼降痰火。虽然此三证者，若神脱而目瞪如愚痴者，纵有千金我酬，吾未如之何也已矣。

明代张景岳《景岳全书·杂证谟》：癫病多由痰气。凡气有所逆，痰有所滞，皆能壅闭经络，格塞心窍，故发则眩晕僵仆，口眼相引，目睛上视，手足搐搦，腰脊强直，食顷乃苏。此其倏病倏已者，正由气之倏逆倏顺也。故治此者，当察痰察气，因其甚者而先之；至若火之有无，又当审其脉证而兼为之治也。

【思维导图】

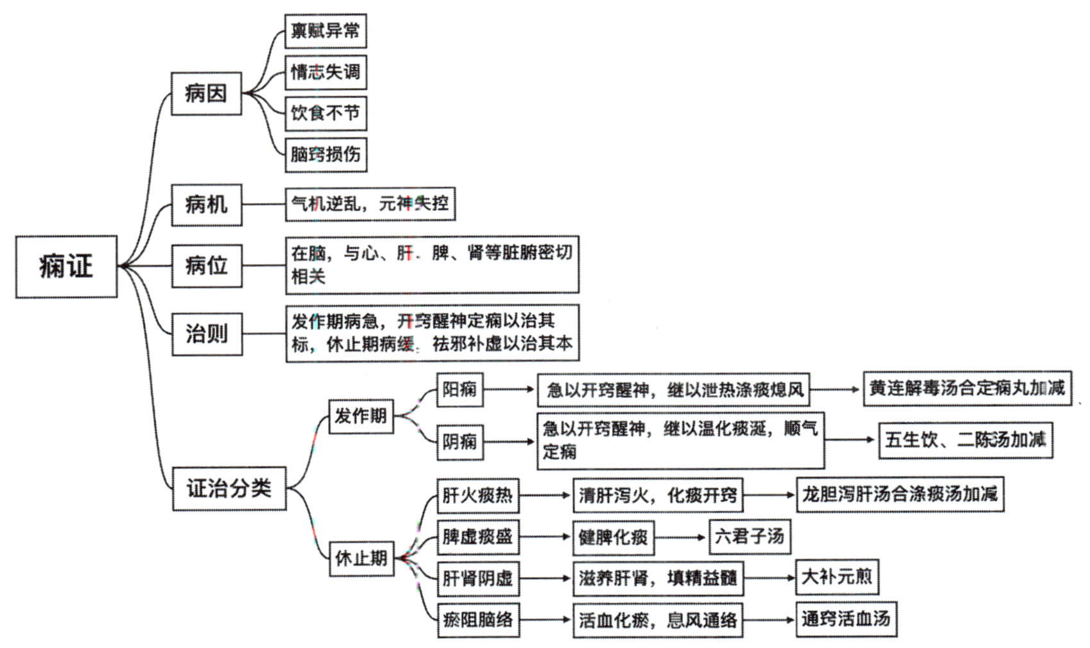

第六节　厥　证

【示例病案】

施某，男，56岁，浙江丽水人，2021年12月5日初诊。

主诉：半个月前突发晕厥1次。

病史：患者半个月前因情绪愤怒突发晕厥，意识丧失，不省人事，持续时间约1分钟，醒后如常，但对发病情况失去记忆。平素形体肥胖，咳痰量多，色白易咳，胸闷不舒，舌苔白腻，脉沉滑。

【患者得了什么病证】

本案患者诊断为厥证。

厥证是以突然昏倒，不省人事，伴有四肢逆冷为主证的病证。病情轻者，一般在短时间内会逐渐苏醒，清醒后无偏瘫、失语、口眼㖞斜等后遗症。病情重者，则昏厥时间较长，严重者甚至一厥不复而导致死亡。本节厥证所讨论的范围是以突然发生的一时性昏倒，不省人事为主证，伴有四肢逆冷的病证。西医学中多种原因所致之晕厥，如癔症、高血压脑病、脑血管痉挛、低血糖、出血性或心源性休克等，均可参考本节辨证论治。

中医学有关厥证的记载，最早始于《内经》，不仅论述甚多，而且涉及范围相当广泛。概括起来，可分为两种情况：一种是指突然昏倒，不知不事。如《素问・厥论》曰："厥……或令人暴不知人，或至半日，远至一日乃知人者。"《素问・大奇论》言："暴厥者，不知与人言。"另一种是指肢体和手足逆冷。如《素问・厥论》谓："阳气衰于下，则为寒厥……寒厥之为寒也，必从五指而上于膝。"东汉张仲景《伤寒杂病论》论厥，主要以手足逆冷为主。金代成无己《伤寒明理论・厥》认为："伤寒厥者，何以明之？厥者，冷也，甚于四逆也。"金代张从正《儒门事亲》对厥证则立有专篇论述，不仅记载了手足逆冷之厥，而且还论证了昏不知人之厥，并将昏厥分为尸厥、痰厥、酒厥、气厥、风厥等证。《儒门事亲・指风痹痿厥近世差玄说》指出："厥之为状，手足及膝下或寒或热也……厥亦有令人腹暴满不知人者，或一二日稍知人者，或卒然闷乱无觉知者……有涎如拽锯，声在喉咽中为痰厥，手足搐搦者为风厥，因醉而得之为酒厥，暴怒而得之为气厥。"明代李梴《医学入门》、赵献可《医贯》、张景岳《景岳全书》等，又在总结前人经验的基础上，结合临床实际，对厥证的理论不断充实、完善和系统化，提出了气、血、痰、食、暑、尸、酒、蛔等厥，并以此作为辨证分型的主要依据，指导临床治疗。

【该病证应与哪些病证相鉴别】

厥证应与中风、昏迷等病证进行鉴别。

1. 中风

中风以中老年人多见，常有素体肝阳亢盛。其中脏腑者，突然昏仆，并伴有口眼㖞斜、偏瘫等症；若神昏时间较长，苏醒后有偏瘫、口眼㖞斜及失语等后遗症。厥证可发生于任何年龄，昏倒时间较短，醒后无后遗症，但血厥之实证重者可发展为中风。

2. 昏迷

昏迷为多种疾病发展到一定阶段所出现的危重证候。一般来说，发生较为缓慢，有一个昏迷前的临床过程，先轻后重，由烦躁、嗜睡、谵语渐次发展；一旦昏迷后，持续时间一般较长，恢复较难，苏醒后原发病仍然存在。厥证常为突然发生，昏倒时间较短，常因情志刺激、饮食不节、劳倦过度、亡血失津等诱发。

【患者怎么得的这个病】

厥证的发生多因情志内伤、体虚劳倦、亡血失津、饮食不节等致气机逆乱，升降乖戾，气血阴阳不相顺接而发病，常见气厥、血厥、痰厥。其病位主要在心肝，涉及脾肾。

本案患者诊断为厥证，属痰厥。肥人多痰湿，复因恼怒气逆，痰随气升，上闭清窍，故突发晕厥、意识丧失、不省人事；痰阻气道，故咳痰量多、色白易咳；痰浊阻滞，气机不利，则胸闷不舒；舌苔白腻、脉沉滑，为痰浊内阻之征。

【患者的这个病证应该怎么治】

本案患者治以行气化痰。方用导痰汤加减，方解见颤证之痰热风动证。

兼证加减：痰湿化热，见便秘、舌苔黄腻、脉滑数者，加黄芩、栀子、竹茹、瓜蒌仁等以清热降火，或用礞石滚痰丸以化痰清热降火。

历代医家治疗厥证颇有心得。张仲景补充了寒厥和热厥的治法，提出寒厥用四逆汤、当归四逆汤、通脉四逆加猪胆汁汤等，热厥用白虎汤等，并提出热厥可用下法。明代李梴《医学入门·外感寒暑》云："凡外感发厥者，宜解散药中加姜汁。"《医学入门·内伤七情》云："内伤痰火发厥，脉弦滑者，二陈汤加竹沥；夹寒，加生附子；夹火，加芩、连、山栀、竹沥；肥人，加人参、姜汁。凡厥证为颠，为眴仆，为妄见，或腹胀、二便不利，或呕，或心痛，皆痰火、郁气病也。"张景岳提出以虚实论治厥病，切中临床实际。《景岳全书·厥逆》谓："气厥之证有二，以气虚气实皆能厥也。气虚卒倒者……宜参、芪、归、术、地黄、枸杞、大补元煎之属。甚者，以回阳饮、独参汤之类主之。气实而厥者……治宜以排气饮，或四磨饮，或八味顺气散、苏合香丸之类，先顺其气，然后随其虚实而调理之。"

【该病证还有哪些其他证型】

一、气厥

1. 实证

临床表现：常由情志异常、精神刺激而诱发，突然昏倒，不省人事，或四肢厥冷，呼吸气粗，口噤握拳；舌苔薄白，脉伏或沉弦。

证候分析：肝气不舒，气机上逆，上壅心胸，阻塞清窍，故突然昏倒、不省人事、口噤握拳；阳气被郁，不能外达，则四肢厥冷；肝气上逆，气机闭塞，肺气不宣，则呼吸气粗；气闭于内，则脉伏；肝气郁滞不畅，则脉沉弦。

辨证要点：以情志异常，精神刺激而诱发，突然昏倒，不省人事等为要点。

病机概要：肝郁不舒，气机上逆，壅阻心胸，内闭神机。

治法：开窍，顺气，解郁。

代表方剂：通关散合五磨饮子。

方解：通关散辛香通窍。清代张秉成《成方便读》言："此亦治中风闭证之一法也。凡邪气骤加，正气被遏，经隧不通，肢厥脉绝，此时不特药力所不能达，且药亦不能进。唯有取嚏一法，先开其关，使肺气一通，则诸脏之气皆通，然后方可用药施治。二味皆辛散之品，俱能开窍，均可上行，合之为散，以搐鼻中，一取嚏而关即通也。"五磨饮子开郁畅中，降气调肝。清代吴仪洛《成方切用·救急门》谓："怒则气上，气上则上焦气实而不行，下焦气逆而不吸，故令暴死。气上宜降之，故用沉香槟榔。气逆宜顺之，故用木香乌药，佐以枳实，破其滞也。磨以白酒，和其阴也。若夹虚者，用四磨饮。"

兼证加减：肝阳偏亢，头晕而痛，面赤躁扰者，加钩藤、石决明、磁石等以平肝潜阳；兼有痰热，喉中痰鸣，痰壅气塞者，加胆南星、贝母、橘红、竹沥等以涤痰清热；醒后哭笑无常、睡眠不宁者，加茯神、远志、酸枣仁等以安神定志。

2. 虚证

临床表现：发病前有明显的情绪紧张、恐惧、疼痛或站立过久等诱发因素，发作时眩晕昏仆，面色苍白，呼吸微弱，汗出肢冷，舌淡，脉沉细微。

证候分析：元气素虚，又因情绪紧张、恐惧、疼痛或站立过久等，一时气机不相顺接，中气下陷，清阳不升，故眩晕昏仆、面色苍白、呼吸微弱；阳气虚衰，难以温通，则肢冷；卫外不固，则汗出；舌淡、脉沉细微，为正气不足之征。

辨证要点：以发病前有明显的情绪紧张、恐惧、疼痛或站立过久等诱发因素，发作时眩晕昏仆等为要点。

证治概要：补气，回阳，醒神。

代表方剂：生脉饮或参附汤或四味回阳饮。

方解：生脉饮重在益气生津。清代吴谦《医宗金鉴·删补名医方论》曰："是方君人参以补气，即所以补肺，臣麦冬以清气，即所以清肺；佐五味以敛气，即所以敛肺。吴昆云：一补、一清、一敛，养气之道备矣。名曰生脉，以脉得气则充，失气则弱。"参附汤重在益气固阳，方解见中风－中脏腑－脱证。四味回阳饮重在益气固阳，当代连建伟《历代名方精编·温里剂》言："恶寒脉微而复利，为少阴阳衰，阴寒内盛之征；津伤液脱，无物可下则利自止，并非阳气来复之象，仲景所谓'利止，亡血也'。此时阳气衰微，阴液内竭，病势凶险，当急用本方拯救欲脱之元阴元阳。方中以四逆汤回阳救逆，加人参益气养阴，乃回阳复阴之法。"

兼证加减：汗出多者，加黄芪、白术、煅龙骨、煅牡蛎等益气固涩止汗；心悸不宁者，加远志、柏子仁、酸枣仁等养心安神；纳谷不香、食欲不振者，加白术、茯苓、陈皮等健脾和胃。

二、血厥

1. 实证

临床表现：多因急躁恼怒而发，突然昏倒，不省人事，牙关紧闭，面赤唇紫，舌暗红，脉弦有力。

证候分析：急躁恼怒，肝气上逆，血随气升，上蔽神明，清窍闭塞，因而突然昏倒、不省人事、牙关紧闭；面赤唇紫、舌暗红、脉弦有力，皆为气逆血菀于上之象。

辨证要点：以多因急躁恼怒而发、突然昏倒等为要点。

病机概要：怒而气上，血随气升，闭阻清窍。

治法：平肝潜阳，理气化瘀。

代表方剂：羚角钩藤汤或通瘀煎。

方解：羚角钩藤汤平肝潜阳息风，方解见中风－中脏腑－闭证－痰火瘀闭证。通瘀煎活血理气，方中归尾、红花、山楂活血散瘀，乌药、青皮、木香、香附顺气开郁，泽泻利湿泄浊。清代吴仪洛《成方切用·经带门》载："治妇人气滞血积，经脉不利。痛极拒按，及产后瘀血实痛，并男妇血逆血结等证。兼寒滞者，加肉桂一钱，或吴茱萸五分。火盛内热，血燥不行者，加炒栀子一二钱。微热血虚者，加芍药二钱。血虚涩滞，加牛膝。血瘀不行者，加桃仁二十粒（去皮尖）或加苏木延胡之类。瘀极而大便结燥者，加大黄一二三钱，或朴硝蓬术亦可。"

兼证加减：急躁易怒，肝热甚者，加菊花、牡丹皮、龙胆草等清肝泻火；阴虚不足，眩晕头痛者，加生地黄、枸杞子、珍珠母等育阴潜阳。

2. 虚证

临床表现：常因失血过多，突然昏厥，面色苍白，口唇无华，四肢震颤，自汗肢冷，目陷口张，呼吸微弱，舌质淡，脉芤或细数无力。

证候分析：失血过多，血虚不能上承，故突然昏厥、面色苍白、口唇无华；气血不能达于四末，筋失所养，则四肢震颤；营阴内衰，正气不固，故自汗肢冷、目陷口张、呼吸微弱；舌质淡、脉芤或细数无力，乃血去过多而阴伤之征。

辨证要点：以常因失血过多、突然昏厥等为要点。

病机概要：气随血脱，神明失养。

治法：补气养血。

代表方剂：急用独参汤灌服，继服人参养荣汤。

方解：独参汤益气固脱。清代吴仪洛《成方切用·治气门》言："人参得天地冲和之气以成形，故用之以补冲和之气，使其一息尚存，则可以次第而疗诸疾。是以病之危急而虚者，良医以气为首务也。"人参养荣汤补益气血，方解见颤证之气血亏虚证。

兼证加减：自汗肤冷、呼吸微弱者，加附子、干姜回阳救逆；口干少津者，加麦冬、玉竹、沙参养阴生津；心悸少寐者，加龙眼肉、酸枣仁养心安神。

三、食厥

临床表现：暴饮暴食，突然昏厥，脘腹胀满，呕呃酸腐，头晕，舌苔厚腻，脉滑。

证候分析：暴饮暴食，复逢恼怒，食填中脘，胃气不降，气逆于上，清窍闭塞，故突然昏厥；食滞内停，气与食并，则脘腹胀满、呕呃酸腐；胃腑浊气，壅于胸中，清阳不升，故头晕；舌苔厚腻、脉滑，为食滞不消、浊气不降之候。

辨证要点：以暴饮暴食、突然昏厥等为要点。

病机概要：食填中脘，胃气不降，气逆于上，清窍闭塞。

治法：和中消导。

代表方剂：昏厥若在食后未久，应用盐汤探吐以祛实邪，再用神术散合保和丸加减。

方解：盐汤涌吐宿食。清代汪昂《医方集解·涌吐之剂》曰："咸润下而软坚，能破积聚，又能宣涌，使不化之食，从上而出，则塞者通矣，亦木郁达之也。"神术散芳香化湿，理气和中。方中藿香芳香化浊，升清降浊，为君药；苍术为臣，苦温性燥，最善除湿运脾，助藿香内化湿浊；厚朴、砂仁行气化湿，消胀除满，陈皮理气化滞，共为佐药；甘草和中兼能调和诸药，为使药。诸药相伍，使风寒外散，湿浊内化，清升浊降，气机通畅，诸症向愈。因其效甚速，故名神术散。保和丸消食导滞，清代吴仪洛《成方切用·消导门》言："山楂酸温，收缩之性，能消油腻腥膻之食。陈曲辛温，蒸窨之物，能消酒食陈腐之积。菔子辛甘，下气而制面。麦芽咸温，消谷而软坚。伤食必兼乎湿，茯苓补脾而渗湿。积久心郁为热，连翘散结而清热。半夏能润能燥，和胃而健脾。陈皮能降能升，调中而理气。此伤于饮食而气未病者，故但当消导也。"元代朱丹溪《丹溪心法》谓此方"治一切食积"。

兼证加减：大便不通者，用小承气汤导滞通腑。

【该病证应该如何调护】

预防厥证，应避免情志过极，保持心情舒畅。对于情绪容易激动，思想狭隘者，平时注意加强思想修养，避免病情反复发作或加重。改变不良饮食起居习惯，加强锻炼，增强体质。注意劳逸结合，保持充足的睡眠，勿使过度疲劳或饥饿等。

已发厥证者，宜采取针对性调护措施，密切观察病情的发展变化，注意保持呼吸道通畅，促进排痰，防止窒息。患者苏醒后，要消除其紧张情绪，针对不同的病因予以不同的康复指导。所有厥证患者均应戒烟酒、禁辛辣香燥之品，以免助热生痰，加重病情。

【浙派医家关于本病的相关论述】

明代楼英《医学纲目·癫痫》：凡癫痫及中风、中寒、中暑、中湿、气厥、尸厥，而昏眩倒仆，不省人事者，皆由邪气逆上阳分，而乱于头中也……邪气逆上则头中气乱，头中气乱则脉道闭塞，孔窍不通，故耳不闻声，目不识人，而昏眩无知，仆倒于地也。

清代陈士铎《石室秘录·厥证》：人有忽然厥，口不能言，眼闭手撒，喉中作酣声，痰气甚盛，有一日即死者，有二三日而死者，此厥多犯神明，然亦因素有痰气而发也。

【思维导图】

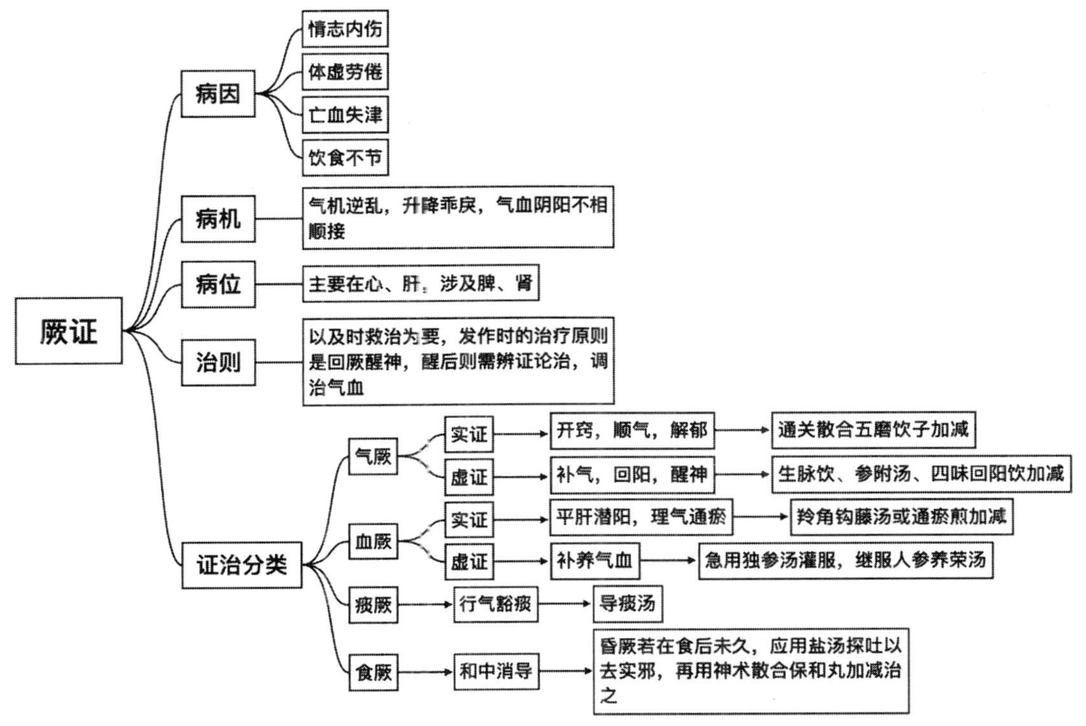

第七节　痴　呆

【示例病案】

张某，女，60岁，浙江温岭人，2021年12月9日初诊。

主诉：神呆不语2个多月。

病史：患者2个月前因煤气中毒昏迷，经急救治疗后，生命无虞，但神志失常，沉默不语，迟钝少寐，生活不能自理，日常起居由家人照料，常以手抱头，伴肢体活动僵硬，动作笨拙，二便失禁，舌质暗有瘀斑，脉沉迟。

【患者得了什么病证】

本案患者诊断为痴呆。

痴呆是以获得性智能缺损为特征，以善忘、失语、失认、失用、执行不能或生活能力下降等为主证的病证，又称呆病。西医学中的阿尔茨海默病、血管性痴呆及路易体痴呆、额颞叶痴呆、帕金森病痴呆、麻痹性痴呆、中毒性脑病等具有痴呆特征者，可参照本节进行辨证论治。

唐代以前对痴呆的专论较少，其症状大多以“善忘”“健忘”“好忘”等描述，散见于医典古籍中。

在唐代孙思邈的《华佗神医秘传》（亦名《华佗神方》）中首见“痴呆”二字，其后晋代皇甫谧《针灸甲乙经》、明代杨继洲《针灸大成》等著作中均以“呆痴”命名本病。

明代张景岳《景岳全书·杂证谟》专设“癫狂痴呆”篇，记载道：“痴呆证，凡平素无痰，而或以郁结，或以不遂，或以思虑，或以疑贰，或以惊恐，而渐致痴呆……此其逆气在心或肝胆二经，气有不清而然。”张氏认为情志不遂是本病的主要病因，病位在心，与肝胆密切相关。

清代陈世铎称本病为“呆病”，他在《辨证录·呆病门》中提到：“大约其始也，起于肝气之郁；其终也，由于胃气之衰。肝郁则木克土，而痰不能化，胃衰则土制水，而痰不能消，于是痰积于胸中，盘踞于心外，使神明不清，而成呆病矣。”不仅设立了“呆病”专篇，而且提出了“肝郁”和“痰积”两种病机学说，拟定“开郁逐痰”之治法。同时又记载：“夫心肾交而智能生，心肾离而智能失。”从心肾不交的角度分析智能缺失的原因，对本病治疗亦有借鉴意义。王清任《医林改错·脑髓说》明确提出：“灵机记性不在心在脑……所以小儿无记性者，脑髓未满；高年无记性者，脑髓渐空。”表明脑髓失养是痴呆的主要原因。吴鞠通《吴鞠通医案·中风》提出：“中风神呆不语，前能语时，自云头晕，左肢麻，口大㖞。”张乃修《张聿青医案·中风》记载“右半不遂，神呆不慧”。叶天士《临证指南医案·中风》记载“初起神呆遗溺”。上述医家均从中风后遗痴呆角度，分析了痴呆的其他病因及表现。

【该病证应与哪些病证相鉴别】

痴呆应与郁证、癫狂、健忘等病证进行鉴别。

1. 郁证

郁证以抑郁症状为主，如心境不佳、表情淡漠、少言寡语，也常主诉记忆力减退、注意力不集中等类似痴呆的症状，但无智能缺损和生活失能情况，临床上称之为假性痴呆。但仔细询问病史，会发现患者大多思路清晰、逻辑性强、无生活失能情况，抗抑郁治疗有明显效果。痴呆以智能症状为主，如善忘、智能缺损、生活失能，抑郁情绪或有或无，抗抑郁治疗无明显效果。

2. 癫狂

癫狂早期即以沉闷寡言，情感淡漠，语无伦次，或喃喃自语，静而少动等情志失常表现为主，或以喧扰不宁、烦躁不安、妄见妄闻、妄思妄行，甚至狂越等形神失控症状为主，迁延至后期，也会发生智能缺损。但痴呆早期即以善忘、智能缺失、生活失能等症状为主，中后期会有烦躁不安、急躁易怒、妄见妄闻、妄思离奇等形神失常症状，少见喧扰不宁、妄行狂越等严重形神失控的症状。

3. 健忘

健忘既是一个独立疾病，又是痴呆的早期表现或首发症状，需要鉴别。健忘是遇事善忘、不能回忆的一种病证，一般无渐进加重，也无智能缺失，生活能力始终正常。痴呆也有健忘症状，通常有渐进加重，且智能缺失，生活能力同时受损。跟踪随访，有助于鉴别。

【患者怎么得的这个病】

痴呆的发病多因先天不足，或后天失养，或年高体虚，或久病不复，肾虚精少，髓海不足，元神失养，而渐致痴呆；或因久郁不解，或中风外伤，或外感热毒等，寻致损伤脑络，脑气不通，神明不清，而突发痴呆。

本案患者诊断为痴呆，属瘀阻脑络证。患者因煤气中毒，经抢救虽性命无虞，但脑络已伤，脑髓失养，神机失用，故神志失常、沉默不语、迟钝少寐、动作笨拙、二便失禁、生活无法自理；络伤瘀阻，气血不畅，故肢体活动僵硬；舌质暗有瘀斑、脉沉迟，为瘀血内阻之象。

【患者的这个病证应该怎么治】

本案患者治以活血化瘀，通窍醒神。方用通窍活血汤，方解见头痛－内伤头痛－瘀血头痛。

兼证加减：气血不足者，加当归、生地黄、党参、黄芪等以气血双补；久病血瘀化热者，加牡丹皮、生地黄、夏枯草、栀子等以凉血；瘀血阻窍动风者，加全蝎、蜈蚣、天麻、三七等以活血息风。

历代医家治疗痴呆颇有心得。明代张景岳《景岳全书·杂证谟》曰："然此证有可愈者，有不可愈者，亦在乎胃气元气之强弱，待时而复，非可急也。凡此诸症，若以大惊猝恐，一时偶伤心胆，而致失神昏乱者。此当以速扶正气为主，宜七福饮，或大补元煎主之。"其关注到正气强弱与本病预后的关系，选用七福饮合大补元煎治疗，至今仍有实际指导意义。清代陈士铎在《辨证录·呆病门》以"开郁逐痰"之法治疗本病，又在《石室秘录·呆病》中强调"痰气独盛，呆气最深""治呆无奇法，治痰即治呆也"，立有洗心汤、转呆丹、生慧汤、扶老丸、强记汤等方。

【该病证还有哪些其他证型】

1. 髓海不足证

临床表现：忘失前后，兴趣缺失，起居怠惰，或倦怠嗜卧，行走缓慢，动作笨拙，甚则振掉，腰胫酸软，齿枯发焦，眩晕耳鸣，目无所见，舌质瘦色淡，脉沉细。

证候分析：髓海空虚，神机失用，故忘失前后、兴趣缺失、起居怠惰，或倦怠嗜卧、行走缓慢、动作笨拙，甚则振掉；肾虚，精血不能上承耳目，濡养筋脉，故腰胫酸软、齿枯发焦、眩晕耳鸣、目无所见；髓海空虚，心血不足，失于充养，故舌质瘦色淡；脉沉细为肾精不足之象。

辨证要点：以忘失前后，兴趣缺失，起居怠惰，腰胫酸软，齿枯发焦，眩晕耳鸣等表现为要点。

病机概要：肾精亏虚，髓海失养，神机失用。

治法：滋补肝肾，填精益髓。

代表方剂：七福饮。

方解：清代黄庭镜《目经大成·补阵》言“上方人参、白术、甘草补胃气也。胃气补，太阴治矣。当归、地黄滋精血也，精血滋，厥阴治矣。枣仁、远志宁心而交肾，心肾交，少阴治矣。夫太阴治则气能摄血，而动者可止；厥阴治则精能配气，而断者可通；少阴治则水火不相射，而生明照之神”。明代张景岳《景岳全书》载：“凡因思虑惊恐，以致脾肾亏损而阳道痿者，必须培养心脾，使胃气渐充，则冲任始振，而元可复也。宜七福饮、归脾汤之类主之。然必大释怀抱，以舒神气，庶能奏效。否则徒资药力无益也。其有忧思恐惧太过者，每多损抑阳气，若不益火，终无生意，宜七福饮加桂附枸杞之类主之。”

兼证加减：病情较重者，加肉苁蓉、知母、鹿角胶、龟甲胶、阿胶等加强滋补肝肾、生精养髓之力；头晕、耳鸣，目眩或视物不清者，加天麻、钩藤、珍珠母、煅牡蛎、菊花、生地黄、枸杞子平肝潜阳；心烦溲赤，舌红少苔，脉细而弦数者，用知柏地黄丸加丹参、莲子心等清心宣窍；舌质红苔黄腻者，加清心滚痰丸以清心涤痰，泻火通便，待痰热化净，再投滋补之品。

2. 脾肾亏虚证

临床表现：迷惑善忘，兴趣缺失，反应迟钝，易惊善恐，食少纳呆，或呃逆不食，口涎外溢，四肢不温，小便混浊，夜尿频多，或二便失禁，舌质淡体胖大有齿痕，苔白或腻，脉沉细弱，两尺尤甚。

证候分析：脾肾不足，髓海失养，神机不用，则迷惑善忘、兴趣缺失、反应迟钝、易惊善恐；脾虚失健，运化失司，胃不受纳，故食少纳呆或呃逆不食；脾虚失于固摄，则口涎外溢；肾阳虚衰，釜底无薪，不能温煦脾土，腐熟水谷，故四肢不温、小便混浊、夜尿频多或二便失禁；舌质淡体胖大有齿痕、苔白或腻，为脾肾阳虚之征；脉沉细弱、两尺尤甚，为肾阴亏虚之征。

辨证要点：以迷惑善忘、食少纳呆、口涎外溢、小便混浊、夜尿频多等表现为要点。

病机概要：脾肾两虚，髓海失养，神机失用。

治法：温补脾肾，养元安神。

代表方剂：还少丹。

方解：清代汪昂《医方集解·补养之剂》言“ 两肾中间有命火，乃先天之真阳，人之日用云为，皆此火也，此火衰微，则无以熏蒸脾胃，饮食减少，而精气日衰矣。苁蓉、巴戟能入肾经血分；茴香能入肾经气分，两者可同补命门相火之不足，火旺则土强而脾能健运矣。熟地、枸杞补水之药，水足则有以济火，而不亢不害矣。杜仲、牛膝补腰膝以助肾。茯苓、山药渗湿以助脾。山茱、五味生肺液而固精。远志、菖蒲通心气以交肾。大枣补气益血，润肺强脾。楮实助阳补虚，充肌壮骨。此水火平调，脾肾交补之剂也”。

兼证加减：呃逆不食，口涎外溢者，加炒白术、生黄芪、清半夏、炒麦芽健脾和胃；夜尿频多者，加菟丝子、蛇床子温阳缩尿。

3. 气血不足证

临床表现：善忘茫然，找词困难，不识人物，言语颠倒，多梦易惊，少言寡语，倦怠少动，面唇无华，爪甲苍白，纳呆食少，大便溏薄，舌质淡苔白，脉细弱。

证候分析：气血不足，髓海失养，神机失用，故善忘茫然、找词困难、不识人物、言语颠倒；气血不足，血不养心，故多梦易惊、少言寡语；气血不足，无以荣养，则倦怠少动、面唇无华、爪甲苍白；脾胃运化失司，故纳呆食少、大便溏薄；舌质淡苔白、脉细弱，为气血不足之征。

辨证要点：以善忘茫然、多梦易惊、倦怠少动、面唇无华、爪甲苍白、食少便溏等表现为要点。

病机概要：气血不足，髓海失养，神机失用。

治法：益气健脾，养血安神。

代表方剂：归脾汤。

方解：见眩晕之气血亏虚证。

兼证加减：脾虚日重者，加茯苓、山药益气健脾；入睡困难或夜间行为异常者，加柏子仁、夜交藤、珍珠粉、煅牡蛎、莲子心以养心安神。

以上髓海不足、脾肾亏虚、气血不足三证多见于平台期。

4. 痰浊蒙窍证

临床表现：多忘不慧，表情呆滞，迷路误事，不言不语，忽歌忽笑，洁秽不分，亲疏不辨，口吐痰涎，纳呆呕恶，体肥懒动，舌苔黏腻浊，脉弦而滑。

证候分析：气郁痰结，阻蔽神明，故多忘不慧、表情呆滞；痰扰心神，气郁不舒，则迷路误事、不言不语、忽歌忽笑、洁秽不分、亲疏不辨；痰浊中阻，健运失司，气机阻滞，故口吐痰涎、纳呆呕恶、体肥懒动；舌苔黏腻浊、脉弦而滑，为痰浊内蕴之象。

辨证要点：以多忘不慧、表情呆滞、忽歌忽笑、口吐痰涎、纳呆呕恶等表现为要点。

病机概要：痰浊内盛，蒙蔽心窍，痹阻脑络。

治法：化痰开窍，醒神益智。

代表方剂：洗心汤。

方解：方中半夏、陈皮燥湿化痰，理气和中；石菖蒲化痰开窍；酸枣仁、茯神宁心安神；少用附子以温通阳气；神曲以消食健胃。然而痰浊之生，必与正气不足有关，故人参大补元气，甘草健脾益气助之，并能调和诸药。正如《辨证录》云：“不祛痰则正气难补，补正气而因之祛邪。”“邪见正气之旺，安得不消灭于无踪哉。”故全方化痰与益气并用，化痰开窍，醒神益智。

兼证加减：脾虚明显者，加黄芪、山药、砂仁等补气健脾；头重如裹，哭笑无常，喃喃自语，口多涎沫者，重用陈皮、半夏，加胆南星、佩兰、白豆蔻、全瓜蒌等化痰开窍；言语颠倒，歌笑不休，甚至反喜污秽者，改用转呆丹大补心肝气血，祛痰开窍。

5. 心肝火旺证

临床表现：急躁易怒，烦躁不安，妄闻妄见，妄思妄行，或举止异常，噩梦纷纭，或梦幻游离，或梦寐喊叫，头晕目眩，头痛，耳鸣如潮，口臭口疮，尿赤便干，舌质红或绛，苔黄或黄腻，脉弦滑或弦数。

证候分析：情志不畅，肝气郁结，生热化火，神窍被扰，故急躁易怒、烦躁不安、妄闻妄见、妄思妄行；火热扰心，神机蒙蔽，则或举止异常、噩梦纷纭，或梦幻游离，或梦寐喊叫；火热上炎，燔灼头面，上扰清窍，故头晕目眩、头痛、耳鸣如潮、口臭口疮；火热伤津，无以润下，故尿赤便干；舌质红或绛、苔黄或黄腻、脉弦滑或弦数，为心肝火旺之征。

辨证要点：以急躁易怒、烦躁不安、妄闻妄见、妄思妄行、口臭口疮、尿赤便干等表现为要点。

病机概要：心肝火旺，上扰清窍，神机失用。

治法：清心平肝，安神定志。

代表方剂：天麻钩藤饮。

方解：见头痛－内伤头痛－肝阳头痛。

兼证加减：妄闻妄见、妄思妄行者，加生地黄、山茱萸、牡丹皮、珍珠粉滋阴清热平肝；苔黄黏腻者，加天竺黄、郁金、胆南星清热化痰；便秘者，加酒大黄、枳实、厚朴通腑泄热；烦躁不安者，为热毒炽盛，加安宫牛黄丸清热解毒、镇惊开窍。

以上痰浊蒙窍、心肝火旺、瘀阻脑络三证多见于波动期。

6. 热毒内盛证

临床表现：无欲无语，迷蒙昏睡，不识人物，神呆遗尿，或二便失禁，身体蜷缩不动，或躁扰不宁，甚则狂越，或谵语妄言，肢体僵硬，或颤动，或痫痉，舌质红绛，苔少或苔黏腻浊，或腐秽厚积，脉数。

证候分析：热毒与痰浊互结，蒙蔽脑窍，神机失用，故无欲无语、迷蒙昏睡、不识人物、神呆遗尿或二便失禁、身体蜷缩不动；热毒内盛，扰动心神，故躁扰不宁、甚则狂越或谵语妄言；邪热久羁，伤津耗液，经络失于濡养，故肢体僵硬；热毒内盛，热极生风，则肢体颤动或痫痉；舌质红绛苔少、脉数，为热盛津亏之象；苔黏腻浊或腐秽厚积，为浊邪内阻之征。

辨证要点：以神呆昏蒙，不识人物，二便失禁，或躁扰谵妄，颤动痫痉，舌苔黏腻浊或腐秽厚积等为要点。

病机概要：火热久蕴，内生浊毒，神机失用。

治法：清热解毒，通络达邪。

代表方剂：黄连解毒汤。

方解：见痫证之发作期阳痫。

兼证加减：痰迷热闭，神惫如寐者，加石菖蒲、郁金、天竺黄，或合用至宝丹以清热化痰开窍；阴虚内热，虚极生风者，加生地黄、天麻、地龙、全蝎、蜈蚣等，或合紫雪丹以清热开窍、息风止痉。

本证多见于下滑期。

【该病证应该如何调护】

年老体弱或久病之后，饮食宜清淡，少食肥甘厚味，戒烟酒，多食具有补肾益精作用的食物。常喝绿茶、快步行走等具有延缓或预防痴呆的作用。

精神调理、智能训练、饮食调节、身体运动等对痴呆患者治疗与康复非常重要。帮助患者维持或恢复有规律的生活习惯，饮食宜清淡。指导患者正确认识和对待疾病，解除情志因素刺激，进行耐心细致的智能训练。对重症患者，应进行生活照料，防止因大小便自遗及长期卧床引发褥疮、感染等。要防止患者自伤或他伤，防止跌倒而发生骨折或外出走失等。

【浙派医家关于本病的相关论述】

明代杨继洲《针灸大成·八脉图并治症穴》：心性呆痴，悲泣不已：通里、后溪、神门、大钟。

明代张景岳《景岳全书·杂证谟》：痴呆证，凡平素无痰，而或以郁结，或以不遂，或以思虑，或以疑贰，或以惊恐，而渐致痴呆。言辞颠倒，举动不经，或多汗，或善愁，其证则千奇万怪，无所不至。脉必或弦或数，或大或小，变易不常。此其逆气在心或肝胆二经，气有不清而然。但察其形体强壮，饮食不减，别无虚脱等证。则悉宜服蛮煎治之，最稳最妙。然此证有可愈者，有不可愈者，亦在乎胃气元气之强弱，待时而复，非可急也。凡此诸证，若以大惊猝恐，一时偶伤心胆，而致失神昏乱者。此当以速扶正气为主，宜七福饮，或大补元煎主之。

清代陈士铎《辨证录·呆病门》：人有终日不言不语，不饮不食，忽笑忽歌，忽愁忽哭，与之美馔则不受，与之粪秽则无辞，与之衣不服，与之草木之叶则反喜，人以为此呆病，不必治也。然而呆病之成，必有其因，大约其始也，起于肝气之郁；其终也，由于胃气之衰。肝郁则木克土，而痰不能化，胃衰则土制水，而痰不能消，于是痰积于胸中，盘踞于心外，使神明不清，而成呆病矣。治法开郁逐痰，健胃通气，则心地光明，呆景尽散也。

【思维导图】

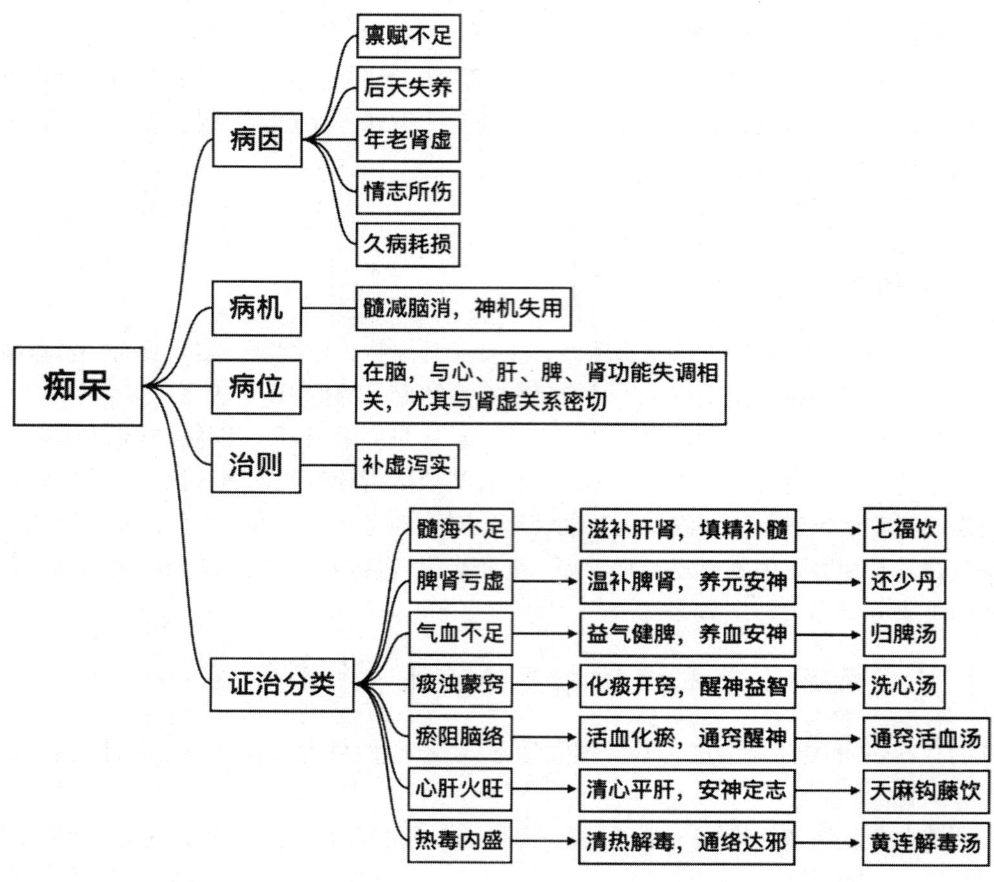
痴呆
病因
禀赋不足
后天失养
年老肾虚
情志所伤
久病耗损
病机
髓减脑消，神机失用
病位
在脑，与心、肝、脾、肾功能失调相关，尤其与肾虚关系密切
治则
补虚泻实
证治分类
髓海不足
滋补肝肾，填精补髓
七福饮
脾肾亏虚
温补脾肾，养元安神
还少丹
气血不足
益气健脾，养血安神
归脾汤
痰浊蒙窍
化痰开窍，醒神益智
洗心汤
瘀阻脑络
活血化瘀，通窍醒神
通窍活血汤
心肝火旺
清心平肝，安神定志
天麻钩藤饮
热毒内盛
清热解毒，通络达邪
黄连解毒汤

第五章 土系——脾与胃系病证

第一节 胃 痛

【示例病案】

李某，女，54岁，浙江杭州人，1998年3月5日初诊。

主诉：反复胃脘疼痛3年。

病史：患者3年前无明显原因出现胃脘隐痛，多于午后及夜间疼痛频繁，清晨亦有发作。半年来又增胃中有灼热感，甚至热及胸膈，口干咽燥，夜寐欠安，时常不易入睡，心烦，手足心热，胃纳欠佳，大便干结，小便短少，面色少华，舌质红少津，光剥无苔，脉细弦数。

【患者得了什么病证】

本案患者诊断为胃痛。

胃痛，又称胃脘痛，是以上腹胃脘部近心窝处疼痛为主证的病证。西医学中的急性胃炎、慢性胃炎、功能性消化不良、胃及十二指肠溃疡等病以上腹部疼痛为主要症状者，均可参考本节辨证论治。

金代李东垣《兰室秘藏》首立“胃脘痛”一门，将胃脘痛的证候、病因病机和治法明确区分于心痛，使胃痛成为独立的病证。

明代虞抟《医学正传·胃脘痛》指出：“古方九种心痛……详其所由，皆在胃脘，而实不在于心也。”关于胃痛的治疗，指出：“气在上者涌之，清气在下者提之，寒者温之，热者寒之，虚者培之，实者泻之，结者散之，留者行之。”

清代高世栻《医学真传·心腹痛》指出，要从辨证角度去理解和运用“通则不痛”之法，言：“夫通者不痛，理也。但通之之法，各有不同。调气以和血，调血以和气，通也；下逆者使之上行，中结者使之旁达，亦通也；虚者助之使通，寒者温之使通，无非通之之法也。”为后世辨治胃痛奠定了基础。叶天士倡导“初病在经，久痛入络”的病机特点，治疗方面强调“通字须究气血阴阳，便是看诊要旨”，提出辛香理气、辛柔和血、泻肝安胃、甘温补胃、滋阴养胃等治法。

【该病证应与哪些病证相鉴别】

胃痛应与真心痛、胁痛、腹痛等病证进行鉴别。

1. 真心痛

真心痛是胸痹心痛的严重证候，多见于老年人，常有胸痹病史，典型症状为胸膺部闷痛、刺痛或绞痛，疼痛剧烈，痛引肩背，常伴心悸气短、汗出肢冷、唇甲发绀等症状，病情危急。部分患者也常表现为胃脘疼痛，所以特别容易与胃痛混淆，造成误诊。《灵枢·厥病》曰："真心痛，手足清至节，心痛甚，旦发夕死，夕发旦死。"提示真心痛病情危急，预后险恶。

2. 胁痛

胁痛病位在肝胆，与脾胃有关，临床表现以胁肋部疼痛为主，可兼有胃脘部不适甚至胃脘疼痛，多伴有厌食油腻、胸胁满闷、口苦，或发热恶寒等症。胃痛病位在胃，与肝脾有关，以胃脘疼痛为主，部分患者可攻冲两胁，甚至伴有胸胁疼痛，常伴有脘腹痞闷胀满、吞酸嘈杂等症。

3. 腹痛

腹痛是以胃脘部以下，耻骨毛际以上位置疼痛为主证；胃痛是以上腹胃脘部近心窝处疼痛为主证。两者仅就疼痛部位来说，是有区别的。但胃处腹中，与肠相连，因而胃痛可以影响及腹，而腹痛亦可牵连于胃，这就要从疼痛的主要部位和如何起病加以辨别。

【患者怎么得的这个病】

胃痛的发生，主要由外邪侵袭、饮食不节、情志失调、体虚久病等，致脾胃虚弱，不荣则痛，或胃气郁滞，失于和降，不通则痛。

本案患者诊断为胃痛，属胃阴不足证。胃痛日久，郁热伤阴，胃失濡养，故胃脘隐痛、多于午后及夜间疼痛频繁、清晨时亦有发作、胃中有灼热感甚至热及胸膈；阴虚津少，无以上承，则口干咽燥；阴虚则生内火，火扰心神，故夜寐欠安、时常不易入睡、心烦、手足心热；胃阴亏虚，失于濡养，受纳失司，故胃纳欠佳；阴虚液耗，无以下溉，则大便干结、小便短少；面色少华、舌红少津、光剥无苔，为阴虚液耗之象；脉弦细数，乃阴虚内热之征。

【患者的这个病证应该怎么治】

本案患者治以养阴益胃，和中止痛。方用益胃汤，现代盛增秀《温病学理论与临证·补益剂》言："方中重用生地、麦冬养阴清热、生津润燥，为君药；北沙参、玉竹养阴生津，加强生地、麦冬益胃养阴之力，为臣药；冰糖濡养肺胃且调和诸药，故为使药。"

兼证加减：胃酸明显增多者，加乌梅、诃子肉、鸡内金等以制酸；胃痛甚者，合芍药甘草汤缓急止痛；胃脘胀痛较甚，兼有气滞者，加厚朴花、金铃子散行气止痛；热结便秘者，加火麻仁、瓜蒌仁、蒲公英等润肠通便；气阴两虚，倦怠乏力，不思饮食者，加太子参、怀山药益气养阴；胃痛反复发作，缠绵难愈，阴虚毒蕴者，加连翘、浙贝母、莪术、生薏苡仁、半枝莲、白花蛇舌草等清热解毒。

历代医家治疗胃痛颇有心得。《灵枢·邪气脏腑病形》中“胃病者，腹䐜胀，胃脘当心而痛，上支两胁，膈咽不通，食饮不下，取足三里也”等描述，阐明了本病的主要病变部位、临床表现及治法，尤其是针刺足三里治疗胃痛，至今仍是临床常用的有效方法。金元时期，张子和对胃脘痛的可下之证做了具体的描述，如《儒门事亲·凡在下者皆可下式》曰：“凡宿食在胃脘皆可下之，则三部脉平；若心下按之硬满者，犹宜再下之。”李东垣倡脾胃升降学说，认为脾胃为精气升降之枢纽，故在《脾胃论·天地阴阳生杀之理在升降浮沉之间论》中说：“盖胃为水谷之海，饮食入胃，而精气先输脾归肺，上行春夏之令，以滋养周身，乃清气为天者也；升已而下输膀胱，行秋冬之令，为传化糟粕转味而出，乃浊阴为地者也。”他把胃脘痛的病机归结为中气虚损，或客寒犯胃，或脾胃升发之气不升，兼阴火上冲，相应制订了一系列益气和胃，温中理气，主以升提阳气兼降阴火为特点的胃脘痛病治效方，其中以草豆蔻丸、黄芪人参汤、麻黄豆蔻丸、厚朴温中汤等方剂为代表。元代朱丹溪《丹溪心法·心脾痛》认为“心痛即胃脘痛……痛甚者，脉必伏，用温药附子之类，不可用参术，诸痛不可补气”。这引起后世的争论。明代汪机在《医读》中对丹溪“诸痛不可补气”之说予以纠正，指出：“痛不补气，指病初起，病久气虚，补剂不以，气何由行？痛何由止？参术之类，其可例弃？”金元时期刘完素《素问病机气宜保命集·病机论》曰：“是以风火皆属阳，阳主动，其为病也，胃脘当心痛。”他虽以“火”立论，但又不拘于“火”论，对脾胃的论述具有特色，特别是《宣明论方·胃中润泽论》一文，把胃中润泽放到一个非常重要的地位来看待，为胃脘痛的治疗开辟了一条新路。

【该病证还有哪些其他证型】

1. 寒邪客胃证

临床表现：胃痛暴作，恶寒喜暖，得温痛减，遇寒加重，口和不渴，喜热饮，有感寒或偶食生冷史，舌苔薄白，脉弦紧。

证候分析：寒主收引，寒邪内客于胃，则阳气被寒邪所遏而不得舒展，致气机阻滞，故胃痛暴作、恶寒喜暖；寒邪得阳则散，遇阴则凝，故得温则痛减、遇寒加重；胃无热邪，故口和不渴；热能胜寒，故喜热饮；舌苔薄白属寒，脉弦主痛，紧主寒。

辨证要点：以胃痛暴作、恶寒喜温等为要点。

病机概要：寒邪客胃，暴遏阳气，气机郁滞。

治法：温胃散寒，理气止痛。

代表方剂：良附丸。

方解：当代连建伟《历代名方精编·理气剂》载“方中高良姜辛热，散寒止痛，香附辛温，行气止痛。两药配伍，对于寒凝气滞的胃脘疼痛，自有良效。本方主药应根据寒凝气滞的偏重来决定：偏于寒凝者以高良姜为主药，偏于气滞者以香附为主药。原方以米饮汤加入生姜汁和盐为丸，取其兼能和胃，生姜汁并能辅佐高良姜温散寒邪。寒散气行，其痛自瘥”。

兼证加减：寒邪较著者，加荜茇、川椒、肉桂等加强散寒理气之力；恶寒、头痛等风寒表证者，加苏叶、桂枝以疏散风寒；寒邪郁久化热，寒热错杂者，用半夏泻心汤加减以辛开苦降、寒热并调。

2. 饮食伤胃证

临床表现：胃脘疼痛，胀满拒按，嗳腐吞酸，或呕吐不消化食物，吐食或矢气后痛减，不思饮食，大便不爽，多有暴饮多食史，舌苔厚腻，脉滑。

证候分析：暴食多饮，饮停食滞，致胃中气机阻滞，故胃脘疼痛、胀满拒按；健运失司，腐熟无权，谷浊之气不得下行而上逆，则嗳腐吞酸或呕吐不消化食物；吐则宿食上越，矢气则腐浊下排，故吐食或矢气痛减；胃中饮食停滞，一可致脾胃受损则不思饮食，二可导致肠道传导受阻则大便不爽；苔厚腻为食滞之象，脉滑为宿食之征。

辨证要点：以脘胀腹满不食、嗳腐吞酸或吐食等为要点。

病机概要：饮食积滞，壅阻胃气。

治法：消食导滞，和中止痛。

代表方剂：保和丸。

方解：见厥证之食厥。

兼证加减：脘腹胀甚者，加枳实、木香、槟榔等以行气消滞；食积化热，嗳腐酸臭者，加黄连、栀子等以清热；胃脘胀痛而便秘者，合小承气汤以通腑行气；胃痛急剧而拒按，苔黄燥，便秘者，为食积化热成燥，则合大承气汤泄热润燥、通腑荡积。

3. 肝气犯胃证

临床表现：胃脘胀闷，攻冲作痛，痛连两胁，嗳气频繁，大便不畅，每因情志因素而痛作，多有情志不遂，或精神刺激的病史，苔薄白，脉弦。

证候分析：肝主疏泄而喜条达，若情志不舒，则肝气郁结不得疏泄，横逆犯胃，故胃脘胀闷；胁乃肝之分野，而气多走窜游移，故疼痛攻冲连胁；气机不利，肝胃气逆，故嗳气频繁；气滞肠道，传导失常，故大便不畅；情志不和，则肝郁愈甚，气结复加，故每因情志而痛作；病在气分而湿浊不甚，故苔薄白；病在里而属肝主痛，故见脉弦。

辨证要点：以胃痛胀闷、攻冲连胁等为要点。

病机概要：肝气郁滞，横逆犯胃，胃气阻滞。

治法：疏肝理气，和胃止痛。

代表方剂：柴胡疏肝散。

方解：见胁痛之肝郁气滞证。

兼证加减：肝胃气滞明显，胃痛或胁痛者，合金铃子散以加强理气止痛之效；胃气上逆，嗳气较频者，加姜半夏、旋覆花、代赭石等和胃降逆；泛酸者，加乌贝散、煅瓦楞子、左金丸以中和胃酸。

4. 肝胃郁热证

临床表现：胃脘灼痛，痛势急迫，烦躁易怒，泛酸嘈杂，口干口苦，舌红苔黄，脉弦或数。

证候分析：肝气郁结，日久化热，邪热犯胃，故胃脘灼痛、痛势急迫；肝胃郁热，逆而上冲，故烦躁易怒、泛酸嘈杂；肝胆互为表里，肝热夹胆火上乘，故口苦口干；舌红苔黄为里热之象，脉弦数乃肝胃郁热之征。

辨证要点：以胃脘灼痛势急、烦怒、口干苦等为要点。

病机概要：肝郁化火，郁热伤胃。

治法：疏肝泄热，和胃止痛。

代表方剂：化肝煎。

方解：现代秦伯未《谦斋医学讲稿》谓"本方重在治肝，用白芍护肝阴，青、陈皮疏肝气，丹、栀清肝火，宜于肝脏气火内郁的胸胁满痛，或气火上逆犯肺的咳吐痰血等证。因气火能使痰湿阻滞，故加川贝、泽泻，川贝兼有解郁作用"。明代张景岳《景岳全书》载："治怒气伤肝，因而气逆动火，致为烦热胁痛，胀满动血等证。"

兼证加减：胸胁胀满，烦躁易怒甚者，合柴胡疏肝散以疏肝理气；口苦口干者，加柴胡、黄连、玉竹、麦冬等以解郁清热、养阴生津；胃热壅盛，胃脘灼痛，痞满，大便不畅者，用大黄黄连泻心汤以苦寒清泄。

5. 湿热中阻证

临床表现：胃脘疼痛，痛势急迫，脘闷灼热，口干口苦，口渴而不欲饮，纳呆恶心，小便色黄，大便不畅，舌红苔黄腻，脉滑数。

证候分析：湿热中阻，热炽胃中，胃腑络脉气血壅滞，故胃脘疼痛、痛势急迫、脘闷灼热；热伤津液，湿碍运化，则口干口苦、口渴不欲饮；湿热蕴结，中焦脾胃受纳运化失职，升降失常，则纳呆恶心；湿热交阻下迫，故小便色黄，大便不畅；舌红苔黄主热，腻主湿，脉滑主湿，数主热，均为湿热中阻之征。

辨证要点：以胃痛灼热、口渴而不欲饮、舌红苔黄腻、脉滑数等为要点。

病机概要：湿热蕴结，胃气壅滞。

治法：清化湿热，理气和胃。

代表方剂：清中汤。

方解：方以二陈汤清中焦湿邪为君；山栀子苦寒泻火，治胃热，黄连苦寒入中焦，清热燥湿，二者相配清胃热之力更强，为臣；中焦有热，用栀、连苦寒泻火，易致格拒不纳，故草豆蔻辛温燥湿、健脾温胃以反佐，则邪易伏而病易愈；甘草调和诸药为使。

诸药合用则湿热除、胃气和。

兼证加减：湿偏重者，加苍术、藿香燥湿醒脾；热偏重者，加蒲公英、黄芩、连翘清胃泄热；恶心呕吐者，加竹茹、苏叶和胃降逆；大便秘结不通者，加生大黄（后下）通下导滞；气滞腹胀者，加厚朴、枳实以理气消胀；湿热蕴结成毒，胃脘灼痛，脘腹痞满，舌红苔黄者，用仙方活命饮解毒散结。

6. 瘀血停滞证

临床表现：胃脘疼痛，痛有定处而拒按，或痛有针刺感，食后痛甚，或吐血便黑，舌质紫暗，脉涩。

证候分析：气为血帅，血随气行，气滞日久，则致血瘀内停，因瘀血有形，故胃脘疼痛、痛有定处而拒按；瘀停之处，脉络壅而不通，故痛如针刺；进食则触动其瘀，故食后痛甚；若瘀停于胃者，则多见呕血；瘀停于肠者，则多见黑便；瘀停于胃肠者，则呕血与黑便同时并见；血瘀则舌少滋荣，故舌色紫暗；血瘀则血行不畅，故脉涩。

辨证要点：以痛有定处或有针刺感、舌质紫暗等为要点。

病机概要：瘀停胃络，脉络壅滞。

治法：化瘀通络，理气和胃。

代表方剂：失笑散合丹参饮。

方解：失笑散活血行瘀，散结止痛，方解见积证之气滞血阻证。丹参饮调气化瘀，现代朱良春《汤头歌诀详解》言："丹参活血祛瘀，可治血瘀腹痛、月经不调；檀香、砂仁理气温中，疏通气滞，檀香尤能治气滞脘腹作痛。正因三药相协，能调气和血，使气血运行通畅。"

兼证加减：胃痛甚者，加醋延胡索、郁金、九香虫、广木香、炒枳壳等行气活血止痛；见呕血及黑便等出血现象者，当以止血为先，宜先去檀香、砂仁，加大黄、茜草根、三七粉（冲服）。

7. 脾胃虚寒证

临床表现：胃痛隐隐，绵绵不休，喜温喜按，空腹痛甚，得食痛减，泛吐清水，纳差，神疲乏力，甚则手足不温，大便溏薄，舌淡苔白，脉虚弱或迟缓。

证候分析：脾胃虚寒，病属正虚，故胃痛隐隐、绵绵不休；寒得温而散，气得按而行，故喜温喜按；脾虚中寒，水不运化而上逆，故泛吐清水；脾胃虚寒，受纳运化失常，故食纳较差；胃虚得食，产热助正以抗邪，故进食痛止；脾主肌肉，健运四旁，中阳不振，健运无权，肌肉筋脉皆失其温养，故疲乏、手足不温；脾虚生湿，下渗肠间，故大便溏薄；舌淡脉虚弱或迟缓，为脾胃虚寒、中气不足之象。

辨证要点：以胃痛隐隐、喜温喜按等为要点。

病机概要：中焦虚寒，胃失温养。

治法：温中健脾，和胃止痛。

代表方剂：黄芪建中汤。

方解：见黄疸－阴黄－脾虚湿滞证。

兼证加减：泛吐酸水者，加吴茱萸、煅瓦楞子制酸止痛；泛吐清水较多，或胃中有振水音者，加干姜、姜半夏、陈皮、茯苓，或合用苓桂术甘汤通阳化饮；寒胜痛甚，呕吐肢冷者，合理中丸，或改用大建中汤以温中散寒；脾胃虚寒，胃痛，食欲不振，恶心呕吐者，用香砂六君子汤以健脾益气、和胃止痛。

【该病证应该如何调护】

胃痛发生、发展及复发，多与饮食不节、情志不遂有关，故在预防调护上要重视饮食与精神的调摄。

要养成良好的饮食规律和习惯，忌暴饮暴食，饥饱无常；忌长期进食生冷、醇酒、炙煿等物；忌过用苦寒、燥热伤胃的药物。患病后饮食以少食多餐、清淡易于消化为宜，避免进食浓茶、咖啡和辛辣食物，必要时进流质或半流质饮食。

保持精神愉快，性情开朗，避免忧思恼怒等情志内伤，树立战胜疾病的信心。要劳逸结合，起居有常，避免外邪内侵。

【浙派医家关于本病的相关论述】

元代朱丹溪《丹溪手镜》：或久不散郁而生热，宜开郁治热。或素有热，虚热相搏，结郁胃脘而痛。或有食积痰饮，或气而食相郁，停结胃口作痛。

明代虞抟《医学正传·胃脘痛》：胃脘当心而痛……未有不由痰涎食积郁于中，七情九气触于内之所致焉。

明代张景岳《景岳全书·心腹痛》：胃脘痛证，多有因食、因寒、因气不顺者……因虫、因火、因痰、因血者……唯食滞、寒滞、气滞者最多，因虫、因火、因痰、因血者，皆能作痛，大多暴痛者多由前三证，渐痛者多由后四证。因寒者常居八九，因热者十唯一二……盖寒则凝滞，凝滞则气逆，气逆则痛胀由生。痛有虚实……辨之之法，但当察其可按者为虚，拒按者为实；久痛者多虚，暴痛者多实；得食稍可者为虚，胀满畏食者为实；痛徐而缓，莫得其处者多虚，痛剧而坚，一定不移者为实；痛在肠脏中，有物有滞者多实，痛在腔胁经络，不于中脏而牵连腰背，无胀无滞者多虚，脉与证参，虚实自辨。

清代高世栻《医学真传·心腹痛》：所痛之部，有气血阴阳之不同，若概以行气消导为治，漫云通者不痛，夫通者不痛，理也，但通之之法，各有不同。调气以和血，调血以和气，通也；下逆者使之下行，中结者使之旁达，亦通也；虚者助之使通，寒者温之使通，无非通之之法也。若必以下泄为通，则妄矣。

【思维导图】

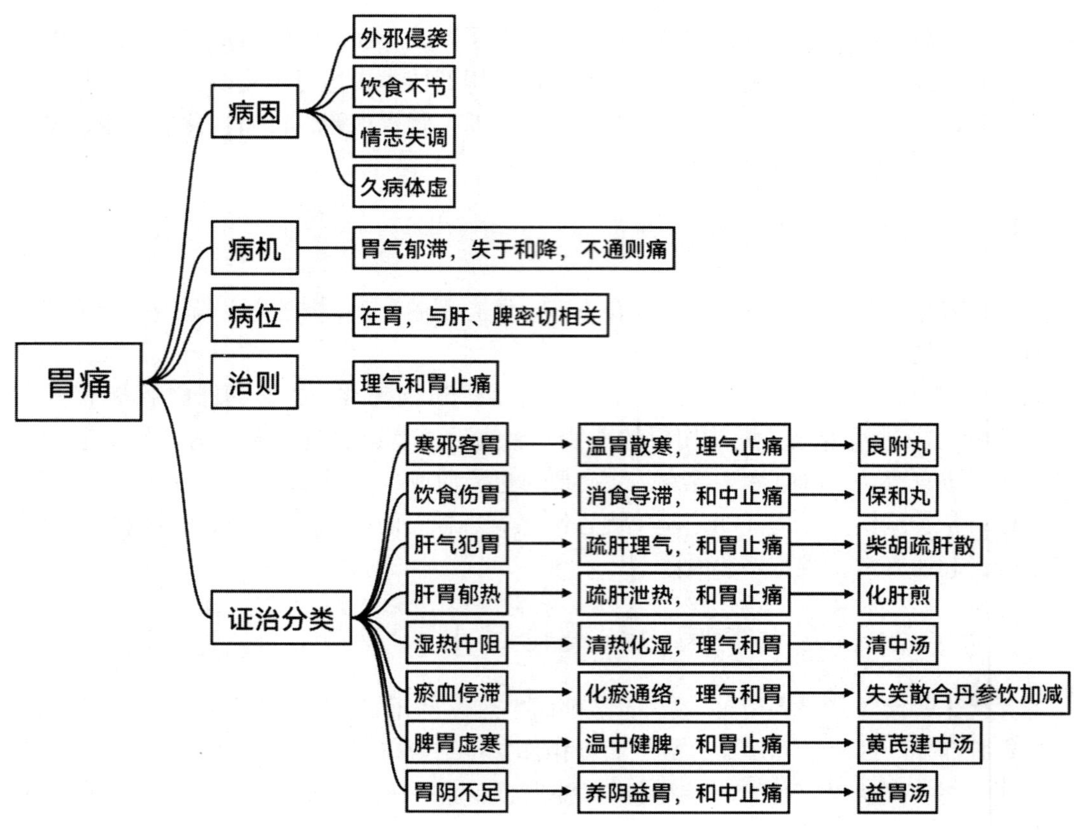

第二节　胃　痞

【示例病案】

案 1

刘某，男，64 岁，浙江嘉兴人，1993 年 8 月 10 日初诊。

主诉：反复胃脘胀满 1 年。

病史：患者 1 年前无明显诱因出现胃脘胀满，嘈杂不适，食后加重，胸膈满闷，身重困倦，呕恶频作，大便黏滞，舌淡红，苔白厚腻，脉沉滑。

案 2

王某，女，62 岁，浙江杭州人，1992 年 8 月 20 日初诊。

主诉：反复胃脘胀满半年，加重半个月。

病史：患者半年前因饮食不慎致胃中胀满，饮食大减，嗳气频作，肠鸣便溏。半个月前患者再次因饮食不节致胃脘撑胀、满闷，不知饥，不欲食，恶食生冷，食后嗳气频繁，肠鸣辘辘，大便溏薄，小便清长，舌淡体稍大，边有齿痕，苔薄白，脉沉细无力。

【患者得了什么病证】

两案患者均诊断为胃痞。

胃痞，又称痞满，是以自觉心下阻塞胀满不舒为主证的病证。一般以自觉脘腹阻塞胀满，触之无形，按之柔软，压之无痛为特点。西医学急性胃炎、慢性胃炎、功能性消化不良等以心下阻塞为主证时属本病范畴，均可参考本节辨证论治。

痞满的病名首见于《内经》。《素问·至真要大论》云："太阳之复，厥气上行，水凝雨冰，羽虫乃死。心胃生寒，胸膈不利，心痛否满。"如《素问·太阴阳明论》指出："食饮不节，起居不时者，阴受之。阳受之则入六腑，阴受之则入五脏……入五脏则䐜满闭塞。"《素问·异法方宜论》云："藏寒生满病。"

隋代巢元方《诸病源候论·诸痞候》则结合病位、病机对病名做出阐释："诸痞者，荣卫不和，阴阳隔绝，腑脏否塞而不宣通，故谓之否。""其病之候，但腹内气结胀满，闭塞不通。"

金代李东垣《兰室秘藏·中满腹胀门》提出"脾湿有余，腹满食不化"，认为痞满主脏在脾，所载的枳实消痞丸为治疗痞满名方。

明代张景岳《景岳全书·痞满》指出："凡有邪有滞而痞者，实痞也；无物无滞而痞者，虚痞也。有胀有痛而满者，实满也；无胀无痛而满者，虚满也。实痞实满者，可散可消；虚痞虚满者，非大加温补不可。"这种虚实辨证对后世痞满的诊治颇有指导意义。

【该病证应与哪些病证相鉴别】

胃痞应与胃痛、臌胀、积聚等病证进行鉴别。

1. 胃痛

胃痞与胃痛病位同在脘腹部，常相兼出现。胃痛以胃气阻滞、不通则痛为主要病机，以疼痛为主证；胃痞以脘腹胀满不舒为患。胃痛病势多急，压之可痛，而胃痞起病较缓，压无痛感。

2. 臌胀

胃痞与臌胀均可自觉脘腹胀满，胃痞为中焦气机不利，脾胃升降失司所致，以自觉满闷不舒、外无胀形为特征；臌胀基本病理变化为肝、脾、肾受损，气滞、血瘀、水停腹中，以腹部胀大如鼓、皮色苍黄、脉络显露为主证。

3. 积聚

胃痞与积聚均可见脘腹满闷，胃痞为中焦气机不利，脾胃升降失司所致；积聚的病机主要为气机阻滞，瘀血内结。胃痞自觉脘腹满闷不适，无腹部包块；积聚的临床特征是腹内结块，或伴有腹痛或腹胀。

【患者怎么得的这个病】

胃痞的发生，主要由饮食不节、情志失调、体虚久病或药毒误治等，致中焦气机不利，脾胃升降失常。

案1患者诊断为胃痞，属实痞之痰湿中阻证。痰湿阻滞，脾失健运，气机不和，致痰湿中阻之胃痞；痰湿困阻中焦，升降失职，故胃脘胀满、嘈杂不适、食后加重、呕恶频作；痰湿困阻，气滞不行，胸阳失展，故胸膈满闷；湿邪黏滞，湿滞经络，故身重困倦；大便黏滞、舌质淡红、苔白厚腻、脉沉滑，皆为痰湿中阻之象。

案2患者诊断为胃痞，属虚痞之脾胃虚弱证。脾胃虚弱，健运失职，升降失司，致脾胃虚弱之胃痞。脾胃虚弱，健运失职，气机滞于中焦，则胃脘撑胀、满闷、食后嗳气频繁、脾胃虚弱，受纳运化失常，则不知饥、不欲食；脾胃虚弱，运化无权，水谷不化，清浊不分，故肠鸣辘辘、大便溏薄、小便清长；中虚则生寒，故恶食生冷；舌淡体稍大、边有齿痕、苔薄白、脉沉细无力，为脾胃虚弱之象。

【患者的这个病证应该怎么治】

案1患者治以除湿化痰，理气和中。方用平胃散合二陈汤加减，平胃散燥湿运脾，行气和胃，清代吴仪洛《成方切用・消导门》言："苍术辛烈，燥湿而强脾。厚朴苦温，除湿而散满。陈皮辛温，利气而行痰。甘草中州主药，能补能和为使。泄中有补，务令湿土底于和平也。"二陈汤燥湿化痰，理气和中，方解见痫证－发作期－阴痫。

兼证加减：痰湿盛而满闷者，加紫苏梗、桔梗、枳实等以加强化痰理气之功；痰阻气逆，心下痞硬、嗳气不止者，加旋覆花、代赭石、枳实、沉香等以降逆化痰，或用旋覆代赭汤加减；渴不欲饮、水入即吐者，合五苓散以温化水饮；痰湿郁久化热而口苦、苔黄者，改用黄连温胆汤以理气化痰，清热和胃；脾胃虚弱者，加炒党参、炒白术、砂仁等以健脾和中。

案2患者治以补气健脾，升清降浊。方用补中益气汤，金代李东垣《内外伤辨惑论・饮食劳倦论》言："夫脾胃虚者，因饮食劳倦，心火亢甚，而乘其土位，其次肺气受邪，须用黄芪最多，人参、甘草次之。脾胃一虚，肺气先绝，故用黄芪以益皮毛而闭腠理，不令自汗，损其元气。上喘气短，人参以补之。心火乘脾，须炙甘草之甘温以泻火热，而补脾胃中元气；若脾胃急痛并太虚，腹中急缩者，宜多用之。经云：急者缓之。白术苦甘温，除胃中热，利腰脐间血。胃中清气在下，必加升麻、柴胡以引之，引黄芪、甘草甘温之气味上升，能补卫气之散解，而实其表也；又缓带脉之缩急。二味苦平，味之薄者，阴中之阳，引清气上升也。气乱于胸中，为清浊相干，用去白陈皮以理之，又能助阳气上升，以散滞气，助诸甘辛为用。"近代张山雷《沈氏女科辑要笺正・诸方》载："此唯脾胃气虚，清气陷于阴中，而肢体无力，面目萎黄，饮食无味，脉弱不起者为宜，所谓阳虚下陷者是矣。若阴虚于下，根本不坚者，得此害如鸩毒。昔贤谓脾胃之虚，利于升举，若肝肾之虚，必不可升。学者当须识得清楚。"

兼证加减：胀闷较重者，加炒枳壳、煨木香、姜厚朴等以理气运脾；纳呆厌食者，加砂仁、焦神曲等以理气开胃；心下坚，大如盘者，加炒枳实，或合枳术丸散结消痞；阳虚明显，痞满夜甚，遇寒加重，四肢不温者，加制附子、干姜等温胃助阳，或合附子理中丸以温胃健脾；舌苔厚腻，湿浊内蕴者，加姜半夏、茯苓，或改香砂六君子汤加减，以健脾祛湿、理气除胀。

历代医家治疗胃痞颇有心得。《伤寒论》曰："但满而不痛者，此为痞，柴胡不中与之，宜半夏泻心汤。"明确提出胃痞的临床特点，并创诸泻心汤治疗，后世医家一直效法。金元时期李东垣倡脾胃内伤之说，其理法方药多为后世医家所借鉴，《兰室秘藏·心腹痞门》中辛开苦降、消补兼施的枳实消痞丸成为后世治痞名方。清代李中梓提出胃痞的病因及胃痞初起、久病的治疗及辨治要点，《证治汇补·痞满》曰："大抵心下痞闷，必是脾胃受亏，浊气夹痰，不能运化为患。初宜舒郁化痰降火，二陈、越鞠、芩连之类。久之固中气，参、术、苓、草之类，佐以他药。有痰治痰，有火清火，郁则兼化。若妄用克伐，祸不旋踵。又痞同湿治，唯宜上下分消其气，如果有内实之症，庶可疏导。"清代林珮琴将伤寒之痞和杂病之痞明确区分，提出两者的治法，尤其是对杂病之痞进行了系统论述，在《类证治裁·痞满论治》中指出："伤寒之痞，从外之内，故宜苦泄。杂病之痞，从内之外，故宜辛散……痞虽虚邪，然表气入里，热郁于心胸之分，必用苦寒为泻，辛甘为散，诸泻心汤所以寒热互用也。"

【该病证还有哪些其他证型】

一、实痞

1. 饮食内停证

临床表现：脘腹满闷而胀，进食尤甚，嗳腐吞酸，厌食呕吐，或大便不调，矢气频作，味臭如败卵，舌苔厚腻，脉滑。

证候分析：暴食多饮，饮停食滞，胃中气机阻滞，故脘腹满闷而胀、进食尤甚；健运失司，腐熟无权，谷浊之气不得下行而上逆，则嗳腐吞酸、厌食呕吐；胃中饮食停滞，导致肠道传导受阻，故大便不调；腐浊随矢气下降而现矢气频作、味臭如败卵；苔厚腻为食滞之象，脉滑为宿食之征。

辨证要点：以脘腹满闷而胀，嗳腐吞酸等为要点。

病机概要：饮食停滞，胃腑失和，气机壅塞。

治法：消食和胃，行气消痞。

代表方剂：保和丸。

方解：见厥证之食厥。

兼证加减：食积较重，食欲减退者，加炒鸡内金、炒谷芽、炒麦芽等以消食开胃；胀满明显者，加炒枳实、厚朴、大腹皮等以理气除满；食积化热，大便秘结者，加生大黄、槟榔等以通腑消胀，或用枳实导滞丸推荡积滞，清利湿热；脾虚便溏者，加炒白术、炒扁豆等健脾助运、化湿和中，或用枳实消痞丸消除痞满、健脾和胃。

2. 湿热阻胃证

临床表现：脘腹胀闷不舒，灼热嘈杂，恶心呕吐，口干不欲饮，口苦纳少，大便干结或黏滞不畅，舌质红苔黄腻，脉滑数。

证候分析：湿热壅滞，胃脘气机不畅，则脘腹胀闷不舒、灼热嘈杂；湿热阻胃，胃失和降，浊气上逆，故恶心呕吐、口干不欲饮、口苦纳少；湿邪下注大肠，则大便干结或黏滞不畅；舌质红苔黄腻、脉滑数，为内有湿热之象。

辨证要点：以脘腹胀闷不舒、灼热嘈杂、舌质红苔黄腻、脉滑数等为要点。

病机概要：湿热内蕴，困阻脾胃，气机不利。

治法：清热化湿，和胃消痞。

代表方剂：泻心汤合连朴饮。

方解：泻心汤泄热破结。清代陈修园《金匮要略浅注》言："此为吐衄之神方也。妙在以芩、连之苦寒泄心之邪热，即所以补心之不足；尤妙在大黄之通，止其血，而不使其稍停余瘀，致血瘀后酿成咳嗽虚劳之根，且釜下抽薪，而釜中之水自无沸腾之患。"连朴饮清热燥湿，理气化浊。现代赵绍琴《温病纵横》载："方中黄连、栀子苦寒，清热泻火燥湿。厚朴、半夏、菖蒲三药配伍，苦温与辛温并用，辛苦开泄，燥湿化浊，半夏又有和胃降逆止呕之功。豆豉宣郁透热，芦根清热生津。诸药配伍，为燥湿清热之良方。"

兼证加减：胃中灼热、嘈杂明显者，加蒲公英、连翘、煅瓦楞子等以清热和胃；恶心呕吐明显者，加淡竹茹、白蔻仁、生姜等以降逆止呕；津液受伤明显，口干舌燥者，加天花粉、沙参等以养阴生津；寒热错杂，心下痞，呕利肠鸣者，用半夏泻心汤加减苦辛通降。

3. 肝胃不和证

临床表现：脘腹痞闷不舒，胸胁胀满，心烦易怒，善太息，呕恶嗳气，或吐苦水，大便不爽，舌质淡红苔薄白，脉弦。

证候分析：肝气郁结，横逆犯胃，胃气郁滞，故脘腹痞闷不舒、胸胁胀满；肝气郁结，则心烦易怒、善太息；肝胃气逆，则呕恶嗳气或吐苦水；气滞肠道，传导失常，故大便不爽；病在气分而湿浊不甚，则舌质淡红苔薄白；脉弦为肝郁之征。

辨证要点：以脘腹痞闷、胸胁胀满、善太息、脉弦等为要点。

病机概要：肝气郁结，乘脾犯胃，气机逆乱。

治法：疏肝解郁，和胃消痞。

代表方剂：越鞠丸合枳术丸。

方解：越鞠丸长于疏肝解郁，善解气、血、痰、火、湿、食六郁，方解见癫狂–癫证–心脾两虚证。枳术丸消补兼施，长于健脾消痞，清代冯兆张《冯氏锦囊秘录·伤食大小总论合参》言："夫枳术丸乃洁古老人所制，用枳实一两，白术二两，补药多于消药，先补而后消，以荷叶裹饭烧熟为丸，盖取荷叶色青得震卦之体有仰盂之象，中空而清气上升，烧饭为丸，以取谷气，洁古枳术一方，启东垣末年之悟，补中益气自此始也。"

兼证加减：胀满较甚者，加柴胡、大腹皮、青皮等以理气导滞消胀，或用五磨饮子加减行气消满；心烦不寐者，加合欢皮、郁金、酸枣仁等以宁心安神；郁而化火，嘈杂反酸者，合左金丸以泻肝和胃；痞满日久不愈，舌暗脉涩者，加丹参、莪术、三棱等以活血散结；心下痞，胸胁苦满，心烦喜呕，口苦咽干者，用小柴胡汤加减和解少阳。

二、虚痞

胃阴不足证

临床表现：胃脘痞闷，嘈杂不适，饥不欲食，恶心嗳气，口干咽燥，大便秘结，舌质红苔少，脉细数。

证候分析：胃阴亏虚，胃失濡养，则胃脘痞闷、嘈杂不适、饥不欲食；胃阴亏虚，和降失司，故恶心嗳气；胃阴亏虚，津不上承，故口干咽燥；阴虚液耗，无以下溉，肠道失润，故大便秘结；舌质红苔少乃阴虚液耗之象；脉细数为阴虚内热之征。

辨证要点：以脘腹痞满、嘈杂不适、饥不欲食、舌质红苔少、脉细数等为要点。

病机概要：胃阴亏虚，胃失濡养，胃失和降。

治法：养阴益胃，调中消痞。

代表方剂：益胃汤。

方解：见胃痛之胃阴不足证。

兼证加减：阴虚较重，火旺嘈杂者，加石斛、天花粉、百合等以加强生津；食欲不振者，加炒山楂、炒谷芽、炒麦芽等消食导滞；胀满明显者，加佛手、枸橘、厚朴花等理气消胀；便秘者，加火麻仁、玄参等以润肠通便；神疲乏力，气短懒言者，加太子参、莲子、黄精等以益气养阴。

【该病证应该如何调护】

胃痞的发生、发展及复发，多与饮食、情志、药物等有关，故在预防调护上要重视饮食、精神及起居的调摄。

要饮食有节，定时进食，避免暴饮暴食，同时注意饮食清淡，避免过食肥甘厚味、辛辣醇酒及生冷粗硬之品。慎用大热、大寒、有毒等易损伤脾胃的药物。

应注意精神调摄，避免忧思恼怒及情绪紧张。

要慎起居，适寒温，特别是季节交替时应注意腹部保暖。

【浙派医家关于本病的相关论述】

元代朱丹溪《丹溪心法·痞》：痞者，与否同，不通泰也。由阴伏阳蓄，气与血不运而成。处心下，位中央，䐜满痞塞者，皆土之病也，与胀满有轻重之分。痞则内觉痞闷，而外无胀急之形者，是痞也。有中气虚弱，不能运化精微为痞者；有饮食痰积，不能施化为痞者；有湿热太甚为痞者。古方治痞用黄连、黄芩、枳实之苦以泄之；厚朴、生姜、半夏之辛以散之；人参、白术之甘苦以补之；茯苓、泽泻之淡以渗之。既痞同湿治，唯宜上下分消其气。如果有内实之证，庶可略与疏导。世人苦于痞塞，喜行利药，以求其速效，暂时快通，痞若再作，益以滋甚。

明代虞抟《医学正传·痞满》:《内经》曰备化之纪，其病痞。太阴所至，为积饮痞膈。夫痞满之证，东垣论之详矣。谓太阴湿土主壅塞，乃土来心下为痞满也。伤寒下之太早，亦为痞满，乃寒伤荣血而然。心主血，邪入于本，故为心下痞。仲景以泻心汤，用黄连泻心下之土邪，功效甚速。非止伤寒为然，至于酒积杂病，下之太过，亦作痞满，盖下多则亡阴也。亡阴者，谓脾胃水谷之阴亡也。故胸中之气，因虚而下陷于心之分野，故心下痞。宜升胃气，以血药兼之。若全用利气之药导之，则痞尤甚。痞甚而复下之，气愈下降，必变为中满膨胀，皆非其治也。又有虚实之异，如实痞大便秘者，厚朴、枳实主之。虚痞大便利者，芍药、陈皮主之。如饮食所伤而为痞满者，宜消导其胸中窒塞之气。上逆兀兀欲吐者，则宜吐之，所谓在上者因而越之是也。学者宜详究焉。

明代张景岳《景岳全书·痞满》：痞者，痞塞不开之谓；满者，胀满不行之谓。盖满则近胀，而痞则不必胀也。所以痞满一证，大有疑辨，则在虚实二字。凡有邪有滞而痞者，实痞也；无物无滞而痞者，虚痞也。有胀有痛而满者，实满也；无胀无痛而满者，虚满也。实痞实满者，可散可消；虚痞虚满者，非大加温补不可。此而错用，多致误人。

清代李中梓《证治汇补·痞满》：初宜舒郁化痰降火，二陈、越鞠、芩连之类。久之固中气，参、术、苓、草之类，佐以他药，有痰治痰，有火清火，郁则兼化。

【思维导图】

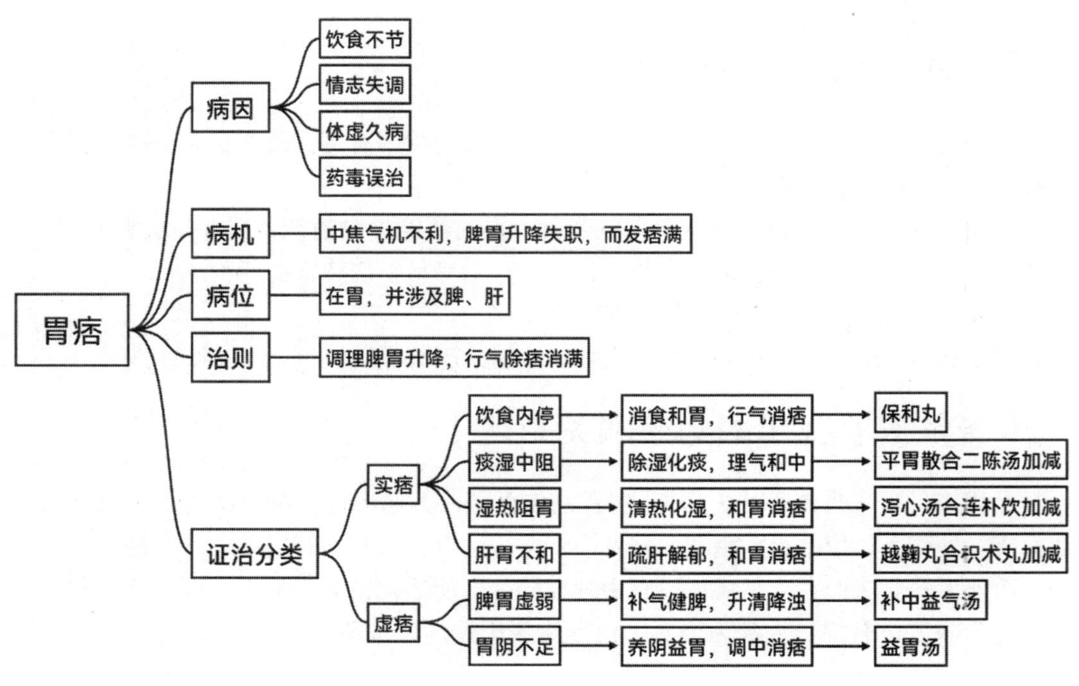

第三节 呕 吐

【示例病案】

王某，女性，26岁，浙江杭州人，1979年7月5日初诊。

主诉：反复恶心呕吐半年余。

病史：患者半年前无明显诱因出现恶心呕吐，不欲饮食，食后胃脘胀满不适，周身倦怠无力，四肢不温，大便稀溏，舌质淡红体胖大，边有齿痕，苔薄白，脉弱。

【患者得了什么病证】

本案患者诊断为呕吐。

呕吐，是以胃内容物由口中而出为主证的病证。其中，有声有物谓之“呕”，有物无声谓之“吐”，有声无物谓之“干呕”。临床呕与吐常兼见，难以截然分开，故合称为“呕吐”。西医学中的急慢性胃炎、幽门梗阻、肠梗阻、急性胰腺炎、尿毒症、颅脑疾病等，以呕吐为主要临床表现者，可参照本节辨证论治。

东汉张仲景《金匮要略》有“呕吐哕下利病脉证治”专篇，根据不同病因、症状而立法遣方，至今仍被临床广泛应用。而且认识到呕吐是人体排出胃中有害物质的保护性反应，提出本病的治疗禁忌。如《金匮要略·黄疸病脉证并治》云：“酒疸，心中热，欲呕者，吐之愈。”《金匮要略·呕吐哕下利病脉证治》云：“夫呕家有痈脓，不可治呕，脓尽自愈。”

唐代孙思邈《备急千金要方·呕吐哕逆》谓：“凡呕者，多食生姜，此是呕家圣药。”

明代张景岳《景岳全书·呕吐》云：“呕吐一证，最当详辨虚实。实者有邪，去其邪则愈；虚者无邪，则全由胃气之虚也。”将呕吐分为虚实两大类，这一分类方法，提纲挈领，对后世影响很大。

清代叶天士《临证指南医案·呕吐》中提出以“泻肝安胃”为治疗纲领，在用药方面强调“以苦辛为主，以酸佐之”，治疗方药丰富。

清代林珮琴《类证治裁·呕吐》曰：“上逆而呕吐者，乃肝邪犯胃，或胃虚肝乘，故治呕吐，必泻肝安胃，用药主苦降辛通，佐以酸泄。”提出肝气犯胃所致呕吐的治法处方，并对诸名家治呕吐哕的方剂进行收集。

【该病证应与哪些病证相鉴别】

呕吐应与反胃、噎膈、呃逆等病证进行鉴别。

1. 反胃

反胃是指食物入胃，不能纳化而复吐出的病证，临床上以朝食暮吐，暮食朝吐，宿食不化为主要临床表现。呕吐多为食已即吐，或不食亦吐，吐无定时，吐出食物或痰涎清水。

2. 噎膈

噎膈是指饮食吞咽受阻，阻塞不顺，甚至汤水不进，食入即吐的病证，病情呈进行性加剧，预后较差。而呕吐多吐无定时，进食顺畅，病情较缓，预后较好。

3. 呃逆

两者都有胃气上逆的病机。呕吐以胃失和降、胃气上逆为病机要点，以胃内容物从口而出为特点。呃逆则以胃气上逆动膈为病机要点，以气冲喉间、呃呃连声、声短而频、不能自止为临床特点。

【患者怎么得的这个病】

呕吐的发生，多由饮食不节、外感时邪、情志失调或素体脾胃虚弱，引起胃失和降、胃气上逆所致。

本案患者诊断为呕吐，属脾胃虚寒证。脾胃虚弱，中阳不振，水谷腐熟运化不及，故恶心呕吐、不欲饮食、食后觉胀满不适；阳虚不能温布，则周身倦怠乏力、四肢不温；脾虚则运化失常，故大便溏薄；舌质淡红体胖大、边有齿痕、苔薄白、脉弱，为脾阳不足之象。

【患者的这个病证应该怎么治】

本案患者治以温中健脾，和胃降逆。方用理中汤，清代柯琴《伤寒附翼·太阴方总论》谓："法当温补以扶胃脘之阳，一理中而满痛吐利诸症悉平矣。故用白术培脾土之虚，人参益中宫之气，干姜散胃中之寒，甘草缓三焦之急也。且干姜得白术，能除满而止吐，人参得甘草，能疗痛而止利。或汤或丸，随机应变，此理中确为之主剂欤！"

兼证加减：胃虚气逆，呕恶频繁，嗳气频作，中脘痞硬者，加代赭石、旋覆花、炒枳壳等降逆止呕；阳虚水饮内停，呕吐清水，胃脘冷胀，四肢清冷者，加制附子、吴茱萸、川椒、桂枝等温中降逆止呕；呕吐日久，肝肾俱虚，冲气上逆者，可用来复丹镇逆止吐。

历代医家治疗呕吐颇有心得。明清时期，李中梓《医宗必读·呕吐》从三焦分治各型呕吐，并指出："吐而诸药不效，必假镇重以坠之，灵砂丹、养正丹。"临床上对于部分顽固性呕吐，用重镇止呕药物确有良效。《证治汇补·呕吐》提出"古方以半夏、生姜、橘皮为呕家圣药；独东垣云：生姜止呕，但治表实气壅；若胃虚谷气不行，唯当补胃调中，推扬谷气而已；若吐而诸药不效，必加镇重以坠之；吐而中气久虚，必借谷食以和之"的治法与用药。提出运用地黄汤加石斛、沉香治疗阴虚呕吐，运用旋覆代赭汤镇坠治呕吐不已，在治疗禁忌上则提出"凡呕吐者，切不可下"。张璐《张氏医通·呕吐哕》在治法与方药上提出"呕属阳明，多血多气，故有物有声，气血俱病也，气逆者散之，所以生姜为主。吐属太阳，多血少气，故有物无声，乃血病也，以橘红主之……

治呕吐，以二陈汤为主，如气滞者，加白豆蔻、砂仁；热吐加黄连；冷涎吐加丁香；气升呕加沉香……呕吐谷不得下，小半夏汤。逆气心中烦闷，气满呕吐，千金半夏汤，即金匮小半夏汤加桂心；少气加甘草”。程钟龄《医学心悟·呕吐哕》曰：“然呕吐多有属火者。《经》云：食不得入，是有火也；食入，是有寒也。若拒格饮食，点滴不入者，必用姜水炒黄连以开之，累用累效。至于食入反出，固为有寒，若大便闭结，须加血药以润之。润之不去，宜蜜煎导而通之。盖下窍开，上窍即入也。其有因脾胃虚弱而吐者，补中为主，理中汤。其有因痞积滞碍而吐者，消积为主，和中丸。若命门火衰不能生土者，补火为主，八味丸。”针对脾胃虚弱、饮食积滞与肾阳不足的呕吐提出了相应治法方药。叶天士《临证指南医案·呕吐》曰：“先生之治法，以泄肝安胃为纲领，用药以苦辛为主，以酸佐之。如肝犯胃而胃阳不衰有火者，泄肝则用芩、连、楝之苦寒；如胃阳衰者，稍减苦寒，用苦辛酸热，此其大旨也；若肝阴胃汁皆虚，肝风扰胃呕吐者，则以柔剂滋液养胃，息风镇逆；若胃阳虚，浊阴上逆者，用辛热通之，微佐苦降；若但中阳虚而肝木不甚亢者，专理胃阳，或稍佐椒、梅；若因呕伤，寒郁化热，劫灼胃津者，则用温胆汤加减；若久呕延及肝肾皆虚，冲气上逆者，用温通柔润之补，下焦主治；若热邪内结，则用泻心法；若肝火冲逆伤肺，则用养金制木，滋水制火。”全面分析了呕吐的治法，对于呕吐的辨证论治具有深刻的指导意义。

【该病证还有哪些其他证型】

1. 外邪犯胃证

临床表现：突然呕吐，频频泛恶，胸脘满闷，或心中懊侬，伴有恶寒发热、头身疼痛，舌苔白腻，脉濡。

证候分析：外受风寒之邪，或夏令暑湿秽浊之气，内扰胃府，浊气上逆，故突然呕吐、频频泛恶；湿阻中焦，气机不利，则胸脘满闷或心中懊侬；邪束肌表，营卫失和，故发热恶寒、头身疼痛；苔白腻、脉濡缓，是湿浊蕴阻之征。

辨证要点：以突然呕吐、头身疼痛或有寒热等为要点。

病机概要：外邪犯胃，中焦气滞，浊气上逆。

治法：疏邪解表，化浊和中。

代表方剂：藿香正气散。

方解：清代吴仪洛《成方切用·和解门》载“藿香辛温，理气和中，辟恶止呕，兼治表里为君。苏芷桔梗，散寒利膈，佐之以发表邪。厚朴大腹，行水消满，橘皮半夏，散逆除痰，佐之以疏里滞。苓术甘草，益脾去湿，以补正气为臣使也。正气通畅，则邪逆自除矣”。

兼证加减：表邪偏重者，加荆芥、防风之类以祛风解表；宿食积滞，脘胀嗳腐者，加焦神曲、炒鸡内金、炒莱菔子以消导积滞；气机阻滞，脘闷腹胀者，加煨木香、炒枳壳行气消胀；感受暑湿，身热心烦者，去生姜，加黄连、香薷、荷叶之属以清暑解热；秽浊犯胃，胸脘痞闷，舌苔白腻者，加玉枢丹以辟浊止呕。

2. 饮食停滞证

临床表现：呕吐酸腐量多，或吐出未消化的食物，嗳气厌食，脘腹胀满，大便秽臭，或秘结或溏泻，舌苔厚腻，脉滑实。

证候分析：食滞内阻，浊气上逆，故呕吐酸腐或吐出未消化的食物；食滞中焦，气机不利，故嗳气厌食、脘腹胀满；升降失常，传导失司，则大便或秘结或溏泻；苔厚腻、脉滑实，为食滞内停之候。

辨证要点：以呕吐酸腐、嗳气厌食等为要点。

病机概要：积食内停，中焦壅滞，胃气上逆。

治法：消食化滞，和胃降逆。

代表方剂：保和丸。

方解：见厥证之食厥。

兼证加减：伤于肉食而吐者，重用焦山楂消肉积；伤于米食而吐者，加炒谷芽消谷食积滞；伤于面食而吐者，重用炒莱菔子，加炒麦芽消食降气；伤于豆制品而吐者，加生萝卜汁健运止呕；酒积者，重用焦神曲，加白蔻仁、枳椇子、葛花醒酒消积；鱼蟹积者，加苏叶、生姜和中解毒；因食物中毒呕吐者，若邪在上脘，用烧盐方探吐，防止毒物被吸收；食滞在肠，腹胀拒按或便秘者，加小承气汤导滞通腑，使积滞下行，则呕吐自止；胃中积热上冲，食已即吐，口臭而渴，苔黄脉数者，加黄芩、黄连清胃泄热，或改用大黄甘草汤合橘皮竹茹汤以清胃降逆。

3. 痰饮内阻证

临床表现：呕吐清水痰涎，或胃部如囊裹水，脘痞满闷，纳谷不佳，头眩心悸，或逐渐消瘦，舌苔白滑或腻，脉沉弦滑。

证候分析：脾不运化，痰饮内停，胃气不降，则呕吐清水痰涎或胃部如囊裹水、脘痞满闷、纳谷不佳；水饮上犯，清阳之气不展，故头眩；水气凌心则心悸；舌苔白滑或腻、脉沉弦滑，为痰饮内停之征。

辨证要点：以呕吐清水痰涎、头眩心悸等为要点。

病机概要：中阳不振，痰饮内停，胃气上逆。

治法：温化痰饮，和胃降逆。

代表方剂：小半夏汤合苓桂术甘汤。

方解：小半夏汤以和胃降逆为主。当代连建伟《历代名方精编·理气剂》谓："方中重用半夏，辛温有毒，化痰澜饮，降逆止呕，为主药；生姜辛温，散寒化饮，降逆止呕，且制半夏毒烈之性，为辅佐药。二药相配，有较强的止呕作用，是一个组方简单而又疗效可靠的古方。目前临床运用，一般多用制半夏，如剧烈呕吐不止，可用生半夏，编者常用生半夏剂量为 4.5 ～ 6g，可供参考。"苓桂术甘汤以温阳化饮为主，清代吴仪洛《成方切用·除痰门》曰："痰饮阴象，阻抑其阳，用此阳药化气以伸其阳，此正法也。兹所主乃在胸胁支满目眩者，何耶。《灵枢》谓心包之脉，是动则病胸胁支满。然则痰饮积于心包，其病自必若此。目眩者，痰饮阻其胸中之阳，不能布水精于上也。茯苓治痰饮，伐肾邪，通水道。桂枝通阳气，和营卫，开经络。白术治风眩，燥痰水，除胀满（《准绳》云：痰之本由于脾气不足，不能致精于肺而淤以成者也。治痰宜先补脾，脾复健运之常，而痰自化矣）。甘草得茯苓，则不资满而反泄满。”

兼证加减：湿阻中焦，气机不利，脘痞胀满、苔厚者，加苍术、厚朴、枳实以行气除满；脘闷不食者，加白蔻仁、砂仁化浊开胃；胸膈烦闷、口苦、心烦不寐、舌苔黄腻，痰郁化热者，改用黄连温胆汤加减，以清胆和胃，除痰止呕。

4. 肝气犯胃证

临床表现：呕吐吞酸，或干呕泛恶，脘胁胀痛，烦闷不舒，嗳气频频，每遇情志失调而发作或加重，舌边红，苔薄腻或微黄，脉弦。

证候分析：肝气不舒，横逆犯胃，气机失于通降，则呕吐吞酸或干呕泛恶；肝脉布于胁肋，气滞不行，故脘胁胀痛、烦闷不舒、嗳气频频、每遇情志失调而发作或加重；舌边红、苔薄腻或微黄、脉弦，为气滞肝旺之征。

辨证要点：以呕吐吞酸、嗳气频频、胸胁闷痛要点。

病机概要：肝失疏泄，横逆犯胃，胃失和降。

治法：疏肝和胃，降逆止呕。

代表方剂：半夏厚朴汤合左金丸。

方解：半夏厚朴汤行气开郁，化痰降逆。清代陈修园《金匮方歌括》言：“主以半夏厚朴汤者，方中以半夏降逆气，厚朴解结气，茯苓消痰，尤妙以生姜通神明，助正祛邪，以紫苏之辛香，散其郁气，郁散气调，而凝结焉有不化者哉？后人以此汤变其分两，治胸腹满闷呕逆等证，名七气汤，以治七情之病。”左金丸辛开苦降，泄肝和胃。清代冯兆张《冯氏锦囊秘录·方脉胸胁病合参》曰：“治肝经火实，左胁满痛。夫肝木居于左，肺金处于右，左金者，谓金令行于左，而平肝木也。盖黄连泻心火而不使乘金，则肺得清肃，而肝木有所制矣。”

兼证加减：肝郁化热，心烦口渴者，加竹茹、黄芩、芦根清热生津；口苦嘈杂，大便秘结者，加生大黄、枳实以通腑降浊；口燥咽干，胃中灼热者，去厚朴、紫苏等香燥药，加沙参、麦冬、石斛以养阴和胃；呕吐日久，诸药无效，胸胁刺痛，舌有瘀斑者，加桃仁、红花等活血化瘀；呕吐苦水甚或黄绿水者，属于“胆呕”，多由胆热犯胃所致，改用黄连温胆汤合左金丸，加黄芩、连翘、代赭石等清胆和胃，降逆止呕。

5. 胃阴不足证

临床表现：呕吐反复发作，或时作干呕，恶心，似饥而不欲食，胃脘嘈杂，口干咽燥，舌红少津苔少，脉细数。

证候分析：胃热不清，耗伤胃阴，胃失濡养，气失和降，故呕吐反复发作或时作干呕、恶心，似饥而不欲食、胃脘嘈杂；津液不能上承，则口燥咽干；舌红少津苔少、脉细数，为津液耗伤、虚中有热之象。

辨证要点：以干呕、口燥咽干、舌红津少等为要点。

病机概要：胃阴不足，失于濡润，和降失司。

治法：滋养胃阴，降逆止呕。

代表方剂：麦门冬汤。

方解：当代连建伟《历代名方精编・治燥剂》载“方中重用麦冬甘寒清润，入肺、胃经，养阴生津，滋液润燥，以清虚热，为主药，辅以人参、甘草、粳米、大枣益胃气，养胃阴，中气充盛，则津液自能上归于肺，于是肺得其养，即所谓‘培土生金’，佐以少量半夏降逆下气，化其涎沫，虽属辛温之性，但与大量麦冬配伍则不嫌其燥，且麦冬得半夏，则滋而不腻，相反相成；其中甘草并能润肺利咽，调和诸药，以为使。药仅六味，主从有序，润降得宜。合而成方，生胃津，润肺燥，下逆气，止浊唾，乃虚则补母之法也”。

兼证加减：呕吐甚者，加竹茹、橘皮、枇杷叶等以和降胃气；阴虚重，大便燥结，舌红无苔者，加生地黄、天花粉、火麻仁、白蜜等以生津养胃，润燥通腑。

【该病证应该如何调护】

呕吐发生、发展，多与饮食、情志、起居有关，故在预防调护上要重视饮食、精神与起居的调摄。

要注意饮食卫生，避免进食腥秽之物，防止饥饱无度，脾胃虚寒者应忌食生冷之品，胃中积热或胃阴不足者应忌食辛辣、香燥之品。要注意精神调摄，心情要舒畅，避免精神刺激，可防止因情志因素引起的呕吐。

发生呕吐时，要注意适当休息，注意寒温适宜。食物要易于消化，宜清淡，少量多餐，忌食生冷油腻之物。若呕吐剧烈，粥汤入胃即吐出之危重病者，系胃气衰败，可用《景岳全书》“人参煮粥食之”法。重症、昏迷或体力差的患者要侧卧，防止呕吐物进入气道。

【浙派医家关于本病的相关论述】

宋代陈言《三因极一病证方论・呕吐叙论》：呕吐虽本于胃，然所因亦多端，故有寒热饮食血气之不同，皆使人呕吐。

元代朱丹溪《丹溪心法・呕吐》：胃中有热膈上有痰者，二陈汤加炒山栀、黄连、生姜；有久病呕者，胃虚不纳谷也，用人参、生姜、黄芪、白术、香附之类。

明代戴思恭《证治要诀・呕吐》：有寒呕、有热呕、气呕、痰呕、吐食呕、吐血、吐蛔、恶心、干呕。

明代虞抟《医学正传・呕吐》：外有伤寒，阳明实热太甚而吐逆者。有内伤饮食，填塞太阴，致胃气不得宣通而吐者。有胃热而吐者。有胃寒而吐者。有久病气虚，胃气衰甚，闻谷气则呕哕者。有脾湿太甚，不能运化精微，致清痰留饮郁滞于中上二焦，时时恶心吐清水者。

明代张景岳《景岳全书・呕吐》：呕吐一证，最当详辨虚实，实者有邪，去其邪则愈；虚者无邪，则全由胃气之虚也。所谓邪者，或暴伤寒凉，或暴伤饮食，或因胃火上冲，或因肝气内逆，或以痰饮水气聚于胸中，或以表邪传里，聚于少阳阳明之间，皆有呕证，此皆呕之实邪也。所谓虚者，或其本无内伤，又无外感，而常为呕吐者，此既无邪，必胃虚也。又曰：呕家虽有火证，详列后条，然凡病呕吐者，多以寒邪犯胃，故胃寒者十居八九，内热者十止一二，而外感之呕，则尤多寒邪，不宜妄用寒凉等药。

【思维导图】

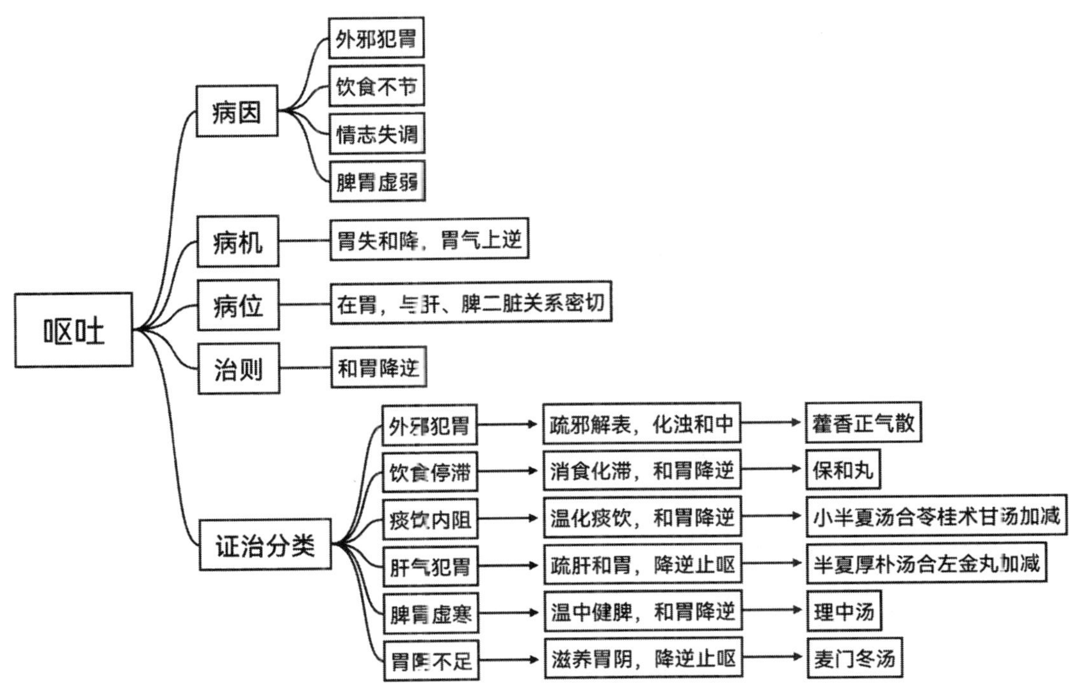

第四节 噎 膈

【示例病案】

侯某，女，62岁，浙江杭州人，1979年5月10日初诊。

主诉：吞咽困难2年余。

病史：患者2年前无明显诱因出现吞咽困难，梗塞而痛，须进食汤水，胃脘灼热，口干咽燥，形体消瘦，皮肤干燥，大便干结，舌红少苔，脉细数。

【患者得了什么病证】

本案患者诊断为噎膈。

噎膈是以吞咽食物哽噎不顺，饮食难下，或食而复出为主证的病证。噎即噎塞，指吞咽之时哽噎不顺；膈为格拒，指饮食不下。噎虽可单独出现，而又每为膈的前驱表现，故临床以噎膈并称。西医学中的食管癌、食管炎、贲门癌、贲门痉挛、食管－贲门失弛缓症等属本病范围，可参照本节辨证论治。

膈之名，首见于《内经》。《素问·阴阳别论》云："三阳结谓之隔。"《素问·通评虚实论》云："隔塞闭绝，上下不通，则暴忧之病也。"这些论述是后人探讨噎膈病因病机与治法的重要基础。

隋代巢元方《诸病源候论·痞噎病诸侯》将噎分为气、忧、食、劳、思五噎，《诸病源候论·气病诸侯》将膈分为忧、恚、气、寒、热五膈，均指出精神因素对本病的影响甚大。

唐代孙思邈《千金要方·噎塞引古今录验》对"五噎"的症状进行了描述，如"气噎者，心悸，上下不通，噫哕不彻，胸胁苦痛"。对本病证候学的论述有所发展。

唐代王焘《外台秘要》载有"气噎方六首""诸噎方一十二首""五噎方三方"等，收载了隋唐以前治疗噎膈的多种方药，从而丰富了本病的治疗学。

清代叶天士《临证指南医案·噎膈反胃》指出"脘管窄隘"为本病的主要病机，对现代临床仍具有重要意义。

近代张锡纯《医学衷中参西录·论胃病噎膈治法及反胃治法》认为噎膈"不论何因，其贲门积有瘀血者十之七八。其瘀之重者，非当时兼用治瘀血之药不能愈"，强调活血化瘀在治疗中的重要性，并指出"瘀血之根蒂未净，是以有再发之厄也"。

【该病证应与哪些病证相鉴别】

噎膈应与反胃、梅核气等病证进行鉴别。

1. 反胃

两者皆可有食入即吐的症状，噎膈的基本病机为气、痰、瘀交结，阻隔于食道、贲门；反胃的基本病机为脾胃衰败，胃中无火，难以腐熟食入之谷物。噎膈主要表现为吞咽困难，食不能下，旋食旋吐，或徐徐吐出；反胃无吞咽障碍，饮食可下，食在胃中，宿食不化，常表现为朝食暮吐，暮食朝吐，吐尽方舒。

2. 梅核气

两者均有咽中不舒感，但噎膈主要表现为吞咽困难，食不能下，旋食旋吐，或徐徐吐出；梅核气主要表现为自觉咽中有异物感，吐之不出，咽之不下，但饮食咽下顺利，无噎塞感。噎膈是气、痰、瘀交结，有形之邪阻隔于食道、贲门所致；梅核气是气郁痰阻，无形之邪阻结于咽部所致。

【患者怎么得的这个病】

噎膈的发生，主要与七情内伤、酒食不节、年老久病等有关，气、痰、瘀交结，阻隔于食道、贲门，耗伤津气，胃失通降，发为本病。

本案患者诊断为噎膈，属津亏热结证。胃津亏耗，食道失于濡润，故吞咽困难、梗涩作痛，只可进食汤水；胃脘灼热、口干咽燥、大便干结，亦为胃肠津亏热结所致；形体消瘦、皮肤干燥，则已由化源告竭进而累及肝肾，肝血肾精亏虚；舌质红苔少、脉细数，属津亏内热之候。

【患者的这个病证应该怎么治】

本案患者治以滋阴清热，润燥生津。方用沙参麦冬汤，近代何廉臣《温热病方汇选》曰："此为甘寒养胃之平剂也。沙参清养肺气，麦冬甘润肺窍，为清金保肺之要药，故用以为君；臣以玉竹、花粉，清滋胃液；佐以桑叶、扁豆，肃清肺气；佚以甘草，和诸药而养胃。凡燥伤肺胃气液，或热或咳者，投之辄效。若咳甚痰黏者，加瓜蒌仁四钱，京川贝三钱，活痰润燥以止咳。若咳久发热者，再加地骨皮三钱，生桑皮三钱，泻肺火以退热。"

兼证加减：胃火偏盛者，加生栀子、生黄连清胃中之火；肠腑失润，大便干结，坚如羊粪者，加火麻仁、全瓜蒌、制何首乌润肠通便；烦渴咽燥，噎食难下或食入即吐、吐物酸热者，改用竹叶石膏汤加生大黄泄热存阴；阴津亏虚，食道干涩，口燥咽干者，饮五汁安中饮养阴生津。

历代医家治疗噎膈颇有心得。宋代严用和《重订严氏济生方·五噎五膈论治》言："阳气先结，阴气后乱，阴阳不和，脏腑生病，结于胸膈，则成膈。气流于咽嗌，则成五噎。"提出了"调顺阴阳，化痰下气"的治疗原则。金元时期，张子和在《儒门事亲·斥十膈五噎浪分支派疏》中指出噎膈"假如闭久，慎勿陡攻，纵得攻开，必虑后患，宜先润养""莫将巴豆耗却天真，液燥津枯，留毒不去"。对病久之噎膈不可骤用攻法做了阐述。元代朱丹溪《脉因证治·噎膈》云："血液俱耗，胃脘亦槁，在上近咽之下……名之曰噎。其槁在下，与胃为近……名之曰膈。"提出"润养津血，降火散结"的治法，侧重以润为通。明代张景岳对噎膈进行了较为全面的论述，指出噎膈与反胃是两个不同的病证，认为脾主运化，肾为化生之本，运化失职，精血枯涸为噎膈病机所在，从而提出温脾滋肾之治疗大法。清代吴静锋著《医学噎膈集成》，是噎膈病唯一的专著，其中"噎膈翻胃治法论"篇曰："考噎膈、翻胃之医案，治疗原有后先，首在解郁，次在补水，三在引下焦之液以下行。"可谓治疗分先后的佳论，且在书中列述了 80 余首治疗的有效方剂，可资可鉴。

【该病证还有哪些其他证型】

1. 痰气交阻证

临床表现：吞咽梗阻，胸膈痞满或疼痛，情志抑郁时加重，嗳气呃逆，呕吐痰涎，口干咽燥，大便秘结，舌质红苔薄腻，脉弦滑。

证候分析：痰气交阻，食管不利，则吞咽困难、胸膈痞满或疼痛；情志抑郁时加重为气机阻滞之证；气机不畅，痰湿交阻，胃气上逆，则嗳气呃逆、呕吐痰涎；气结津液不能上承，且郁热伤津，故口燥咽干；舌质红苔薄腻、脉弦滑，为气郁痰阻，兼有郁热伤津之象。

辨证要点：以吞咽梗阻、情志抑郁时加重等为要点。

病机概要：气机郁滞，痰湿凝聚，胃气上逆。

治法：开郁化痰，润燥降气。

代表方剂：启膈散。

方解：丹参、郁金、砂仁壳化瘀利气以开郁；沙参、川贝母、茯苓润燥化痰以散结；荷叶蒂、杵头糠化浊和胃以降逆。

兼证加减：嗳气呕吐、心下痞硬明显者，加旋覆花、代赭石，或用旋覆代赭汤加减，以增降逆和胃之力；泛吐涎液甚多者，加姜半夏、陈皮，以加强化痰之功，或含化玉枢丹辟秽化浊；大便不通者，加生大黄、炒莱菔子以下气通便；心烦口干，气郁化火者，加山豆根、栀子、金果榄以增清热解毒之功效；神疲乏力、呕吐痰涎、大便干结者，合参赭培气汤益气润肠，化痰降逆。

2. 瘀血内结证

临床表现：饮食梗阻难下，甚或呕出物如赤豆汁，或有便血，胸膈疼痛，固定不移，面色晦暗，肌肤甲错，形体羸瘦，舌质紫暗，脉细涩。

证候分析：瘀血内结，阻于食道，因而饮食梗阻难下；甚或呕出物如赤豆汁，或有便血，乃络伤血溢所致；胸膈疼痛、固定不移，为瘀血内结，不通则痛之征；因饮食不入，生化乏源，气血不能充养肌肤，故形体羸瘦、面色晦暗、肌肤甲错；舌质紫暗、脉细涩，为血亏瘀结之征。

辨证要点：以饮食梗阻难下、胸膈疼痛、固定不移、舌质紫暗等为要点。

病机概要：瘀血内阻，食道闭塞，通降不行。

治法：破结行瘀，滋阴养血。

代表方剂：通幽汤。

方解：清代汪昂《医方集解·润燥之剂》言“当归、二地滋阴以养血，桃仁、红花润燥而行血，槟榔下坠而破气滞；加升麻者，天地之道，能升而后能降，清阳不升则浊阴不降，经所谓‘地气上为云，天气下为雨’也”。明代张景岳《景岳全书·古方八阵》谓：“治幽门不通，气不升降，大便闭塞。凡脾胃初受热中，多有此证，治在幽门，以辛润之。”

兼证加减：瘀阻显著者，加水蛭、三棱、莪术、急性子以祛瘀通络；呕吐较甚、涎液较多者，加姜半夏、全瓜蒌、炒莱菔子、海蛤粉等以化痰止呕；呕吐物如赤豆汁者，另服云南白药化瘀止血；服药即吐，难以下咽者，含化玉枢丹以开膈降逆，随后再服汤药；瘀结成毒，耗伤气阴，见食管狭窄、吞咽困难、乏力咽干、呕吐痰涎者，用麦门冬汤加浙贝母、连翘、莪术、石见穿、藤梨根、白花蛇舌草等以清热解毒，养阴散结。

3. 气虚阳微证

临床表现：吞咽受阻，饮食不下，泛吐涎沫，面浮足肿，面色㿠白，形寒气短，精神疲惫，腹胀便溏，舌质淡苔白，脉细弱。

证候分析：病情严重发展，由阴损及阳。脾胃之阳气衰微，饮食无以受纳和运化，津液输布无权，故吞咽受阻、饮食不下、泛吐清涎、精神疲惫；面浮足肿、腹胀便溏，为脾肾俱败，阳气无以化津之象；面色㿠白、形寒气短、舌淡苔白、脉细弱，亦属气微阳虚之征。

辨证要点：以吞咽受阻、形寒气短等为要点。

病机概要：脾肾阳虚，温煦失职，气不化津。

治法：温补脾肾。

代表方剂：补气运脾汤。

方解：人参、白术、黄芪、炙甘草、茯苓补脾益气；砂仁、陈皮、半夏曲和胃降逆；生姜、大枣调和脾胃。诸药合用，共奏补脾益气之功。

兼证加减：中阳不足，痰凝寒阻者，用理中汤加姜汁、竹沥温阳祛痰；胃虚气逆，呕吐不止者，加旋覆花、代赭石以降逆止呕；阳伤及阴，口干咽燥、形体消瘦、大便干燥者，加石斛、麦冬、沙参以滋养津液；泛吐白沫者，加吴茱萸、丁香、白蔻仁以温胃降逆；肾阳虚明显者，加制附子、肉桂、鹿角胶、肉苁蓉温补肾阳，或用右归丸。

【该病证应该如何调护】

噎膈的发生发展多与饮食、情志有关，故在预防调护时要重视饮食与精神的调摄。

要养成良好的饮食习惯，保持愉快的心情，有助于噎膈的预防。应注意不过快进食，不吃过烫、辛辣、变质、发霉的食物，忌饮烈性酒。多吃新鲜蔬菜、水果，如卷心菜、紫甘蓝、香菇、胡萝卜等。

噎膈患者应进食营养丰富的食物，进食固体食物困难者，可进食牛奶、羊奶、肉汁、蜂蜜、藕汁、梨汁等流质饮食，时刻以顾护胃气为念。做好心理护理工作，帮助患者克服悲观、紧张、恐惧等不良情绪，积极配合治疗。鼓励患者适当锻炼身体，增强体质，预防变证。

【浙派医家关于本病的相关论述】

明代虞抟《医学正传·噎膈》：积而久也，血液俱耗，胃脘干槁。其槁在上，近咽之下，水饮可行，食物难入，间或可入，食亦不多，名之曰噎。其槁在下，与胃为近，食虽可下，难尽入胃，良久复出，名之曰膈，亦曰反胃，大便秘，小若羊屎。然名虽不同，病出一体。

明代赵献可《医贯·噎膈论》：三阳何致结热？皆肾之病也。盖肾主五液，又肾主大小便，肾与膀胱为一脏一腑。肾水既干，阳火偏盛，熬煎津液，三阳热结，则前后闭涩。下既不通，必反于上，直犯清道，上冲吸门喉咽，所以噎食不下也……此症多是男子年高五十以外得之……但老人天真已绝，只有孤阳，只以养阴为主……直须以六味地黄丸料大剂煎饮，久服可挽于十中之一二。

明代张景岳《景岳全书·噎膈论证》：噎膈一证，必以忧愁思虑，积劳积郁，或酒色过度，损伤而成。盖忧思过度则气结，气结则施化不行，酒色过度则伤阴，阴伤则精血枯涸，气不行则噎膈病于上，精血枯涸则燥结病于下。且凡人之脏气，胃司受纳，脾主运化，而肾为水火之宅，化生之本，今既食饮停膈不行或大便燥结不通，岂非运化失职，血脉不通之为病乎？而运行血脉之权，其在上者，非脾而何？其在下者，非肾而何？矧少年少见此证，而唯中衰耗伤者多有之，此其为虚为实，概可知矣。故凡治此者，欲舍根本而言捷径，又安望其有成功也。

明代皇甫中《明医指掌·噎膈》：噎膈生于血液干，或因气火或因痰。近于咽嗌名为噎，水饮能吞食物艰。胃脘之间成膈症，食虽能进下关难。要参脉症求虚实，勿泥辛香概作寒。

清代高鼓峰《四明心法·膈症》：膈症之人，其肠胃必枯槁干燥，绝无滑腻稠黏等象，是胃阴亡也。

【思维导图】

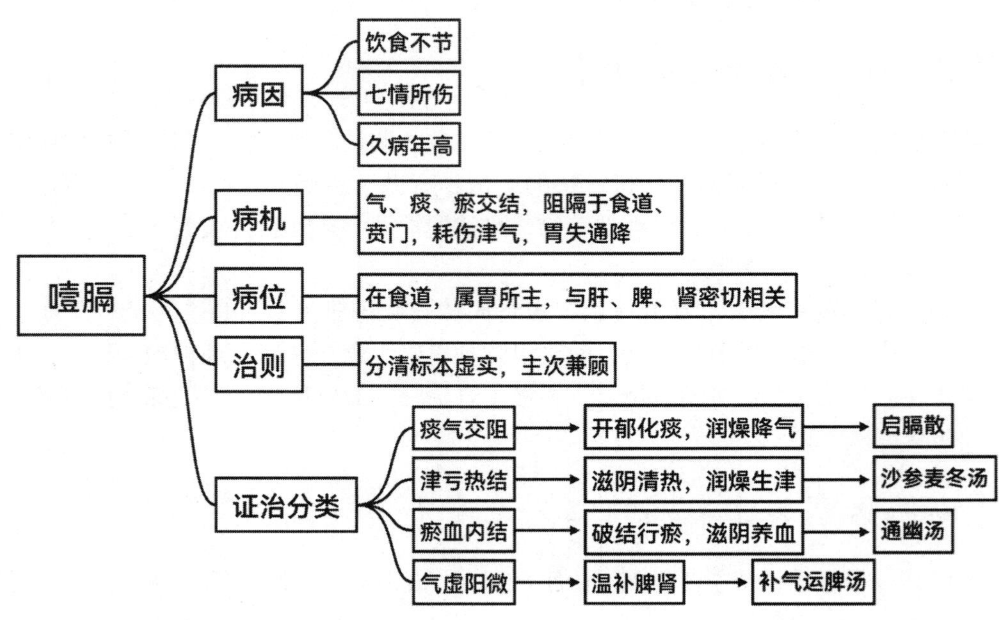

第五节　呃　逆

【示例病案】

陈某，男，45岁，浙江绍兴人，2012年12月15日初诊。

主诉：呃逆频发1个多月。

病史：患者平素嗜食辛辣，近1个月来应酬较多，后出现呃逆，呃声声高有力，口气较重，胃脘灼热不舒，喜冷饮，小便短赤，偶有便秘，舌质红苔薄黄，脉弦。

【患者得了什么病证】

本案患者诊断为呃逆。

呃逆，俗称“打嗝”，古称“哕”，又称“哕逆”，是以气逆上冲，喉间呃呃连声，声短而频，不能自止为主证的病证。西医学中的单纯性膈肌痉挛，以及胃炎、胃肠神经官能症与胸腹手术等引起的膈肌痉挛，可参照本节辨证论治。

《内经》首先提出呃逆病位在胃，与感受寒气及胃失和降有关，并认识到呃逆为病危征兆，如《素问·宣明五气》曰：“胃为气逆，为哕。”《灵枢·口问》曰：“谷入于胃，胃气上注于肺，今有故寒气与新谷气，俱还入于胃，新故相乱，真邪相攻，气并相逆，复出于胃，故为哕。”《素问·宝命全形论》曰：“病深者，其声哕。”

《金匮要略·呕吐哕下利病脉证治》将呃逆分为三种：一为实证，即“哕而腹满，视其前后，知何部不利，利之即愈”；二为寒证，即“干呕，哕，若手足厥者，橘皮汤主之”；三为虚热证，即“哕逆者，橘皮竹茹汤主之”。为后世分寒热虚实辨治奠定了基础。

宋代陈无择《三因极一病证方论·哕逆论证》曰：“大率胃实即噫，胃虚则哕。此由胃中虚，膈上热，故哕。”指出呃逆与膈相关。

元代朱丹溪《丹溪心法·咳逆》曰：“呃逆者，因痰与热胃火者极多。”“古谓之哕，近谓之呃，乃胃寒所生，寒气自逆而呃上，此证最危。亦有热呃。”首先使用“呃逆”病名，但尚与咳逆混称。

明代张景岳正式确立了呃逆病名，澄清了有关混乱的称谓。如《景岳全书·呃逆》云：“哕者，呃逆也，非咳逆也；咳逆者，咳嗽之甚者也，非呃逆也；干呕者，无物之吐，即呕也，非哕也；噫者，饱食之息，即嗳气也，非咳逆也。”

清代汪昂《医方集解·理气之剂》言：“此病有因痰阻气滞者，有因血瘀者，有因火郁者，有因胃热失下者，此皆属实；有因中气大虚者，有因大下胃虚阴火上冲者，此皆属虚。寒热虚实，治法不一……呃在中焦，谷气不运，其声短小，得食发也；呃在下焦，真气不足，其声长大，不食亦然。”提出呃逆的病因有虚实之分及病位不同的表现。

【该病证应与哪些病证相鉴别】

呃逆应与干呕、嗳气等病证进行鉴别。

1. 干呕

干呕乃胃气上逆，发出呕吐之声，属于有声无物的呕吐。

2. 嗳气

嗳气乃胃气阻郁，气逆于上，冲咽而出，发出沉缓的嗳气声，常伴酸腐气味，食后多发。

在预后方面，干呕与嗳气只是脾胃病的症状，与疾病预后无明显关系。而呃逆若出现于危重患者，常为临终先兆。

【患者怎么得的这个病】

呃逆的发生，多由寒邪犯胃、饮食不当、情志不遂、体虚久病等，导致胃失和降，胃气上逆动膈而发病。

本案患者诊断为呃逆，属胃火上逆证。患者平素嗜食辛辣，胃肠蕴积实热，胃火上冲，故呃逆，呃声声高有力；胃热伤津，肠间燥结，则口气较重、胃脘灼热不舒、喜冷饮、小便短赤、偶有便秘；舌红苔薄黄、脉弦，为胃热内盛之征。

【患者的这个病证应该怎么治】

本案患者治以清胃泄热，降逆止呃。方用竹叶石膏汤，清代陈修园《长沙方歌括》言："张隐庵曰：竹叶凌冬青翠，得冬令寒水之气，半夏生当夏半，得一阴之气；参、草、粳米，资养胃气以生津液；麦冬通胃气之络；石膏纹肌色白，能通胃中之逆气达于肌腠。总令津液生而中气足，虚热解而吐自平矣。"

兼证加减：呃逆甚者，加刀豆子、陈皮，或用橘皮竹茹汤降逆止呃；腑气不通，脘腹痞满者，加生大黄、厚朴、枳实通利大便，此为上病下治之法；胸膈烦热、大便秘结者，用凉膈散以攻下泄热。

历代医家治疗呃逆颇有心得。《灵枢·杂病》曰："哕，以草刺鼻，嚏，嚏而已；无息，而疾迎引之，立已；大惊之，亦可已。"提示对呃逆之轻者，可采取取嚏、摒气、大惊等简易疗法，通过转移患者的注意力而达到止呃的目的。金代成无已《伤寒明理论·哕》曰："至于哕者，则又热气壅郁，气不得通而成者也。轻者有和解之证，重者有攻下之候。"指明了因热致呃的病机及治疗法则。明代龚廷贤《寿世保元代呃逆》曰："有渴而饮水太过，成水结胸而又发呃者，宜小陷胸汤，或用小青龙汤去麻黄加附子，治水寒相搏发呃，大妙。"文中阐发了饮热互结或寒水相搏致胃气上逆，膈间不利所成的呃逆之证，拓展了辨证思路。清代李中梓《证治汇补·呃逆》谓："治当降气化痰和胃为主，随其所感而用药。气逆者，疏导之。食停者，消化之。痰滞者，涌吐之。热郁者，清下之。血瘀者，破导之。若汗吐下后，服凉药过多者，当温补。阴火上冲者，当平补。虚而夹热者，当凉补。"对本病的治疗提出了系统法则，至今仍有重要价值。清代叶天士《临证指南医案》曰："肺气郁痹及阳虚阴浊上逆，亦能为呃，每以开上焦之痹及理阳驱阴、从中调治为法。"有关肺气失于疏通在呃逆发病中的意义，前人虽有所论及，但皆不及叶氏透彻。

【该病证还有哪些其他证型】

1. 胃中寒冷证

临床表现：呃声沉而有力，胃脘部及膈间不舒，得热则减，遇寒则甚，进食减少，喜食热饮，口淡不渴，舌质淡苔白，脉迟缓。

证候分析：寒邪阻遏，肺胃之气失降，故膈间及胃脘不舒；胃气上冲喉间，故呃声沉而有力；寒气遇热则易于流通，遇寒则益增邪势，所以得热则减，遇寒则甚；食少、口淡不渴、舌淡苔白、脉迟缓，均属胃中有寒之象。

辨证要点：以呃声沉而有力、得热则减、遇寒则甚等为要点。

病机概要：寒蓄中焦，气机不利，胃气上逆。

治法：温中散寒，降逆止呃。

代表方剂：丁香散。

方解：清代吴洛仪《成方切用·治气门》载“治久病呃逆，因于寒者。丁香泻肺温胃而暖肾，生姜去痰开郁而散寒，柿蒂苦涩而降气，人参所以辅真气使得展布也。除人参、生姜加竹茹、橘红，名丁香柿蒂竹茹汤，又名橘红竹茹汤，治阳呃。除人参、生姜，亦名丁香柿蒂汤。《宝鉴》去人参，加青皮、陈皮，《三因》去人参，加良姜、甘草，名丁香散”。

兼证加减：寒气较重者，加吴茱萸、肉桂、乌药以温阳散寒降逆；寒凝气滞，脘腹痞满者，加枳壳、厚朴、香附、陈皮以行气消痞；寒凝食滞，脘闷嗳腐者，加莱菔子、半夏、槟榔行气降逆导滞；有表寒之邪者，加紫苏、荆芥、防风、生姜疏散风寒。

2. 气机郁滞证

临床表现：呃逆连声，常因情志不畅而诱发或加重，胸胁满闷，脘腹胀满，或有嗳气纳呆，肠鸣矢气，苔薄腻，脉弦。

证候分析：情志抑郁，肝气上乘肺胃，胃气上冲，故呃逆连声；病由情志而起，故常因情志不畅而诱发或加重；气逆于胸，则胸闷；木郁克土，脾运失司，故嗳气纳呆；脘乃胃之所属，胁为肝之分野，肝胃不和，则脘胁胀闷；气多流窜，下趋肠道，故肠鸣矢气；苔薄腻、脉弦，为气滞之征。

辨证要点：以呃逆连声，常因情志不畅而诱发或加重，胸胁满闷等为要点。

病机概要：肝气郁滞，横逆犯胃，胃气上逆。

治法：顺气解郁，降逆止呃。

代表方剂：五磨饮子。

方解：见厥证之气厥实证。

兼证加减：肝郁明显者，加川楝子、郁金疏肝解郁；心烦口苦，气郁化火者，加栀子、牡丹皮泄肝和胃；气逆痰阻，心下痞硬，嗳气者，用旋覆代赭汤加陈皮、茯苓，以顺气降逆，化痰和胃；痰蕴化热者，加黄连、竹茹、瓜蒌清热化痰；肝气动风者，加芍药甘草汤、钩藤等平肝息风；气滞日久成瘀，瘀血内结，胸胁刺痛，久呃不止者，用血府逐瘀汤加减，活血化瘀。

3. 脾胃阳虚证

临床表现：呃声低长无力，气不得续，泛吐清水，脘腹不舒，喜暖喜按，手足不温，食少乏力，大便溏薄，舌质淡苔薄白，脉沉细。

证候分析：脾胃职司受纳运化，能升清降浊。如脾胃虚弱，虚气上逆，则呃声低长无力、气不得续、泛吐清水；运化无力，则食少、大便溏薄；甚者生化之源不足，则乏力；阳气不布，得温暂缓，故手足不温、喜暖喜按；若导致肾阳亦虚，则腰膝无力，终至肾气不能摄纳，呃声断续而病转严重；舌淡苔薄白、脉沉细弱，为阳衰气弱之征。

辨证要点：以呃声低长无力、手足不温、喜温喜按等为要点。

病机概要：中阳不足，胃失和降，虚气上逆。

治法：温补脾胃，和中止呃。

代表方剂：理中丸。

方解：见呕吐之脾胃虚寒证。

兼证加减：脾虚气滞者，加半夏、陈皮理气化浊；呃声难续，气短乏力，中气大亏者，加黄芪、党参补益中气；肾阳亏虚，形寒肢冷，腰膝酸软，呃声难续者，加肉桂、紫石英、补骨脂、山萸肉补肾纳气，或用四逆加人参汤加减。

4. 胃阴不足证

临床表现：呃声短促而不连续，口干咽燥，不思饮食，或有烦渴，或食后饱胀，大便干结，舌红苔少而干，脉细数。

证候分析：由于热病耗伤胃阴，胃失濡润，难以和降，故呃声短促；气逆无力，故不连续发作；胃虚失于和降，则不思饮食或食后饱胀；虚热内扰，液耗津伤，所以口干咽燥、烦躁不安；不能下润，则大便干结；舌质红、苔少而干、脉象细数，亦属津液亏耗之征。

辨证要点：以呃声短促而不连续，口干咽燥，舌红苔少而干，脉细数为要点。

病机概要：阴液不足，胃失濡养，气失和降。

治法：养胃生津，降逆止呃。

代表方剂：益胃汤合橘皮竹茹汤。

方解：益胃汤养胃生津，方解见胃痛之胃阴不足证。橘皮竹茹汤益气清热，和胃降逆，清代徐彬《金匮要略论注》曰："此不兼呕言，是专胃虚而冲逆为哕矣。然非真元衰败之比。故以参、甘培胃中元气，而以橘皮、竹茹一寒一温，下其上逆之气。亦由上焦阳气不足以御之，乃呃逆不止，故以枣、姜宣其上焦，使胸中之阳渐畅而下达。谓上焦固受气于中焦，而中焦亦禀承于上焦。上焦既宣，则中气自调也。"

兼证加减：阴虚火旺，胃火上炎，咽喉不利者，加知母、芦根、石斛养阴清热；神疲乏力，气阴两虚者，加党参或西洋参、生山药益气生津；大便干结者，加玄参、火麻仁、蜂蜜润肠通便；病情危重，烦热咽干，神疲汗出者，用生脉散加减，益气养阴固脱。

【该病证应该如何调护】

呃逆的发生发展，多与外感、情志、饮食、体虚久病等有关，因此预防呃逆，平时要适寒温，避免外邪侵袭。应注意舒畅情志，避免不良情志刺激。饮食不可吞咽过猛，进食时避免恼怒，忌过食生冷辛辣之品。

既病之后应避免情绪紧张，转移注意力，饮食宜清淡，生活起居有节。久病重病出现呃逆，应严密观察病情变化。

【浙派医家关于本病的相关论述】

宋代朱肱《类证活人书·问咳逆》：凡咳逆，多有先热而吃生冷，或凉药多相激而成，盖阴阳二气相搏。

元代朱丹溪《丹溪心法·咳逆》：咳逆有痰、气虚、阴火，视其有余不足治之……不足者，人参白术汤下大补丸，有余并有痰者吐之，人参芦之类。痰碍气而呃逆，用蜜水吐，此乃燥痰不出。

明代虞抟《医学正传·呃逆》：人之阴气依胃为养，胃土损伤则木来侮之矣，谓之土败木贼也。阴为火所乘不得内守，木夹相火之势，故其气直冲清道而上。言胃弱者，阴弱也，虚之甚也，病者见此似为危证……虽然，亦有因实而为呃者，不可不审。

清代李中梓《证治汇补·呃逆》：火呃，呃声大响，乍作乍止，燥渴便难，脉数有力。寒呃，朝宽暮急，连续不已，手足清冷，脉迟无力。痰呃，呼吸不利，呃有痰声，脉滑有力。虚呃，气不接续，呃气转大，脉虚无力。瘀呃，心胸刺痛，水下即呃，脉芤沉涩。

【思维导图】

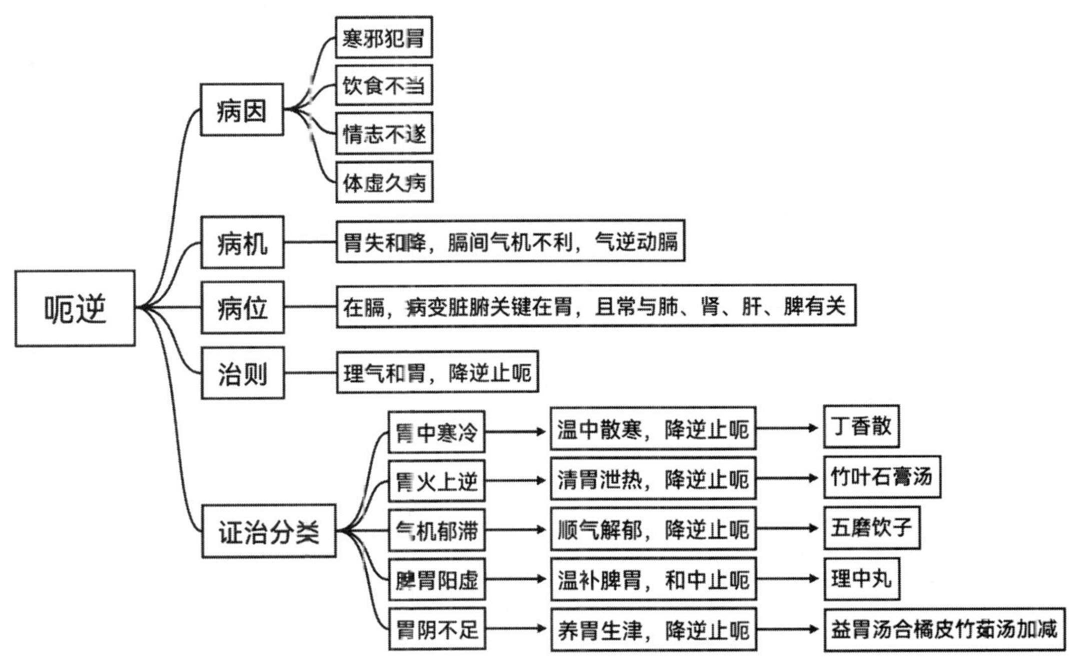

第六节　腹　痛

【示例病案】

陈某，男，40岁，浙江金华人，2003年3月11日初诊。

主诉：脐周胀痛1天。

病史：患者1天前吃火锅后出现脐周胀痛，自行服用止痛药后疼痛未能缓解，现脐周疼痛不止，痛处拒按，吞酸恶心，不欲进食，大便干结难解，舌质淡红苔白腻，脉滑实。

【患者得了什么病证】

本案患者诊断为腹痛。

腹痛是以胃脘以下、耻骨毛际以上部位疼痛为主证的病证。西医学的肠易激综合征、胃肠痉挛、功能性消化不良、肠粘连、不完全性肠梗阻、急性胰腺炎等以腹痛为主证者，均可参照本节辨证论治。

《内经》对腹痛的病因病机有较为全面的认识，指出了寒邪、热邪、湿邪等是导致腹痛发生的主要原因。《素问·举痛论》云："寒气客于小肠，小肠不得成聚，故后泄腹痛矣。""寒气客于肠胃之间，膜原之下，血不得散，小络急引故痛。""热气留于小肠，肠中痛，瘅热焦渴，则坚干不得出，故痛而闭不通矣。"《素问·气交变大论》云："岁土太过，雨湿流行，肾水受邪，民病腹痛。"

《金匮要略》对腹痛已有较为全面的论述，指出腹痛虚实寒热的辨证方法，开创腹痛辨证选方之先河。

宋代杨士瀛《仁斋直指方论》论述了虫痛与其他类型腹痛的区别，言："气血、痰水、食积、风冷诸症之痛，每每停聚而不散，唯虫痛则乍作乍止，来去无定，又有呕吐清沫之可验。"

金代李东垣《医学发明》明确"痛则不通"的病机学说，并针对其治疗指出"痛随利减，当通其经络，则疼痛去矣"。

明代秦景明《症因脉治》对腹痛与胃痛、胁痛进行了鉴别，言："痛在胃之下，脐之四旁，毛际之上，名曰腹痛。若痛在胁肋，曰胁痛。痛在脐上，则曰胃痛，而非腹痛。"

清代王清任、唐容川对腹痛有进一步的认识，如《血证论》谓："血家腹痛，多是瘀血。"指出瘀血在中焦，可用血府逐瘀汤；瘀血在下焦，应以膈下逐瘀汤治疗。对腹痛辨治提出了新的见解。

【该病证应与哪些病证相鉴别】

腹痛应与胃痛及其他内科疾病中的腹痛症状进行鉴别。

1. 胃痛

胃处腹中，与肠相连，腹痛常伴有胃痛的症状，胃痛亦时有腹痛的表现，常须鉴别。胃痛是以胃脘疼痛为主证，病位在胃，与肝脾相关，常伴有脘腹痞闷胀满、吞酸嘈杂等症。腹痛是以胃脘以下、耻骨毛际以上部位疼痛为主证，疼痛范围比较广，发病与脾胃、肝胆、肠道多脏腑相关，常伴有腹部胀满、大便不通或腹泻等。

2. 其他内科疾病中的腹痛症状

许多内科疾病常见腹痛的表现，此时的腹痛只是该病的症状之一。如痢疾之腹痛，伴有里急后重，下利赤白脓血；霍乱之腹痛，伴有吐泻交作；积聚之腹痛，以腹中包块为特征；臌胀之腹痛，以腹部外形胀大为特点等。而腹痛一证，当以腹部疼痛为主要表现。

【患者怎么得的这个病】

腹痛的发生，多由感受外邪、饮食所伤、情志失调及素体虚弱、劳倦内伤等，致气机阻滞，脉络痹阻，不通则痛，或脏腑经络失养，不荣则痛。

本案患者诊断为腹痛，属饮食积滞证。宿食停滞肠腑，邪属有形，故脐周疼痛不止、痛处拒按；宿食不化，浊气上逆，故吞酸恶心、不欲进食；宿食燥结，腑气不行，故大便秘结；舌苔白腻、脉滑实，属食积之征。

【患者的这个病证应该怎么治】

本案患者治以消食导滞，理气止痛。方用枳实导滞丸，清代吴仪洛《成方切用·攻下门》言："饮食伤滞，作痛成积。非有以推荡之，则不行。积滞不尽，病终不除，故以大黄枳实攻而下之。而前泻反止，经所谓通因通用也。伤由湿热，黄芩黄连，佐之以清热。茯苓泽泻，佐之以利湿。积由酒食，神曲蒸窨之物，化食解酒。因其同类，温而消之。芩连大黄，苦寒太甚，恐其伤胃，故又以白术之甘温，补土而固中也。"

兼证加减：腹痛胀满者，加厚朴、煨木香行气消胀；大便自利、恶心呕吐者，去大黄，加陈皮、半夏、苍术理气燥湿，降逆止呕；食滞不重，腹痛较轻者，用保和丸消食导滞。

历代医家治疗腹痛颇有心得。诸家多以"通"字立法，而所谓"通"并非单就攻下通利而言。对于腹痛属实证者，东汉张仲景强调下法的应用，如《金匮要略·腹满寒疝宿食病脉证治》云："病者腹满，按之不痛为虚，痛者为实，可下之。舌黄未下者，下之黄自去。""按之心下满痛者，此为实也，当下之，宜大柴胡汤。"对于腹痛里虚有寒者，提出应用小建中汤温中散寒；而对脾胃虚寒、水湿内停证及寒邪攻冲证，分别用附子粳米汤及大建中汤治疗。明代龚信《古今医鉴·心痛》针对腹痛的各种病因提出不同的治疗法则，谓："是寒则温之，是热则清之，是痰则化之，是血则散之，是虫则杀之，临证不可惑也。"清代高士宗所著《医学真传·心腹痛》曰："夫通则不痛，理也。但通之之法，各有不同，调气以和血，调血以和气，通也；下逆者使之上行，中结者使之旁达，亦通也；虚者助之使通，寒者温之使通，无非通之之法也。若必以下泄为通，则妄矣。"可知治疗腹痛，应以"通则不痛"为原则，而其中真义，临证时又必须灵活掌握。对于缠绵不愈之腹痛，清代叶天士提出"久痛入络"之说。《临证指南医案》云："所云初病在经，久痛入络，以经主气，络主血，则可知其治气治血之当然也，凡气既久阻，血亦应病，循行之脉络自痹。"基于此，叶氏擅用辛润活血通络之法，为腹痛的治疗提供了新的思路。

【该病证还有哪些其他证型】

1. 寒邪内阻证

临床表现：腹痛拘急，痛势急暴，遇寒痛甚，得温痛减，口淡不渴，形寒肢冷，小便清长，大便自可或清稀，舌质淡白腻，脉沉紧。

证候分析：寒为阴邪，其性收引，寒邪入侵，阳气不运，气血被阻，故腹痛拘急、痛势急暴、遇寒痛甚、得温痛减；如中阳未伤，运化正常，则大便自可；若中阳不足，运化不健，则大便溏薄；口淡不渴，是里无热之象；形寒肢冷、小便清利、舌苔白、脉沉紧，为里寒之征。

辨证要点：以腹痛拘急、痛势急暴、遇寒痛甚、得温痛减等为要点。

病机概要：寒邪凝滞，中阳被遏，脉络痹阻。

治法：温中散寒，理气止痛。

代表方剂：良附丸合正气天香散。

方解：良附丸温里散寒，方解见胃痛之寒邪客胃证。正气天香散理气温中，清代吴仪洛《成方切用·经带门》言："治一切诸气。气上凑心，心胸攻筑，胁肋刺痛，月水不调……乌药陈皮，专入气分而理气。香附紫苏，能入血分而行气。引以干姜，使入气分，兼入血分。用诸辛温以解郁散肝，令气调而血和。则经行有常，自无痛壅之患矣。"

兼证加减：感受寒湿，恶心呕吐、胸闷、纳呆、身重、倦怠、舌苔白腻者，加藿香、苍术、厚朴、蔻仁、半夏以温中散寒，化湿运脾；腹中雷鸣切痛、胸胁逆满、呕吐，属寒气上逆者，用附子粳米汤温中降逆；腹中冷痛、手足逆冷、身体疼痛，为内外皆寒，宜乌头桂枝汤温里散寒；少腹拘急冷痛、苔白、脉沉紧，为下焦受寒，厥阴之气失于疏泄，宜暖肝煎温经散寒；寒实积聚，腹痛拘急，大便不通者，用大黄附子汤温泻寒积。

2. 湿热壅滞证

临床表现：腹痛拒按，烦渴引饮，大便秘结或溏滞不爽，潮热汗出，小便短黄，舌质红，苔黄燥或黄腻，脉滑数。

证候分析：湿热内结，气机壅滞，腑气不通，不通则痛，故腹痛拒按；湿热之邪耗伤津液，胃肠传导功能失常，故烦渴引饮、大便秘结或溏滞不爽；湿热迫津液外泄，故潮热汗出、小便短黄；舌质红、苔黄燥或黄腻、脉滑数，为湿热积滞之象。

辨证要点：以腹痛拒按、烦渴引饮、大便秘结等为要点。

病机概要：湿热内结，气机壅滞，腑气不通。

治法：泄热通腑，行气导滞。

代表方剂：大承气汤。

方解：清代俞根初《通俗伤寒论·六经方药》载"大肠与胃同为燥金之腑。《易》曰：燥万物者莫熯乎火。燥非润不降，火非苦不泻。故君以元明粉润燥软坚，生川军荡实泻火。臣以枳实去痞，厚朴泄满。合而为痞满燥实坚，大肠实火之良方。加甘草，名三一承气汤”。

兼证加减：燥热不甚，湿热偏重，大便不爽者，去芒硝，合黄连解毒汤清热泻火；痛引两胁者，加郁金、柴胡理气化瘀止痛；如心下满痛、腹痛剧烈、寒热往来、恶心呕吐、大便秘结者，改用大柴胡汤表里双解。

3. 肝郁气滞证

临床表现：腹痛胀闷，痛无定处，痛引少腹，或兼痛窜两胁，时作时止，得嗳气或矢气则舒，遇忧思恼怒则剧，善太息，舌质红苔薄白，脉弦。

证候分析：肝气郁结，逆而乘脾，气机郁滞不通，故腹痛胀闷；肝失条达，厥阴之气失于疏泄，故痛引少腹或兼痛窜两胁；气属无形，走窜游移，故痛无定处、时作时止；嗳气或矢气后，气机稍得疏通，故胀痛酌减；遇恼怒则气郁更甚，故胀痛加剧；肝气不舒，故弦脉。

辨证要点：以腹痛胀闷、痛无定处等为要点。

病机概要：肝气郁结，气机不畅，疏泄失司。

治法：疏肝解郁，理气止痛。

代表方剂：柴胡疏肝散。

方解：见胁痛肝郁气滞证。

兼证加减：气滞较重，胸胁胀痛者，加川楝子、郁金行气止痛；痛引少腹、睾丸者，加橘核、荔枝核、川楝子以舒畅少腹之气机；肝郁日久化热者，加牡丹皮、山栀子、川楝子清肝泄热；腹痛肠鸣，气滞腹泻者，用痛泻要方行气健脾；少腹绞痛、阴囊寒疝者，用天台乌药散以温化少腹之气。

4. 瘀血内停证

临床表现：腹痛较剧，痛如针刺，痛处固定，经久不愈，入夜尤甚，舌质紫暗，脉细涩。

证候分析：如日久由气滞而导致血瘀者，以血属阴为有形，则腹痛较剧、痛如针刺、痛处固定、经久不愈、入夜尤甚；舌紫、脉涩，为瘀血之象。

辨证要点：以腹痛较剧、痛如针刺、痛处固定等为要点。

病机概要：瘀血内停，气机阻滞，脉络不通。

治法：活血化瘀，和络止痛。

代表方剂：少腹逐瘀汤。

方解：当代连建伟《历代名方精编·理血剂》载“方中小茴香、炮干姜、肉桂温经散寒，达于下焦，当归、川芎活血祛瘀，下行血海，共为主药，赤芍助归、芎活血调经，蒲黄、灵脂活血祛瘀，理气止痛，其中灵脂炒用，去其恶臭，则不损胃气，元胡、没药理气活血，散瘀定痛，共为辅佐药；小茴香直入下焦冲任，又为引经使药。诸药合用，具有活血祛察，温经止痛之效，善治少腹血瘀，冲任寒凝之证，故名‘少腹逐瘀汤’”。

兼证加减：腹部术后作痛，或跌仆损伤作痛者，加泽兰、红花、桃仁、三七以散瘀破血；瘀血日久发热者，加丹参、牡丹皮、王不留行凉血化瘀；下焦蓄血，少腹急结，伴有如狂发狂者，用桃核承气汤活血逐瘀；胁下积块，疼痛拒按者，用膈下逐瘀汤祛瘀散结。

5. 中虚脏寒证

临床表现：腹痛绵绵，时作时止，喜暖喜按，畏寒怯冷，神疲乏力，气短懒言，纳食不佳，面色萎黄，大便溏薄，舌质淡苔白，脉沉细。

证候分析：正虚不足，内失温养，故腹痛绵绵、喜暖喜按；病属正虚，而非邪实，故时作时止；中阳不足，卫阳不固，故畏寒怯冷、神疲乏力、气短懒言；脾阳不振，运化无权，故纳食不佳、面色萎黄、大便溏薄；舌淡苔白、脉沉细，为虚寒之象。

辨证要点：以腹痛绵绵、喜暖喜按、畏寒怯冷等为要点。

病机概要：中阳不振，气血不足，失于温养。

治法：温中补虚，缓急止痛。

代表方剂：小建中汤。

方解：清代柯琴《伤寒论注》载“故君桂枝通心而散寒，佐甘草、枣、饴助脾安悸，倍芍药泻火除烦，任生姜佐金平木。此虽桂枝加饴而倍芍药，不外柴胡加减之法。名建中，寓发汗于不发之中。曰小者，以半为解表，不全固中也。少阳妄汗后，胃不和，因烦而致躁，宜小柴胡清之；未发汗，心已虚，因悸而致烦，宜小建中和之”。

兼证加减：胃气虚寒，脐中冷痛，连及少腹者，加胡芦巴、荜澄茄温肾散寒止痛；血气虚弱，腹中拘急冷痛，困倦，短气，纳少，自汗者，加当归、黄芪调补气血；腹中大寒，呕吐肢冷者，用大建中汤温中散寒；腹痛下利，脉微肢冷，脾肾阳虚者，用附子理中汤温补脾肾；大肠虚寒，积冷便秘者，用温脾汤温阳攻下；蛔厥，胁腹疼痛剧烈，四肢厥冷，伴有吐蛔者，用乌梅丸加减以温脏安蛔。

【该病证应该如何调护】

平时注意起居有常，饮食有节，避免进食生冷、肥甘厚味及不洁食物。避风寒，畅情志。

调护方面，实证腹痛，湿热壅滞，疼痛剧烈者，应注意禁食。若腹痛实证，湿热蕴结成实，燥屎形成，腑气不通，而成肠结者，必要时应转外科治疗。而腹痛虚寒证或寒实证，可予热敷疗法，以减轻疼痛。

【浙派医家关于本病的相关论述】

元代朱丹溪《丹溪心法·腹痛》：腹痛有寒、积热、死血、食积、湿痰……腹痛者，气用气药，如木香、槟榔、香附、枳壳之类；血用血药，如当归、川芎、桃仁、红花之类。初得元气未虚，必推荡之，此通因通用之法。久必难。壮实与初病，宜下；虚弱衰与久病，宜升之消之。腹中水鸣，乃火击动其水也，用二陈汤加黄芩、黄连、栀子。亦有脏寒而鸣者。凡心腹痛者，必用温散，此是郁结不行，阻气不运，故痛。在上者多属食，食能作痛，宜温散之，如干姜、炒苍术、川芎、白芷、香附、姜汁之类，不可用峻利药攻下之。盖食得寒则凝，热则化，更兼行气快气药助之，无不可者。

明代张景岳《景岳全书·腹痛》：治腹痛证当以可按拒按，及宜饱宜饥，辨其虚实，不得谓痛无补法，而悉行消伐也。又当因脉因证，辨其寒热，不得妄用寒凉也。大都寒滞者十居八九，热郁者间或有之，若虚不知补而寒因寒用，则害莫甚矣。

清代高世栻《医学真传·心腹痛》：其大腹痛者，乃太阴脾土之部，痛在内而缓，坤土虚寒也；痛兼内外而急，脾络不通也……其有脐旁左右痛者，乃冲脉病也。冲脉当脐左右，若为寒气所凝，其冲脉之血不能上行外达，则当脐左右而痛。当用血分之药，使胞中之血通肌达表；若用气药，无裨也。又有脐下痛者，乃少阴水脏、太阳水腑，不得阳热之气以施化，致阴寒凝结而痛。少阴水脏虚寒，当用桂、附以温之；太阳膀胱水腑虚寒，亦当用桂、附以温之。盖太阳、少阴相为表里，互为中见者也……少腹痛者，乃厥阴肝脏之部，又为胞中之血海。盖膀胱之水，主于少阴；而胞中之血，主于厥阴也。痛者，厥阴肝气不合胞中之血而上行也。肝脏不虚者，当疏通以使之上；肝脏虚者，当补益以助其上。盖厥阴不从标本，从中见少阳之气，使厥阴上合乎少阳，则不痛矣。

【思维导图】

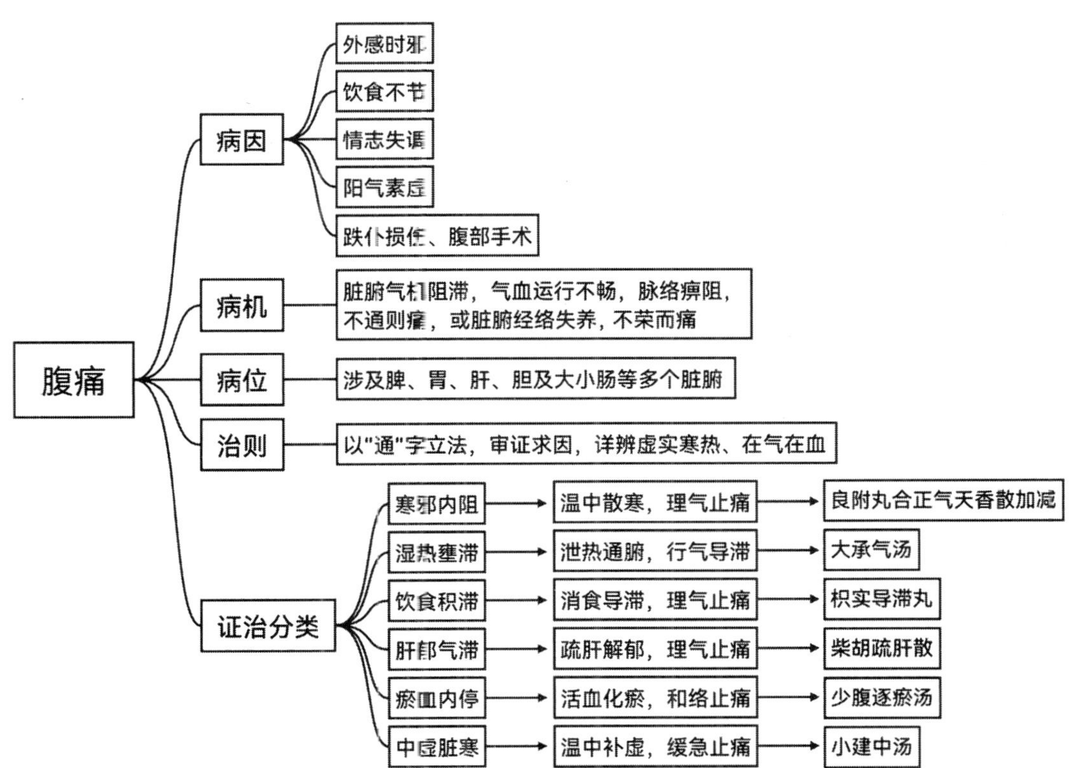

第七节 泄 泻

【示例病案】

案 1

王某，男，25 岁，浙江温州人，2007 年 3 月 19 日初诊。

主诉：腹泻 2 天。

病史：患者 2 天前因淋雨受风，后自感形寒，肢体酸痛，现腹泻 3 次 / 日，泻下清稀，腹痛肠鸣，矢气则舒，脘闷纳差，舌淡红苔白腻，脉濡缓。

案 2

林某，男，54 岁，浙江嘉兴人，2003 年 11 月 26 日初诊。

主诉：反复腹泻 3 年。

病史：患者慢性腹泻史 3 年，多于凌晨 3 ～ 4 点发作，发时腹部作痛，肠鸣即泻，泻下完谷，泻后痛止。平素腹部喜温喜按，形寒肢冷，腰酸时作，舌质淡苔薄白，脉沉而细。

【患者得了什么病证】

两案患者均诊断为泄泻。

泄泻是以排便次数增多、粪便稀溏甚至泻出如水样为主证的病证。古代将大便溏薄而势缓者称为泄，大便清稀如水而势急者称为泻，现统称为泄泻。西医学急慢性肠炎、消化不良、肠易激综合征、功能性腹泻等以泄泻为主证者，可参照本节辨证论治。

泄泻在《内经》载有“鹜溏”“飧泄”“注下”等病名。《难经》中有五泻之分，其中胃泄、脾泄、大肠泄属泄泻，而小肠泄、大瘕泄属痢疾。

东汉张仲景将泄泻与痢疾统称为“下利”。如《伤寒论》曰：“太阳与阳明合病者，必自下利，葛根汤主之。”

隋代巢元方《诸病源候论》始将泄泻与痢疾分述之，至宋代以后统称为“泄泻”。

宋代陈无择《三因极一病证方论》提出情志失调可引起泄泻，言：“喜则散，怒则激，忧则聚，惊则动，脏气隔绝，精神夺散，必致溏泄。”

金代李东垣认为脾胃亏损是泄泻的重要病机。《脾胃论》云：“胃既伤，则饮食不化，口不知味，四肢倦困，心腹痞满，兀兀欲吐而恶食，或为飧泄，或为肠澼，此胃伤脾亦伤明矣。”

明代张景岳《景岳全书》言：“泄泻之本，无不由于脾胃。”同时他认为肾阳受损，脾失温煦，也可导致泄泻的发生，“肾为胃关，开窍于二阴，所以二便之开闭，皆肾脏之所主，今肾中阳气不足，则命门火衰……阴气盛极之时，即令人洞泄不止也”。

清代医家对泄泻的认识更加完善，叶天士《临证指南医案》提出久患泄泻可见“阳明胃土已虚，厥阴肝风振动”，故以甘养胃、以酸制肝，创泻木安土之法。王清任《医林改错》对于瘀血致泻的认识，尤其是“久泻从瘀论治”的观点，在临床也具有重要意义。

【该病证应与哪些病证相鉴别】

泄泻应与霍乱、痢疾等病证进行鉴别。

1. 霍乱

泄泻与霍乱均表现为排便次数增多，大便稀薄，但泄泻为脾虚湿盛，肠道传化失司所致，发病可急可缓，多数预后相对较好；霍乱为湿浊邪毒内伤脾胃，气机逆乱，升降失司所致，表现为吐泻交作，甚至泻如米汁水，或伴有剧烈腹痛，可迅速出现皮肤松弛、目眶凹陷、下肢痉挛转筋、精神萎靡、少尿或尿闭、面色苍白、汗出肢冷等津竭阳脱危候，来势急骤，变化迅速，病情凶险，预后险恶。

2. 痢疾

本病与痢疾的病变部位都在肠间，应予鉴别。泄泻为脾虚湿盛，肠道传化失司所致，以排便次数增多、粪便稀溏、甚至如水样者为主要表现；而痢疾为邪蕴肠腑，气血壅滞，腐败为脓，肠道传导失司所致，以腹痛、里急后重、痢下赤白黏液为主证。泄泻亦有腹痛证，但多与肠鸣脘胀同时出现，其痛便后即减；而痢疾之腹痛是与里急后重同时出现，其痛便后不减，二者不难分辨。

【患者怎么得的这个病】

泄泻的发生，主要由感受外邪、饮食所伤、情志失调及脏腑虚弱等，致脾虚湿盛，脾胃运化功能失调，肠道分清泌浊，传导功能失司。

案 1 患者诊断为泄泻，属暴泻之寒湿内盛证。外感寒湿或风寒之邪，侵袭肠胃，脾失健运，升降失调，清浊不分，饮食不化，传导失司，故腹泻、泻下清稀；寒湿内盛，肠胃气机受阻，则腹痛肠鸣；寒湿困脾，则脘闷纳差；形寒、肢体酸痛，是风寒外束之征；苔白腻、脉濡缓，为寒湿内盛之象。

案 2 患者诊断为泄泻，属久泻之肾阳虚衰证。泄泻日久，肾阳虚衰，不能温养脾胃，运化失常，黎明之前阳气未振，阴寒较盛，故腹部作痛、肠鸣即泻，又称为“五更泻”；泻后则腑气通利，故泻后则安；腹部喜暖喜按、形寒肢冷、腰酸时作、舌淡苔薄白、脉沉细，为脾肾阳气不足之征。

【患者的这个病证应该怎么治】

案 1 患者治以芳香化湿，疏表散寒。方用藿香正气散，方解见呕吐之外邪犯胃证。

兼证加减：表邪较重，周身困重而骨节酸楚者，加荆芥、防风，或用荆防败毒散以增其疏风散寒之力；湿邪偏重，胸闷腹胀，肢体倦怠，苔白腻者，用胃苓汤以健脾燥湿，淡渗分利。

案 2 患者治以温肾健脾，固涩止泻。方用四神丸，清代吴仪洛《成方切用·祛寒门》曰：“破故纸辛苦大温，能补相火以通君火，火旺乃能生土，故以为君。肉蔻辛温，能行气消食，暖胃固肠。五味咸能补肾，酸能涩精。吴茱辛热，除湿燥脾，能入少阴厥阴气分而补火。盖久泻皆由肾命火衰，不可专责脾胃，故大补下焦元阳，使火旺土强，泄泻自止矣。”

兼证加减：肾阳虚衰明显者，加附子、肉桂等温肾之品；脾阳不足为著者，加干姜、莲子、芡实等暖脾止泻之味；内寒腹痛者，加川椒、小茴香等散寒之药；泻次频多者，加乌梅、石榴皮、五倍子等酸收之品；滑脱不禁者，合桃花汤或真人养脏汤以固涩止泻；虽为五更泻，但脾肾阳虚不显，反见心烦嘈杂，而有寒热错杂之证者，治当寒温并用，温脾止泻，改用乌梅丸加减。

历代医家治疗泄泻颇有心得。如东汉张仲景《金匮要略·呕吐哕下利病脉证治》曰：“下利清谷，里寒外热，汗出而厥者，通脉四逆汤主之。”另有葛根芩连汤、黄芩汤、理中丸、五苓散等治泄方药沿用至今，创用“通因通用”治法，体现了辨证论治思想。金元时期，李东垣提出益气升阳、祛风除湿诸法，创升阳汤、升阳除湿汤等方治疗泄泻。朱丹溪首次提出“痛泻”概念，并创痛泻要方等，治疗土虚木乘之泄泻，从不同角度充实了治泄方法。明代张景岳《景岳全书·心集》云：“凡泄泻之病，多由水谷不分，故以利水为上策。”提出用分利之法治疗泄泻，并根据具体证候分类施治，如湿胜无寒而泻者，宜用四苓散、小分清饮之类；湿夹微寒而泻者，宜投五苓散、胃苓汤等方；湿热在脾，热渴喜冷而泻者，宜大分清饮、茵陈饮、益元散之类主之。明代李中梓《医宗必读·泄泻》提出治泻九法，即淡渗、升提、清凉、疏利、甘缓、酸收、燥脾、温肾、固涩，对后世治疗泄泻影响很大。

【该病证还有哪些其他证型】

一、暴泻

1. 湿热中阻证

临床表现：泄泻腹痛，泻下急迫，或泻而不爽，粪色黄褐臭秽，肛门灼热，烦热口渴，小便短黄，舌质红苔黄腻，脉滑数或濡数。

证候分析：湿热之邪，或夏令暑湿伤及肠胃，传化失常，而发生泄泻；暴注下迫，皆属于热，肠中有热，故泻下急迫；湿热互结，则泻而不爽；湿热下注，故肛门灼热、粪便色黄褐而臭、小便短黄；烦热口渴、舌质红苔黄腻、脉滑数或濡数，均为湿热内盛之征。

辨证要点：以泻下急迫或泻而不爽，粪色黄褐而臭，肛门灼热等为要点。

病机概要：感受湿热之邪，肠腑传化失常。

治法：清热利湿，分消止泻。

代表方剂：葛根芩连汤。

方解：清代柯琴《伤寒来苏集》言“此微热在表，而大热入里，固非桂枝芍药所能和，厚朴、杏仁所宜加矣。故君葛根之轻清以解肌，佐连芩之苦寒以清里，甘草之甘平以和中，喘自除而利自止，脉自舒而表自解，与补中逐邪之法迥别”。

兼证加减：湿重于热，胸腹满闷，口不渴或渴不欲饮，舌苔微黄厚腻，脉濡缓者，合平胃散健脾祛湿；夹食滞者，加焦神曲、炒麦芽、炒山楂消食导滞；在夏暑期间，症见发热头重、烦渴自汗、小便短赤、脉濡数等，是暑湿入侵，表里同病，用新加香薷饮合六一散，解暑清热、利湿止泻。

2. 食滞肠胃证

临床表现：腹痛肠鸣，泻下粪便臭如败卵，泻后痛减，脘腹胀满，嗳腐酸臭，不思饮食，舌苔垢浊或厚腻，脉滑。

证候分析：饮食不节，宿食内停，阻滞肠胃，传化失常，故腹痛肠鸣、脘腹胀满、不思饮食；宿食不化，浊气上逆，故嗳腐酸臭；宿食下注，则泻下粪便臭如败卵；泻后腐浊外泄，故腹痛减轻；舌苔垢浊或厚腻、脉滑，为宿食内停之象。

辨证要点：以泻下粪便臭如败卵，嗳腐酸臭，舌苔垢浊或厚腻等为要点。

病机概要：宿食阻滞肠胃，脾胃运化失司。

治法：消食导滞，和中止泻。

代表方剂：保和丸。

方解：见厥证之食厥。

兼证加减：食滞较重，脘腹胀满，泻下不爽者，可因势利导，采用“通因通用”之法，加大黄、枳实、槟榔，或用枳实导滞丸以消导积滞、清利湿热；积滞化热者，加黄连、黄芩苦寒清热；呕吐甚者，加生姜、刀豆子、竹茹和胃降逆止呕。

二、久泻

1. 肝气乘脾证

临床表现：肠鸣攻痛，腹痛即泻，泻后痛缓，每因抑郁恼怒，或情绪紧张而发泄泻，伴有胸胁胀闷、嗳气食少、腹痛攻窜、肠鸣矢气，舌淡红，脉弦。

证候分析：七情所伤，情绪紧张之时，气机不利，肝失条达，横逆犯脾，失其健运，故肠鸣攻痛、腹痛即泻、泻后痛缓、每因抑郁恼怒或情绪紧张而发泄泻；肝失疏泄，肝木乘土，故胸胁胀闷、嗳气食少、腹痛攻窜、肠鸣矢气；舌淡红、脉弦，是为肝旺脾虚之象。

辨证要点：以腹痛即泻，泻后痛缓，多因情绪不畅而发作等为要点。

病机概要：肝失条达，横逆犯脾，脾运无权。

治法：抑肝扶脾。

代表方剂：痛泻要方。

方解：清代吴仪洛《成方切用·和解门》言“白术苦燥湿，甘补脾，温和中。芍药寒泻肝火，酸敛逆气，缓中止痛。防风辛能散肝，香能舒脾，风能胜湿，为理脾引经要药。（东垣曰：若补脾胃，非此引用不能行。）陈皮辛能利气，炒香尤能燥湿醒脾，使气行则痛止，皆以泻木而益土也”。

兼证加减：肝郁气滞，胸胁脘腹胀痛者，加枳壳、香附、延胡索、川楝子疏肝理气止痛；夹有湿热，大便夹有黏液者，加黄连、黄芩等清热化湿；脾虚明显，神疲食少者，用逍遥散合参苓白术散疏肝健脾、益气开胃。

2. 脾胃虚弱证

临床表现：大便时溏时泻，迁延反复，稍进油腻食物则大便稀溏，次数增加，或完谷不化，伴食少纳呆、脘闷不舒、面色萎黄、倦怠乏力，舌质淡苔白，脉细弱。

证候分析：脾胃虚弱，运化无权，水谷不化，清浊不分，故大便时溏时泻、迁延反复；脾阳不振，运化失常，稍进油腻食物，则大便稀溏、次数增加或完谷不化、食少纳呆、脘闷不舒；久泻不止，脾胃虚弱，气血来源不足，故面色萎黄、倦怠乏力；舌淡苔白、脉细弱，乃脾胃虚弱之象。

辨证要点：以大便溏泻、迁延反复、面色萎黄、倦怠乏力等为要点。

病机概要：脾胃虚弱，运化无权。

治法：健脾益气，化湿止泻。

代表方剂：参苓白术散。

方解：当代连建伟《历代名方精编·补益剂》言“本方由四君子汤加山药、扁豆、莲肉、薏苡仁、砂仁、桔梗等组成。方中参、苓、白术益气健脾，为主药；辅以山药、扁豆、莲肉、薏苡仁以增强主药益气健脾之效，且茯苓、白术、扁豆、薏苡仁健脾而兼渗湿；佐以炙甘草益气和中，砂仁芳香化湿，和胃理气；桔梗为使，载药上行，升清即所以降浊，湿祛则有助于健脾。诸药合用，补其虚，除其湿，行其滞，调其气，俟脾健湿去，诸症自愈”。

兼证加减：脾阳虚衰，阴寒内盛，腹部冷痛，完谷不化者，用附子理中丸加吴茱萸、肉桂以温中散寒；久泻不愈，中气下陷，脱肛者，用补中益气汤以益气升清，健脾止泻；泄泻日久，脾虚夹湿，肠鸣辘辘，大便溏黏，舌苔厚腻，或食已即泻者，应于健脾止泻药中加入升阳化湿的药物，如防风、羌活、苍术、厚朴，或改用升阳益胃汤加减。

【该病证应该如何调护】

避风寒，节饮食，调情志。注意保暖，以防寒湿伤脾；避免过食生冷油腻、肥甘厚味，或暴饮暴食，以防湿邪内生，或食滞胃肠；调节情志，勿悲恐忧伤，以免肝郁伤脾。

暴泻者，减少进食量，可予米粥以养胃，泻止则给予清淡饮食。虚寒久泻者，可予姜汤暖胃，并适当进食山药、莲子、芡实、砂仁等。如泄泻严重，甚至一日 10 次以上者，应及时就医，防止发生厥脱重症。

【浙派医家关于本病的相关论述】

元代朱丹溪《丹溪心法·泄泻》：世俗类用涩药，治痢与泻。若积久而虚者，或可行之；初得之者，必变他疾，为祸不小。殊不知多因于湿，唯分利小水，最为上策。

明代虞抟《医学正传·泄泻》：大抵泻利，小便清白不涩为寒，赤涩为热。又大便完谷不化而色不变，吐利不腥秽，水液澄澈清冷，小便清白不涩，身冷不渴，脉迟细而微者，皆寒证也。凡谷肉消化者，无问色及他证，便断为热。夫寒泄而谷消化者，未之有也。或火性急速，转化失常，完谷不化而为飧泄者，亦有之矣。仲景曰：邪热不杀谷。然热得湿，则为飧泄也。噫！寒热二证，冰炭相反，治之者差之毫厘，谬以千里者也，医者可不谨乎。

明代张景岳《景岳全书·泄泻》：泄泻之病，多见小水不利，水谷分则泻自止，故曰：治泻不利小水，非其治也。然小水不利，其因非一，而有可利者，有不可利者，宜详辨之。如湿胜作泻而小水不利者，以一时水土相乱，并归大肠而然也。有热胜作泻而小水不利者，以火乘阴分，水道闭涩而然也。有寒泻而小水不利者，以小肠之火受伤，气化无权而然也。有脾虚作泻而小水不利者，以土不制水，清浊不分而然也。有命门火衰作泻而小水不利者，以真阴亏损，元精枯涸而然也。凡此皆小水不利之候。

清代俞根初《通俗伤寒论·伤寒夹证》：泄者，大便溏薄，或作或止；泻者，大便直下，水去如注。虽分轻重，总属脾伤，脾受湿而不能渗泄，伤阑门之元气，而分利无权，并入大肠，遂致成泄，故肠鸣溺少，大便反快，是泄固由于湿矣。

【思维导图】

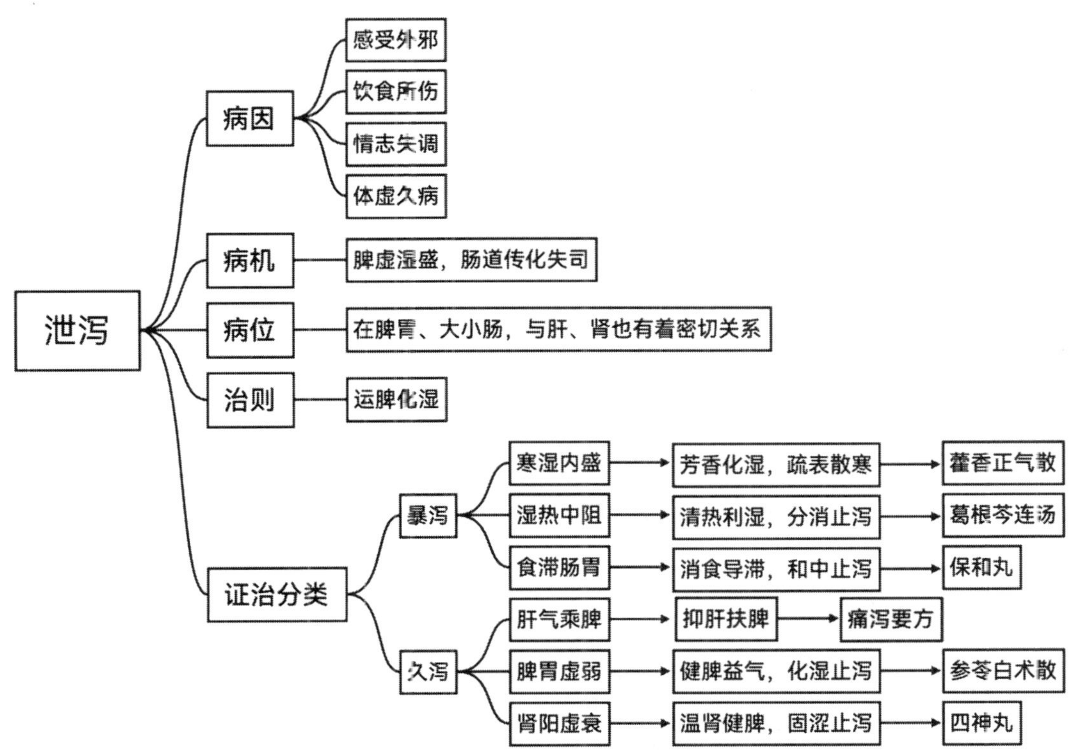

第八节 痢 疾

【示例病案】

叶某，男，30 岁，浙江丽水人，2005 年 5 月 26 日初诊。

主诉：排赤白脓血便 1 天。

病史：患者 1 天前吃烧烤后出现小腹疼痛，里急后重，排赤白脓血便，赤多白少，肛门灼热，小便短赤，舌红苔黄腻，脉滑数。

【患者得了什么病证】

本案患者诊断为痢疾。

痢疾是以腹痛、里急后重、下利赤白脓血为主证的病证。多发于夏秋季节，部分病例具有传染性。西医学中的细菌性痢疾、阿米巴痢疾、非特异性溃疡性结肠炎等以本病主证为主要表现时，可参照本节辨证论治。

《内经》载有“肠澼”“赤沃”，与本病相关，对其病因及临床特点进行了简要论述，指出感受外邪和饮食不节是两个重要病因。《素问・太阴阳明论》云：“食饮不节，起居不时者，阴受之。”“入五脏则䐜满闭塞，下为飧泄，久为肠澼。”《素问・至真要大论》云：“呕逆躁烦，腹满痛溏泄，传为赤沃。”《难经》称之为“大瘕泄”，指出：“大瘕泄者，里急后重，数至圊而不能便。”

隋代巢元方《诸病源候论・痢病诸候》将痢疾分为“赤白痢”“脓血痢”“冷热痢”“休息痢”等 21 种痢病候，论述了痢疾的病因病机。

唐代孙思邈《备急千金要方・脾脏》称本病为“滞下”。

宋代严用和《济生方・痢疾论治》正式提出“痢疾”病名，指出：“今之所谓痢疾者，古所谓滞下是也。”

金代刘完素提出的“调气则后重自除，行血则便脓自愈”的法则，至今仍为治痢之常法。

清代李中梓《证治汇补・痢疾》曰：“无积不成痢。”喻嘉言《医门法律・痢疾论》主张治疗痢疾当“引其邪而出之于外”，方可用活人败毒散，即“逆流挽舟”之法。

【该病证应与哪些病证相鉴别】

痢疾应与泄泻进行鉴别。

痢疾与泄泻均多发于夏秋季节，表现为大便次数增多，或伴腹痛等。痢疾为邪蕴肠腑，气血壅滞，腐败为脓，肠道传导失司所致，大便次数虽多而量少，排赤白脓血便，腹痛，伴里急后重感明显。而泄泻为脾虚湿盛，肠道传化失司所致，表现为大便溏薄，粪便清稀，或如水样，或完谷不化，而无赤白脓血便，腹痛多伴肠鸣，少有里急后重感。正如《景岳全书·泄泻》所说："泻浅而痢深，泻轻而痢重，泻由水谷不分，出于中焦，痢以脂血伤败，病在下焦。"

【患者怎么得的这个病】

痢疾的发生，多由外感暑、湿、寒、热、疫毒之邪，内伤饮食，损及脾胃与肠，尤其是湿热之邪客于大肠，与气血搏结，化为脓血，肠道传导失司而致。

本案患者诊断为痢疾，属湿热痢。湿热之邪壅滞肠中，气机不畅，传导失常，故小腹疼痛、里急后重；湿热熏灼肠道，脂络受伤，气血瘀滞，化为脓血，故排赤白脓血便、赤多白少；湿热下注，则肛门灼热、小便短赤；苔腻为湿，黄为热，脉滑为实，数是热的征象。

【患者的这个病证应该怎么治】

本案患者治以清肠化湿，调气和血。方用芍药汤，清代吴仪洛《成方切用·理血门》言："芍药酸寒，泻肝火，敛阴气，和营卫，故以为君。大黄归尾，破积而行血。木香槟榔，通滞而行气。黄芩黄连，燥湿而清热。痢由湿热责于肠胃，不得宣通，故大便重急，小便赤涩也。辛以散之，苦以燥之，寒以清之，甘以调之。加肉桂者，假其辛热以为反佐也。"

兼证加减：痢疾初起，兼有表证者，用人参败毒散，解表举陷，即喻嘉言所谓"逆流挽舟"之法；表证已减，痢尤未止者，加香连丸以调气清热；身热汗出、脉象急促，表邪未解而里热已盛者，用葛根芩连汤解表清里；属热重下利者，加白头翁汤清热解毒；瘀热较重，下利鲜红者，加地榆、桃仁、牡丹皮凉血化瘀；夹食滞，痢下不爽，腹痛拒按，苔黄腻，脉滑者，加焦山楂、枳壳、炒莱菔子等，或加枳实导滞丸。

历代医家治疗痢疾颇有心得。东汉张仲景《伤寒论》《金匮要略》将痢疾与泄泻统称为"下利"，载有白头翁汤、桃花汤等治疗痢疾，沿用至今。金元时期，朱丹溪《丹溪心法·痢病》进一步阐明痢疾具有流行性、传染性，指出："时疫作痢，一方一家，上下相染相似。"强调痢疾的病因以湿热为本，并提出通因通用的治痢原则。明清医家对痢疾的认识更加深入，如明代李中梓《医宗必读·痢疾》指出："至于治法，须求何邪所伤，何脏受病。如因于湿热者，去其湿热；因于积滞者，去其积滞。因于气者调之；因于血者和之。新感而实者，可以通因通用；久病而虚者，可以塞因塞用。"清代蒋宝素更将痢疾称为内痈，《医略十三篇·痢疾》指出："治痢之法，当参入治痈之义。"

【该病证还有哪些其他证型】

1. 疫毒痢

临床表现：起病急骤，壮热口渴，头痛烦躁，恶心呕吐，大便频频，痢下鲜紫脓血，腹痛剧烈，里急后重明显，甚者神昏惊厥，或痉厥抽搐，舌质红绛，舌苔黄燥，脉滑数或微欲绝。

证候分析：疫毒之邪，伤人最速，所以发病骤急；毒盛于里，助热伤津，所以壮热口渴；毒邪上攻清窍则头痛，毒邪内扰心营则烦躁；疫毒熏蒸，助热伤津，胃失和降，则恶心呕吐；疫毒熏灼肠道，耗伤气血，故大便频频、痢下鲜紫脓血；疫毒之气，甚于湿热之邪，所以腹痛剧烈、里急后重明显；热毒蒙蔽清窍则神昏，热盛动风则痉厥；舌质红绛苔黄燥、脉滑数，为疫毒内淫炽盛之征。

辨证要点：以发病急骤，腹痛里急后重较剧，或壮热烦躁作等为要点。

病机概要：疫邪热毒，壅滞肠中，燔灼气血，蒙蔽清窍。

治法：清热解毒，凉血止痢。

代表方剂：白头翁汤合芍药汤。

方解：白头翁汤以清热凉血解毒为主。清代柯琴《伤寒来苏集》言："四物皆苦寒除湿胜热之品也。白头翁临风偏静，长于驱风。盖藏府之火，静则治，动则病，动则生风，风生热也，故取其静以镇之；秦皮木小而高，得清阳之气，佐白头以升阳，协连、柏而清火。此热利下重之宜剂。"芍药汤清热止痢，并有调气行血导滞作用，方解见湿热痢。

兼证加减：若热极动风，痉厥抽搐者，加羚羊角、钩藤、石决明，送服紫雪丹，以清热解毒，凉血息风；热毒秽浊壅塞肠道，腹中满痛拒按，大便滞涩，臭秽难闻，或高热神昏，四肢厥冷，大便不通者，加大承气汤通腑泄浊；神昏谵语，高热痉厥，舌质红、苔黄糙，脉细数者，属热毒深入营血，用犀角地黄汤、紫雪丹以清营凉血开窍；暴痢致脱者，急服参附汤或独参汤，以回阳救逆。

2. 寒湿痢

临床表现：腹痛拘急，痢下赤白黏冻，白多赤少，或为纯白冻，里急后重，口淡乏味，脘胀腹满，头身困重，舌质淡苔白腻，脉濡缓。

证候分析：寒湿者皆为阴邪，阴邪留着肠中，气机阻滞，传导失常，故下利腹痛、里急后重；寒湿伤于气分，下利白多赤少或纯为白冻；寒湿中阻，运化失常，故口淡乏味、脘胀腹满；脾主肌肉而健运四旁，寒湿困脾，健运失司，故头身困重；舌淡苔白腻、脉濡缓，为寒湿内盛之征。

辨证要点：以赤少白多或纯为白冻、脘闷、头身重困等为要点。

病机概要：寒湿客肠，气血凝滞，传导失司。

治法：温化寒湿，调气和血。

代表方剂：不换金正气散。

方解：见疟疾 – 瘴疟 – 冷瘴。

兼证加减：痢下白中兼赤者，加芍药、当归调营和血；脾虚纳呆者，加白术、神曲健脾开胃；寒湿气滞明显者，加槟榔、木香、炮姜散寒调气。

3. 阴虚痢

临床表现：痢下赤白，日久不愈，脓血黏稠，或下鲜血，脐下灼痛，虚坐努责，食少，心烦口干，至夜转剧，舌红绛少津，苔少或花剥，脉细数。

证候分析：素体阴虚，感邪而病痢，或久痢伤阴，遂成阴虚之痢；邪滞肠间，阴血不足，则痢下赤白，日久不愈，脓血黏稠或下鲜血；阴亏热灼，故脐下灼痛；营阴不足，则虚坐努责；胃阴亏虚，故食少、口干；阴虚火旺，故心烦；舌红绛少津、苔少或花剥、脉细数，为阴血亏耗之征。

辨证要点：以痢下赤白，或下鲜血黏稠，虚坐努责，舌红绛或光红为要点。

病机概要：营阴亏虚，湿热内蕴，肠络受损。

治法：养阴和营，清肠止痢。

代表方剂：黄连阿胶汤合驻车丸。

方解：黄连阿胶汤滋阴降火安神。清代莫枚士《经方例释》谓："阳有余，以苦除之，黄芩、黄连之苦，以除热；阴不足，以甘补之，鸡黄、阿胶之甘，以补血；酸，收也，泄也，芍药之酸，收阴气而泄邪热。"驻车丸滋阴清热，固肠止痢。清代陈修园《医学实在易·阴虚下痢诗》言："此因阳热过旺，阴精受伤，故用黄连以驻鹿车之骤，干姜以策牛车之疲，阿胶以挽牛车之陷，当归以和精气神之散乱也。张石顽此注甚超，全录之。"

兼证加减：口干口渴明显者，加石斛、北沙参、天花粉养阴生津；阴虚火旺，湿热内盛，下利鲜血黏稠者，加黄柏、秦皮、白头翁清热化湿解毒，牡丹皮、赤芍、槐花凉血止血。

4. 虚寒痢

临床表现：腹部隐痛，缠绵不已，喜按喜温，痢下赤白清稀，无腥臭，或为白冻，甚则滑脱不禁，肛门坠胀，便后更甚，形寒畏冷，四肢不温，食少神疲，腰膝酸软，舌淡苔薄白，脉沉细弱。

证候分析：寒盛正虚，肠中失却温养，故腹部隐痛、缠绵不已、喜按喜温；痢久脾虚中寒，寒湿留滞肠中，故痢下赤白清稀、无腥臭或为白冻；脾胃虚寒，化源不足，肠中久痢，精微外流，因而导致肾阳亦虚，关门不固，故腰酸怕冷、滑脱不禁；胃主受纳水谷，脾主运化四旁，胃气虚弱，脾阳不振，故肛门坠胀、便后更甚、形寒畏冷、食少神疲、四肢不温；舌淡苔白、脉沉细弱，为虚寒征象。

辨证要点：以下利稀薄或白冻，食少神疲，肢冷腰酸，或滑脱不禁等为要点。

病机概要：下利日久，脾肾阳虚，关门不固。

治法：温补脾肾，收涩固脱。

代表方剂：桃花汤合真人养脏汤。

方解：桃花汤温中涩肠。清代柯琴《伤寒来苏集》曰："石脂性涩以固脱，色赤以和血，味甘而酸，甘以补元气，酸以收逆气，辛以散邪气，故以为君。半为块而半为散，使浊中清者，归心而入营；浊中浊者，入肠而止利。火曰炎上，又火空则发，得石脂以涩肠，可以遂其炎上之性矣。炎上作苦，佐干姜之苦温，以从火化，火郁则发之也。火亢则不生土，臣以秔米之甘，使火有所生，遂成有用之火。土中火用得宜，则水中火体得位，下陷者上达，妄行者归原，火自升而水自降矣。"真人养脏汤兼能补虚固脱，清代吴仪洛《成方切用·固涩门》言："脱肛由于虚寒，故用参术甘草，以补其虚。肉桂肉蔻。以祛其寒。木香温以调气，当归润以和血。芍药酸以收敛，诃子罂壳，则涩以止脱也。"

兼证加减：积滞未尽者，应少佐枳壳、山楂、神曲等消导积滞；痢久脾虚气陷，少气脱肛者，加黄芪、柴胡、升麻、党参，亦可用补中益气汤加减，以益气补中，升清举陷；脾肾阳虚重，手足不温者，可少佐制附子以温肾暖脾。

5. 休息痢

临床表现：下利时发时止，迁延不愈，常因饮食不当、受凉、劳累而发，发时大便次数增多，夹有赤白黏冻，腹胀食少，倦怠嗜卧，舌质淡苔腻，脉濡软或虚数。

证候分析：下利日久，正虚邪恋，寒热夹杂，肠胃传导失司，故下利时发时止、迁延不愈；湿热留连不去，病根未除，故常因饮食不当、受凉、劳累而发，发时大便次数增多，夹有赤白黏冻；脾胃虚弱，中阳健运失常，故腹胀食少、倦怠嗜卧；苔腻不化、脉濡软虚数，乃湿热未尽、正气虚弱之征。

辨证要点：以时发时止、经年不愈等为要点，并宜详问是否有痢疾史。

病机概要：病久正伤，正虚邪恋，脾阳不振，邪滞肠腑。

治法：温中清肠，调气化滞。

代表方剂：连理汤。

方解：清代王孟英《随息居重订霍乱论》言“理中，主寒多，谓里有寒也。故方下既有腹中未热，益至三四丸之法。此复云：寒者加干姜，是腹中尚未热。故独于此味，又加重也。盖腹中寒，为寒之真谛。故仲圣不嫌烦复，而琐琐教人，以此为辨证之法。顾昧者一见吐下肢寒，略不察其腹中光景何如，擅以姜、附、丁、桂欲其转热，遂至从此而一身皆冷。呜呼！岂未闻热深厥深之圣训乎……加黄连，名连理汤”。

兼证加减：急性发作期，里急后重明显者，加槟榔、木香、枳实调气化滞；便血突出，或纯下血便者，加三七粉（冲服）、白及、赤石脂等止血。脾阳虚，寒热错杂，症见腹痛绵绵、下利稀溏、时夹少量黏冻，兼胃脘灼热、烦渴，或烧心泛酸、四肢不温、舌质淡红苔黄腻、脉沉缓者，用乌梅丸加减以寒热并调；久病夹瘀，症见腹部刺痛、拒按、固定不移、夜间加重、面色晦暗，或腹部结块、舌质紫暗或有瘀斑、脉细涩者，用少腹逐瘀汤加减以活血祛瘀。针对久痢，还可以配合中药保留灌肠疗法，选用清热化湿、解毒凉血、敛疮生肌、活血止血等药，如锡类散、云南白药等。

【该病证应该如何调护】

注意饮食卫生，避免过食生冷和进食不洁食物。痢疾流行期间，远离具有传染性的痢疾患者，可适当食用生蒜、马齿苋等预防。

痢疾患者，应注意饮食清淡，避免食用荤腥油腻及难消化之品。尽量做到早期诊断、早期治疗，防止病情加重。

【浙派医家关于本病的相关论述】

元代朱丹溪《丹溪心法·痢九》：痢，赤属血，白属气。有身热、后重、腹痛、下血……赤痢乃自小肠来，白痢乃自大肠来，皆湿热为本，赤热带浊同法。下利有风邪下陷，宜升提之，盖风伤肝，肝主木故也。有湿伤血宜行湿清热。《内经》所谓身热则死，寒则生，此是大概言，必兼证详之方可。今岂无身热而生，寒而死者？脉沉小留连或微者易治，洪大数者难治也。脉宜浮大，不宜弦急。仲景治痢，可温者五法，可下者十法，或解表，或利小便，或待其自已，还分易治、难治、不治之证，至为详密。但与泻同，立论不分，学人当辨之……又有时疫作痢，一方一家之内，上下传染相似，却宜明逆气之胜复以治之。

明代张景岳《景岳全书·痢疾》：凡治痢疾，最当察虚实，辨寒热，此泻痢中最大关系，若四者不明，则杀人甚易也。实证之辨，必其形气强壮，脉息滑实，或素纵口腹，或多胀满坚痛，及年少新病，脾气未损者，方可用治标之法，微者行之，利之，甚者泻之。虚证之辨，有形体薄弱者，有颜色清白者，有脉虽紧数而无力无神者，有脉见真弦而中虚似实者，有素禀阳衰者，有素多淡素者，有偶犯生冷者，有偶中雨水阴寒者，有偶因饮食不调者，有年衰脾弱者。以上诸症，凡其素无纵肆，而忽患泻痢，此必以或瓜或果，或饮食稍凉，偶伤胃气而然，果何积之有？又何热之有？总唯脾弱之辈，多有此证。故治此者，只宜温调脾肾，但使脾温则寒去，即所以逐邪也。且邪本不多，即用温补健脾，原无妨碍，不过数剂，自当痊愈。切不可妄云补住邪气，而先用攻积、攻滞及清火等药，倘使脾气再伤，则轻者反重，重者必危矣。

清代俞根初《通俗伤寒论·伤寒夹证》：痢脉微小滑利者吉；浮弦洪数者凶。浮大者未止，微弱者自愈。此无外感者，大旨如此。若兼表邪，初痢身热脉浮者，先解表；初痢身热脉沉者，可攻下。久痢身热脉虚者，属正虚可治；久痢身热脉大者，属邪盛难医。

【思维导图】

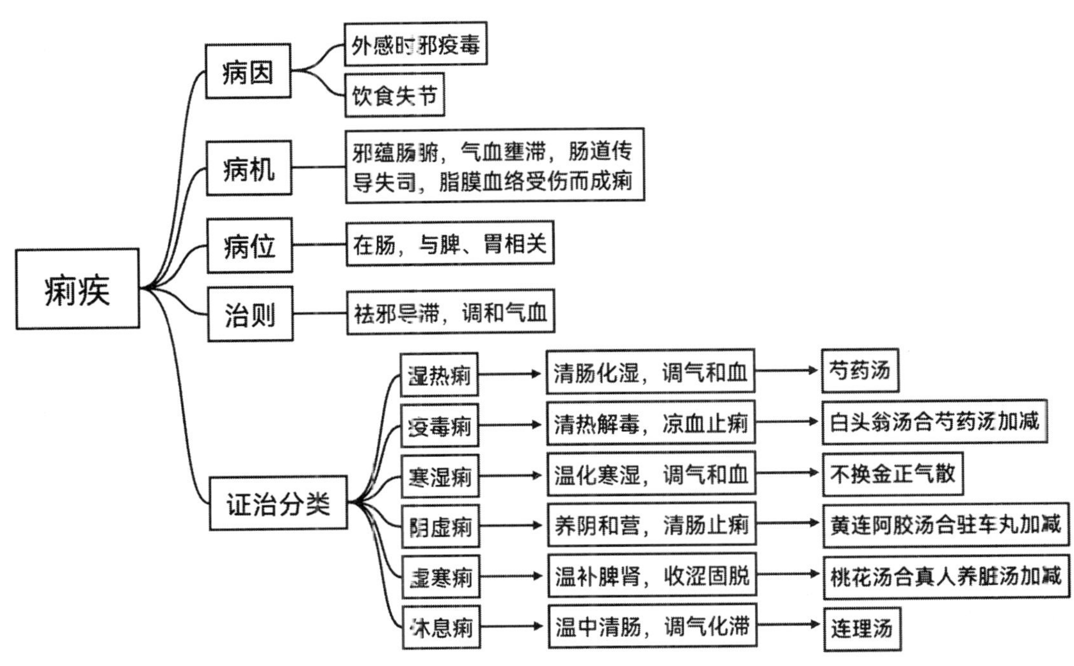

第九节　便　秘

【示例病案】

案 1

阮某，女，30 岁，浙江余姚人，2004 年 4 月 21 日初诊。

主诉：大便干结 4 天。

病史：患者 4 天前吃火锅后出现大便干结，状如羊屎，口干口臭，面红心烦，小便短赤，舌质红苔黄燥，脉滑数。

案 2

杜某，男，60 岁，浙江杭州人，2010 年 7 月 4 日初诊。

主诉：反复大便秘结 3 年余。

病史：大便干结，排出困难，小便清长，面色皖白，四肢不温，腰膝酸冷，舌质淡苔白，脉沉迟。

【患者得了什么病证】

两案患者均诊断为便秘。

便秘是以大便排出困难，排便周期延长，或周期不长，但粪质干结，排出艰难，或粪质不硬，虽频有便意，但排便不畅为主证的病证。西医学中的功能性便秘属本病范围，肠易激综合征、药物性便秘及内分泌及代谢性疾病过程中以便秘为主证者，可参照本节辨证论治。

《内经》称本病为“后不利”“大便难”，指出便秘与脾胃、小肠、肾有关。如《素问·厥论》曰：“太阴之厥，则腹满䐜胀，后不利。”《素问·举痛论》曰：“热气留于小肠，肠中痛，瘅热焦渴则坚干不得出，故痛而闭不通矣。”

隋代巢元方《诸病源候论·大便难候》曰：“大便难者，由五脏不调，阴阳偏有虚实，谓三焦不和则冷热并结故也。”“邪在肾亦令大便难。”“渴利之家，大便亦难。”指出便秘与五脏不调、阴阳虚实寒热有关。

金元医家刘完素《素问病机气宜保命集》、张洁古《医学启源》均提出便秘应分虚实而论治，至今仍被沿用。

清代沈金鳌《杂病源流犀烛·大便秘结源流》强调“大便秘结，肾病也”，认为便秘与肾也有关系。

【该病证应与哪些病证相鉴别】

便秘应与肠结、积聚等病证进行鉴别。

1. 肠结

便秘与肠结均可见排便不畅。便秘多为慢性久病，因大肠传导失常所致，表现为大便干结难行，可伴腹胀，饮食减少，有正常矢气排出。而肠结可继发于便秘患者，急性起病，常为燥屎内结、腑气不通所致，表现为腹部胀满，疼痛拒按，无正常矢气排出，常须结合外科措施治疗。

2. 积聚

便秘与积聚皆可见腹胀及大便不畅。便秘为大肠传导失司所致，以粪质干结，排出艰难，或粪质不硬，虽频有便意，但排便不畅为主证。积聚为肝脾同病，气滞痰阻，血瘀结聚而成，以腹部出现包块为典型表现，可伴有腹痛、腹胀。

【患者怎么得的这个病】

便秘的发生，多由感受外邪、饮食不节、情志失调、年老久病或失治误治等，导致热结、气滞、寒凝及气血阴阳亏虚，肠道传导失司。

案1患者诊断为便秘，属实秘之热秘。胃为水谷之海，肠为传导之官，若肠胃积热，耗伤津液，则大便干结、状如羊屎；热伏于内，脾胃之热熏蒸于上，故口干口臭、面红心烦；热移膀胱，则小便短赤；舌质红、苔黄燥为热已伤津化燥，脉滑数为里实之征。

案2患者诊断为便秘，属虚秘之阳虚秘。阳气虚衰，寒自内生，肠道传送无力，故大便干结、排出困难；阳虚温煦无权，故小便清长、面色㿠白、四肢不温、腰膝酸冷；舌淡苔白、脉沉迟，为阳虚内寒之象。

【患者的这个病证应该怎么治】

案1患者治以泄热导滞，润肠通便。方用麻子仁丸，清代柯琴《伤寒附翼·太阴方总论》曰："故取麻仁之甘平入脾，润而多脂者为君，杏仁之降气利窍，大黄之走而不守者为臣，芍药之滋阴敛液，与枳、朴之消导除积者为佐，炼蜜为丸，少服而渐加焉，以和为度。此调脾承气，推陈致新之和剂也。"

兼证加减：大便干结而坚硬者，加芒硝以软坚通便；口干舌燥者，加生地黄、玄参、麦冬以滋阴生津，增水行舟；咳喘便秘者，加瓜蒌仁、苏子、知母清肺降气以通便；郁怒伤肝，目赤易怒者，加更衣丸或当归龙荟丸以清肝通便；燥热不甚，或药后大便不爽者，用青麟丸以通腑缓下；痔疮便血者，加炒槐花、炒地榆凉血止血；热势较盛，痞满燥实坚者，用大承气汤急下存阴。

案2患者治以补肾温阳，润肠通便。方用济川煎，清代何秀山《重订通俗伤寒论·六经方药》曰："夫济川煎注重肝肾，以肾主二便，故君以苁蓉、牛膝，滋肾阴以通便也。肝主疏泄，故臣以当归、枳壳，一则辛润肝阴，一则苦泄肝气。妙在升麻升清气以输脾，泽泻降浊气以输膀胱，佐蓉、膝以成润利之功。"

兼证加减：神疲纳差者，加生黄芪、炒党参、炒白术温补脾胃；腹中冷痛，便意频频，排出困难者，加肉桂、生白芍、炙甘草、锁阳温中散寒，缓急止痛；老人虚冷便秘顽症者，合半硫丸温肾祛寒，通阳泄浊。

历代医家治疗便秘颇有心得。诸家多从寒、热、虚、实四个方面入手。如东汉张仲景《伤寒杂病论》有“脾约”“阴结”“阳结”等病名。《金匮要略·五脏风寒积聚病脉证并治》曰：“趺阳脉浮而涩，浮则胃气强，涩则小便数，浮涩相搏，大便则坚，其脾为约，麻仁丸主之。”认为寒、热、虚、实均可导致大便不通，并记载了蜜煎“以内谷道中”、猪胆汁和醋“以灌谷道内”等特色疗法。宋代《圣济总录·大便秘涩》云：“大便秘涩，盖非一证，皆荣卫不调，阴阳之气相持也。若风气壅滞，肠胃干涩，是谓风秘；胃蕴客热，口糜体黄，是谓热秘；下焦虚冷，窘迫后重，是谓冷秘。或肾虚小水过多，大肠枯竭，渴而多秘者，亡津液也。或胃燥结，时作寒热者，中有宿食也。”将本病概括为寒、热、虚、实四类。元代朱丹溪《丹溪心法·燥结》认为便秘是因血少，或肠胃受风，涸燥秘涩所致。明清时期，张景岳《景岳全书·秘结》曰：“此证之当辨者唯二，则曰阴结、阳结而尽之矣。”认为有火为阳结，无火是阴结。而龚廷贤在《万病回春·大便闭》中指出：“身热烦渴，大便不通者，是热闭也；久病人虚，大便不通者，是虚闭也；因汗出多大便不通者，精液枯竭而闭也；风证大便不通者，是风闭也；老人大便不通者，是血气枯燥而闭也；虚弱并产妇及失血大便不通者，血虚而闭也；多食辛热之物，大便不通者，实热也。”清代唐容川在《血证论·便闭》中则提出“二便皆脾胃之出路，小便是清道，属气；大肠是浊道，属血。失血家血虚便燥，尤其应得……肺与大肠相表里，肺遗热于大肠则便结，肺津不润则便结，肺气不降则便结。肺遗热者，人参泻肺汤治之。肺津不润者，清燥救肺汤治之。肺气不降者，清燥救肺汤合四磨汤，再重加杏仁，或少加葶苈子治之。与便血条合看自明”。提供了新的治疗思路。

【该病证还有哪些其他证型】

一、实秘

1. 气秘

临床表现：大便干结，或不甚干结但欲便不得出，或便而不爽，肠鸣矢气，嗳气频作，胁腹痞满胀痛，舌苔薄腻，脉弦。

证候分析：情志失和，肝脾之气郁结，传导失常，故大便干结，或不甚干结但欲便不得出或便而不爽；糟粕内停，气机郁滞，则肠鸣矢气；腑气不通，气不下行而上逆，故嗳气频作、胁腹痞满胀痛；苔薄腻、脉弦，为肝脾不和、内有湿滞之象。

辨证要点：以排便困难、嗳气频作、胁腹痞满胀痛等为要点。

病机概要：肝脾气滞，腑气不通。

治法：顺气导滞，降逆通便。

代表方剂：六磨汤。

方解：见积聚 – 聚证 – 食滞痰阻证。

兼证加减：腹部胀痛甚者，加赤芍、柴胡、厚朴等以助理气；气郁化火，便秘腹痛，舌红苔黄者，加栀子、龙胆草等清肝泻火；七情郁结，忧郁寡言者，加白芍、柴胡、合欢皮疏肝解郁；肠鸣粪软，黏腻不畅者，加皂角子、蚕沙等祛痰湿以通便；跌仆损伤或腹部术后，便秘不通，气滞血瘀者，加红花、赤芍、桃仁等活血化瘀。

2. 冷秘

临床表现：大便艰涩，腹痛拘急，胀满拒按，胁下偏痛，手足不温，呃逆呕吐，舌苔白腻，脉弦紧。

证候分析：阴寒内盛，腑气不通，则大便艰涩、腹痛拘急、胀满拒按、胁下偏痛；手足不温、呃逆呕吐、舌苔白腻、脉弦紧，均为寒气内凝、肠胃不通之象。

辨证要点：以大便艰涩、胀满拒按、手足不温等为要点。

病机概要：阴寒内盛，凝滞胃肠。

治法：温里散寒，通便止痛。

代表方剂：大黄附子汤。

方解：清代莫枚士《经方例释》谓“此麻黄附子细辛汤去麻黄加大黄也。此偏痛是风湿痹着，故用细辛；紧弦为寒实，故用大黄以下闭，附子炮以温中。凡发热者，为邪气散漫不结，不应紧弦，且痛反如是者，寒结于是而抑其卫气也，与发痈之脉数，身热有痛处法同，胁下为半表里之分，寒结于是，不能全发于表，故以炮附拓之，与薏苡附子败酱散同法，其用大黄，又与大柴胡同法”。

兼证加减：腹痛较甚者，加枳实、厚朴、白芍、甘草助泻下之力；腹部冷痛，手足不温者，加高良姜、花椒、小茴香、当归、乌药增散寒之功。

二、虚秘

1. 气虚秘

临床表现：大便干或不干，虽有便意，但排出困难，用力努挣则汗出短气，便后乏力，面白神疲，肢倦懒言，舌质淡苔白，脉弱。

证候分析：气虚为肺脾功能受损，肺与大肠相表里，肺气虚则大肠传送无力，虽有便意，但排出困难，而大便并不干硬；肺卫不固，腠理疏松，故挣则汗出短气；脾虚则健运无权，化源不足，故面白神疲、肢倦懒言；便后乏力、舌质淡苔白、脉弱，均属气虚之象。

辨证要点：以大便干或不干，用力努挣则汗出短气，便后乏力等为要点。

病机概要：脾肺气虚，传送无力。

治法：补脾益肺，润肠通便。

代表方剂：黄芪汤。

方解：方以黄芪、陈皮为君药，入肺、脾二经，补气健脾，调理气机；麻仁性味甘平，质润多脂，入脾、胃、大肠经，滋脾润肠通便，为臣药；白蜜为使，补中益气，润肠通便，又调和药性。诸药合用，共奏益气润肠通便之功效。

兼证加减：排便困难，腹部坠胀者，合补中益气汤升提阳气；气阴两虚，气短懒言，多汗少动者，加生脉散补肺益气；脘腹痞满，纳呆便溏，舌苔白腻者，加扁豆、生薏苡仁、蚕沙，或重用生白术以健脾祛湿；肢倦腰酸者，用大补元煎滋补肾气。

2. 血虚秘

临床表现：大便干结，面色无华，皮肤干燥，头晕目眩，心悸气短，健忘少寐，口唇色淡，舌淡苔少，脉细。

证候分析：血虚津少，不能下润大肠，故大便干结；血虚不能上荣，故面色无华；心神失养，则心悸少寐；血虚不能滋养于脑，故健忘、头晕目眩；唇舌淡、皮肤干燥、脉细，均为阴血不足之象。

辨证要点：以大便干结、面色无华、头晕心悸等为要点。

病机概要：血液亏虚，肠道失荣。

治法：养血滋阴，润燥通便。

代表方剂：润肠丸。

方解：方中麻仁、桃仁质润多脂，可润肠通便；生地黄、当归滋阴养血，润燥通便，尤为血虚阴亏所宜；配入枳壳行气，疏导气机。合而用之，共奏润肠通便之功效。元代朱丹溪《丹溪心法·秘方一百》谓润肠丸“能润血燥大便不通”。

兼证加减：大便干结如羊屎者，加蜂蜜、柏子仁、黑芝麻润燥通便；面白眩晕甚者，加制何首乌、熟地黄、枸杞子养血润肠；气短乏力，排便无力者，加黄芪、人参、生白术益气通便；手足心热，午后潮热者，加生地黄、知母、玄参、麦冬等以养阴清热；阴血已复，便仍干燥者，用五仁丸润滑肠道。

3. 阴虚秘

临床表现：大便干结，形体消瘦，头晕耳鸣，两颧红赤，心烦少寐，潮热盗汗，腰膝酸软，舌质红苔少，脉细数。

证候分析：阴津亏虚，肠道失润，则大便干结；肾阴亏虚，故头晕耳鸣、腰膝酸软；两颧红赤、心烦少寐、潮热盗汗、舌质红苔少、脉细数，均为阴虚内热之征。

治法：滋阴增液，润肠通便。

代表方剂：增液汤。

方解：当代连建伟《历代名方精编·治燥剂》言“方中重用玄参苦咸寒，养阴清热，增液润燥，为主药；麦冬甘寒，增液润燥；细生地甘苦寒，养阴润燥，补而不腻，共为辅佐药”。

兼证加减：口干面红，心烦盗汗者，加芍药、知母养阴清热；阴亏燥结，热盛伤津，大便干结，数日不行者，加生大黄泻下，或用增液承气汤加减以增水行舟；胃阴不足，口渴纳减者，用益胃汤以益阴生津、生津润燥；肾阴不足，腰膝酸软者，用六味地黄丸滋阴补肾。

【该病证应该如何调护】

注意饮食调理，避免过食辛辣厚味或饮酒无度，亦不可过食寒凉生冷，多吃粗粮果蔬，多饮水。避免久坐少动，养成定时排便习惯。避免过度精神刺激，保持心情舒畅，加强身体锻炼。

对于年老体弱及便秘日久的患者，为防止过度用力努挣，而诱发痔疮、便血，甚至真心痛等病证，可采用食饵疗法。如将黑芝麻、胡桃肉、松子仁等份，研细，稍加白蜜冲服。对阴血不足之便秘，也可配合灌肠等外治法治疗。

【浙派医家关于本病的相关论述】

元代朱丹溪《丹溪心法·燥结》：凡人五味之秀者养脏腑，诸阳之浊者归大肠，大肠所以司出而不纳也。今停蓄蕴结，独不得疏导何哉？抑有由矣。邪入里，则胃有燥粪，三焦伏热，则津液中干，此大肠夹热然也。虚入脏冷而血脉枯，老人脏寒而气道涩，此大肠之夹冷然也。亦有肠胃受风，涸燥秘涩，此证以风气蓄而得之。若夫气不下降而谷道难，噫逆泛满，必有其证矣。

明代张景岳《景岳全书·秘结》：盖阳结者，邪有余，宜攻宜泻者也；阴结者，正不足，宜补宜滋者也。知斯二者，即知秘结之纲领矣。若或疑余之说，而欲必究其详。则凡云风秘者，盖风未必秘，但风胜则燥，而燥必由火，热则生风，即阳结也。岂谓因风而宜散乎？有云气秘者，盖气有虚实，气实者阳有余，阳结也。气虚者阳不足，阴结也，岂谓气结而尽宜破散乎？至若热秘、寒秘，亦不过阴阳之别名耳。再若湿秘之说，则湿岂能秘，但湿之不化，由气之不行耳，气之不行，即虚秘也，亦阴结也。总之，有火者便是阳结，无火者便是阴结。以此辨之，岂不了然？余故曰：凡斯二者，即秘结之纲领也。

清代陈士铎《石室秘录·腑治法》：大便闭结者，人以为大肠燥甚，谁知是肺气燥乎。肺燥则清肃之气不能下行于大肠，而肾经之水仅足以自顾，又何能旁流以润溪涧矣……盖大肠居于下流，最难独治，必须从肾经以润之，从肺经以清之。气既下行，沉于海底，非用升提之法，则水注闭塞而不通。启其上孔，则下孔自然流通。此下病治上之法，亦腑病治脏之法也。其余治腑之法，可即此以悟。

【思维导图】

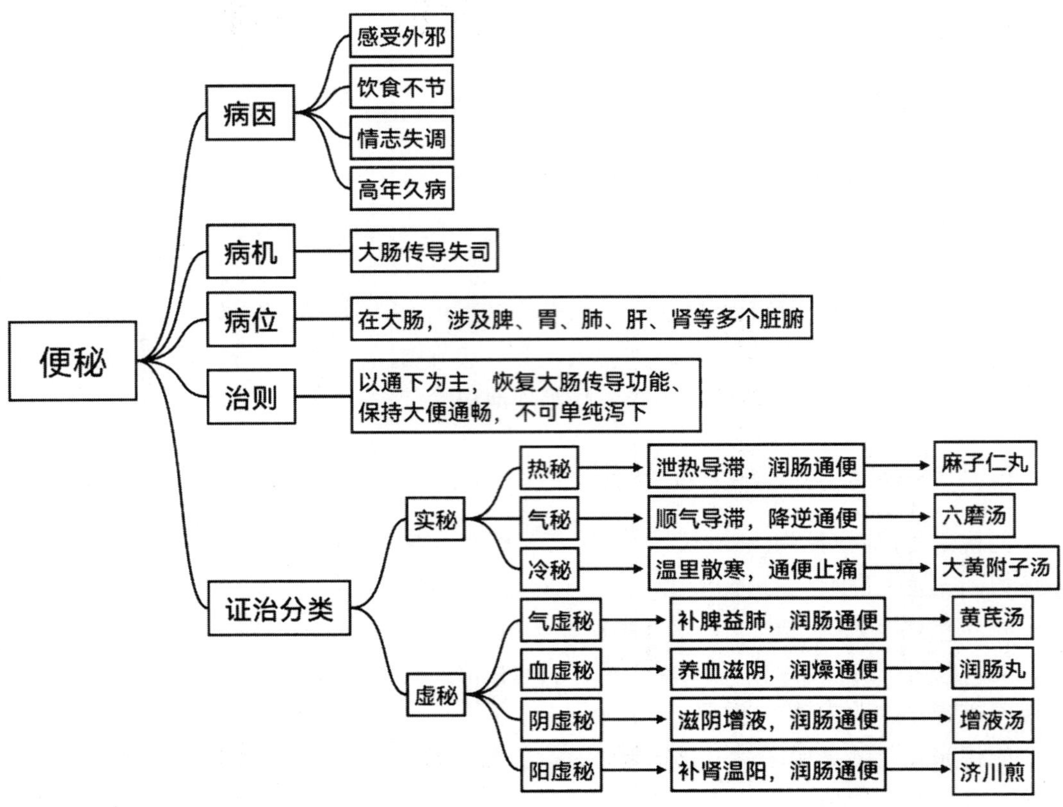
便秘
病因
感受外邪
饮食不节
情志失调
高年久病
病机
大肠传导失司
病位
在大肠，涉及脾、胃、肺、肝、肾等多个脏腑
治则
以通下为主，恢复大肠传导功能、保持大便通畅，不可单纯泻下
证治分类
实秘
热秘
泄热导滞，润肠通便
麻子仁丸
气秘
顺气导滞，降逆通便
六磨汤
冷秘
温里散寒，通便止痛
大黄附子汤
虚秘
气虚秘
补脾益肺，润肠通便
黄芪汤
血虚秘
养血滋阴，润燥通便
润肠丸
阴虚秘
滋阴增液，润肠通便
增液汤
阳虚秘
补肾温阳，润肠通便
济川煎

第六章　金系——肺与大肠系病证

第一节　感　冒

【示例病案】

张某，女，24 岁，浙江杭州人，2014 年 1 月 19 日初诊。

主诉：发热 5 天。

病史：患者 5 天前出现发热，微恶风，汗泄不畅，咽干咽痛，鼻塞，流黄涕，头胀痛，咳嗽，痰黏或黄，口干欲饮，舌尖红，苔薄白干或薄黄，脉浮数。

【患者得了什么病证】

本案患者诊断为感冒。

感冒是以鼻塞、流涕、喷嚏、头痛、恶寒、发热、全身不适为主证的病证。病情较轻者多为感受当令之气，称为冒风、伤风、冒寒；病情较重者多为感受非时之邪，称为重伤风；在一个时期内广泛流行、病情类似者，称为时行感冒。西医学中的普通感冒、急性上呼吸道感染属于本病范畴，可参照本节辨证论治；流行性感冒属于时行感冒范畴，可部分参照本节辨证论治。

《内经》载有外感风邪引起类似感冒症状的论述。《素问·骨空论》言："风者，百病之始也……风从外入，令人振寒，汗出头痛，身重恶寒。"《素问·风论》亦提及"风之伤人也，或为寒热"。

东汉张仲景《伤寒论》论述太阳病时提出麻黄汤治疗表实证，桂枝汤治疗表虚证，为感冒的辨证治疗奠定了基础。隋代巢元方《诸病源候论·时气病诸候》称为"时行病"。宋代陈无择《三因极一病证方论·中寒附录》称为"伤风"。

感冒之名，最早见于宋代杨士瀛《仁斋直指方论·诸风》，该书在"伤风方论"中论述《太平惠民和剂局方》之参苏饮时提到"治感冒风邪，发热头痛，咳嗽声重，涕唾稠黏"。后代医家始用此名。元代朱丹溪《丹溪心法·中寒》谓："伤风属肺者多，宜辛温或辛凉之剂散之。"明确指出感冒病位在肺，根据辨证常规，分列辛温、辛凉两大治法。

明清时期，医家多将感冒与伤风互称，并对虚人感冒有进一步的认识，提出扶正达邪的治疗原则。清代医家逐渐认识到本病的发生与感受时疫之气有关，且具有较强的传染性。如林珮琴《类证治裁·伤风》记载有“时行感冒，寒热往来，伤风无汗，参苏饮、人参败毒散、神术散”，明确提出“时行感冒”的病名及其治疗。徐灵胎《医学源流论·伤风难治论》言：“凡人偶感风寒，头痛发热，咳嗽涕出，俗语谓之伤风……乃时行之杂感也。”提出伤风与时行杂感有关。

【该病证应与哪些病证相鉴别】

感冒应与风温、鼻渊等病证进行鉴别。

1. 风温

风温发热急骤，寒战发热甚至高热，汗出后热虽降，但脉数不静，身热旋即复起，咳嗽胸痛，头痛较剧，甚至出现神志昏迷、惊厥、谵妄等传变入里的证候。感冒发热一般不高或不发热，病势轻，不传变，服解表药后，多能汗出热退，脉静身凉，病程短。

2. 鼻渊

鼻渊多流腥臭浊涕，眉额骨处胀痛、压痛明显，一般无恶寒发热，病程漫长，反复发作，不易痊愈。感冒多流清涕，无腥臭异味，头痛范围不限于前额或眉骨处，寒热表证明显，急性发作，感冒治愈后流涕症状消失。

【患者怎么得的这个病】

感冒的发生，主要是由于感受六淫、时行之邪，侵袭肺卫，卫表不和，肺失宣肃而致。

本案患者诊断为感冒，属风热犯肺证。盖因患者起居不慎，感受风热之邪，风热犯表，热郁肌腠，卫表失和，故身热较著、微恶风、汗泄不畅；风热之邪熏蒸清道，则咽干甚则咽痛、口干欲饮、鼻塞、流黄涕；风热上扰则头胀痛；风热犯肺，肺失清肃，则咳嗽、痰黏或黄；舌尖红、苔薄白干或薄黄、脉浮数，为风热侵于肺卫之征。

【患者的这个病证应该怎么治】

本案患者治以辛凉解表，疏风清热。方用银翘散，当代连建伟《历代名方精编·解表剂》曰：“方中重用银花甘寒芳香，清热解毒，辟秽祛浊，连翘苦寒，清热解毒，轻宣透表，共为主药；薄荷辛凉，发汗解肌，除风热而清头目，荆芥、豆豉虽属辛温之品，但温而不燥，与薄荷相配，辛散表邪，共为辅药；牛蒡子、桔梗、甘草宣肺祛痰，解毒利咽，竹叶、芦根甘寒轻清，透热生津，均为佐药；甘草并能调和诸药，以为使。合而成方，共奏清热解毒，疏散风热之效。”

兼证加减：发热甚者，加黄芩、石膏、大青叶清热；头痛重者，加桑叶、菊花、蔓荆子清利头目；咽喉肿痛者，加板蓝根、玄参解毒利咽；咳嗽痰黄者，加黄芩、知母、浙贝母、杏仁、瓜蒌壳清肺化痰；口渴重者，重用芦根，加天花粉、知母清热生津。

历代医家治疗感冒颇有心得。汉代张仲景在《伤寒论》中用桂枝汤治疗太阳表虚证，用麻黄汤治疗表实证，为后世治疗感冒辨表实、表虚奠定了理论基础。元代朱丹溪在《丹溪心法·中寒附录》中提出“伤风属肺者多，宜辛温或辛凉之剂散之”，确立了感冒治疗的辛温、辛凉两大法则。明代李中梓在《医宗必读·伤风》中将感冒虚实之治概括为“治实之法，秋冬与之辛温，春夏与之辛凉，解其肌表，从汗而散。治虚之法，固其卫气，兼解风邪，若专与发散，或汗多亡阳，或屡痊屡发，皆治之太过也”。清代林珮琴在《类证治裁·伤风》中则强调伤风“治法不宜表散太过，不宜补益太早，须察虚实，审轻重，辨寒热，顺时令”，这充分体现了辨证论治的思想。清代吴澄《不居集·屡散》指出：“凡一切阳虚者，皆宜补中发散；一切阴虚者，皆宜补阴发散……感轻而体虚者，散之当轻，宜参苏饮之属。”清代徐大椿在《医学源流论·伤风难治论》中归纳了伤风治疗八法，“一驱风，苏叶、荆芥之类；二消痰，半夏、象贝之类；三降气，苏子、前胡之类；四和荣卫，桂枝、白芍之类；五润津液，蒌仁、玄参之类；六养血，当归、阿胶之类；七清火，黄芩、山栀之类；八理肺，桑皮、大力子之类”，并认为“八者随其症之轻重而加减之，更加以避风寒，戒辛酸，则庶几渐愈”。

【该病证还有哪些其他证型】

一、风寒束表证

临床表现：恶寒重，发热轻，无汗，头痛，肢体酸楚，甚则疼痛，鼻塞声重，喷嚏，时流清涕，咽痒，咳嗽，痰白稀薄，舌苔薄白，脉浮或浮紧。

证候分析：风寒之邪外束肌表，卫阳被郁，故恶寒重、发热轻、无汗；清阳不展，脉络失和，则头痛、肢体酸楚、甚则疼痛；风寒上受，肺气不宣而致鼻塞声重、喷嚏、时流清涕、咽痒、咳嗽、痰白稀薄；舌苔薄白、脉浮或浮紧，俱为表寒征象。

辨证要点：以恶寒重、发热轻、无汗、脉浮或浮紧等为要点。

病机概要：风寒外束，卫阳被郁，腠理内闭，肺气不宣。

治法：辛温解表，宣肺散寒。

代表方剂：荆防达表汤或荆防败毒散。

方解：荆防达表汤疏风散寒，用于风寒感冒轻证。荆芥、防风祛风解表，紫苏叶、白芷、生姜、葱头解表散寒，橘红、杏仁化痰平喘，赤苓行水利湿，神曲可健脾消食和中。荆防败毒散辛温发汗，疏风散寒兼以祛湿，用于时行感冒风寒夹湿证，当代连建伟《历代名方精编·解表剂》曰：“本方即人参败毒散去人参、生姜、薄荷，加荆芥、防风而成，与人参败毒散的功效、主治大致相同。但人参败毒散兼顾气虚之体，为扶正祛邪之剂；本方发汗解表之力较强，纯为祛邪而设。故感受风寒湿邪，体质素虚者当用人参败毒散，体质壮实者当用荆防败毒散。”

兼证加减：恶寒甚者，加麻黄、桂枝以加强辛温散寒之力；鼻塞流涕重者，加辛夷、苍耳子宣通鼻窍；周身酸痛，头重头胀，身热不扬者，加羌活、独活祛风除湿；头项强痛者，加白芷、葛根散寒止痛；胸闷痞满，不思饮食，舌苔白腻者，加广藿香、苍术、厚朴化湿和中。

二、暑湿伤表证

临床表现：发热，微恶风，身热不扬，汗出不畅，肢体困重或酸痛，头重如裹，胸闷脘痞，纳呆，鼻塞，流浊涕，心烦口渴，大便或溏，小便短赤，舌苔白腻或黄腻，脉濡数。

证候分析：夏季感冒，感受当令之暑邪，暑多夹湿，每多暑湿并重。暑湿伤表，表卫不和，故发热、微恶风、身热不扬、汗出不畅、肢体困重或酸痛；风暑夹湿上犯清空，则头重如裹；暑热犯肺，肺窍不通，则鼻塞、流浊涕；暑热内扰，热灼津伤，则心烦口渴、小便短赤；湿热中阻，气机不展，运化失常，故胸闷脘痞、纳呆、大便或溏；舌苔白腻或黄腻、脉濡数，为暑热夹湿之征。

辨证要点：以发热、微恶风、身热不扬、汗出不畅、舌苔白腻或黄腻、脉濡数等为要点。

病机概要：暑湿伤表，表卫不和，肺气不清。

治法：清暑祛湿解表。

代表方剂：新加香薷饮。

方解：现代盛增秀《温病学理论与临证·祛暑剂》谓“香薷辛温芳香，能由肺之经而达其络。鲜扁豆花，凡花皆散，取其芳香而散，且保肺液，以花易豆者，恶其呆滞也。夏日所生之物，多能解暑，惟扁豆花为最，如无花时，用鲜扁豆皮，若再无此，用生扁豆皮。厚朴苦温，能泻实满，厚朴皮也，虽走中焦，究竟肺主皮毛，以皮从皮，不为治上犯中。若黄连、甘草，纯然里药，暑病初起，且不必用，恐引邪深人，故易以银花、连翘，取其辛凉达肺经之表，纯从外走，不必走中也。温病最忌辛温，暑病不忌者，以暑必兼湿，湿为阴邪，非温不解，故此方香需、厚朴用辛温，而余则佐以辛凉云”。

兼证加减：暑热偏盛者，加黄连、青蒿、鲜荷叶清暑泄热；肢体酸重疼痛较甚者，加藿香、佩兰芳化宣表；胸闷脘痞、腹胀便溏者，加苍术、草豆蔻、法半夏、陈皮和中化湿；小便短赤者，加滑石、甘草、赤茯苓清热利湿。

三、虚体感冒

1. 气虚感冒

临床表现：恶寒较甚，或发热，鼻塞，流涕，气短，乏力，自汗，咳嗽，痰白，咳痰无力，平素神疲体弱，或易感冒，舌淡苔薄白，脉浮无力。

证候分析：卫外不固，外感风寒，则恶寒较甚，或发热；风寒外袭，肺气失宣，鼻窍不通，则鼻塞、流涕、咳嗽、痰白、咳痰无力；气虚无以固摄，腠理疏松，故自汗；气短、乏力、平素神疲体弱或易感冒、舌淡苔薄白、脉浮无力，皆为气虚之候。

辨证要点：以恶寒较甚或发热、气短乏力、脉浮无力等为要点。

病机概要：素体气虚，卫外不固，风邪乘袭。

治法：益气解表，调和营卫。

代表方剂：参苏饮。

方解：清代冯兆张《冯氏锦囊秘录·方脉伤风合参》言“风寒宜解表，故用苏葛前胡；劳伤宜补中，故用参苓；甘草、橘半除痰止咳；枳桔利膈宽肠；木香行气破滞，使内外俱和，则邪散矣”。

兼证加减：乏力自汗，动则加重者，加玉屏风散益气固表；畏寒，四肢欠温者，加细辛、熟附子助阳解表。

2. 阴虚感冒

临床表现：身热，微恶风寒，无汗或微汗或盗汗，干咳少痰，头昏，心烦，口干，甚则口渴，舌红少苔，脉细数。

证候分析：阴津素亏，外感风热，津液不能作汗达邪，故身热、微恶风寒、无汗或微汗或盗汗；阴亏津少，感受风热，肺失宣肃，则干咳少痰；阴虚热郁伤津，故头昏、心烦、口干、甚则口渴；舌红少苔、脉细数，为阴津不足之象。

辨证要点：以身热，微恶风寒，无汗或微汗或盗汗，舌红少苔，脉细数等为要点。

病机概要：阴亏津少，外受风热，卫表失和。

治法：滋阴解表。

代表方剂：加减葳蕤汤。

方解：清代俞根初《重订通俗伤寒论·六经方药》言“方以生玉竹滋阴润燥为君，臣以葱、豉、薄、桔疏风散热，佐以白薇苦咸降泄，使以甘草、红枣甘润增液，以助玉竹之滋阴润燥，为阴虚之体感冒风温，以及冬温咳嗽、咽干，痰结之良剂”。

兼证加减：心烦口渴较甚者，加沙参、麦冬、天花粉养阴生津；盗汗明显者，加煅牡蛎、糯稻根收敛止汗；咳嗽痰少者，加百部、炙枇杷叶化痰止咳；纳差食少者，加焦神曲、炒麦芽、炒鸡内金消食健胃。

3. 阳虚感冒

临床表现：恶寒重，发热轻，头痛身痛，无汗，面色皖白，语声低微，四肢不温，舌质淡胖，苔白，脉沉细无力。

证候分析：素体阳虚，外感风寒，邪在肌表，正邪交争，则恶寒重、发热轻、头痛身痛、无汗；阳虚，体表四肢不得温煦，阳虚气亦不足，则面色皖白、语声低微、四肢不温；舌质淡胖苔白、脉沉细无力，为阳虚之征。

辨证要点：以恶寒重、发热轻、四肢不温、脉沉细无力等为要点。

病机概要：素体阳虚，外感风寒，邪在肌表。

治法：助阳解表。

代表方剂：麻黄附子细辛汤。

方解：清代吕震名《伤寒寻源》言“少阴病，始得之，反发热脉沉者，麻黄附子细辛汤主之。按少阴病不当发热，今始得之而反发热，则邪始入少阴，犹兼表邪矣。发热脉浮者，当从太阳解肌发汗之例，今脉沉，则谛实少阴病无疑。少阴本有发汗之禁，以其始得发热，故借细辛为向导，引麻黄入散少阴之邪，而亟亟加附子温经助阳，托住其里，俾肾中真阳，不致随汗飞越，此少阴温经散邪之大法也”。

兼证加减：咳嗽痰白，咳痰无力者，加苦杏仁、干姜、法半夏温肺止咳；全身酸痛，头重如裹者，加苍术、薏苡仁、羌活、独活胜湿止痛。

【该病证应该如何调护】

生活上应起居有常，加强体育锻炼，气候突变时适时增减衣服，防寒保暖。注意个人卫生，保持室内通风，空气清新，阳光充足。平素容易感冒者，可坚持每天按摩迎香穴，适当服用调理防治的方药。流行季节，室内可用食醋蒸法进行空气消毒，尽量减少去人口密集的公共场所，防止交叉感染。

感冒患者应适当休息，多饮温开水，饮食以清淡为主，忌食肥甘厚味和辛辣炙煿之品，忌饮酒。对时行感冒重症患者、老年人、婴幼儿或平素体弱者，须加强观察，注意病情变化。

【浙派医家关于本病的相关论述】

明代皇甫中《明医指掌·伤风证》：因外感者，以辛凉、辛温之剂发散之。因内受者，火甚生风也，以凉寒苦兼升散之剂解之，不可执一治也。

明代张景岳《景岳全书·伤风》：伤寒之病，本由外感。但邪甚而深者，遍传经络，即为伤寒；邪轻而浅者，止犯皮毛，即为伤风。皮毛为肺之合，而上通于鼻，故其在外则为鼻塞声重，甚者并连少阳、阳明之经，而或为头痛，或为憎寒发热。其在内则多为咳嗽，甚则邪实在肺而为痰、为喘。有寒胜而受风者，身必无汗而多咳嗽，以阴邪闭郁皮毛也。有热胜而受风者，身必多汗恶风而咳嗽，以阳邪开泄肌腠也。有气强者，虽见痰嗽，或五六日，或十余日，肺气疏则顽痰利，风邪渐散而愈也；有气弱者，邪不易散，而痰嗽日甚，或延绵数月。风邪犹在，非用辛温必不散也。有以衰老受邪，而不慎起居，则旧邪未去，新邪继之，多致终身受其累，此治之尤不易也。

清代江涵暾《笔花医镜·肺部》：肺有里证，亦有表证，肺主皮毛故也。邪在表，右寸脉必浮，其症为发热，为喷嚏鼻塞，为咳，为嗽，为畏风，为胸满痛，为喉疼，为鼻燥，为伤暑风，为中时疫……肺寒之症，外感居多，脉右寸必迟，其症为清涕，为咳嗽，为恶寒，为面色萎白。

【思维导图】

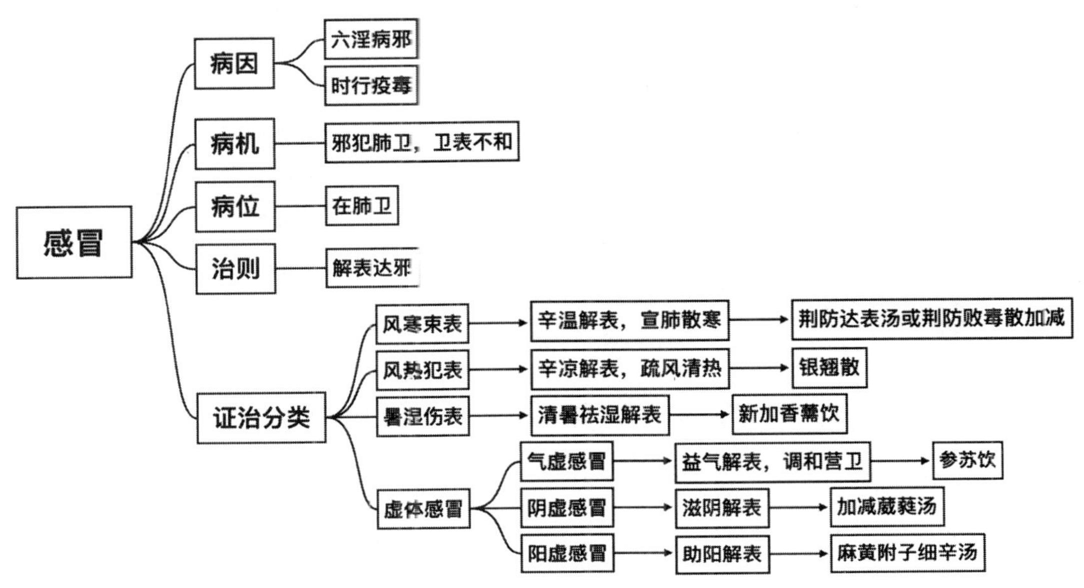

第二节　咳　嗽

【示例病案】

戴某，男，67岁，浙江温州人，2017年3月9日初诊。

主诉：咳嗽咳痰1周。

病史：患者1周前出现咳嗽咳痰，咳痰不爽，痰黏稠色黄，咳声嘶哑，喉燥咽痛，鼻流黄涕，口渴，头痛，恶风，身热，舌红苔薄黄，脉浮数。

【患者得了什么病证】

本案患者诊断为咳嗽。

咳嗽是以发出咳声或伴有咳痰为主证的病证。有声无痰为咳，有痰无声为嗽，临床上多表现为痰声并见，难以截然分开，故以咳嗽并称。西医学中的急慢性支气管炎、咳嗽变异性哮喘等以咳嗽为主证者，均可参照本节辨证论治。

《内经》列有咳嗽专论，对其病因、病机、证候分类和治疗都有详细论述。《素问·咳论》曰："皮毛者，肺之合也。皮毛先受邪气，邪气以从其合也。其寒饮食入胃，从肺脉上至于肺则肺寒，肺寒则外内合邪，因而客之，则为肺咳。"又谓："五脏六腑皆令人咳，非独肺也。"说明外邪犯肺和其他脏腑功能失调、内邪干肺均可导致咳嗽，咳嗽不只限于肺，也不离乎肺。根据咳嗽的症状，划分为五脏咳和六腑咳，为咳嗽的辨证奠定了理论基础。

明清时期，咳嗽的辨证论治趋于完善。明代张景岳《景岳全书·咳嗽》指出："以余观之，则咳嗽之要，止唯二证，何为二证？一曰外感，一曰内伤，而尽之矣。"执简驭繁地将咳嗽分为外感和内伤两大类，并提出外感咳嗽宜以"辛发散温"为主，内伤咳嗽宜"甘平养阴"为主的治疗原则，丰富辨证论治的内容，至今仍为临床所遵循。清代喻嘉言《医门法律》论述燥的病机及其伤肺为病而致咳嗽的证治，创清燥救肺汤治疗燥咳，论述温润、凉润等治咳之法，对后世有颇多启迪，至今对临床仍有参考价值。叶天士阐明咳嗽的基本规律和治疗原则，《临证指南医案·咳嗽》云："咳为气逆，嗽为有痰。内伤外感之因甚多，确不离乎肺脏为患也。若因于风者，辛平解之；因于寒者，辛温散之；因于暑者，为熏蒸之气，清肃必伤，当与微辛微凉。"

【该病证应与哪些病证相鉴别】

咳嗽应与肺痨、肺胀等病证进行鉴别。

1. 肺痨

肺痨因感染痨虫所致，以咳嗽、咳血、潮热、盗汗及身体逐渐消瘦为主证；而咳嗽以发出咳声或伴有咳痰为主要临床表现，多不伴有咳血、消瘦等。

2. 肺胀

肺胀多见于老年人，有慢性肺系疾患病史，以咳嗽、咳痰、喘息气促、胸部膨满、憋闷如塞、面色晦暗为特征，或唇舌发绀，颜面四肢浮肿，症状反复发作，时轻时重，经久不愈。咳嗽则不同年龄均可罹患，症状以咳嗽、咳痰为主，病程可长可短。咳嗽日久可发展为肺胀。

【患者怎么得的这个病】

咳嗽的病因有外感和内伤两类。外感咳嗽因六淫外邪侵袭肺系；内伤咳嗽因脏腑功能失调，内邪干肺。不论邪从外而入，或自内而发，均可引起肺失宣肃，肺气上逆，而致咳嗽。

本案患者诊断为咳嗽，属外感咳嗽之风热犯肺证。风热犯肺，肺失清肃而咳嗽咳痰、气粗或咳声嘶哑，肺热伤津则喉燥咽痛、口渴；肺热内郁，炼液成痰，故咳痰不爽、痰黏稠或色黄、鼻流黄涕；风热犯表，表卫不和，而见恶风、身热、头痛等表热证；舌红苔薄黄、脉浮数，是风热在表之征。

【患者的这个病证应该怎么治】

本案患者治以疏风清热，宣肺止咳。方用桑菊饮，当代连建伟《历代名方精编·解表剂》曰："方中桑叶、菊花甘苦微寒，疏散上焦风热，为主药；薄荷辛凉解表，助桑、菊疏风散热，从皮毛而解，杏仁、桔梗升降肺气，宣肺止咳，兼有解表作用，共为辅药；连翘苦寒，清热透表，芦根甘寒，清热生津，为佐药；甘草配桔梗，清利咽喉，且能调和诸药，以为使。诸药配伍，使上焦风热得以疏散，肺气得以宣畅，则邪去而咳止。”

兼证加减：肺热内盛，身热较著，恶风不显，口渴喜饮者，加黄芩、知母、鱼腥草清肺泄热；热邪上壅，咽痛者，加射干、山豆根、牛蒡子、挂金灯清热利咽；热伤肺津，咽燥口干，舌质红者，加南沙参、天花粉、芦根清热生津；夏令夹暑者，加六一散、鲜荷叶清解暑热。

历代医家治疗咳嗽颇有心得。明代李中梓对咳嗽的用药经验值得借鉴，他在《医宗必读·咳嗽》中说："大抵治表者，药不宜静，静则留恋不解，变生他病，故忌寒凉收敛，如《五脏生成》所谓肺欲辛是也。治内者，药不宜动，动则虚火不宁，燥痒愈甚，故忌辛香燥热。如《宣明五气论》所谓辛走气，气病无多，食辛是也。"李氏认为又不可拘泥于此，"然治表者，虽宜动以散邪，若形病俱虚者，又当补中气而佐以和解，倘专于发散，恐肺气益弱，腠理益疏，邪乘虚入，病反增剧也；治内者，虽宜静以养阴，若命门火衰，不能归元，则参、芪、桂、附在所必用，否则气不化水，终无补于阴也。至夫因于火者宜清，因于湿者宜利，因痰者消之，因气者利之，随其所见之证而调治"。明代李梴指出新咳、久咳治宜不同，强调治咳宜治本，慎用收涩之品，他在《医学入门·咳嗽》中指出："新咳有痰者外感，随时解散；无痰者便是火热，只宜清之。久咳有痰者燥脾化痰，无痰者，清金降火。盖外感久则郁热，内伤久则火炎，俱宜开郁润燥……苟不治本而浪用兜铃、粟壳涩剂，反致缠绵。"《伤寒论》之小青龙汤，《金匮要略》之射干麻黄汤、苓甘五味姜辛汤、麦门冬汤等，均为后世治咳名方。清代程国彭《医学心悟》之止嗽散，"温润和平，不寒不热，既无攻击过当之虑，大有启门驱贼之势，是以客邪易散，肺气安宁"，亦为治疗外感咳嗽之名方。

【该病证还有哪些其他证型】

一、外感咳嗽

1. 风寒袭肺证

临床表现：咳嗽声重，气急，咽痒，咳白稀痰，常伴有鼻塞、流清涕、头痛、肢体酸痛、恶寒发热、无汗，舌苔薄白，脉浮或浮紧。

辨证分析：风寒袭肺，肺气壅塞，不得宣通，故咳嗽声重、气急；风寒上受，肺窍不利，则咽痒、鼻塞、流清涕；寒邪郁肺，气不布津，凝聚为痰，故咳稀白痰；风寒外束肌腠，故伴有头痛、肢体酸痛、恶寒发热、无汗等表寒证；舌苔薄白、脉浮或浮紧，为风寒在表之征。

辨证要点：以咳嗽声重、气急咽痒、咳白稀痰、伴有风寒表证等为要点。

病机概要：风寒袭肺，肺气失宣。

治法：疏风散寒，宣肺止咳。

代表方剂：三拗汤合止嗽散。

方解：三拗汤以宣肺散寒为主。近代蒲辅周《蒲辅周医疗经验集》曰："三拗汤温开之力，较麻黄为小，麻黄、桂枝同用，宣通卫阳，发汗之力竣猛。走营血必藉桂枝辛通，但舌质红者，须慎用！若舌稍红，可于三拗汤中，加葱白宣通阳气，较麻黄稳安。"明代张景岳《景岳全书·古方八阵》谓："治感冒风寒，鼻塞声重，语音不出，咳嗽喘急，胸满多痰。"止嗽散以疏风润肺为主，清代唐宗海《血证论》言："肺体属金，畏火者也，遇热则咳，用紫菀、百部以清热。金性刚燥，恶冷者也，遇寒则咳，用白前、陈皮以治其寒。且肺为娇脏，外主皮毛，最易受邪，不行表散，则邪气流连而不解，故用荆芥以散表。肺有二窍，一在鼻，一在喉，鼻窍贵开而不贵闭，喉窍贵闭而不贵开，今鼻窍不通，则喉窍启而为咳，故用桔梗以开鼻窍。此方温润和平，不寒不热，肺气安宁。"

兼证加减：咽痒咳嗽较甚者，加细辛、五味子祛风止咳；鼻塞声重较甚者，加辛夷、苍耳子宣通鼻窍；咳痰黏腻、胸闷、苔腻者，加法半夏、厚朴、茯苓以燥湿化痰；素有寒饮伏肺，兼见风寒表证者，治以疏风散寒、温化寒饮，改投小青龙汤；表寒未解，里有郁热，热为寒遏，咳嗽音哑，气急似喘，痰黏稠，口渴心烦，或有身热者，加生石膏、桑白皮、黄芩以解表清里。

2. 风燥伤肺证

临床表现：干咳无痰，或痰少而黏，不易咳出，或痰中带有血丝，咽喉干痛，口鼻干燥，初起或伴有少许恶寒，身热头痛，舌尖红，苔薄白或薄黄而干，脉浮数或小数。

辨证分析：风燥伤肺，肺失清润，故干咳；燥热灼津则无痰或痰少而黏、不易咳出、咽喉干痛、口鼻干燥；燥热伤肺，肺络受损，故痰中带有血丝。本证多发于秋季，乃燥邪与风热并见的温燥证，故见少许恶寒、身热头痛等风燥外客，卫气不和的表证。舌尖红、苔薄白或薄黄而干、脉浮数或小数，属燥热之征。

辨证要点：以干咳无痰或痰少而黏，不易咳出，或痰中带有血丝，咽喉干痛，口鼻干燥，伴有风热表证等为要点。

病机概要：风燥伤肺，肺失清润。

治法：疏风清肺，润燥止咳。

代表方剂：桑杏汤。

方解：当代连建伟《历代名方精编·治燥剂》谓"方中桑叶轻宣燥热，杏仁润燥止咳，共为主药；香豉助桑叶轻宣透热，象贝助杏仁止咳化痰，沙参润肺止咳生津，共为辅药；栀子皮质轻而入上焦，清泄肺热，梨皮清热润燥，止咳化痰，均为佐药。诸药合用，外以轻宣燥热，内以凉润肺金，乃辛凉之法，俾燥热除而肺津复，则诸症自愈。本方诸药用量较轻，吴氏认为，'轻药不得重用，重用必过病所'，因'治上焦如羽，非轻不举'故也"。

兼证加减：本证为温燥之证，津伤较甚，舌干红苔少者，加麦冬、北沙参滋养肺阴；痰中带血者，加白茅根、侧柏叶清热止血；痰黏难出者，加紫菀、瓜蒌仁润肺化痰止咳；咽痛明显者，加玄参、马勃清肺利咽。属温燥伤肺重证，症见身热头痛、干咳无痰、气逆而喘、咽干鼻燥、心烦口渴者，改投清燥救肺汤以清燥润肺，养阴益气。

临床另有凉燥证，为燥邪与风寒并见，表现为干咳少痰或无痰，咽干鼻燥，兼有恶寒发热、头痛无汗、舌苔薄白而干等症，用药当以温而不燥、润而不凉为原则，治以轻宣凉燥，理肺化痰，方取杏苏散加减。清代张秉成《成方便读》曰："夫燥淫所胜，平以苦温，即可见金燥之治法。经又云：阳明之胜，清发于中，大凉肃杀，华英改容。当此之时，人身为骤凉所束，肺气不舒，则周身气机为之不利，故见以上等证。方中用杏仁、前胡，苦以入肺，外则达皮毛而解散，内可降金令以下行；苏叶辛苦芳香，内能快膈，外可疏肌。凡邪束于表，肺气不降，则内之津液蕴聚为痰，故以二陈化之。枳、桔升降上下之气，姜、枣协和营卫，生津液，达腠理，且寓攘外安内之功，为治金燥微邪之一则耳。"若恶寒甚、无汗者，配荆芥、防风，以解表发汗。

二、内伤咳嗽

1. 痰湿蕴肺证

临床表现：咳嗽反复发作，咳声重浊，因痰而嗽，痰出则咳缓，痰多色白，黏腻或稠厚成块，每于晨起或食后咳甚痰多，胸闷脘痞，纳差乏力，大便时溏，舌苔白腻，脉濡或滑。

辨证分析：脾湿生痰，上渍于肺，壅遏肺气，故咳嗽反复发作，咳声重浊，因痰而嗽，痰出则咳缓，痰多色白，黏腻或稠厚成块；脾运不健，故晨起阳气未升或食后而助湿生痰，湿痰中阻则胸闷脘痞；脾气虚弱，故纳差乏力、大便时溏；舌苔白腻、脉濡或滑，为痰湿内盛之征。

辨证要点：以咳声重浊、痰多色白、胸闷脘痞、纳差乏力、大便时溏等为要点。

病机概要：脾湿生痰，上渍于肺，壅遏肺气。

治法：燥湿化痰，理气止咳。

代表方剂：二陈平胃散合三子养亲汤。

方解：二陈平胃散燥湿化痰，理气和中。方中半夏味辛性温而燥，为燥湿化痰、温化寒痰要药，善治脏腑湿痰，《主治秘要》谓其"燥胃湿，化痰，益脾胃气"，兼降逆和胃，除满消痞；陈皮辛行温通，苦温而燥，理气健脾，燥湿化痰，与半夏合用燥湿化痰，健脾和胃之功著，共为君药。苍术、厚朴苦辛性温，燥湿化痰以助主药，苍术兼能醒脾和胃，厚朴又善下气除满；茯苓味甘而淡，健脾渗湿，《世补斋医书》言"茯苓一味，为治痰主药，痰之本，水也，茯苓可以行水。痰之动，湿也，茯苓又可行湿"。合为臣药。甘草温中下气，调和诸药，是为佐使。诸药配伍，共奏健脾燥湿、行气和胃之功效。三子养亲汤降气化痰，清代吴仪洛《成方切用·除痰门》谓："白芥子除痰，紫苏子降气，莱菔消食。然皆行气豁痰之药，气行则火降而痰消矣。"

兼证加减：寒痰较重，痰黏白如沫，怯寒背冷者，加干姜、细辛、白芥子温肺化痰；久病脾虚，神疲者，加黄芪、党参、炒白术、炙甘草益气健脾；病情平稳后服六君子丸以资调理，或合杏苏二陈丸标本兼顾。

2. 痰热郁肺证

临床表现：咳嗽气粗，喉中可闻及痰声，痰多黄稠或黏厚，咳吐不爽，或有热腥味，或夹有血丝，胸胁胀满，咳时引痛，面赤身热，口干欲饮，舌红苔薄黄腻，脉滑数。

辨证分析：痰热壅阻肺气，肺失清肃，故咳嗽气粗、喉中可闻及痰声、痰多黄稠或黏厚、咳吐不爽；痰热郁蒸，则痰有热腥味；热伤肺络，故痰中夹有血丝、胸胁胀满、咳时引痛；肺热内郁，则面赤身热、口干欲饮；舌红、苔薄黄腻、脉滑数，属痰热之候。

辨证要点：以咳嗽气粗、痰多黄稠或黏厚、舌红苔薄黄腻、脉滑数等为要点。

病机概要：痰热壅肺，肺失肃降。

治法：清热化痰，肃肺止咳。

代表方剂：清金化痰汤。

方解：现代陈潮祖《中医治法与方剂》言“此证治宜消除外邪犯肺之因，清其气郁所化之热，祛其津液凝聚之痰，通其津气痹郁之壅，复其肺气宣降之常。针对病因、病位、病性施治，才能收到较好疗效。故方用黄芩、山栀、知母清热解毒，消除病因，解其郁热；瓜蒌、贝母、麦冬润肺化痰，化其痰滞，共呈清热化痰功效。肺气不宣，用桔梗开之；肺气不降，用桑白皮降之；气机不畅，用陈皮行之；津不通调，用茯苓利之；咳因气道挛急，复用甘草甘以缓之，数药皆为恢复功能与通调津气而设。俾热去痰去，肺功恢复，津气通调，咳痰自愈”。

兼证加减：痰热较甚，咳黄脓痰或痰有热腥味者，加鱼腥草、鲜竹沥、生薏苡仁、冬瓜子清热化痰；胸满咳逆、痰多、便秘者，加葶苈子、生大黄、芒硝泻肺通腑逐痰；口干明显、舌红少津者，加北沙参、麦冬、天花粉养阴生津。

3. 肝火犯肺证

临床表现：上气咳逆阵作，咳时面红目赤，引胸胁作痛，咽干口苦，常感痰滞咽喉而咳之难出，量少质黏，或痰如絮条，症状可随情绪波动而增减，舌红苔薄黄少津，脉弦数。

辨证分析：肝气郁结化火，上逆侮肺，肺失肃降，致上气咳逆阵作；肝火上炎，故咳时面红目赤、咽干口苦；木火刑金，炼液成痰，则痰滞咽喉而咳之难出，量少质黏，或痰如絮条，症状可随情绪波动而增减；肝脉布两胁，上注于肺，肝肺络气不和，故咳引胸胁作痛；舌红苔薄黄少津、脉弦数，为肝火肺热之征。

辨证要点：以上气咳逆阵作，胸胁作痛，咽干口苦，症状可随情绪波动而增减等为要点。

病机概要：肝郁化火，上逆侮肺。

治法：清肺泻肝，化痰止咳。

代表方剂：黛蛤散合加减泻白散。

方解：黛蛤散清肝化痰。方中青黛咸寒，清肝火，泄肺热，《本草求真》言其“大泻肝经实火及散肝经郁火”。伍以善入肺经之蛤粉，清肺化痰，《神农本草经》言其“主咳逆上气”，《本草纲目》谓其“清热利湿，化痰饮”。二者相合，使肝火得降，肺热得清，痰热得化，则妄行之血归经。泻白散顺气降火，清肺化痰。当代连建伟《历代名方精编·清热剂》曰：“方中桑白皮甘寒，泻肺清热，止咳平喘，为主药；地骨皮甘淡寒，助主药泻肺中伏火，善于退热，为辅药；甘草润肺止咳，养胃和中，粳米补益脾肺之气，且防桑白皮、地骨皮寒凉伤胃之弊，共为佐使药。四药合用，泻肺清热，止咳平喘而不伤正，故对肺有伏火，正气不太伤者，用之较为适合。方名‘泻白’，乃取肺色白，本方能泻肺中伏热之意。”

兼证加减：若肝火亢盛，咳嗽频作，痰黄者，加栀子、牡丹皮、浙贝母清肝泻火；肺气郁滞，胸闷气逆者，加瓜蒌、桔梗、枳壳利气降逆；咳时引胸胁作痛明显者，加郁金、旋覆花、丝瓜络理气和络；痰黏难咳者，加海浮石、浙贝母、瓜蒌子清热化痰；咽燥口干，舌红少津者，加北沙参、天冬、天花粉养阴生津。

4. 肺阴亏虚证

临床表现：干咳，咳声短促，痰少质黏色白，或痰中带血丝，或声音逐渐嘶哑，口干咽燥，午后潮热，颧红盗汗，日渐消瘦，神疲乏力，舌红少苔，脉细数。

辨证分析：肺阴亏虚，虚热内灼，肺失润降，则干咳、咳声短促；虚火灼津为痰，肺损络伤，故痰少质黏色白，或痰中带血丝；阴虚肺燥，津液不能濡润上承，则咳声逐渐嘶哑、口干咽燥；阴虚火旺，故午后潮热、颧红盗汗；阴精不能充养而致日渐消瘦、神疲乏力；舌红少苔、脉细数，为阴虚内热之征。

辨证要点：以干咳、口干咽燥、午后潮热、颧红盗汗等为要点。

病机概要：肺阴亏虚，虚热内灼，肺失润降。

治法：养阴清热，润肺止咳。

代表方剂：沙参麦冬汤。

方解：见噎膈之津亏热结证。

兼证加减：肺气不敛，咳而气促明显者，加五味子、诃子以敛肺气；痰中带血者，加牡丹皮、山栀、白茅根、仙鹤草清热止血；潮热明显者，加功劳叶、银柴胡、青蒿、胡黄连以清虚热；盗汗明显者，加乌梅、煅牡蛎、浮小麦收敛止涩；咳吐黄痰，加海蛤壳、黄芩、知母清热化痰；手足心热，腰膝酸软者，加知母、黄柏、女贞子、旱莲草滋阴降火。

【该病证应该如何调护】

注意四时调摄，积极锻炼，饮食调理，提高机体卫外功能，增强皮毛腠理御邪抗病能力。咳嗽的预防，应注意气候的变化，做到防寒保暖；饮食不宜肥甘厚味，或辛辣过咸，戒除烟酒等不良嗜好；适当进行体育锻炼以增强体质。

咳嗽痰多者应尽量鼓励患者将痰排出。咳而无力者，可翻身拍背以助痰排出。内伤咳嗽多呈慢性反复发作，病程较长，应注意起居有度，合理饮食，根据病情适当选用雪梨、山药、百合等作为食疗调护，坚持缓则治本的原则，补虚固本以图根治。

【浙派医家关于本病的相关论述】

明代虞抟《医学正传·咳嗽》：夫欲治咳嗽者，当以治痰为先。是以南星、半夏胜其痰，而咳嗽自愈；枳壳、橘红利其气，而痰饮自降。

明代王纶《明医杂著·咳嗽》：咳谓有声，肺气伤而不清；嗽谓有痰，脾湿动而生痰。咳嗽者，因伤肺气而动脾湿也。病本虽分六气五 脏之殊，而其要皆主于肺。盖肺主气而声出也。治法须分新久虚实。新病风寒则散之，火热则清之，湿热则泻之；久病便属虚属郁，气虚则补气，血虚则补血，兼郁则开郁。滋之、润之、敛之，则治虚之法也。

明代张景岳《景岳全书·咳嗽》：外感之邪多有余，若实中有虚，则宜兼补以散之。内伤之病多不足，若虚中夹实，亦当兼清以润之。

【思维导图】

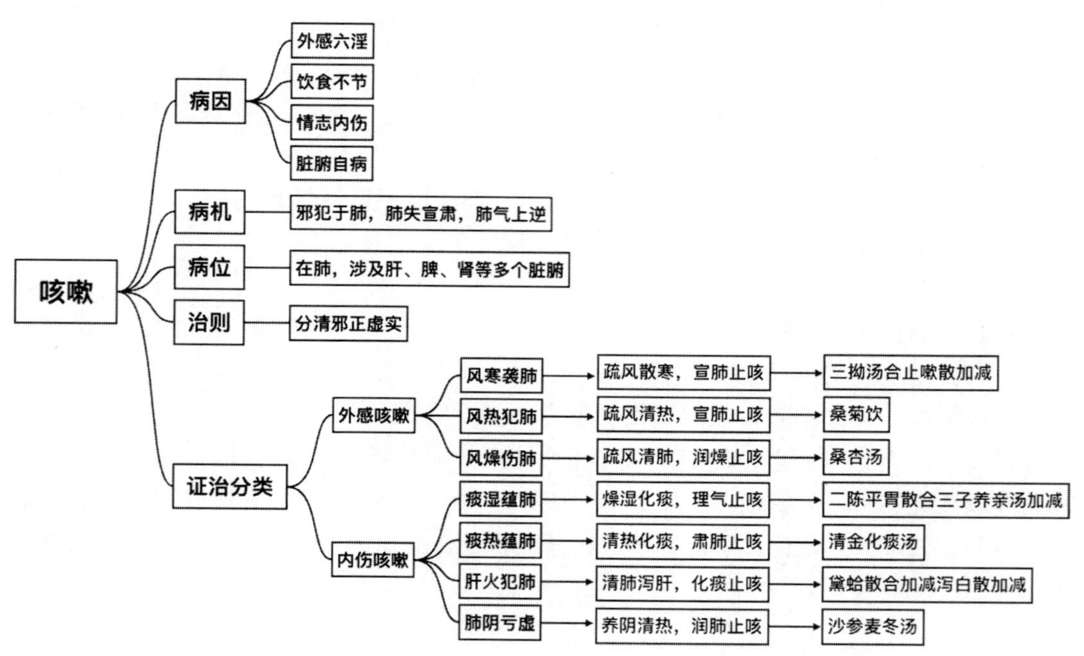

第三节　哮　病

【示例病案】

王某，女，56 岁，浙江宁波人，2021 年 12 月 25 日初诊。

主诉：反复喉中痰鸣气急 10 余年，加重半年。

病史：患者10年前受寒感冒后，咳嗽迁延不愈，经常发作，继而哮喘。去年9月受寒发作后哮喘至今不愈。呼吸急促，喉中喘息，痰鸣有声，胸闷气塞，不能平卧，咳嗽不甚，痰少色白，咳吐不爽，面色晦滞带青，口不渴，或偶见渴喜热饮，形寒怕冷，多于天冷或受寒后加重或复发，舌苔白滑，脉弦紧。

【患者得了什么病证】

本案患者诊断为哮病。

哮病是以喉中哮鸣有声、呼吸困难甚则喘息不能平卧为主证的反复发作性病证。西医学中的支气管哮喘、喘息性支气管炎、嗜酸性粒细胞增多症（或其他急性肺部过敏性疾患）引起的哮喘等属本病范畴，可参照本节辨证论治。

《内经》中有关“喘鸣”的记载与本病发作特点相似。如《素问·阴阳别论》说：“阴争于内，阳扰于外，魄汗未藏，四逆而起，起则熏肺，使人喘鸣。”《素问·通评虚实论》云：“喘鸣肩息者，脉实大也，缓则生，急则死。”

东汉·张仲景《金匮要略·肺痿肺痈咳嗽上气病脉证治》曰：“咳而上气，喉中水鸡声，射干麻黄汤主之。”指出哮病发作时的特征及治疗。《金匮要略·痰饮咳嗽病脉证并治》从病理角度，将其归属于痰饮病范畴，称为“伏饮”，指出：“膈上病痰，满喘咳吐，发则寒热，背痛腰疼，目泣自出，其人振振身瞤，必有伏饮。”描述了哮证发作时的典型症状。

隋代巢元方《诸病源候论》称本病为“呷嗽”，认为“痰气相击，随嗽动息，呼呷有声”，治疗“应加消痰破饮之物”。此后，后世尚有“哮吼”“齁舩”等形象性称谓。

元代朱丹溪首创“哮喘”病名，提出“专主于痰”，并提出“未发以扶正气为主，既发以攻邪气为急”的治疗原则。

明代虞抟进一步对哮与喘作了明确区别。后世医家鉴于“哮必兼喘”，故一般通称“哮喘”，而简名“哮证”或“哮病”。

【该病证应与哪些病证相鉴别】

哮病应与喘证、支饮等病证进行鉴别。

1. 喘证

哮病和喘证都有呼吸急促的表现。哮必兼喘，但喘未必兼哮。哮指声响言，以发作时喉中哮鸣有声为主要临床特征；喘指气息言，以呼吸气促困难为主要临床特征。哮病是一种反复发作的独立性疾病，喘证是并发于多种急慢性疾病的一个症状。

2. 支饮

支饮为饮留胸膈，虽然也可表现痰鸣气喘的症状，但多由慢性咳嗽经久不愈，逐渐加重而成咳喘，病情时轻时重，发作与间歇的界限不清，以咳嗽和气喘为主。如《金匮要略·痰饮咳嗽病脉证并治》云：“咳逆倚息，短气不得卧，其形如肿，谓之支饮。”哮病多间歇发作，突然起病，迅速缓解。

【患者怎么得的这个病】

哮病的发生为痰伏于肺，每因外感、饮食、情志、劳倦等诱因引动而触发，痰阻气道，肺气上逆，气道挛急所致。

本案患者诊断为哮病，属发作期之寒哮证。寒痰伏肺，遇感触发，痰升气阻，致呼吸急促、喉中喘息、痰鸣有声；肺气郁闭，不得宣畅，则胸闷气塞、不能平卧、咳嗽不甚、痰少色白、咯吐不爽；阴盛于内，阳气不能宣达，故面色晦滞带青、形寒怕冷；病因于寒，内无郁热，故口不渴，或偶见渴喜热饮；外寒每易引动内饮，故天冷或受寒后加重或复发；舌苔白滑、脉弦紧，为寒盛之象。

【患者的这个病证应该怎么治】

本案患者治以宣肺散寒，化痰平喘。方用射干麻黄汤或小青龙汤加减。射干麻黄汤长于降气祛痰，清代莫枚士《经方例释》曰："此小半夏加细、味、菀、款、射、麻也。深师麻黄汤，治上气脉浮，咳逆，喉中如水鸡鸣，喘息不得，呼吸欲绝。麻黄八两，去节，先煮去沫，射干二两，甘草四两，炙，大枣三十枚，四味水煎服。《千金·卷二十二》泽漆汤治水肿。其加减法曰：咳嗽加紫菀、细辛、款冬花。是三味，本治水气上浮之咳，与本方合，同射干为治肺饮之法。其细辛、半夏、五味，治少阴者也。麻黄治太阳者也，必治太阳、少阴者，以咳而上气故也。然则此症，乃肺饮而兼太阳表、少阴里也。此方除治二经外，则射干、菀、款，乃为喉鸣设，此方主药也。"小青龙汤解表散寒力强，清代柯琴《伤寒来苏集》言："表虽未解，寒水之气已去营卫，故于桂枝汤去姜、枣，加细辛、干姜、半夏、五味。辛以散水气而除呕，酸以收逆气而止咳，治里之剂多于发热表焉。"

兼证加减：表寒明显，寒热身痛者，加生姜辛散风寒；痰涌气逆，不得平卧者，加葶苈子、苏子泻肺降逆，并酌加杏仁、白前、橘皮等化痰利气；咳逆上气、汗多者，加白芍以敛肺；中成药可服用冷哮丸以散寒化痰，平喘止哮。

历代医家治疗哮病颇有心得。汉代张仲景创立的许多方剂，如桂枝加厚朴杏子汤、越婢加半夏汤、小青龙汤、射干麻黄汤、皂荚丸、葶苈大枣泻肺汤等，均为临床治疗哮病常用方。宋代许叔微《普济本事方》载有治哮专方"紫金丹"，开砒剂治哮之先河。元代朱丹溪《丹溪心法》认为"哮喘必用薄滋味，专主于痰"，并将治法概括为"未发以扶正气为主，既发以攻邪气为急"，此论一直为后世医家所宗。明代张景岳《景岳全书》则在此基础上进一步发挥，提出"扶正气须辨阴阳，阴虚者补其阴，阳虚者补其阳；攻邪气须分微甚，或温其寒，或清其痰火；发久者，气无不虚，故于消散中宜酌加温补，或于温补中宜量加消散，此等证候当眷眷以元气为念，必使元气渐充，庶可望其渐愈，若攻之太过，未有不致日甚而危者"。并且提出了"喘分虚实，哮分寒热"的治疗大法。清代王旭高《王旭高医案》指出："喘哮气急……治之之法，在上治肺胃，在下治脾肾，发时治上，平时治下。"清代叶天士《临证医案指南》华岫云按云："阅先生之治法，大概以温通肺脏，下摄肾真为主。久发中虚，又必补益中气，其辛散苦寒、化痰破气之剂，在所不用，此可谓治病必求其本者矣。”强调了在治疗上对脾肾二脏的重视，对临床有一定的贡献。

【该病证还有哪些其他证型】

一、发作期

1. 热哮证

临床表现：气粗息涌，咳呛阵作，喉中哮鸣，胸高胁胀，烦闷不安，汗出，口渴喜饮，面赤口苦，咳痰色黄或色白，黏浊稠厚，咳吐不利，不恶寒，舌质红苔黄腻，脉滑数或弦滑。

辨证分析：痰热壅肺，肺失清肃，肺气上逆，故气粗息涌、咳呛阵作、喉中哮鸣、胸高胁胀；热蒸液聚生痰，痰热互结，故咳痰色黄或色白、黏浊稠厚、咳吐不利；痰火郁蒸，则烦闷不安、汗出、面赤口苦；病因于热，肺无伏寒，故不恶寒、口渴喜饮；舌质红苔黄腻、脉滑数或弦滑，是痰热内盛之征。

辨证要点：以气粗息涌，喉中哮鸣，烦闷不安，汗出，口渴喜饮，面赤口苦，不恶寒等为要点。

病机概要：痰热蕴肺，壅阻气道，肺失清肃。

治法：清热宣肺，化痰定喘。

代表方剂：定喘汤。

方解：清代冯兆张《冯氏锦囊秘录·方脉哮证合参》曰“治肺虚感寒，气逆膈热，而作哮喘……表寒宜散，麻黄、杏仁、桑皮、甘草，辛甘发散，泻肺而解表；里虚宜敛，款冬温润，白果收涩，定喘而清金，苏子降肺气，黄芩清肺热，半夏燥湿痰，相助为理，以成散寒疏壅之功也”。

兼证加减：表寒外束，肺热内郁者，加石膏配麻黄解表清里；肺气壅实，痰鸣息涌，不得平卧者，加葶苈子、地龙泻肺平喘；肺热壅盛，咳痰黄稠者，加海蛤壳、射干、知母、鱼腥草以清热化痰；大便秘结者，加生大黄、芒硝、全瓜蒌、枳实通腑以利肺；病久热盛伤阴，气急难续，痰少质黏，口咽干燥，舌红少苔，脉细数者，加沙参、知母、天花粉以养阴清热化痰。

2. 寒包热哮证

临床表现：喉中鸣息有声，胸膈烦闷，呼吸急促，喘咳气逆，咳痰不爽，痰黏色黄，或黄白相兼，烦躁，发热，恶寒，无汗，身痛，口干欲饮，大便偏干，舌尖边红，苔白腻罩黄，脉弦紧。

辨证分析：痰热内郁，风寒外束，肺失宣降，故喉中鸣息有声、胸膈烦闷、呼吸急促、喘咳气逆；痰热阻肺，则咳痰不爽、痰黏色黄或黄白相兼；客寒包火，故烦躁、发热、恶寒、无汗、身痛；痰热内蕴，伤津耗液，故口干欲饮、大便偏干；舌尖边红、舌苔白腻罩黄、脉弦紧，为寒热夹杂之象。

辨证要点：以喉中鸣息有声，痰黏色黄，或黄白相兼，烦躁，发热，恶寒，无汗，身痛等为要点。

病机概要：痰热壅肺，复感风寒，客寒包火，肺失宣降。

治法：解表散寒，清化痰热。

代表方剂：小青龙加石膏汤或厚朴麻黄汤。

方解：小青龙加石膏汤用于外感风寒，饮邪内郁化热，以表寒为主，喘咳烦躁者。清代王旭高《王旭高医书六种》曰："肺胀咳喘，多因水饮，而烦躁则夹热邪，故于小青龙汤加石膏，寒温并进，水热俱蠲，于法尤为密矣。"厚朴麻黄汤用于饮邪迫肺，夹有郁热，咳逆喘满，烦躁，表寒不显者。清代陈元犀《金匮方歌括》言："方中厚朴宽胸开蔽，杏仁通泄肺气，助麻黄解表出邪，干姜五味半夏细辛化痰涤痰，小麦保护心君，然表邪得辛温而可散，内饮非质重而难平，故用石膏之质重者，降天气而行治节，使水饮得就下之性而无上逆之患，尤妙先煮小麦补心液，领诸药上行下出，为攘外安内之良图。"

兼证加减：表寒重者，加桂枝、细辛辛散风寒；哮喘痰鸣气逆者，加射干、葶苈子、苏子祛痰降气平喘；痰吐稠黄胶黏者，加黄芩、前胡、瓜蒌皮等清化痰热。

3. 风痰哮证

临床表现：喉中痰涎壅盛，声如拽锯，或鸣声如吹哨笛，喘急胸满，但坐不得卧，咳痰黏腻难出，或为白色泡沫痰液，无明显寒热倾向，面色青暗，起病多急，常倏忽来去，发前自觉鼻、咽、眼、耳发痒，喷嚏，鼻塞，流涕，胸部憋塞，旋即发作，舌苔厚浊，脉滑实。

辨证分析：痰浊伏肺，风邪引触，升降失司，则喉中痰涎壅盛、声如拽锯、喘急胸满、但坐不得卧；痰浊为病，胶黏厚浊，故咳痰黏腻难出；风邪偏盛，故喉中鸣声如吹哨笛、咳白色泡沫痰液；痰浊蕴肺，气机郁闭，故面色青暗、胸部憋塞；风邪为病，善行数变，则起病多急，常倏忽来去；风邪触发，故发前自觉鼻咽眼耳发痒、喷嚏、鼻塞、流涕，旋即发作；舌苔厚浊、脉滑实，为痰浊内盛之象。

辨证要点：以喉中痰涎壅盛，声如拽锯，起病多急，常倏忽来去等为要点。

病机概要：痰浊伏肺，风邪引触，肺气郁闭，升降失司。

治法：祛风涤痰，降气平喘。

代表方剂：三子养亲汤。

方解：见咳嗽－内伤咳嗽－痰湿蕴肺证。

兼证加减：痰壅喘急，不能平卧者，加葶苈子、猪牙皂泻肺涤痰，必要时可暂予控涎丹泻肺祛痰；感受风邪而发作者，加苏叶、防风、苍耳草、蝉蜕、地龙等祛风化痰。

4. 虚哮证

临床表现：喉中哮鸣如鼾，声低，气短息促，动则喘甚，发作频繁，甚则持续哮喘，口唇爪甲青紫，咳痰无力，痰涎清稀或质黏起沫，面色苍白或颧红唇紫，口不渴或咽干口渴，形寒肢冷或烦热，舌质淡或偏红或紫暗，脉沉细或细数。

辨证分析：哮病日久，痰气瘀阻，肺肾两虚，摄纳失常，故喉中哮鸣如鼾、声低、气短息促、动则喘甚；正气亏虚，痰浊内生，外邪易干，则发作频繁，甚则持续哮喘；肺虚治节失职，心血瘀阻，故口唇爪甲青紫；肺肾气虚，痰涎壅盛，无力达邪，则咳痰无力、痰涎清稀或质黏起沫；气虚及阳，故面色苍白、口不渴、形寒肢冷；肺肾阴虚，故颧红唇紫、咽干口渴、烦热；舌质淡或偏红或紫暗、脉沉细或细数，为气虚阴伤、血瘀内阻之征。

辨证要点：以喉中哮鸣如鼾，声低，气短息促，动则喘甚，发作频繁等为要点。

病机概要：哮病久发，痰气交阻，肺肾两虚，摄纳失常。

治法：补肺纳肾，降气化痰。

代表方剂：平喘固本汤。

方解：党参、黄芪补益肺气；胡桃肉、沉香、脐带、冬虫夏草、五味子补肾纳气；苏子、半夏、款冬花、橘皮降气化痰。

兼证加减：肾阳虚者，加附子、鹿角片、补骨脂、钟乳石温补肾阳；肺肾阴虚者，配沙参、麦冬、生地黄、当归以滋补肺肾之阴；痰气交阻，口唇青紫者，加桃仁、苏木活血化瘀；气逆于上，动则气喘者，加紫石英、磁石镇纳肾气。

5. 哮喘脱证

临床表现：哮病反复久发，喘息鼻扇，张口抬肩，气短息促，烦躁，神志昏蒙，面青，四肢厥冷，冷汗淋漓或汗出如油，舌质青暗，苔腻或滑，脉细数或浮大无根。

辨证分析：本证因哮病反复久发、正气欲脱所致。喘息鼻扇、张口抬肩、气短吸促、烦躁神昏、面青、舌质青暗、脉浮大无根，为气脱无力行血之象。偏于阳脱者，可见肢冷、冷汗淋漓、舌淡苔滑等；偏于阴脱者，可见汗出如油、口干舌红、脉细数等。

辨证要点：以哮病反复久发，气短息促，神志昏蒙，脉细数或浮大无根等为要点。

病机概要：痰浊壅盛，上蒙清窍，肺肾两亏，气阴耗伤，心肾阳衰。

治法：补肺纳肾，扶正固脱。

代表方剂：回阳急救汤合生脉饮。

方解：回阳急救汤长于回阳救逆。清代吴仪洛《成方切用·祛寒门》言："寒中三阴，阴盛则阳微，故以附子姜桂辛热之药，祛其阴寒。而以六君温补之药，助其阳气。五味合人参，可以生脉。加麝香者，通其窍也。"生脉饮重在益气养阴，方解见厥证之气厥虚证。

二、缓解期

1. 肺虚证

临床表现：喘促气短，语声低微，面色㿠白，自汗畏风，咳痰清稀色白，多因气候变化而诱发，发前喷嚏频作，鼻塞流清涕，舌淡苔白，脉细弱或虚大。

辨证分析：肺虚不能主气，气不化津，痰饮蕴肺，肺气上逆，则喘促气短、语声低微、咳痰清稀色白；卫气虚弱，不能充实腠理，外邪易袭，故自汗畏风，多因气候变化而诱发，发前喷嚏频作、鼻塞流清涕；面色㿠白、舌淡苔白、脉细弱或虚大，皆属肺气虚弱之征。

辨证要点：以喘促气短，语声低微，面色㿠白，自汗畏风，咳痰清稀色白等为要点。

病机概要：肺卫不宣，肌表不固。

治法：补肺益气。

代表方剂：玉屏风散。

方解：清代吴仪洛《成方切用·补养门》言“治自汗不止，气虚表弱，易感风寒。（阳也者，卫外而为固也。阳虚则不能卫外，故津液不固而易泄，且畏风也。此与伤风自汗不同，彼责之邪实，此责之表虚，故补泻各异。）黄芪补气，专固肌表，故以为君。白术益脾，脾主肌肉，故以为臣。防风去风，为风药卒徒，而黄芪畏之，故以为使。以其益卫固表，故曰玉屏风”。

兼证加减：恶风明显者，加用桂枝汤调和营卫；阳虚甚者，加附子温阳；痰多者，加前胡、杏仁理气化痰；气阴两虚，呛咳，痰少质黏，口咽干，舌质红者，用生脉散加沙参、玉竹、黄芪以益气养阴。

2. 脾虚证

临床表现：倦怠无力，食少便溏，面色萎黄无华，痰多而黏，咳吐不爽，胸脘满闷，恶心纳呆，或食油腻易腹泻，每因饮食不当而诱发，舌质淡，苔白滑或腻，脉细弱。

辨证分析：脾虚健运无权，故食少便溏、面色萎黄无华、恶心纳呆或食油腻易腹泻、每因饮食不当而诱发；脾虚生痰，痰饮蕴肺，肺气上逆，则痰多而黏、咳吐不爽、胸脘满闷；中气不足则倦怠无力；舌质淡苔白滑或腻、脉细弱，属脾虚气弱之候。

辨证要点：以倦怠无力，食少便溏，面色萎黄无华，痰多而黏，咳吐不爽等为要点。

病机概要：脾失健运，痰饮蕴肺，肺气上逆。

治法：健脾益气。

代表方剂：六君子汤。

方解：见痫证－休止期－脾虚痰盛证。

兼证要点：表虚自汗者，加炙黄芪、浮小麦、大枣益气固表；怕冷、畏风、易感冒者，加桂枝、白芍、附片以调和营卫，扶阳固表；痰多者，加前胡、杏仁化痰平喘；脾阳不振，形寒肢冷者，加附子、干姜温脾；中虚哮喘，痰壅气滞者，加三子养亲汤化痰降气；脾虚气陷，少气懒言者，改用补中益气汤加减以补益中气。

3. 肾虚证

临床表现：平素息促气短，动则尤甚，呼多吸少，咳痰质黏起沫，眩晕耳鸣，腰酸腿软，心慌，不耐劳累，或五心烦热、颧红、口干，或畏寒肢冷、面色苍白，舌淡苔白质胖或舌红少苔，脉沉细或细数。

辨证分析：久病肾虚，摄纳失常，气不归元，故息促气短、动则为甚、呼多吸少、咳痰质黏起沫；精气亏乏，不能充养，故眩晕耳鸣、腰酸腿软、心慌、不耐劳累；若属阳虚，则畏寒肢冷、面色苍白、舌淡苔白质胖、脉沉细；若属阴虚，则五心烦热、颧红、口干、舌红少苔、脉细数。

辨证要点：以平素息促气短，动则为甚，呼多吸少，眩晕耳鸣，腰酸腿软等为要点。

病机概要：肾元亏损，肾失摄纳，肺气上逆。

治法：补肾纳气。

代表方剂：金匮肾气丸或七味都气丸。

方解：金匮肾气丸偏于温肾助阳，明代赵献可《医贯》载“君子观象于坎，而知肾中具水火之道焉。夫一阳居于二阴为坎，此人生与天地相似也。今人入房盛而阳事易举者，阴虚火动也，阳事先痿者，命门火衰也。真水竭则隆冬不寒，真火息则盛夏不热。是方也，熟地、山萸、丹皮、泽泻、山药、茯苓皆濡润之品，所以能壮水之主；肉桂、附子辛润之物，能于水中补火，所以益火之源，水火得其养，则肾气复其天矣。益火之源以消阴翳，即此方也。盖益脾胃而培万物之母，其利溥矣”。七味都气丸偏于益肾纳气，清代吴仪洛《成方切用·补养门》谓：“肾中水虚不能制火者，此方主之。今人足心热，阴股热，腰脊痛，率是此证，乃咳血之渐也。熟地滋阴补肾，生血生精，山萸温肝逐风，涩精秘气；牡丹泻君相之伏火，凉血退蒸。（时珍曰：伏火，即阴火也。阴火，即相火也。世人专以黄柏治相火，不知丹皮之功更胜，丹皮能入肾泻阴火，退无汗之骨蒸。）山药清虚热于肺脾，补脾固肾。（能涩精。）茯苓渗脾中湿热，而通肾交心。泽泻泻膀胱水邪，而聪耳明目。壮水之主，以制阳光，即此方也……加五味，名都气丸，治劳嗽。（益肺之源，以生肾水也。）”

兼证加减：阳虚甚者，加补骨脂、淫羊藿、鹿角片等补火助阳；阴虚甚者，加麦冬、当归、龟甲胶、冬虫夏草等滋补肾阴；肾失潜纳，气不归元者，加蛤蚧、胡桃肉、沉香摄纳肾气，引火归原。

【该病证应该如何调护】

注意保暖，防止感冒，避免因寒冷空气的刺激而诱发。根据身体情况，做适当的体育锻炼，以逐步增强体质，提高抗病能力。

哮病患者平素饮食宜清淡，忌肥甘油腻、辛辣甘甜，防止生痰生火，避免海腥发物。避免烟尘异味。保持心情舒畅，避免不良情绪的影响。劳逸适当，防止过度疲劳。平时可常服玉屏风散、金匮肾气丸等扶正固本的药物，以调护正气，提高抗病能力。

【浙派医家关于本病的相关论述】

元代朱丹溪《丹溪心法·哮喘》：哮喘必用薄滋味，专主于痰，宜大吐。药中多用醋，不用凉药，须常带表散，此寒包热也。亦有虚而不可吐者。一法用二陈汤加苍术、黄芩，作汤下小胃丹，看虚实用。

明代虞抟《医学正传·哮喘》：大抵哮以声响名，喘以气息言。夫喘促喉中如水鸡声者，谓之哮；气促而连属不能以息者，谓之喘。

明代叶文龄《医学统旨》：哮证喘吼如水鸡之声，牵引胸背，气不得息，坐卧不安，或肺胀胸满，或恶寒肢冷，病者夙有此根，又因感寒作劳气恼，一时暴发，轻者三五日而宁，重者半月或一月而愈，治法专以去痰为先，兼用解散。

明代张景岳《景岳全书·喘促》：喘有夙根，遇寒即发，或遇劳即发者，亦名哮喘。未发时以扶正气为主，既发时以攻邪气为主，扶正气须辨阴阳，阴虚者补其阴，阳虚者补其阳。攻邪气者，须分微甚，或散其风，或温其寒，或清其痰火，然发久者，气无不虚，故于消散中宜酌加温补，或于温补中宜量加消散。此等证候，当眷眷以元气为念，必使元气渐充，庶可望其渐愈，若攻之太过，未有不致日甚而危者。

【思维导图】

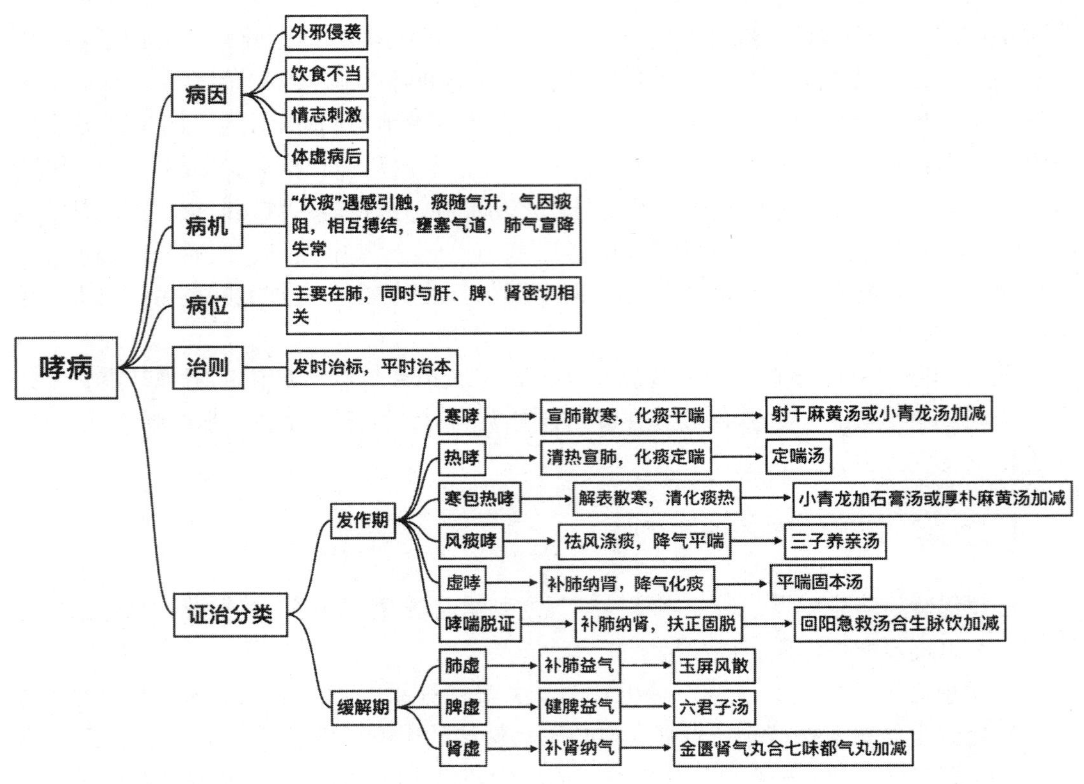

第四节　喘　证

【示例病案】

孙某，女，73岁，浙江衢州人，2012年11月21日初诊。

主诉：反复咳嗽气喘20余年，再发伴加重11天。

病史：患者反复出现咳嗽气喘已20余年，11天前出现咳嗽咳痰，气喘，胸部胀痛，痰多质黏色黄，不易咳出，或为血痰，伴胸中烦闷，汗出，口渴而喜冷饮，面赤咽干，小便赤涩，大便干，舌质红苔黄腻，脉滑数。

【患者得了什么病证】

本案患者诊断为喘证。

喘证是以呼吸困难，短促急迫，甚至张口抬肩，鼻翼扇动，不能平卧为主证的病证。喘证的症状轻重不一，轻者仅表现为呼吸困难，不能平卧；重者稍动则喘息不已，甚则张口抬肩，鼻翼扇动；严重者则喘促持续不解，烦躁不安，面青唇紫，肢冷，汗出如珠，脉浮大无根，发为喘脱。西医学中的肺炎、慢性阻塞性肺疾病、肺源性心脏病、心源性哮喘等属于本病范畴，可参照本节辨证论治；肺结核、硅肺等发生呼吸困难时，也可参照本节辨证论治。

《内经》最早记载了喘证的名称、症状和病因病机。《灵枢·五阅五使》云：“故肺病者，喘息鼻张。”《灵枢·本脏》曰：“肺高，则上气，肩息咳。”描述了喘息、鼻张、肩息为喘证发作时轻重不同的临床表现，提出了病变主脏在肺。《灵枢·五邪》云：“邪在肺，则病皮肤痛，寒热，上气喘，汗出，喘动肩背。”《灵枢·本神》曰：“实则喘喝，胸盈仰息。”《素问·举痛论》曰：“劳则喘息汗出。”提出喘证的病因既有外感又有内伤。《素问·痹论》云：“心痹者，脉不通，烦则心下鼓，暴上气而喘。”《素问·经脉别论》云：“有所堕恐，喘出于肝。”指出喘虽以肺为主，亦涉及他脏。

东汉张仲景《金匮要略》设有“肺痿肺痈咳嗽上气病脉证治”专篇论述。所谓“上气”指气喘肩息、不能平卧之候，亦包括“喉中水鸡声”的哮病和“咳而上气”的肺胀，辨证已分虚实，并以射干麻黄汤、越婢汤、皂荚丸等治疗。

金元时期的医家又充实了内伤诸因致喘的证治。如《丹溪心法·喘》云：“六淫七情之所感伤，饱食动作，脏气不和，呼吸之息，不得宣畅而为喘急。亦有脾肾俱虚，体弱之人，皆能发喘。”

明代张景岳《景岳全书·喘促》云：“实喘者有邪，邪气实也；虚喘者无邪，元气虚也。”把喘证归纳为虚实两类，作为辨治纲领。

清代叶天士《临证指南医案·喘》云：“在肺为实，在肾为虚。”林珮琴《类证治裁·喘证》言：“喘由外感者治肺，由内伤者治肾。”这些论点对指导临床实践有重要意义。

【该病证应与哪些病证相鉴别】

喘证应与气短等病证进行鉴别。

气短与喘证同为呼吸异常的病证。但喘证以呼吸困难、张口抬肩甚至不能平卧为特征，实证气粗声高，虚证气弱声低；短气亦称少气，主要表现为呼吸浅促，或短气不足以息，似喘而无声。清代李中梓在《证治汇补·喘病》中说："若夫少气不足以息，呼吸不相接，出多入少，名曰气短。气短者，气微力弱，非若喘证之气粗奔迫也。"但气短进一步加重，可呈虚喘表现。

【患者怎么得的这个病】

喘证常由多种疾患引起，病因复杂，有外感、内伤两大类。外感为六淫外邪侵袭肺系，内伤为痰浊内蕴、情志失调、久病劳欲等。

本案患者诊断为喘证，属实喘之痰热郁肺证。邪热壅肺，灼津成痰，肃降无权，而致咳嗽咳痰，气喘，胸部胀痛，痰多质黏色黄，不易咳出；热伤肺络则血痰；痰热郁蒸故伴有胸中烦闷，汗出，口渴而喜冷饮，面赤咽干，小便赤涩，大便干等症；舌质红苔黄腻、脉滑数，为痰热之征。

【患者的这个病证应该怎么治】

本案患者治以清热化痰，宣肺平喘。方用桑白皮汤，方中重用桑白皮为君药，泻肺平喘，利水消肿；辅以黄芩、黄连、山栀，以清泄痰热，热退则无以炼津生痰，咳喘自除；贝母、杏仁、半夏、苏子，祛痰平喘，清三焦之热。诸药共奏涤痰清热、止咳平喘之功。

兼证加减：身热重者，加石膏辛寒清气；喘甚痰多，黏稠色黄者，加葶苈子、海蛤壳、鱼腥草、冬瓜仁、生薏苡仁清热泻肺，化痰泄浊；腑气不通，便秘者，加瓜蒌仁、大黄或玄明粉通腑清肺除壅。

历代医家治疗喘证颇有心得。张仲景《伤寒论》中麻黄汤、小青龙汤、桂枝加厚朴杏子汤等均是临床治疗喘证的常用方。宋代杨士瀛《仁斋直指方论·喘嗽》对喘证的证治论述颇为详细，认为"肺虚肺寒，必有气乏表怯，冷痰如冰之证，法当温补；肺实肺热……法当清利；水气者……真阳虚惫……大要究其受病之源；至若伤寒发喘，表汗里下，脚气喘满，疏导收功，此则但疗本病，其喘自安"。明代秦景明《症因脉治》将喘证之证候分为外感（风寒、暑湿、燥火）3 条、内伤（内火、痰饮、食积、气虚、阴虚、伤损）6 条及产后 2 条。现代程门雪认为，咳喘之证，单纯属于肺虚者较少，肺虚而夹痰热逗留肺络者则至多。因此，尽管肺肾两亏，气阴并伤，而见舌质光红，只要咳痰不爽，痰黏厚腻，补中仍当佐以肃化痰热之品，治疗多采用千金苇茎（一般不用桃仁）、雪羹、竹沥等，掺入熟地黄、沙参、冬虫夏草、肉苁蓉、女贞子、旱莲草、紫石英等药用之，以为清上实下，下虚上实之治。痰热阻塞肺络者，不一定表现在苔，而应当注意在脉，以右寸滑大为依据，还要按其两尺，两尺虚弱才是下虚之据，若两尺不虚，右寸独大，也可能是实证。当代焦树德认为，治喘必须掌握两纲、六证、三原则。"两纲"即虚、实；"六证"为实证、热实证、痰实证、肺虚证、脾虚证、肾虚证；"三原则"一是发作时要以祛邪为主，多从实证论治，以除其标，二是缓解时要以扶正为主，多从虚证论治，以固其本，三是喘病而兼哮者（即哮喘）要注意加用祛痰药。

【该病证还有哪些其他证型】

一、实喘

1. 风寒壅肺证

临床表现：喘息咳逆，呼吸急促，胸部胀闷，痰多色白清稀，常伴恶寒无汗、头痛鼻塞，或有发热，口不渴，舌苔薄白而滑，脉浮紧。

辨证分析：风寒上受，内合于肺，邪实气壅，肺气不宣，故喘息咳逆、呼吸急促、胸部胀闷；寒邪伤肺，凝液成痰，则痰多色白清稀；风寒束表，皮毛闭塞，故见恶寒无汗、头痛鼻塞，或有发热、口不渴等表寒证；舌苔薄白而滑、脉浮紧亦为风寒在表之征。

辨证要点：以喘息咳逆，呼吸急促，胸部胀闷，痰多色白清稀，伴风寒表证等为要点。

病机概要：风寒上受，内舍于肺，邪实气壅，肺气不宣。

治法：宣肺散寒。

代表方剂：麻黄汤合华盖散。

方解：麻黄汤宣肺平喘，散寒解表。清代吴仪洛《成方切用·表散门》曰："麻黄中空，辛温气薄，肺家专药，而走太阳，能开腠散寒。（皮腠肺之所生，寒从此入，仍从此出。）桂枝辛温，能引营分之邪，达之肌表。（桂入营血，能解肌，营卫和，始能作汗。）杏仁苦甘，散寒而降气。甘草甘平，发散而和中，经曰：寒淫于内，治以甘热，佐以苦辛是已。"华盖散宣肺化痰，降气化痰。当代连建伟《历代名方精编·解表剂》谓："本方即麻黄汤去桂枝，加桑白皮、紫苏子降气平喘，茯苓、橘红理气化痰。妙在一派辛温药中用桑白皮一味寒药，既可防止温药的太过，又能更好地共奏降气化痰平喘之效。"

兼证加减：寒痰较重，痰白清稀，量多起沫者，加细辛、干姜温肺化痰；咳喘重，胸满气逆者，加射干、前胡、厚朴、苏子宣肺降气化痰。

2. 表寒肺热证

临床表现：喘逆上气，息粗鼻扇，胸胀或痛，咳而不爽，吐痰黏稠，伴形寒，身热，烦闷，身痛，有汗或无汗，口渴，舌质红，苔薄白或黄，脉浮数或滑。

辨证分析：因寒邪束表，肺有郁热，或表寒未解，内已化热，热郁于肺，肺气上逆，故喘逆上气、息粗鼻扇、胸胀或痛、咳而不爽、吐痰稠黏；热为寒郁则伴形寒、身热、烦闷、身痛、有汗或无汗、口渴；舌质红、苔薄白或黄、脉浮数或滑为表寒肺热夹杂之象。

辨证要点：以喘逆上气，吐痰黏稠，伴形寒身热等为要点。

病机概要：寒邪束表，热郁于肺，肺气上逆。

治法：解表清里，化痰平喘。

代表方剂：麻杏石甘汤。

方解：清代王子接《绛雪园古方选注》谓“喘家作，桂枝汤加厚朴、杏子，治寒喘也。今以麻黄、石膏加杏子，治热喘也。麻黄开毛窍，杏仁下里气，而以甘草载石膏辛寒之性从肺发泄，俾阳邪出者出，降者降，分头解散。喘虽忌汗，然此重在急清肺热以存阴，热清喘定，汗即不辍，而阳亦不亡矣。观二喘一寒一热，治法仍有营卫分途之义”。

兼证加减：表寒重者，加桂枝解表散寒；痰热重，痰黄黏稠量多者，加瓜蒌、浙贝母清热化痰；痰鸣息涌者，加葶苈子、射干泻肺消痰；津伤渴甚者，加天花粉、沙参、麦冬、芦根滋阴止渴。

3. 痰浊阻肺证

临床表现：喘咳痰鸣，胸中满闷，甚则胸盈仰息，痰多黏腻色白，咳吐不利，呕恶纳呆，口黏不渴，舌质淡苔白腻，脉滑或濡。

辨证分析：中阳不运，积湿成痰，痰浊壅肺，肺气失降，故喘咳痰鸣、胸中满闷、甚则胸盈仰息、痰多黏腻色白、咳吐不利；痰湿蕴中，肺胃不和，则呕恶纳呆、口黏不渴、舌质淡苔白腻、脉滑或濡。

病机概要：中阳不运，积湿生痰，痰浊壅肺，肺失肃降。

治法：祛痰降逆，宣肺平喘。

代表方剂：二陈汤合三子养亲汤。

方解：二陈汤燥湿化痰，理气和中，方解见痫证－发作期－阴痫。三子养亲汤降气化痰，方解见咳嗽－内伤咳嗽－痰湿蕴肺证。

兼证加减：痰湿较重，舌苔厚腻者，合平胃散燥湿理气，以助化痰定喘；脾虚、纳少、神疲、便溏者，合四君子汤健脾益气；痰从寒化，色白清稀，畏寒者，加干姜、细辛温化寒痰。

4. 肺气郁闭证

临床表现：每遇情志刺激而诱发，突然呼吸短促，息粗气憋，胸胁闷痛，咽中如窒，喉中痰鸣不著，平素多忧思抑郁，或不寐心悸，或心烦易怒，面红目赤，舌质红，苔薄白或黄，脉弦。

辨证分析：郁怒伤肝，肝气冲逆犯肺，肝气不降，则每遇情志刺激而诱发；肝气犯肺，肺气郁闭，失于肃降，故发时突然呼吸短促、息粗气憋、胸胁闷痛、咽中如窒、喉中痰鸣不著；心肝气郁，心神失宁，或肝郁化火，故不寐心悸，或心烦易怒、面红目赤；舌质红、苔薄白或黄、脉弦，为肝郁之征。

辨证要点：以每遇情志刺激而诱发，突然呼吸短促，息粗气憋等为要点。

病机概要：肝气郁结，气逆犯肺，肺失宣降。

治法：开郁降气平喘。

代表方剂：五磨饮子。

方解：见厥证之气厥实证。

兼证加减：肝郁气滞较著者，加柴胡、郁金、青皮增强解郁之功；心悸、不寐者，加百合、合欢皮、酸枣仁、远志宁心安神；气滞腹胀，大便秘结者，加大黄即六磨汤，以降气通腑。

二、虚喘

1. 肺气虚耗证

临床表现：喘促短气，气怯声低，喉有鼾声，咳声低弱，痰吐稀薄，自汗畏风，或咳呛，痰少质黏，烦热口干，咽喉不利，面颧潮红，舌质淡红或舌红少苔，脉软弱或细数。

辨证分析：本证多因久患肺疾，耗损肺气，或脾虚致肺气生化不足而成。肺虚则无力肃降，气逆于上则喘促短气；宗气不足则气怯声低，喉有鼾声，咳声低弱；肺失宣降，津液不布，聚而成痰，故咳痰清稀色白；肺气虚则固摄卫外不足，故自汗畏风。若肺阴亦虚，虚热内生则烦热口干、咽喉不利、面颧潮红、痰少质黏。舌淡红、脉软弱为肺气虚之象；舌红少苔、脉细数为肺阴虚之象。

辨证要点：以喘促短气，气怯声低，或咳呛，痰少质黏等为要点。

病机概要：肺气亏虚，气失所主，或肺阴亦虚，虚火上炎，肺失清肃。

治法：补肺益气。

代表方剂：生脉散合补肺汤。

方解：生脉散益气养阴，方解见中风之中脏腑脱证。补肺汤补肺益肾，清代吴仪洛《成方切用·补养门》言："肺虚而用参芪者，脾为肺母，气为水母也。（虚则补其母。）用熟地者，肾为肺子，子虚必盗母气以自养，故用肾药先滋其水，且熟地亦化痰之妙品也。（丹溪曰：补水以制相火，其痰自除。）咳则气伤，五味酸温，能咳肺气。咳由火盛，桑皮甘寒，能泻肺火。紫菀辛能润肺，温能补虚，合之而名曰补肺，盖金旺水生，咳嗽自止矣。"

兼证加减：咳逆，咳痰稀薄者，加紫菀、款冬花、苏子、钟乳石等温肺止咳定喘；阴虚者，加沙参、玉竹、百合滋养肺阴；咳痰稠黏者，加川贝母、百部、桑白皮化痰肃肺；肾虚，喘促不已，动则尤甚者，加山萸肉、胡桃肉、蛤蚧等补肾纳气；肺脾两虚，中气下陷者，又当补脾养肺、益气升陷，合补中益气汤加减。

2. 肾虚不纳证

临床表现：喘促日久，动则喘甚，呼多吸少，气不得续，形瘦神惫，跗肿，汗出肢冷，面青唇紫，或见喘咳，面红烦躁，口咽干燥，足冷，汗出如油，舌质淡苔白或黑润或舌红少津，脉沉弱或细数。

辨证分析：久病肺虚及肾，气失摄纳，故动则喘甚、呼多吸少、气不得续；肾虚精气耗损，则形瘦神惫；阳虚气不化水而跗肿；肾阳既衰，卫外之阳不固，故汗出；阳气不能温养于外，则肢冷、面青唇紫；舌质淡苔白或黑润、脉沉弱，为肾阳衰弱之征；若真阴衰竭，阴不敛阳，孤阳上越，气失摄纳，则见喘咳、面红烦躁、口咽干燥、足冷、汗出如油、舌红少津、脉细数等戴阳之征。

辨证要点：以喘促日久，动则喘甚，呼多吸少，气不得续等为要点。

病机概要：肺病及肾，肺肾俱虚，肾不纳气。

治法：补肾纳气。

代表方剂：金匮肾气丸合人参蛤蚧散。

方解：金匮肾气丸温补肾阳，方解见哮病之缓解期肾虚证。人参蛤蚧散补气纳肾，当代连建伟《连建伟医方考批注·咳嗽门》曰："是方也，人参益气，蛤蚧补真，杏仁利气，二母清金，桑皮泻喘，若甘草、茯苓，乃调脾而益金之母也。又曰：蛤蚧为血气之属，能排血气之毒，故此方用之调脓理血，亦假其性而伏奇于正也。"

兼证加减：脐下筑动，气从少腹上冲胸咽，为肾失潜纳，加紫石英、磁石、沉香等镇纳之；喘剧气怯，稍动喘甚者，加人参、五味子、蛤蚧益气纳肾；肾阴虚者，不宜辛燥，用七味都气丸合生脉散加减以滋阴纳气。

本证一般以阳气虚者为多见，若阴阳两虚者，应分清主次治之。若喘息渐平，善后调理可常服紫河车、胡桃肉以补肾纳气。

3. 正虚喘脱证

临床表现：喘逆剧甚，张口抬肩，鼻翼扇动，不能平卧，稍动则咳喘欲绝，或有痰鸣，心悸烦躁，四肢厥冷，面青唇紫，汗出如珠，脉浮大无根，或脉微欲绝。

辨证分析：本证因肺气欲绝，心肾阳衰，气失所主导致。肺肾气衰已极，无力吸气纳气，故喘逆剧甚、张口抬肩、鼻翼扇动、不能平卧、动则益甚；心肾阳衰，故心悸烦躁、四肢厥冷；气虚运血无力，血脉瘀滞，则面青唇紫；气不摄津则汗出如珠；脉微欲绝为气虚已极之象，脉浮大无根为气脱外越之象。

辨证要点：以喘逆剧甚，张口抬肩，鼻翼扇动，不能平卧，稍动则咳喘欲绝等为要点。

病机概要：肺气欲绝，心肾阳衰，气失所主。

治法：扶阳固脱，镇摄肾气。

代表方剂：参附汤送服黑锡丹。

方解：参附汤扶阳固脱，方解见中风之中脏腑脱证。黑锡丹镇摄肾气，清代喻嘉言《医门法律》谓："此方用黑锡之精，硫黄火之精，二味结成灵砂为君，诸香燥纯阳之药为臣，用金铃子苦寒一味为反佐，用沉香引入至阴之分为使。凡遇阴火逆冲，真阳暴脱，气喘痰鸣之急证，舍此药更无他法可施。"清代陈修园《时方妙用·喘促》谓："黑锡丹为气喘必用之药，宜预制之以备急。"

兼证加减：阳虚甚，气息微弱、汗出肢冷、舌淡、脉沉细者，加附子、干姜以温阳固脱；阴虚甚，气息急促、心烦内热、汗出粘手、口干舌红、脉沉细数者，加麦冬、玉竹，改人参为西洋参以益气养阴；神志不清者，加丹参、远志、石菖蒲安神祛痰开窍；浮肿者，加茯苓、炙蟾皮、万年青根强心利水。

【该病证应该如何调护】

对于喘证的预防，平时要慎风寒，适寒温，顺应季节气候的变化。节饮食，少食黏腻和辛热刺激之品，以免助湿生痰动火。畅情志，保持情绪乐观稳定，使机体气机调畅。

喘证患者应注意早期治疗，力求根治，平素尤须防寒保暖，防止受邪而诱发加重病情。忌烟酒，远房事，调情志，饮食应清淡而富有营养。加强体育锻炼，增强体质，提高机体的抗病能力，但应锻炼有度，避免过度疲劳。

【浙派医家关于本病的相关论述】

元代朱丹溪《丹溪心法·喘》：肺以清阳上升之气，居五脏之上，通荣卫，合阴阳，升降往来，无过不及，六淫七情之所感伤，饱食动作，脏气不和，呼吸之息，不得宣畅而为喘急。亦有脾肾俱虚，体弱之人，皆能发喘。又或调摄失宜，为风寒暑湿邪气相干，则肺气胀满，发而为喘。又因痰气皆能令人发喘。治疗之法，当究其源。如感邪气则驱散之，气郁即调顺之，脾肾虚者温理之，又当于各类而求。

明代皇甫中《明医指掌·喘证》：气上逆而喘，苏子降气汤。气实，因服补药而喘者，三拗汤。上气而喘者，神秘汤。

明代陈文治《诸证提纲·喘证》：凡喘至于汗出如油，则为肺喘，而汗出发润，则为肺绝……气壅上逆而喘，兼之直视谵语，脉促或伏，手足厥逆乃阴阳相背，为死证。

【思维导图】

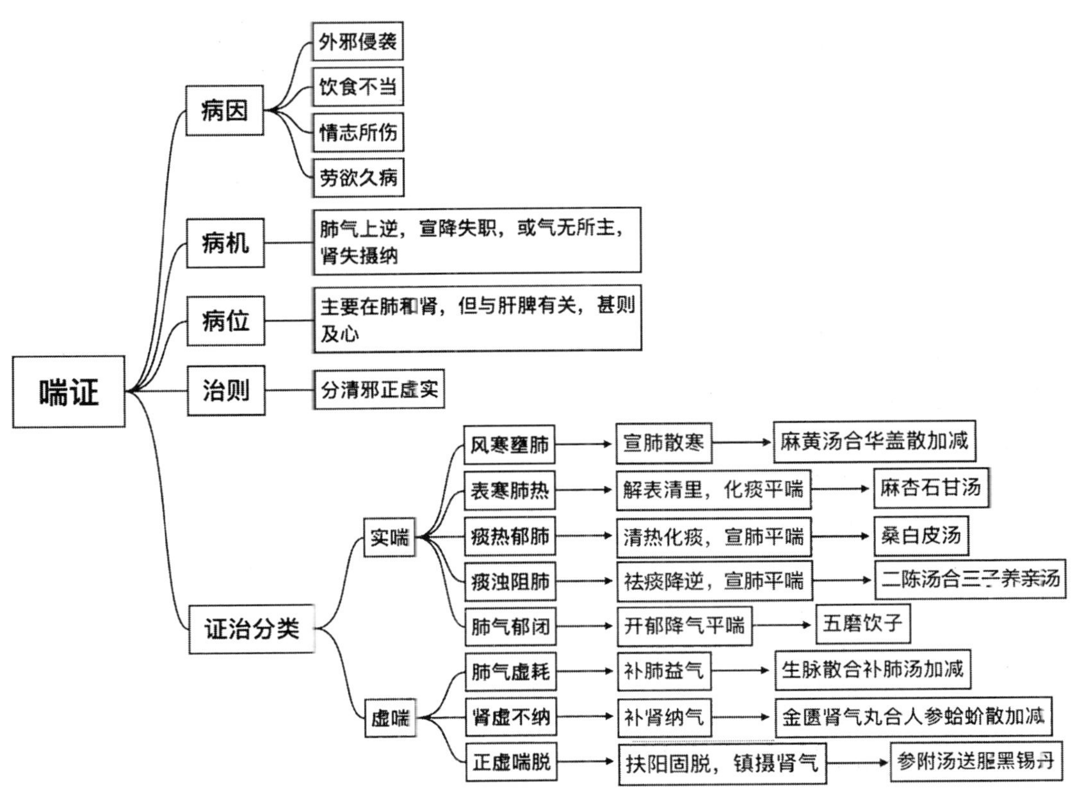

第五节 肺 痈

【示例病案】

沈某，男，35 岁，浙江台州人，2019 年 12 月 1 日初诊。

主诉：发热咳嗽伴咳吐黄绿色腥臭痰 2 天。

现病史：患者 1 周前因外出受凉后出现恶寒发热，咳嗽痰多，自服感冒药后热退，咳嗽缓解。5 天后因工作劳累，又复高热，怕冷，自汗，烦躁，咳嗽剧烈，咳吐腥臭痰涎，呈黄绿色，胸闷气急，胸部作痛，转侧受限，口渴，舌红苔黄腻，脉滑数有力。

【患者得了什么病证】

本案患者诊断为肺痈。

肺痈是以咳嗽、胸痛、发热、咳吐腥臭浊痰，甚则脓血相兼为主证的疾病，属内痈范围。西医学中的支气管扩张合并感染、肺脓肿、化脓性肺炎等属于本病范畴，可参照本节辨证论治。

肺痈病名，始见于《金匮要略·肺痿肺痈咳嗽上气病脉证治》，曰："咳而胸满振寒，脉数，咽干不渴，时出浊唾腥臭，久久吐脓如米粥者，为肺痈。"其病因是"风中于卫，呼气不入，热过于营，吸而不出；风伤皮毛，热伤血脉……热之所过，血为之凝滞，蓄结痈脓"。指出未成脓时，治以泻肺去壅，用葶苈大枣泻肺汤；成脓后，治以排脓解毒，用桔梗汤。并提出"始萌可救，脓成则死"的预后判断，强调早期治疗的重要性。

隋代巢元方《诸病源候论·肺痈候》认为："其气虚者，寒乘虚伤肺，寒搏于血，蕴结成痈；热又加之，积热不散，血败为脓。"强调肺痈的病机是由正虚感寒，郁热血败所致。唐代孙思邈《备急千金要方·肺脏方》创制苇茎汤，有清热排脓、活血消痈之功，沿用至今。

明清时期，医家对肺痈的分期及治法有较深刻的认识。明代陈实功《外科正宗》根据病机演变及证候表现，提出初起在表者宜解散风邪，已有里热者宜降火抑阴，成脓者宜清肺排脓，脓溃正虚者宜补肺健脾等治法，对后世分期论治影响较大。清代喻嘉言《医门法律·肺痈肺痿门》认为，"肺痈由五脏蕴祟之火，与胃中停蓄之热，上乘乎肺，肺受火热熏灼"而致，认识到他脏及肺的发病机制，治疗上主张以"清肺热，救肺气"为主。清代张璐《张氏医通》主张应"乘初起时极力攻之"。清代沈金鳌《杂病源流犀烛》认为，"肺痈，肺热极而成病也"，力主清热涤痰以治之。

【该病证应与哪些病证相鉴别】

肺痈应与风温、肺系其他病证的痰热壅肺证等病证进行鉴别。

1. 风温

风温起病多急，以发热、咳嗽、烦渴或伴气急胸痛为特征，与肺痈初期极为相似，颇难鉴别，但肺痈之振寒、咳吐浊痰明显，喉中有腥味。此外，风温经正确及时治疗后，邪在气分而解，病情向愈，如经 1 周身热不退，或退而复升，应考虑肺痈的可能。

2. 肺系其他病证的痰热壅肺证

肺系其他疾患表现痰热蕴肺，热伤血络证候时，亦可见发热、咳嗽、胸痛、咳痰带血等症状，但一般痰热壅肺证为气分邪热动血伤络，病情较轻；肺痈则为瘀热蕴结成痈，酿脓溃破，病情较重。在病理表现上有血热与血瘀的区别，临床特征亦有不同，前者咳吐黄稠脓痰，量多，夹有血色，肺痈则咳吐大量腥臭脓血浊痰。若痰热壅肺迁延失治，邪热进一步瘀阻肺络，也可发展形成肺痈。

【患者怎么得的这个病】

肺痈发病的主要原因为感受外邪，内犯于肺，或因痰热素盛，蒸灼肺脏，致热壅血瘀，蕴酿成痈，血败肉腐化脓。

本案患者诊断为肺痈，属成痈期。邪热由表入里，热毒内盛，正邪交争，故高热、怕冷、自汗、烦躁；热毒壅肺，肺气上逆，肺络不和，则咳嗽剧烈、胸闷气急、胸部作痛、转侧受限；痰浊瘀热郁蒸成痈，则咳吐痰涎腥臭、呈黄绿色；热入血分，耗津伤液，故口渴；痰热内盛，故舌红苔黄腻、脉滑数有力。

【患者的这个病证应该怎么治】

本案患者治以清热解毒，化瘀消痈。方用千金苇茎汤合如金解毒散加减。千金苇茎汤重在化痰泄热，通瘀散结消痈，清代王孟英《温热经纬》谓："苇茎形如肺管，甘凉清肺，且有节之物，生于水中，能不为津液阂隔者，于津液之阂隔而生患害者，尤能使之通行。薏苡色白味淡，气凉性降，秉秋生之全体，养肺气以整肃，凡湿热之邪客于肺者，非此不为功也。瓜瓣即冬瓜子，冬瓜子根据于瓤内，瓤易溃烂，子不能，则其能于腐败之中，自全生气，即善于气血凝败之中，全人生气，故善治腹内结聚诸痈，而涤脓血浊痰也。桃仁入血分而通气，合而成剂，不仅为肺痈之妙药，竟可瘳肺痹之危。"如金解毒散以降火解毒、清肺消痈为长。方中黄芩、黄连、黄柏、山栀皆大苦大寒之品，直折火毒；桔梗苦辛性平，归肺经，开宣肺气，祛痰排脓，以其舟楫之功，载诸药上行而入肺。甘草性微寒，生用则清热解毒，调和诸药。《景岳全书》谓："此即降火解毒剂也，凡发热烦渴，脉洪大者用之即效。"

兼证加减：热毒内盛者，加金银花、连翘、鱼腥草、金荞麦、蒲公英等清热解毒；痰热郁肺，咳痰黄稠者，加桑白皮、瓜蒌、射干、海蛤壳清化痰热；胸闷喘满、咳唾浊痰量多者，加瓜蒌、桑白皮、葶苈子泻肺泄浊；便秘者，加生大黄、枳实通腑泄浊；胸痛甚者，加枳壳、丹参、延胡索、郁金化瘀和络。

历代医家治疗肺痈颇有心得。唐代孙思邈《备急千金要方》之"苇茎汤"和王焘

《外台秘要》“肺痈方九首”之“桔梗汤”等，均为治疗肺痈的代表方。明代陈实功《外科正宗·肺痈论》将肺痈分为初起、已成、溃后三个阶段，从初期、成脓期、溃脓期、恢复期进行辨证论治，提出肺痈初起宜解散风邪或实表清肺，继则滋阴养肺，或降火抑阴，脓成则清肺排脓，最后以补肺健脾收功。从而建立了肺痈辨证论治的基本框架。清代沈金鳌《杂病源流犀烛·肺痈》认为“肺痈皆缘土虚金弱，不能生水，阴火炼金之败症。故补脾亦是要着。而其调治之法……勿论已成未成，总当清热涤痰，使无留壅，自然易愈”，倡“补脾”“清热涤痰”之原则。清代喻昌《医门法律·肺痿肺痈门》认为：“肺痈由五脏蕴祟之火，与胃中停蓄之热，上乘乎肺，肺受火热熏灼，即血为之凝，血凝即痰为之裹，遂成小痈。”据此，喻氏主张治疗肺痈以“清肺热，救肺气”为要，强调“清一分肺热，即存一分肺气”。

【该病证还有哪些其他证型】

1. 初期

临床表现：恶寒发热，咳嗽，胸痛，咳时尤甚，咳吐白色黏痰，痰量由少变多，呼吸不利，口干鼻燥，舌尖红，苔薄黄或薄白少津，脉浮数而滑。

辨证分析：风热初客，卫表不和，故见寒热表证；风热犯肺，肺气失于宣肃，而见咳嗽、胸痛、咳时尤甚、咳吐白色黏痰、痰量由少变多、呼吸不利；风热上受，则口干鼻燥；风热在表，故苔薄黄或薄白少津、脉浮数而滑。

辨证要点：以恶寒发热、咳嗽胸痛、痰量由少变多为要点。

病机概要：风热外袭，卫表不和，邪热壅肺，肺失清肃。

治法：疏散风热，清肺化痰。

代表方剂：银翘散。

方解：见感冒之风热犯肺证。

兼证加减：内热转甚，身热较重、咳痰黄、口渴者，加生石膏、鱼腥草、炒黄芩清肺泄热；咳甚痰多者，加杏仁、贝母、前胡、桑白皮、冬瓜子、枇杷叶肃肺化痰；胸痛、呼吸不利者，加瓜蒌皮、广郁金宽胸理气；头痛者，加菊花、桑叶清利头目。

2. 溃脓期

临床表现：咳吐大量脓血痰，或如米粥，腥臭异常，有时咳血，身热面赤，烦渴喜饮，胸中烦满而痛，甚则气喘不能卧，舌质红苔黄腻，脉滑数或数实。

辨证分析：血败肉腐，痈脓内溃外泄，故咳吐大量脓血痰或如米粥、腥臭异常；热毒瘀结，肺损络伤，则咳血；脓毒蕴肺，肺气不利，则胸中烦满而痛、甚则气喘不能卧；热毒内蒸，故身热、面赤、烦渴喜饮、舌质红苔黄腻、脉滑数或数实。

辨证要点：以咳吐大量脓血痰或如米粥，腥臭异常为要点。

病机概要：热壅血瘀，血败肉腐，痈肿内溃，脓液外泄。

治法：排脓解毒。

代表方剂：加味桔梗汤。

方解：方中用桔梗清肺热，利咽喉；金银花、甘草清热解毒；贝母、橘红健脾化痰；薏苡仁、葶苈子利水渗湿；白及收敛止血，生肌治疮。诸药合用，共奏清肺化痰、消肿排脓之功。

兼证加减：痰热内盛，烦渴、痰黄稠者，加石膏、知母、天花粉清热化痰；脓出不畅者，加皂角以溃痈排脓；气虚无力托脓者，加生黄芪以益气托毒排脓；咳血者，加白茅根、藕节、丹参、侧柏叶，或另服三七粉、白及粉以凉血止血；形证俱实，咳吐腥臭脓痰、胸部满胀、喘不能卧、大便秘结、脉滑数有力者，予桔梗白散，峻驱其脓。桔梗白散药性猛烈，峻下逐脓的作用甚强，一般不轻易应用，体弱者禁用。

3. 恢复期

临床表现：身热渐退，咳嗽减轻，咳吐脓血渐少，臭味亦减，痰液转为清稀，精神渐振，食欲改善，或见胸胁隐痛，难以久卧，气短乏力，自汗，盗汗，低热，午后潮热，心烦，口干咽燥，面色不华，形瘦神疲，舌质红或淡红，苔薄，脉细或细数无力。

辨证分析：脓溃之后，邪毒已去，故身热渐退、咳嗽减轻、咳吐脓血渐少、臭味亦减、痰液转为清稀、精神渐振、食欲改善；肺损络伤，溃处未敛，故胸胁隐痛、难以久卧；肺气亏虚，则气短乏力、自汗；肺阴耗伤，虚热内灼，则盗汗、低热、午后潮热、心烦、口干咽燥；正虚未复，故面色不华、形瘦神疲；气阴两伤，故舌质红或淡红、苔薄、脉细或细数无力；若邪恋正虚，脓毒不尽，则转为慢性病变。

辨证要点：以身热渐退，咳嗽减轻，咳吐脓血渐少，臭味亦减，痰液转为清稀为要点。

病机概要：邪毒渐去，肺体损伤，阴伤气耗。

治法：益气养阴清肺。

代表方剂：沙参清肺汤合竹叶石膏汤。

方解：沙参清肺汤益气养阴，清肺化痰。方中北沙参甘淡性凉，补阴以制阳，清金以滋水；黄芪、太子参主以补肺脾之气而促生肌，佐助北沙参以益气养阴；桔梗、薏苡仁、冬瓜子、甘草化痰泄浊，排脓消痈；合欢花、白及祛腐消痈，生肌止血；甘草兼以调和诸药。竹叶石膏汤清热生津，益气和胃，方解见呃逆之胃火上逆证。

兼证加减：溃处不敛者，加阿胶、白蔹补敛疮口；脾虚食少便溏者，配白术、山药、茯苓以培土生金；低热者，可酌配功劳叶、青蒿、白薇、地骨皮以清虚热；邪恋正虚，咳痰腥臭脓浊，反复迁延，日久不净者，当扶正祛邪，治以益气养阴，配合排脓解毒法，加鱼腥草、败酱草、金荞麦等；咳嗽，咳吐脓血痰日久不净，或痰液一度清稀而复转臭浊，病情时轻时重，迁延不愈者，为邪恋正虚，用桔梗杏仁煎加减，益气养阴，排脓解毒。

【该病证应该如何调护】

素体肺虚或原有其他慢性疾患者，大多肺卫不固，易感外邪，当注意寒温适度，起居有节，谨避风寒，预防外感。在饮食上要忌辛辣、烟酒及肥甘厚腻，宜食清淡之品，多食蔬菜。

肺痈患者应安静卧床休息，保持适当的活动，有利于痰的排出，促进康复。多吃水果，如橘子、梨、枇杷等，有润肺生津化痰的作用。可用薏苡仁煨粥食之，可用鲜芦根煎汤代茶。高热者可予半流质饮食。每天观察记录体温、脉象的变化，咳嗽情况，以及咳痰的色、质、量、味。在溃脓后可根据病位，配合体位引流。咳血者应慎防血块阻塞气道或气随血脱之危象。

【浙派医家关于本病的相关论述】

元代朱丹溪《脉因证治·痈疽》：脉数而实，或滑，咳则胸中隐痛，为肺痈。

明代楼英《医学纲目·肺痈肠痈胃脘痈》：肺痈者，由食啖辛热炙煿，或酣饮热酒，燥热伤肺所致，治之宜早。

明代戴思恭《证治要诀·诸嗽门》中论述：劳嗽……所嗽之痰，或脓，或时有血，腥臭异常。

【思维导图】

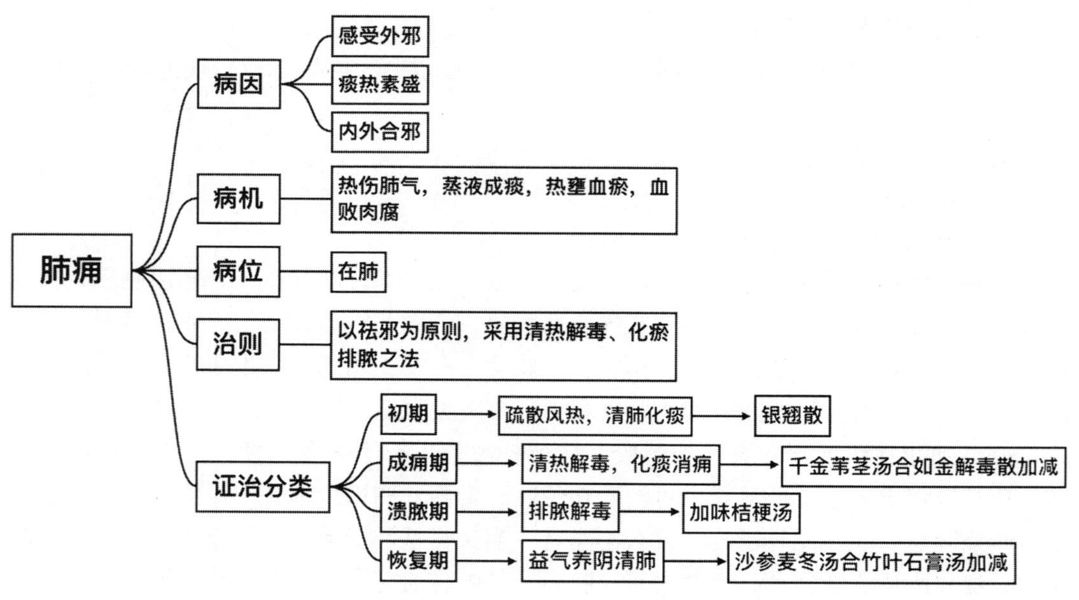

第六节 肺 痨

【示例病案】

刘某，男，45岁，浙江衢州人，2021年11月5日初诊。

主诉：反复咳嗽胸痛日久不愈，咳血1周。

现病史：因咳嗽胸痛咳痰日久不愈，X线检查发现右上肺结核及小空洞4年。因家境贫寒未予治疗。就诊时，咳呛气急，痰少质黏，咳吐困难，偶见咳血，血色鲜红，常感午后潮热，时有盗汗，口渴，五心烦热，心烦不寐，性情急躁易怒，胸胁掣痛不适，形体渐瘦，舌红绛而干，苔薄黄，脉细数。

【患者得了什么病证】

本案患者诊断为肺痨。

肺痨是以咳嗽、咳血、潮热、盗汗及身体逐渐消瘦等为主证的传染性病证。西医学中的肺结核病及某些肺外结核出现肺痨表现者属于本病范畴，可参照本节辨证论治。

古代文献中有关本病的相关病名很多，大致有两类：一类以其具有传染性而命名，如尸注、虫疰、传尸、鬼疰等；另一类以其症状特点而命名，如痨瘵、骨蒸、劳嗽、肺痿疾、伏连、急痨等。

《内经》有对本病类似的慢性虚损性疾病临床特点的描述，如《素问·玉机真脏论》说："大骨枯槁，大肉陷下，胸中气满，喘息不便，内痛引肩项，身热，脱肉破……肩髓内消。"《灵枢·玉版》云："咳，脱形身热，脉小以疾。"

东汉张仲景《金匮要略·血痹虚劳病脉证并治》曰："若肠鸣、马刀、侠瘿者，皆为劳得之。"华佗《中藏经·传尸论》详述传尸、鬼疰、尸注等，认识到本病具有传染性。

隋代巢元方《诸病源候论·尸注候》有"死后复易旁人，乃至灭门"的记载，说明本病当时流行猖獗。唐代王焘《外台秘要·虚劳骨蒸方》提出"生肺虫，在肺为病"。唐代孙思邈《备急千金要方》把尸注、鬼疰、飞尸等列入肺脏方篇，有"肺劳热生虫，在肺"的描述。

宋代许叔微《普济本事方·诸虫飞尸鬼疰》言："肺虫居肺叶之内，蚀人肺系，故成瘵疾，咯血声嘶。"指出本病的病因、病位及症状。宋代陈无择《三因极一病证方论》首次提出了"痨瘵"的病名。元代朱丹溪强调"痨瘵主乎阴虚"，确立了滋阴降火的治疗大法。元代葛可久《十药神书》是现存第一部治疗肺痨的中医专著，收载了治痨十方。

明代李梴《医学入门·痨瘵》指出："潮，汗，咳，泄，分轻重。轻者六症间作，重者六症兼作。"归纳了肺痨的常见主证。明代虞抟《医学正传·痨瘵》提出"杀虫"与"补虚"为两大治疗原则。明代龚居中《痰火点雪》对痨瘵的病因病机阐发系统而精辟，审证论治周详，预防调护亦多卓识，为虚损痨瘵的重要专著之一。

【该病证应与哪些病证相鉴别】

肺痨应与虚劳、肺痿等病证进行鉴别。

1. 虚劳

虚劳与肺痨都是慢性虚损性病证。虚劳是由于脏腑亏损导致多种慢性虚损性病证的总称，病理性质为五脏虚损，可出现五脏气、血、阴、阳亏虚的表现，一般无传染性。肺痨是一个独立性病证，由于体质虚弱，痨虫侵肺所致，病位主要在肺，病理性质以阴虚为主，主要以咳嗽、咳血、潮热、盗汗及身体逐渐消瘦等为特征，具有传染性。

2. 肺痿

肺痨与肺痿的病位均在肺，肺痿是以咳吐浊唾涎沫为主证，而肺痨是以咳嗽、咳血、潮热、盗汗为特征。肺痿是肺部多种慢性疾患后期的病理转归，以肺叶痿弱不用为特点。肺痨晚期，如出现干咳、咳吐涎沫等症，则属肺痿。

【患者怎么得的这个病】

肺痨是由于正气不足，感染痨虫，侵蚀肺脏，耗损肺阴，可致阴虚火旺，或导致气阴两虚，甚则阴损及阳。

本案患者诊断为肺痨，属虚火灼肺证。肺病及肾，肺肾阴虚，虚火内灼，炼津成痰，故咳呛气急、痰少质黏、咳吐困难；虚火灼伤血络，可致咳血、血色鲜红；水亏火旺，则午后潮热、口渴、五心烦热；营阴外泄，故盗汗；肝肺络脉不和，致胸胁掣痛不适；心肝火炎，故心烦不寐，性情急躁易怒；阴精耗伤致形体渐瘦；舌红绛而干、苔薄黄、脉细数，系阴虚燥热内盛之象。

【患者的这个病证应该怎么治】

本案患者治以补益肺肾，滋阴降火。方用百合固金汤合秦艽鳖甲散加减。百合固金汤滋养肺肾，清代吴仪洛《成方切用·补养门》载："金不生水，火炎水干，故以二地助肾滋水退热为君。百合保肺安神，麦冬清热润燥，元参利咽喉而降火，贝母散肺郁而除痰。归芍养血，兼以平肝，肝火盛则克金。桔梗清金，功成上部，载诸药而上浮。皆以甘寒培元清本，不欲以苦寒伤生发之气也。"秦艽鳖甲散滋阴清热除蒸，当代连建伟《新编方剂歌诀详解·清热剂》谓："方中鳖甲、地骨皮、知母养阴清热而退骨蒸，秦艽、青蒿、柴胡祛风清热而退骨蒸，更加当归养血止咳，乌梅敛汗止咳，共奏滋阴养血、清热除蒸之效。"

兼证加减：咳痰量多黄稠者，加桑白皮、海蛤壳、鱼腥草清化痰热；咳血不止者，加紫珠草、牡丹皮、大黄炭或十灰散凉血止血；盗汗多者，加煅牡蛎、煅龙骨、浮小麦敛营止汗；胸胁掣痛者，加川楝子、延胡索、郁金和络止痛；心烦不寐者，加酸枣仁、夜交藤、珍珠母宁心安神。

历代医家治疗咳嗽颇有心得。宋代杨士瀛《仁斋直指方论》提出"治瘵疾，杀瘵虫"的治疗大法。元代朱丹溪确立了滋阴降火的治疗大法，认为用药切忌大寒大热，"殊不知大寒则愈虚其中，大热则愈竭其内"(《丹溪心法·痨瘵》)。元代葛可久所著《十药神书》，是治疗肺痨病的第一部专著，全书所立十方，分别有止咳、止血、补益等功效，对后世治疗肺痨有较大的影响。明代李中梓《医宗必读·痨瘵》确立了"补虚以补其元，杀虫以绝其根"的治疗法则，并强调杀虫的重要性，指出"能杀其虫，虽病者不生，亦可绝其传疰耳”。

【该病证还有哪些其他证型】

1. 肺阴亏损证

临床表现：干咳，咳声短促，少痰，或痰中有时带血，如丝如点，色鲜红，兼午后手足心热，皮肤干灼，盗汗，口干咽燥，胸闷隐痛，舌质红，苔薄少津，脉细或兼数。

辨证分析：阴虚肺燥，肺失滋润，故干咳、咳声短促、少痰；肺损络伤，则痰中有时带血、如丝如点、色鲜红、胸闷隐痛；阴虚内热，则午后手足心热、皮肤干灼、盗汗；肺阴耗伤，故口干咽燥；舌质红、苔薄少津、脉细或兼数，属阴虚之候。

辨证要点：以干咳，少痰，或痰中有时带血，如丝如点，色鲜红，胸闷隐痛为要点。

病机概要：肺阴耗伤，津不上承，肺失滋润，肺损络伤。

治法：滋阴润肺。

代表方剂：月华丸。

方解：现代邹孟城《三十年临证经验集》载“考前贤之治疗方药中，《医学心悟》之‘月华丸’滋柔清润、补虚抗痨，为治肺痨之良方。其方养阴、清肝、化瘀、杀虫，用意周匝，药简而精，颇切实用。然全方偏重养阴，治病之力尚嫌不足。至若瘵虫始嚣，邪气方张、咳嗽剧作、失血频频，骨蒸如潮、盗汗淋漓、遗精无度、气促嘘吸之时，斯方犹觉鞭长莫及，尚难左右逢原”。

兼证加减：痰中带血者，加白及、白茅根、藕节、仙鹤草和络止血；低热不退者，加银柴胡、功劳叶、地骨皮清虚热，兼以杀虫；口干咽燥者，加玉竹、百合滋补肺阴；神疲食少者，加太子参甘平养胃。

2. 气阴耗伤证

临床表现：咳嗽无力，气短声低，痰中偶夹有血，血色淡红，午后潮热，热势不高，面色㿠白，颧红，少量盗汗或自汗，神疲倦怠，食欲不振，舌质嫩红，边有齿痕，苔薄，脉细弱而数。

辨证分析：肺脾同病，阴伤气耗，清肃失司，肺不主气而为咳；气不化津而为痰；肺虚络损则痰中偶夹有血，血色淡红；气虚不能卫外，阳陷于阴，故气虚身热、自汗；阴虚则内热、盗汗；脾虚不健，则食欲不振、舌边有齿痕；气阴两伤故面色㿠白、颧红、舌质嫩红、脉细弱而数。

辨证要点：以咳嗽无力，痰中偶夹血，血色淡红，午后潮热，热势不高为要点。

病机概要：阴伤气耗，清肃失司，肺虚络损，气阴亏损。

治法：养阴润肺，益气健脾。

代表方剂：保真汤。

方解：清代喻昌《医门法律·虚劳门方》谓“此方一十八味，十全大补方中已用其九，独不用肉桂耳。然增益地黄，代川芎之上窜，尤为合宜。余用黄柏、知母、五味子，滋益肾水；二冬、地骨皮，清补其肺；柴胡入肝清热；陈皮助脾行滞；全重天冬、麦冬、黄柏、知母、五味、地骨皮、柴胡，不获已借十全大补以行之耳。其意中实不欲大补也，然亦一法，故录之”。

兼证加减：咳嗽痰稀者，加紫菀、款冬花温润止嗽；咳血者，加阿胶、仙鹤草、三七配合补气药益气摄血；便溏、腹胀、食少者，去知母、黄柏苦寒伤中及生地黄、熟地黄、当归滋补碍脾之品，加白扁豆、山药、薏苡仁、莲子甘淡健脾。

3. 阴阳两虚证

临床表现：咳逆喘息少气，痰中或有血，血色暗淡，形体羸弱，劳热骨蒸，面浮肢肿，兼潮热，形寒，自汗，盗汗，声嘶失音，心慌，唇紫肢冷，五更泻，口舌生糜，男子滑精、阳痿，女子经少、经闭，舌光质红少津或舌质淡体胖边有齿痕，脉细而数或虚大无力。

辨证分析：阴伤及阳，肺、脾、肾三脏并损，肺虚气逆则咳逆喘息少气；肺络损伤，则痰中夹血、血色暗淡；声道失润，金破不鸣而声嘶失音；脾肾两虚，故面浮肢肿、五更泻；病及于心，乃至心慌、唇紫肢冷；虚火上炎则口舌生糜；卫虚则形寒、自汗；阴虚则劳热骨蒸、潮热、盗汗；命门火衰故男子滑精、阳痿；精气虚竭，无以充养形体，资助冲任之化源，故女子经少、闭经、形体羸弱；舌光质红少津或舌质淡体胖边有齿痕、脉细而数或虚大无力，系阴阳交亏之候。

辨证要点：以咳逆喘息少气，痰中夹血，血色暗淡及肺脾肾俱虚表现为要点。

病机概要：阴伤及阳，肺脾肾俱虚，肺虚气逆，精气虚竭。

治法：滋阴补阳，培元固本。

代表方剂：补天大造丸。

方解：方中以紫河车为君，补气养血益精，疗诸虚百损。臣以人参大补元气；鹿角胶温阳补血益精；龟甲胶滋阴养血。佐以黄芪、白术、山药、茯苓补气健脾，合人参以助后天生化之源；熟地黄、枸杞子补肾养血，益精填髓；当归、白芍，合熟地黄以滋阴补血；酸枣仁、远志宁心安神。诸药相合，虚劳得补，而五脏之虚自痊。

兼证加减：肾虚气逆喘息者，加冬虫夏草、诃子、紫石英摄纳肾气；心慌者，加柏子仁、丹参、五味子宁心安神；五更泄泻者，合四神丸补肾固肠；阳痿遗精者，加煅龙骨、煅牡蛎、金樱子、芡实、莲须固肾涩精；月经不调或经闭者，加芍药、丹参、牡丹皮、益母草活血调经。

【该病证应该如何调护】

本病应注意防重于治。接触患者时，应戴口罩，避免传染。饮食适宜，不可饥饿。若体虚者，可服补药。

肺痨患者要安心接受治疗，勿随地吐痰，病房应经常通风。应重视摄生，禁烟酒，慎房事，怡情志，适当进行体育锻炼，加强食疗，忌食一切辛辣刺激、动火燥液之物。如见咳血，应卧床休息并积极治疗。

【浙派医家关于本病的相关论述】

明代王纶《明医杂著·痨瘵》：男子二十前后，色欲过度，损伤精血必生阴虚火动之病，睡中盗汗，午后发热，哈哈咳嗽，倦怠无力，饮食少进，甚则痰涎带血，咯吐出血，或咳血、吐血、衄血，身热，脉沉数，肌肉消瘦，此名痨瘵。最重难治，轻者必用药数十服，重者期以岁年。然必须病人爱命，坚心定志，绝房室，息妄想，戒恼怒，节饮食，以自培其根，否则虽服良药，亦无用也，此病治之于早则易，若到肌肉消烁，沉困着床，脉沉伏细数，则难为矣。

明代蒋仪《医镜·虚劳》：虚劳不能服参芪，为不受补者死（阴虚补阳，则阳愈亢而阴愈虚。咳频咽痛，痰红，上焦诸热悉加），劳嗽声瘖者死，一边不能睡者死（皆肺败之证），劳证久泄者死，大肉去者死（皆脾败之证），咳不止而自血出者死（金受火刑，伤极则白沫出，盖血竭于肺，乃血涎血液，涎液虽白，实血所代，一曰白血，浅红色，而似肉似肺者）。劳证久而嗽血，咽疼无声，此为下传上；若不咳不疼，久而溺浊脱精，此为上传下，皆死。

清代莫枚士《研经言·传尸劳论》：及泉习之有年，乃知传尸劳者（邹按：即指痨瘵）合尸、疰、痟、蒸四大症以名之也。初以体虚受邪，人感尸虫，于是沉沉默默无处不恶，而不能的言所苦，此时名之为尸可也；甚而发热、喘促、颧赤，名之为蒸可也；及其项间生块，唇口喉舌皆疮，名为痟可也；至差而复剧，死而传人，则为注矣。备此四症，故方法不一，各据见在为言也。

【思维导图】

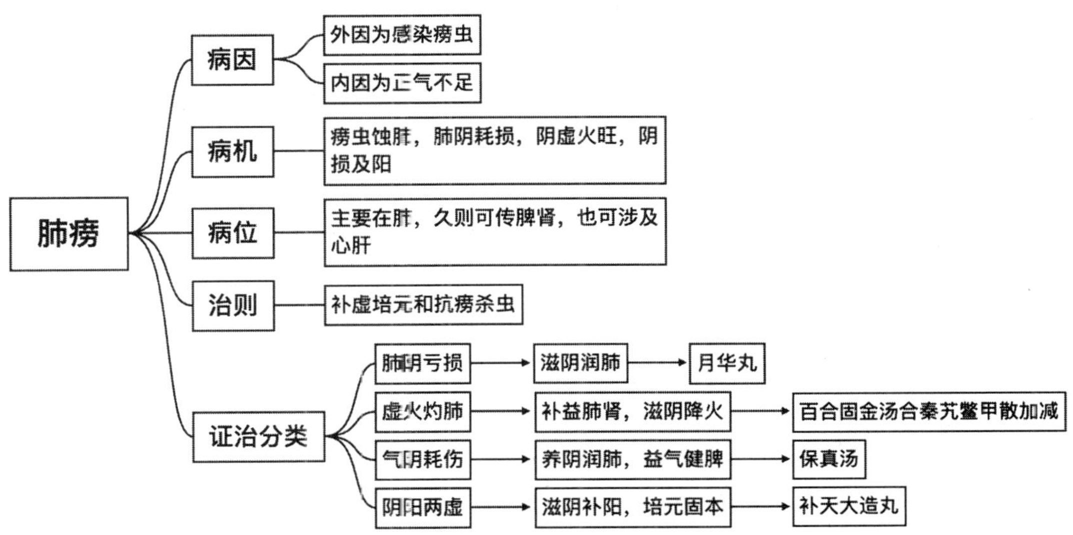

第七节 肺 胀

【示例病案】

张某，男，75 岁，浙江温岭人，2022 年 12 月 15 日初诊。

主诉：反复咳嗽气喘、心悸胸闷 10 余年，加重 3 天。

现病史：患者患肺心病 10 余年，平时咳嗽气喘，心悸胸闷，吐白痰，时有下肢水肿。近 3 天来因受凉感冒致病情加重，咳吐稀白痰，呈泡沫状，胸闷气喘，气短气急，不能平卧，动则加剧，恶寒，周身酸楚，口干，但不欲饮，面色晦暗，舌暗淡体胖大，苔白滑，脉浮紧。

【患者得了什么病证】

本案患者诊断为肺胀。

肺胀是以喘息气促，咳嗽咳痰，胸部膨满，憋闷如塞，或唇甲发绀，心悸，肢体浮肿，经久难愈，严重者可出现喘脱、昏迷等为主证的病证。西医学中的慢性阻塞性肺疾病、慢性肺源性心脏病等归属本病范畴，慢性支气管炎、支气管哮喘、支气管扩张、硅肺、肺结核等疾病出现本病主要临床表现时，均可参照本节辨证论治。

肺胀的病名首见于《内经》。《灵枢·胀论》曰："肺胀者，虚满而喘咳。"《灵枢·经脉》曰："肺手太阴之脉……是动则病肺胀满，膨膨而喘咳。"指出本病的病因病机及临床表现。

东汉张仲景《金匮要略·肺痿肺痈咳嗽上气病脉证治》谓："咳而上气，此为肺胀，其人喘，目如脱状。"载有治疗肺胀之越婢加半夏汤、小青龙加石膏汤等方剂，这些方剂至今仍被临床应用。此外，《金匮要略·痰饮咳嗽病脉证并治》所述之支饮，症见"咳逆倚息，短气不得卧，其形如肿"，亦属肺胀范畴。

隋代巢元方《诸病源候论·咳逆短气候》云："肺虚为微寒所伤，则咳嗽，嗽则气还于肺间，则肺胀，肺胀则气逆。而肺本虚，气为不足，复为邪所乘，壅痞不能宣畅，故咳逆短气也。"可见当时对本病病机的认识已经较为深刻。

后世医籍多将本病附载于肺痿、肺痈之后，亦散见于痰饮、喘促、咳嗽等门，对本病的认识不断深入。如元代朱丹溪《丹溪心法·咳嗽》说："肺胀而咳，或左或右，不得眠，此痰夹瘀血，碍气而病。"提示病理因素主要是痰瘀阻碍肺气所致。清代张璐《张氏医通·肺痿肺胀》说："盖肺胀实证居多。"

【该病证应与哪些病证相鉴别】

肺胀应与哮病、喘证等病证进行鉴别。

哮病、喘证与本病均以咳而上气、喘满为主证，有其类似之处。肺胀是多种慢性肺系疾患日久积渐而成，以喘促、咳嗽、咳痰、胸部膨满、憋闷如塞等为临床特征，可有心悸、唇甲发绀、脘腹胀满、肢体浮肿等症状；哮病是呈反复发作性的一种病证，以喉中哮鸣有声为特征；喘证是多种急慢性疾病的一个症状，以呼吸气促困难为主要表现。从三者的相互关系来看，肺胀可以隶属于喘证的范畴，哮与喘病久不愈又可发展成为肺胀。此外，肺胀因外感诱发，病情加剧时，还可表现为痰饮病中的“支饮”证。总之，肺胀既是一个独立的疾病，又与哮病、喘证密切相关，凡此俱当联系互参，掌握其异同。

【患者怎么得的这个病】

肺胀的发生，多因久病肺虚，痰瘀潴留，而致肺不敛降，气还肺间，肺气胀满，每因复感外邪诱使病情发作或加剧。

本案患者诊断为肺胀，属外寒内饮证。久病肺虚，水饮内停，遇感触发，上逆于肺，肺失肃降，则咳吐稀白痰、呈泡沫状、胸闷气喘、气短气急、不能平卧；劳则耗气，故动则加剧；风寒束表，卫表不和，则恶寒、周身酸楚；肺失治节，水饮内停，津液输布失常，故口干、但不欲饮；寒邪收引，水饮阻滞，气血运行不畅，故面色晦暗；舌体胖大质暗淡、苔白滑、脉浮紧，为外寒内饮之征。

【患者的这个病证应该怎么治】

本案患者治以温肺散寒，化饮降逆。方用小青龙汤，方解见哮病发作期之寒哮证。

兼证加减：咳而上气，喉中如有水鸡声，表寒不著者，用射干麻黄汤以降气祛痰；饮郁化热，烦躁而喘，脉浮者，用小青龙加石膏汤兼清郁热。

历代医家治疗肺胀颇有心得。清代李中梓《证治汇补·咳嗽》指出：“气散而胀者，宜补肺，气逆而胀者，宜降气，当参虚实而施治。”将肺胀的辨证分为虚实两端，提纲挈领。在具体的分证治疗上，李氏的概括亦颇为全面，他总结说：“如痰加瘀血碍气，宜养血以流动乎气，降火以清利其痰，用四物汤加桃仁、枳壳、陈皮、瓜蒌、竹沥。又风寒郁于肺中，不得发越，喘嗽胀闷者，宜发汗以祛邪，利肺以顺气，用麻黄越婢加半夏汤。有停水不化，肺气不得下降者，其症水入即吐，宜四苓散加葶苈、桔梗、桑皮、石膏。有肾虚水枯，肺金不敢下降而胀者，其症干咳烦冤，宜六味丸加麦冬、五味。”其中，痰夹瘀血碍气而病，运用活血化瘀的治疗原则，为元代朱丹溪所开创。在具体治疗方药上，《金匮要略》中的射干麻黄汤、皂荚丸、泽漆汤、厚朴麻黄汤、越婢加半夏汤、小青龙加石膏汤等，为后世治疗肺胀奠定了基础。明代李梴《医学入门·咳喘》中的金沸草散、麻黄杏仁饮、苏沉九宝饮、古百花膏、诃黎勒丸等，丰富了肺胀辨证论治的内容。明代李中梓《医宗必读·咳嗽》还指出，肺胀的辨证论治，应区别有无外邪，言：“肺胀嗽而上气，鼻扇抬肩，脉浮大者，越婢加半夏汤主之，无外邪而内虚之肺胀，宜诃子、海藻、香附、瓜蒌仁、青黛、半夏、杏仁、姜汁为末，蜜调噙之。”

【该病证还有哪些其他证型】

1. 痰浊壅肺证

临床表现：胸膺满闷，咳嗽痰多，色白黏腻或呈泡沫状，短气喘息，稍劳即著，怕风汗多，脘痞纳少，倦怠乏力，舌暗苔薄腻或浊腻，脉滑。

辨证分析：肺虚脾弱，痰浊内生，上逆干肺，则胸膺满闷、咳嗽痰多、色白黏腻；痰从寒化成饮，则痰呈泡沫状；肺气虚弱，复加气因痰阻，故短气喘息，稍劳即著；肺虚卫表不固，则怕风汗多；肺病及脾，脾气虚弱，健运失常，故脘痞纳少、倦怠乏力；舌暗苔薄腻或浊腻、脉滑，乃肺脾气虚、痰浊内蕴之候。

辨证要点：以胸膺满闷，咳嗽痰多，色白黏腻或呈泡沫状，以及肺脾两虚表现为要点。

病机概要：肺虚脾弱，痰浊内蕴，肺失宣降。

治法：化痰降气，健脾益肺。

代表方剂：三子养亲汤合苏子降气汤。

方解：三子养亲汤降气快膈，祛痰消食，方解见咳嗽内伤咳嗽之痰湿蕴肺证。苏子降气汤降气平喘，祛痰止咳。清代吴仪洛《成方切用·除痰门》言："苏子前胡厚朴橘红半夏，皆能降逆上之气，兼能除痰，气行则痰行也。数药亦能发表，既以疏内壅，又以散外寒也。（风痰壅盛，多夹外感。）当归润以和血，甘草甘以缓中。下虚上盛，故又用官桂引火归元也。"明代张景岳《景岳全书·古方八阵》谓："治心腹胀满，喘促气急，消痰进食。"

兼证加减：痰多胸满、气喘难平者，加葶苈子泻肺祛痰；痰壅气喘减轻，倦怠乏力、纳差、便溏者，加党参、黄芪、砂仁、木香等健脾益气，补肺固表；怕风易汗者，加玉屏风散益气固表止汗。

2. 痰热郁肺证

临床表现：咳逆喘息气粗，痰黄或白，黏稠难咳，胸满烦躁，目胀睛突，或发热汗出，或微恶寒，溲黄便干，口渴欲饮，舌质暗红，苔黄或黄腻，脉滑数。

辨证分析：痰浊内蕴化热，痰热壅肺，故痰黄或白、黏稠难咳；肺热内郁，清肃失司，肺气上逆，则咳逆喘息气粗、胸满烦躁、目胀睛突、溲黄便干；复感外邪，风热犯肺，故见发热汗出、微恶寒等表证；口渴欲饮、舌质暗红、苔黄或黄腻、脉滑数，为痰热内郁之征。

辨证要点：以咳逆喘息气粗、痰黄或白、黏稠难咳为要点。

病机概要：痰热壅肺，清肃失司，肺气上逆。

治法：清肺泄热，降逆平喘。

代表方剂：越婢加半夏汤或桑白皮汤。

方解：越婢加半夏汤宣肺泄热。清代陈修园《金匮方歌括·肺痿肺痈咳嗽上气方》谓："方用麻黄、生姜直攻外邪，石膏以清内热，甘草、大枣以补中气，加半夏以开其闭塞之路，俾肺窍中之痰涎净尽，终无肺痈之患也。”桑白皮汤清肺化痰，方中重用桑白皮为君药，泻肺平喘，利水消肿；辅以黄芩、黄连、山栀，以清泄痰热，热退则无以炼津生痰，咳喘自除；贝母、杏仁、半夏、苏子平喘祛痰，清三焦之热。诸药共奏涤痰清热、止咳平喘之功。

兼证加减：痰热内盛，痰胶黏不易咳出者，加鱼腥草、金荞麦、瓜蒌皮、贝母、海蛤粉清热化痰利肺；痰热壅结，便秘腹满者，加生大黄、玄明粉通腑泄热以降肺平喘；痰鸣喘息，不能平卧者，加射干、葶苈子泻肺平喘；痰热伤津，口干舌燥者，加天花粉、知母、麦冬清热养阴；痰热阻气，兼夹瘀血者，加桃仁、赤芍、丹参、地龙活血化瘀。

3. 痰蒙神窍证

临床表现：咳逆喘促日重，咳痰不爽，表情淡漠，嗜睡，甚或意识朦胧，谵妄，烦躁不安，入夜尤甚，昏迷，撮空理线，或肢体瞤动，抽搐，舌质暗红或淡紫或紫绛，苔白腻或黄腻，脉细滑数。

辨证分析：肺虚痰蕴，故咳逆喘促日重、咳痰不爽；痰迷心窍，蒙蔽神机，故表情淡漠、嗜睡、甚或意识朦胧、谵妄、烦躁不安、入夜尤甚、昏迷、撮空理线；肝风内动，则肢体瞤动、抽搐；苔白腻或黄腻、脉细滑数，为痰浊内蕴之象；舌质暗红或淡紫或紫绛，乃心血瘀阻之征。

辨证要点：以咳逆喘促日重，表情淡漠，嗜睡，甚或意识朦胧为要点。

病机概要：痰蒙神窍，引动肝风。

治法：涤痰，开窍，息风。

代表方剂：涤痰汤，另可服至宝丹或安宫牛黄丸以清心开窍。

方解：见中风－中脏腑－闭证－痰浊瘀闭证。

兼证加减：痰热内盛，身热、烦躁、谵语、神昏、苔黄舌红者，加葶苈子、天竺黄、竹沥化痰清热；肝风内动，抽搐者，加钩藤、全蝎，另服羚羊角粉平肝息风；皮肤黏膜出血，咳血、便血色鲜者，加水牛角、生地黄、牡丹皮、紫珠草等清热凉血止血。

4. 痰瘀阻肺证

临床表现：咳嗽痰多，色白或呈泡沫状，喉间痰鸣，喘息不能平卧，胸部膨满，憋闷如塞，面色灰白而暗，唇甲发绀，舌质暗或紫，舌下青筋增粗，舌苔腻或浊腻，脉弦滑。

辨证分析：痰浊阻肺，肺失肃降，肺气胀满，故咳嗽痰多、色白或呈泡沫状、喉间痰鸣、喘息不得卧、胸部膨满、憋闷如塞；痰浊阻肺，久则生瘀，痰瘀互结，气血不畅，则面色灰白而暗、唇甲发绀；舌质暗或紫、舌下青筋增粗、舌苔腻或浊腻、脉弦滑，为痰瘀互结之征。

辨证要点：以咳嗽痰多，喘息不能平卧，面色灰白而暗，唇甲发绀为要点。

病机概要：肺气壅滞，痰瘀互结。

治法：涤痰祛瘀，泻肺平喘。

代表方剂：葶苈大枣泻肺汤合桂枝茯苓丸。

方解：葶苈大枣泻肺汤泻肺祛痰，利水平喘。清代吴鞠通《温病条辨·下焦》曰："支饮上壅胸膈，直阻肺气，不令下降，呼息难通，非用急法不可。故以禀金火之气，破癥瘕积聚，通利水道，性急之葶苈，急泻肺中之壅塞；然其性剽悍，药必入胃过肺，恐伤脾胃中和之气，故以守中缓中之大枣，护脾胃而监制之，使不旁伤他脏，一急一缓，一苦一甘，相须成功也。"桂枝茯苓丸活血化瘀，温阳化痰。清代徐彬《金匮要略论注·妇人妊娠病脉证并治》曰："桂枝、芍药，一阳一阴；茯苓、丹皮，一气一血；调其寒温，扶其正气。桃仁以之破恶血，消瘕癖，而不嫌于伤胎血者，所谓有病则病当之也。且癥之初，必因寒，桂能化气而消其本寒；癥之成，必夹湿热为窠囊，苓渗湿气，丹清血热，芍药敛肝血而扶脾，使能统血，则养正即所以祛邪耳。然消癥方甚多，一举两得，莫有若此方之巧矣。每服甚少而频更巧，要知症不碍胎，其结原微，故以渐磨之。"

兼证加减：痰多者，加三子养亲汤降气化痰；腑气不利，大便不畅者，加大黄、厚朴通腑泻肺。

5. 阳虚水泛证

临床表现：面浮肢肿，甚或一身悉肿，脘痞腹胀，或腹满有水，尿少，心悸，喘咳不能平卧，咳痰清稀，怕冷，面唇青紫，舌胖质暗，苔白滑，脉沉虚数或结代。

辨证分析：肺脾肾阳气衰微，气不化水，水邪泛滥，则面浮肢肿、甚或一身悉肿；水饮上凌心肺，故心悸、喘咳不能平卧、咳痰清稀；脾阳虚衰，健运失职，则脘痞腹胀或腹满有水；寒水内盛，故尿少、怕冷；阳虚血瘀，则面唇青紫；舌胖质暗苔白滑、脉沉虚数或结代，为阳虚水停之征。

辨证要点：以面浮肢肿，甚或一身悉肿，喘咳不能平卧为要点。

病机概要：心肾阳虚，水饮内停。

治法：温肾健脾，化饮利水。

代表方剂：真武汤合五苓散。

方解：真武汤温阳利水。清代俞根初《通俗伤寒论·六经方药》谓："若外感证，发汗过多，津液亏少，阳气偏虚，自汗不止，筋失所养而惕惕跳动，肉失所养而瞤然蠕动，目眩心悸，振振欲擗地者，此为亡阳之重证。故以附、姜辛热回阳为君。臣以白术培中益气，茯苓通阳化气，以助附、姜峻补回阳之力。尤必佐白芍阴药以维系者，庶几阳附于阴而内返矣。此为回阳摄阴，急救亡阳之祖方。"五苓散通阳化气利水，清代柯琴《伤寒来苏集·伤寒附翼》言："水者肾所司也，泽泻味咸入肾，而培水之本；猪苓黑色入肾，以利水之用；白术味甘归脾，制水之逆流；茯苓色白入肺，清水之源委，而水气顺矣。然表里之邪，谅不因水利而顿解，故必少加桂枝，多服暖水，使水津四布，上滋心肺，外达皮毛，溱溱汗出，表里之寒热两除也。白饮和服，亦啜稀粥之微义，又复方之轻剂矣。"

兼证加减：水肿势剧，上渍心肺，心悸喘满，倚息不得卧，咳吐白色泡沫痰涎者，加沉香、牵牛子、椒目、葶苈子行气逐水；血瘀甚，发绀明显者，加泽兰、红花、丹参、益母草、北五加皮化瘀行水。

6. 肺肾气虚证

临床表现：呼吸浅短难续，咳声低怯，胸满短气，甚则张口抬肩，倚息不能平卧，咳嗽，痰如白沫，咳吐不利，心慌，形寒汗出，面色晦暗，舌淡或暗紫，苔白润，脉沉细无力。

辨证分析：肺肾两虚，不能主气纳气，故呼吸浅短难续、咳声低怯、胸满短气、甚则张口抬肩、倚息不能平卧；寒饮伏肺，肾虚水泛，则咳嗽、痰如白沫、咳吐不利；肺病及心，心气虚弱，故心慌、形寒汗出；肺失治节，气不帅血，气滞血瘀，则面色晦暗、舌淡或暗紫，苔白润、脉沉细无力。

辨证要点：以呼吸浅短难续，甚则张口抬肩及肺肾两虚表现为要点。

病机概要：肺肾两虚，气失摄纳。

治法：补肺纳肾，降气平喘。

代表方剂：平喘固本汤合补肺汤。

方解：平喘固本汤补肺纳肾，降气化痰，方解见哮病发作期之虚哮证。补肺汤补肺益气，方解见喘证虚喘之肺气虚耗证。

兼证加减：肺虚有寒，怕冷，舌质淡者，加肉桂、干姜、细辛温阳散寒；阴伤，低热，舌红苔少者，加麦冬、玉竹、知母、生地黄养阴清热；气虚瘀阻，面唇发绀明显者，加当归、丹参、苏木活血通脉；有面色苍白、冷汗淋漓、四肢厥冷、血压下降、脉微欲绝等喘脱危象者，急加参附汤送服蛤蚧粉或黑锡丹补气纳肾，回阳固脱。病情稳定后，可常服皱肺丸。

【该病证应该如何调护】

预防本病，重在先期防治原发病，避免迁延不愈，发展为本病。加强体育锻炼，平时常服扶正固本方药，有助于提高抗病能力，防止病情进展。

肺胀重症易生变端，宜认真观察病情变化，防止突变。同时宜适寒温，预防感冒，避免接触烟尘，以免诱发加重本病。如因外感诱发，应立即治疗，以免加重。可根据体质情况调饮食，保持乐观开朗的情绪，避免忧思恼怒对人体的不利影响。

【浙派医家关于本病的相关论述】

元代朱丹溪《丹溪心法·咳嗽》：肺胀而咳，或左或右，不得眠，此痰夹瘀血，碍气而病，宜养血以流动乎气，降火疏肝以清痰，四物汤加桃仁、诃子、青皮、竹沥、姜汁之类。

明代虞抟《医学正传·咳嗽》：肺胀者，主收敛。肺因火伤极，遂成郁遏胀满，用诃子为君，佐以海粉、香附、青黛、杏仁之类。肺胀，郁遏不得眠者，难治。

清代魏之琇《续名医类案·嗽》：胸者，肺之府也，肺胀则胸骨高起，而状如龟壳。

【思维导图】

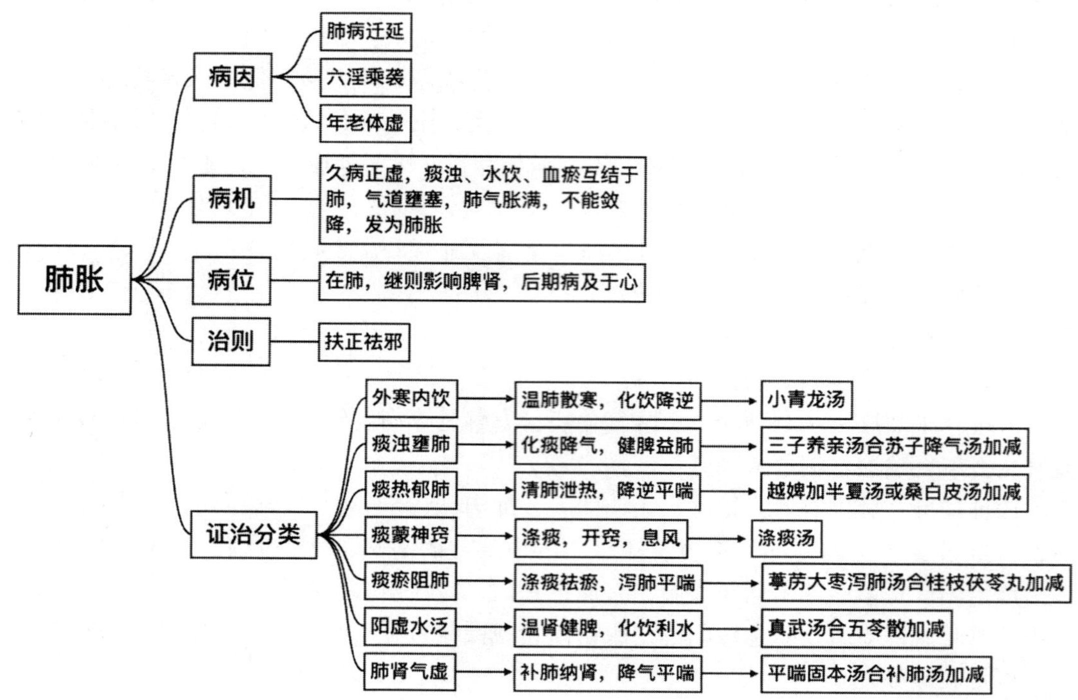

第八节　肺　痿

【示例病案】

王某，男性，55岁，浙江衢州人，2022年10月25日初诊。

主诉：反复咳嗽、吐浊唾涎沫5年余。

现病史：患者常年从事粉尘作业，近5年来逐渐感觉呼吸困难，气急喘促，咳嗽，咳吐浊唾，质黏稠，偶有痰中带血，口干咽燥，潮热盗汗，日渐消瘦，舌红而干，脉虚数。

【患者得了什么病证】

本案患者诊断为肺痿。

肺痿是以咳吐浊唾涎沫为主证的病证。《金匮要略心典·肺痿肺痈咳嗽上气病脉证治》说："痿者萎也，如草木之萎而不荣。"西医学中的间质性肺疾病、慢性阻塞性肺疾病、支气管扩张、肺纤维化等出现本病特征时可归属本病范畴，可参照本节辨证论治。

肺痿的病名最早见于《金匮要略·肺痿肺痈咳嗽上气病脉证治》，曰："寸口脉数，其人咳，口中反有浊唾涎沫者何？师曰：为肺痿之病。"对肺痿的脉因证治有较为全面的介绍，主要病机为热在上焦、重亡津液、肺中冷。

隋代巢元方在《诸病源候论·肺痿候》中进一步指出："津液竭绝，肺气壅塞，不能宣通诸脏之气，因成肺痿也。"

自唐代开始，中医认识到久嗽、肺痈、肺痨、哮喘等慢性肺系疾病可转化为肺痿，病性以虚为主。唐代孙思邈《备急千金要方·肺痿》明确提出该病分为热在上焦和肺中虚冷。唐代王焘《外台秘要·咳嗽门》引许仁则论云："肺气嗽经久将成肺痿。"说明久嗽劳热熏肺，肺阴大伤，进而发展成肺痿。

明代王肯堂《证治准绳·诸血门》云："久嗽咳血成肺痿。"明代陈实功《外科正宗·肺痈论》云："久嗽劳伤，咳吐痰血……咯吐瘀脓，声哑咽痛，其候传为肺痿。"指出肺痈溃后，热毒不净，伤阴耗气，可以转为肺痿。

【该病证应与哪些病证相鉴别】

肺痿应与肺痈进行鉴别。

肺痿多因久病肺虚或误治，津气亏损，致虚热肺燥或虚寒肺燥而成，以咳吐浊唾涎沫为主证，病性本虚标实而以本虚为主。肺痈多因外感风热、痰热内盛致热壅血瘀，蕴酿成痈，血败肉腐化脓而成，以咳则胸痛，吐痰腥臭，甚则咳吐脓血为主证，病性以实为主。若肺痈久延不愈，失治误治，痰热蕴结上焦，熏灼肺阴，可转成肺痿。

【患者怎么得的这个病】

肺痿的病因可分久病损肺和误治伤津两个方面，以前者为主，引起津气亏损，肺失濡养。

本案患者诊断为肺痿，属虚热证。肺阴亏耗，虚火内炽，肺失肃降，则呼吸困难、气急喘促；热灼津液成痰，故咳吐浊唾、质黏稠；燥热伤津，津液不能濡润上承，故口干咽燥；阴虚火旺，灼伤肺络，则潮热盗汗、偶有痰中带血；阴津枯竭，内不能洒陈脏腑，外不能充身泽毛，故日渐消瘦；舌红而干、脉虚数，为阴枯热灼之象。

【患者的这个病证应该怎么治】

本案患者治以滋阴清热，生津润肺。方用麦门冬汤合清燥救肺汤加减。麦门冬汤润肺生津、降逆下气，方解见呕吐之胃阴不足证。清燥救肺汤养阴润燥、清金降火。当代连建伟《历代名方精编·治燥剂》曰："方中重用桑叶质轻性寒，宣透肺中燥热之邪，为主药。煅石膏辛甘而寒，极清肺热，助主药以治致病之源，为辅药。《难经·第十四难》说'损其肺者益其气'，而胃土又为肺金之母，故用甘草培土生金，人参生胃津，养肺气；又有麻仁、阿胶、麦冬润肺滋液，肺得滋润，则治节有权。《素问·脏气法时论》说'肺苦气上逆，急食苦以泄之'，故用杏仁、枇杷叶之苦以降泄肺气，气降则火降，而逆者不逆，咳者不咳，以上均为佐药。甘草又能调和诸药，以为使。如此，则肺金之燥热得以清润，肺气之上逆得以肃降，以救肺燥变生诸证，故名之曰清燥救肺汤。”

兼证加减：肺胃火盛，虚烦呛咳者，加芦根、竹茹、竹叶以和胃降逆；咳唾浊痰，口干欲饮者，加天花粉、知母、川贝母等以清热化痰；津伤较著者，加北沙参、天冬、玉竹等以养肺津；潮热较著者，加胡黄连、银柴胡、地骨皮、白薇等以清虚热退蒸。

历代医家治疗肺痿颇有心得。张仲景《金匮要略》所载麦门冬汤、甘草干姜汤等方，至今临床仍常用于治疗肺痿。唐代孙思邈《备急千金要方·肺痿门》认为“肺痿虽有寒热之分，从无实热之例”，提出虚寒肺痿可用生姜甘草汤、甘草干姜汤，虚热肺痿可用炙甘草汤、麦门冬汤等。唐代王焘《外台秘要·肺痿门》载炙甘草汤以治肺痿涎唾多，心中温温液液者。清代张璐《张氏医通·诸气门下》将肺痿的治疗要点概括为“缓而图之，生胃津，润肺燥，下逆气，开积痰，止浊唾，补真气”七个方面，旨在“以通肺之小管”“以复肺之清肃”。清代沈金鳌《杂病源流犀烛·肺病源流》进一步对肺痿的用药宜忌等作了补充，言：“其症之发，必寒热往来，自汗，气急，烦闷多唾，或带红线脓血，宜急治之，切忌升散辛燥温热。大约此症总以养肺、养气、养血、清金、降火为主。”

【该病证还有哪些其他证型】

虚寒证

临床表现：咳吐涎沫，质清稀量多，不渴，短气不足以息，头眩，神疲乏力，食少，形寒，小便数，或遗尿，舌质淡，脉虚弱。

证候分析：肺气虚寒，气不化津，津反为涎，故咳吐涎沫、质清稀量多；津失输布，无以上承，故不渴；肺虚不能主气，则短气不足以息；清阳不升，故头眩；脾肺气虚，则神疲乏力、食少；阳不卫外，则形寒；上虚不能制下，膀胱失约，故小便数或遗尿；舌质淡、脉虚弱，属气虚有寒之征。

辨证要点：以咳吐涎沫，质清稀量多及脾肺两虚表现为要点。

病机概要：肺气虚寒，气不化津，津反为涎。

治法：温肺益气，生津润肺。

代表方剂：甘草干姜汤或生姜甘草汤。

方解：甘草干姜汤辛甘化阳，温养肺胃。清代柯琴《伤寒附翼·阳明方总论》曰：“仲景回阳，每用附子，此用干姜、甘草者，正以见阳明之治法。夫太阳少阴所谓亡阳者，先天之元阳也，故必用附子之下行者回之，从阴引阳也。阳明所谓亡阳者，后天胃脘之阳也，取甘草、干姜以回之，从乎中也……干姜之味苦辛，守而不走，故君以甘草，便能回阳……甘草干姜汤，得理中之半，取其守中，不须其补中。”生姜甘草汤补脾助肺，益气生津，清代陈修园《金匮方歌括》言：“中者土也，土能生金，金之母即资生之源也。夫肺痿咳唾涎沫不止，咽燥而渴者是中土虚水气逆，阻其正津不能上滋也。方用生姜甘草汤者，君生姜破阴行阳，蒸津液上滋，佐以人参入太阴振脾中元阳，育肺中之阴，又以枣草助之为资生之始，令土旺则生金制水矣。”

兼证加减：肺虚失约，唾沫多而尿频者，加益智仁、白果等以敛气摄涎；肾虚不能纳气，喘息短气者，加钟乳石、五味子，另吞服蛤蚧粉，收敛肺气，摄纳肾气。

【该病证应该如何调护】

预防的重点在于积极治疗咳喘等肺部疾患，防止其向肺痿转变，同时根据个人情况，加强体育锻炼。慎起居，生活规律，视气候变化随时增减衣服。时邪流行时，尽量减少外出，避免接触。

肺痿为慢性虚损性疾病，应避免急躁情绪，坚持长期调治。注意耐寒锻炼，适应气候变化，增强肺卫功能。戒烟，减少对呼吸道刺激，以利肺气恢复。饮食宜清淡，忌寒凉油腻。居处要清洁，避免烟尘刺激。

【浙派医家关于本病的相关论述】

元代朱丹溪《丹溪心法·咳嗽》：肺痿，专主养肺气，养血清金。

明代皇甫中《明医指掌·咳嗽证》：咳嗽有浊唾涎沫，或咳嗽，唾中有红丝脓血，或胸膺间有窍，口中所咳脓血与窍相应而出，名曰肺痿，其寸脉数而虚涩者是也。治法在乎养血养肺，养气清金，以人参、黄 、当归补气血之剂，佐以退热、排脓等药。

清代魏之琇《续名医类案·肺痈肺痿》：薛立斋治一男子患肺痿，咳嗽喘急，吐痰腥臭，胸满咽干，脉洪数，用人参平肺散六剂，及饮童便，诸症悉退。更以紫菀茸汤而愈。童便虽云治虚火，常治疮疡 肿，疼痛发热作渴，及肺痿肺痈发热口渴者尤效。

【思维导图】

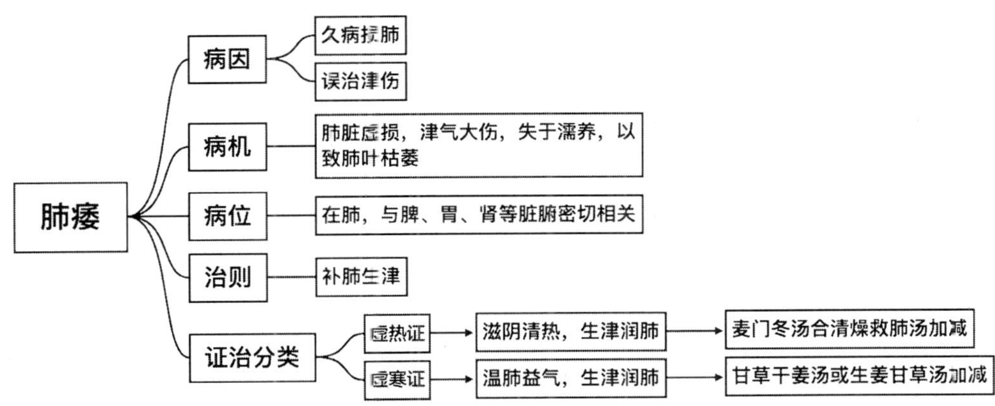

第七章 水系——肾与膀胱系病证

第一节 水 肿

【示例病案】

陈某，女，35 岁，浙江丽水人，1995 年 4 月 6 日初诊。

主诉：颜面及下肢浮肿 3 天。

现病史：患者 3 天前受凉后出现面目浮肿，继而腰以下水肿，恶寒发热，肢节酸楚，小便不利，舌淡苔薄白，脉浮紧。

【患者得了什么病证】

本案患者诊断为水肿。

水肿是体内水液潴留，泛滥肌肤，以头面、眼睑、四肢、腹背甚至全身浮肿为主证的病证，严重的还可能伴有胸水、腹水等。西医学中的急慢性肾炎、肾病综合征、继发性肾小球疾病等以水肿为主要表现者，可参照本节辨证论治。

《内经》称本病为“水”，有肾风、风水、石水、涌水等病名。病因有劳汗当风、邪客玄府和饮食失调等，病位与肺、脾、肾、三焦等脏腑有关。

《素问·汤液醪醴论》提出“平治于权衡，去宛陈莝……开鬼门，洁净府”的治疗原则，为后世认识本病奠定了理论基础。

东汉张仲景《金匮要略·水气病脉证治》称本病为“水气病”，按病因病机分为风水、皮水、正水、石水和黄汗，按五脏分为心水、肝水、肺水、脾水、肾水。主张“诸有水者，腰以下肿，当利小便，腰以上肿，当发汗乃愈”。载有越婢汤、越婢加术汤、防己黄芪汤、防己茯苓汤等方，至今仍广泛用于临床。

宋代严用和《严氏济生方·水肿门》曰：“阴水为病，脉来沉迟，色多青白，不烦不渴，小便涩少而清，大腑多泄……阳水为病，脉来沉数，色多黄赤，或烦或渴，小便赤涩，大腑多闭。”首次将水肿分为阴水、阳水两类，治法强调“先实脾土，后温肾水”，载有实脾散治疗水肿，沿用至今。

【该病证应与哪些病证相鉴别】

水肿应与臌胀、饮证等病证进行鉴别。

1. 臌胀

水肿是由肺失通调，脾失转输，肾失开阖，三焦气化不利所致；臌胀是由肝病日久，肝、脾、肾功能失调，气、血、水相裹，水停腹内所致。二者的鉴别要点主要为水停部位不同，水肿为水泛肌肤，四肢皮色不变，发病时头面或下肢先肿，致全身浮肿，甚则腹水；臌胀为水聚腹腔，单有腹胀，腹部胀大，皮色苍黄，青筋暴露，四肢瘦削，部分患者也可兼有下肢水肿。水肿发病可急可缓，可因外感、疮毒内陷等诱发，也可继发于紫斑、痹证、消渴久病等；臌胀多为黄疸、胁痛、积聚久病迁延而成。

2. 饮证

饮证由水气射肺所致，病位在肺，水凌胸肺，久咳喘逆后面目浮肿，其形如肿，实不是肿；严重时可见身肿，先喘，久喘才成肿胀，小便初正常，后偶有不适。

【患者怎么得的这个病】

水肿的发生，主要由风邪外袭、疮毒内陷、水湿浸渍、饮食劳倦、体虚久病等，致肺失通调，脾失转输，肾失开阖，三焦气化不利，致水液积聚，泛滥肌肤。

本案患者诊断为水肿，属阳水之风水相搏证。风为阳邪，其性轻扬，风水相搏，推波助澜，故水肿起于面目，继而腰以下水肿；风邪袭表，肺失宣降，不能通调水道，下输膀胱，故恶寒发热、肢节酸楚、小便不利；舌淡苔薄白、脉浮紧，为风水相搏之征。

【患者的这个病证应该怎么治】

本案患者治以疏风清热，宣肺行水。方用越婢加术汤加减，清代高学山《高注金匮要略》言："主本汤者，卫不虚而水邪又实其营分，故君麻黄泄汗以泄水也。水积汗闭，必有瘀热，此发黄之根蒂。且虞麻黄发越太猛，故佐辛凉镇坠之石膏者，一举而两得也。虽曰里水，其头已经上泛外鼓，而至一身面目，则其在上在外之标病为急，故佐守中之甘草，托之上行外出之义，然后以辛温之生姜行其阳，以甘润之大枣滋其液，则虽汗而于气血无所损伤矣，此仲景主越婢之深意也。至于水之为性，既去而犹有余湿者，常也。重加理脾培土之白术者，譬之荡寇之兵在前，而扫除窜匿，抚绥流亡，却收功于和平敦厚之后军耳。"

兼证加减：风热偏盛者，加金银花、连翘、桔梗、板蓝根、鲜芦根，或用银翘散加减以清热利咽，解毒散结；风寒偏盛者，去石膏，加苏叶、荆芥、防风，或用荆防败毒散加减祛风散寒；夹有风湿，肢体关节疼痛，伸屈不利者，加羌活、独活、穿山龙，或用羌活胜湿汤加减祛风胜湿；一身悉肿，胸闷腹满，小便不利者，加猪苓、大腹皮行气利水。

历代医家治疗水肿颇有心得。关于水肿病的治疗溯源于《内经》。《素问·汤液醪醴论》曰："平治于权衡，去宛陈莝，微动四极，温衣，缪刺其处，以复其形。开鬼门洁净府，精以时服，五阳四布。疏涤五脏，故精自生，形自盛，骨肉相保，巨气乃平。"《金匮要略·水气病脉证治》指出："诸有水者，腰以下肿，当利小便；腰以上肿，当发汗乃愈。"明代张景岳《景岳全书·肿胀》谓："凡水肿等证，乃肺、脾、肾三脏相干之病。""温补即所以化气，气化而痊愈者，愈出自然；消伐所以攻邪，逐邪而暂愈者，愈出勉强。"尤重从脾肾论治水肿。清代唐容川《血证论·阴阳气血水火论》云："瘀血化水，亦发水肿，是血病而兼水也。"认识到瘀血也是导致水肿的重要因素之一。清代徐大椿有"血瘀浮肿，宜破瘀以通其经隧；火衰浮肿，宜补火以滋其化源"之说。

【该病证还有哪些其他证型】

一、阳水

1. 湿毒浸淫证

临床表现：眼睑浮肿，延及全身，皮肤光亮，尿少色赤，身发疮痍，甚则溃烂，恶风发热，舌质红苔薄黄，脉浮数或滑数。

证候分析：湿毒未能及时清解消散，内归脏腑，使中焦脾胃不能运化水湿，失其升清降浊之能，使肺不能通调水道而眼睑浮肿，延及全身，皮肤光亮，尿少色赤；肌肤乃肺脾所主之域，故身发疮痍；风为百病之长，故病之初起，多兼风邪，是以肿起眼睑，迅及全身，有恶风发热之象；舌质红苔薄黄、脉浮数或滑数，是风邪夹湿毒所致。

辨证要点：以眼睑浮肿、身发疮痍、恶风发热等为要点。

病机概要：疮毒内陷，肺脾失调，水湿内停。

治法：宣肺解毒，利湿消肿。

代表方剂：麻黄连轺赤小豆汤合五味消毒饮。

方解：麻黄连轺赤小豆汤宣肺利湿。清代柯琴《伤寒附翼·太阳方总论》曰："此以赤小豆、梓皮为君，而冠以麻黄者，见此为麻黄汤之坏症，此汤为麻黄汤之变剂也……小豆赤色，心家谷也，酸以收心气，甘以泻心火，专走血分，通经络，行津液，而利膀胱。梓白皮色白，肺家药也，寒能清肺热，苦以泻肺气，专走气分，清皮肤，理胸中，而散烦热，故以为君。佐连翘、杏仁以泻心，麻黄、生姜以开表，甘草、大枣以和胃。潦水味薄，流而不止，故能降火而除湿，取而煮之。"五味消毒饮清热解毒，当代连建伟《历代名方精编·清热剂》谓："方中重用金银花清热解毒，凉血消肿，为主药；野菊花、紫背天葵善消疔毒，蒲公英、紫花地丁清热解毒消肿，共为辅佐药；少量黄酒助药势，行血脉，为使药。本方五味药皆以清热解毒见长，故方名五味消毒饮。"

兼证加减：脓肿毒甚者，重用蒲公英、紫花地丁清热解毒；疮痍糜烂流水者，加土茯苓、萆薢、石韦、苦参利湿解毒；皮肤瘙痒者，加白鲜皮、地肤子、蝉蜕、白蒺藜祛风除湿止痒；疮疡色红肿痛或小便红赤者，加牡丹皮、赤芍、生地黄、泽兰等凉血化瘀；大便不通者，加大黄、葶苈子通腑泄实。

2. 水湿浸渍证

临床表现：起病缓慢，病程较长，全身水肿，下肢为甚，按之没指，小便短少，身体困重，胸闷，纳呆，泛恶，苔白腻，脉沉缓。

证候分析：水湿之邪，浸渍肌肤，壅滞不行，致起病缓慢，病程较长，全身水肿，下肢为甚；水湿日增而无出路，横溢肌肤，故肿势日甚、按之没指；水湿内聚，三焦决渎失司，膀胱气化失常，故小便短少；脾为湿困，阳气不得舒展，故身体困重、胸闷、纳呆、泛恶；苔白腻、脉沉缓，亦为湿盛脾弱之象。湿为黏腻之邪，不易骤化，故病程较长。

辨证要点：以全身水肿、身体困重、胸闷纳呆等为要点。

病机概要：水湿内侵，脾阳被困，泛溢肌肤。

治法：运脾化湿，通阳利水。

代表方剂：五皮饮合胃苓汤。

方解：五皮饮理气化湿利水。当代连建伟《历代名方精编·祛湿剂》谓："方中陈橘皮辛苦温，理气化湿和中，为宣通疏利之品，茯苓皮甘平，利水渗湿消肿，专治水肿肤胀，两药相配，使气行湿化，土能制水，共为主药；桑白皮甘寒，泻肺降气，行水消肿，使肺气清肃，水自下趋，大腹皮辛微温，下气利水，生姜皮辛凉，利水消肿，共为辅佐药。五药相合，体现了行气与利水同用的配伍方法，使气行则水行，共奏疏理脾气，利湿消肿之效。本方五药皆用其皮，取以皮行皮之意。"胃苓汤通阳利水，燥湿运脾，方解见臌胀常证之气滞湿阻证。

兼证加减：外感风邪，肿甚而喘者，加麻黄、杏仁、苏叶宣肺平喘；面肿、胸满、不得卧者，加苏子、葶苈子降气行水；湿困中焦，脘腹胀满者，加椒目、大腹皮、砂仁、木香、槟榔温脾化湿；三焦气机不利，胸闷腹胀、小便不利、一身尽肿者，用茯苓导水汤加减行气化湿，利水消肿；夹有郁热，口苦咽干、头晕、胸胁满闷者，合柴苓汤加减和解少阳，淡渗利湿。

3. 湿热壅盛证

临床表现：遍体浮肿，皮肤绷急光亮，胸脘痞闷，烦热口渴，小便短赤，或大便干结，舌红苔黄腻，脉沉数或濡数。

证候分析：水湿之邪，郁而化热，或湿热之邪壅于肌肤经隧之间，故遍体浮肿、皮肤绷急光亮；由于湿热壅滞三焦，气机升降失常，故胸脘痞闷；热邪偏重者，津液被耗，故烦热口渴、小便短赤或大便干结；舌红苔黄腻、脉沉数或濡数，为湿热之征。

辨证要点：以遍体浮肿、皮肤绷急光亮、烦热口渴、小便短赤等为要点。

病机概要：湿热内盛，三焦壅滞，气滞水停。

治法：分利湿热。

代表方剂：疏凿饮子。

方解：清代汪昂《医方集解·利湿之剂》言"外而一身尽肿，内而口渴便秘是上下表里俱病也。羌活、秦艽解表疏风，使湿以风胜，邪由汗出，而升之于上；腹皮、苓皮、姜皮，辛散淡渗，所以行水于皮肤；商陆、槟榔，椒目、赤豆，去胀攻坚，所以行水于腹里；木通泻心肺之水，达于小肠，泽泻脾肾之水，通于膀胱。上下内外分清其势，亦犹神禹疏江凿河之意也”。元代朱丹溪《丹溪心法》谓：“治水气遍身浮肿，喘呼气急，烦渴，大小便不利，服热药不得者。”

兼证加减：腹满不减，大便不通者，合己椒苈黄丸，以助攻泻之力，使水从大便而出；肿势严重，喘促不得平卧者，加葶苈子、桑白皮泻肺利水；肢体关节肿痛或屈伸不利者，加青风藤、独活、威灵仙等祛风除湿，通利关节；湿热久羁，化燥伤阴，口燥咽干、腰膝酸软、五心烦热者，加生地黄、知母、黄柏、白茅根、芦根养阴生津；严重水肿，体质壮实者，必要时用甘遂、芫花、大戟等峻下利水，注意中病即止，或边攻边补，或攻补结合。

二、阴水

1. 脾阳亏虚证

临床表现：身肿日久，腰以下为甚，按之凹陷不易恢复，脘腹胀闷，纳减便溏，面色不华，神疲乏力，四肢倦怠，小便短少，舌淡或胖，苔白腻或白滑，脉沉缓或沉弱。

证候分析：中阳不振，健运失司，气不化水，致下焦水邪泛滥，故身肿日久、腰以下为甚、按之凹陷不易恢复；脾虚运化无力，故脘腹胀闷、纳减便溏；脾虚生化无权，阳不温煦，故面色不华、神疲乏力、四肢倦怠；阳不化气，水湿不行，则小便短少；舌淡或胖、苔白腻或白滑、脉沉缓或沉弱是脾阳虚衰、水湿内聚之征。

辨证要点：以身肿日久，腰以下为甚，按之凹陷不易恢复，纳减便溏，四肢倦怠等为要点。

病机概要：脾阳亏虚，土不制水，水湿内停。

治法：健脾温阳，行气利水。

代表方剂：实脾散。

方解：见臌胀常证之水湿困脾证。

兼证加减：气虚甚，气短声弱者，加人参、黄芪健脾补气；肺脾气虚，自汗易感、乏力体倦者，用防己黄芪汤加减益气祛风，健脾利水；小便短少者，用防己茯苓汤加减渗湿利水；肾虚，肾气不固，腰酸腰痛，尿有余沥，舌淡胖，脉沉者，加芡实、枸杞子、菟丝子、山茱萸等，或配合五子衍宗丸、水陆二仙丹固肾纳气；脘腹痞满、肢体关节疼痛酸重者，加苍术、苏叶、土茯苓、石韦、穿山龙、青风藤行气除满，通利关节；水肿系长期饮食失调，脾胃虚弱，精微不化所致者，不宜分利伤气，用参苓白术散加减健脾除湿。

2. 肾阳衰微证

临床表现：水肿反复消长不已，面浮身肿，腰以下甚，按之凹陷不起，尿量减少或增多，腰酸冷痛，四肢厥冷，怯寒神疲，面色㿠白，甚者心悸胸闷、喘促难卧，舌淡胖苔白，脉沉细或沉迟无力。

证候分析：腰膝以下，肾气主之，肾气虚衰，阳不化气，水湿下聚，故水肿反复消长不已、面浮身肿、腰以下甚、按之凹陷不起；肾与膀胱相表里，肾阳不足，膀胱气化不利，故尿量减少，或因下之不固而多尿；腰为肾之府，肾虚而水湿内盛，故腰痛酸重；肾阳亏虚，命门火衰，不能温养，故四肢厥冷、怯寒神疲；阳气不能温煦上荣，故面色㿠白；水气上凌心肺，故心悸胸闷、喘促难卧；舌淡胖苔白、脉沉细或沉迟无力，为阳气虚衰、水湿内盛之候。

辨证要点：以面浮身肿、腰以下甚、腰酸冷痛、怯寒神疲等为要点。

病机概要：脾肾阳虚，温化失司，水寒内聚。

治法：温肾助阳，化气行水。

代表方剂：济生肾气丸合真武汤。

方解：济生肾气丸温补肾阳，明代张景岳《景岳全书·心集》言“如所用桂、附，以化阴中之阳也；熟地、山药、牛膝，以养阴中之水也；茯苓、泽泻、车前子，以利阴中之滞也。此能使气化于精，即所以治肺也；补火生土，即所以治脾也；壮水通窍，即所以治肾也。此方补而不滞，利而不伐，凡病水肿于中年之后，及气体本弱者，但能随证加减用之，其应如响，诚诸方之第一，更无出其右者”。真武汤温阳利水，方解见肺胀之阳虚水泛证。

兼证加减：肾气不固，夜尿频多者，去车前子，加芡实、菟丝子、补骨脂温固下元；肾阳亏虚，水肿久治不愈，神疲乏力、腰膝酸冷、夜尿频多、舌淡胖、脉沉细者，用右归丸加减温补肾阳；肾阴亏虚，水肿反复发作，精神疲惫、腰酸遗精、咽干口渴、五心烦热、舌质红、脉细弱者，用左归丸加减滋阴补肾；肾虚肝旺，头昏头痛、心慌腿软者，加鳖甲、牡蛎、杜仲、桑寄生、菊花、夏枯草，或用建瓴汤加减滋阴潜阳。病程缠绵，反复不愈，复感外邪，症见发热恶寒、肿势剧增、小便短少者，治当急则治标，按风水论治，但应顾及正气虚衰一面，不可过用解表药。

3. 瘀水互结证

临床表现：水肿持续不退，肿势轻重不一，四肢或全身浮肿，以下肢为主，皮肤瘀斑，腰部刺痛，或伴血尿，或妇女月经不调，经血色暗，有血块，肌肤甲错，舌紫暗苔白，脉沉细涩。

证候分析：水停湿阻，迁延不愈，故水肿延久不退，肿势轻重不一；水湿停聚，瘀阻于下，则四肢或全身浮肿，以下肢为主；脉络瘀阻，血行脉外，则皮肤瘀斑或伴血尿；气滞血瘀，不通则痛，故腰部刺痛；妇女月经不调、经血色暗、有血块、肌肤甲错、舌紫暗苔白、脉沉细涩，均为水停湿阻、气滞血瘀之征。

辨证要点：以四肢或全身浮肿，以下肢为主，皮肤瘀斑等为要点。

病机概要：瘀血内结，脉道不利，水湿内停。

治法：活血祛瘀，化气行水。

代表方剂：桃红四物汤合五苓散。

方解：桃红四物汤即四物汤加桃仁、红花而成，功能活血化瘀。明代徐彦纯《玉机微义》曰：“川芎，血中之气药也，通肝经，性味辛散，能行血滞于气也；地黄血中血药也，通肾经，性味甘寒，能生真阴之虚也；当归血中主药也，通肝经，性味辛温，分三治，全用活血，各归其经也；芍药阴分药也，通脾经，性味酸寒，能和血，治血虚腹痛也。此特血病而求血药之属者也，若气虚血弱，又当从长沙血虚以人参补之，阳旺即能生阴血也。辅佐之属，若桃仁、红花、苏木、丹皮、血竭者，血滞所宜。”五苓散温阳化气行水，方解见肺胀之阳虚水泛证。

兼证加减：气虚血瘀，乏力体倦、肌肤甲错者，加黄芪、地龙、丹参、赤芍，或用补阳还五汤、黄芪赤风汤补气活血；宗气虚陷，心悸气短、动则加重、下肢浮肿者，用升陷汤、葶苈大枣泻肺汤益气升陷，利水平喘；妇女颜面肢体浮肿，伴有月经不调、经血紫暗甚至经闭、舌暗者，用当归芍药散加减养血利水。

【该病证应该如何调护】

水肿常因感受外邪而发病或加重，故应注意适寒温，防外感；注意调摄饮食，平素宜清淡；劳逸结合，调畅情志。素体气虚，卫阳不固，自汗易感者，可服用玉屏风散以补气固表，适当参加体育锻炼，提高机体抗病能力。

水肿患者应注意低盐饮食，进食清淡、易消化、营养充足的食物。其中低盐饮食尤其重要。因营养障碍而致水肿者，应注意适当补充富含优质蛋白质的食物。水肿而尿少者，每日记录液体出入量。高度水肿患者，要保持皮肤干燥，勤翻身，以免产生褥疮。

【浙派医家关于本病的相关论述】

宋代陈言《三因极一病证方论·水肿叙论》：夫肾主元气，天一之水生焉；肺主冲化，地四之金属焉。元气乃水中之火，所以太阳合少阴，主精髓以滋血；冲化乃土中之金，所以太阴合阳明，主肌肉以养气。今肾虚则火亏，致阳水凝滞；肺满则土溢，使阳金沉潜，沉潜则气闭，凝滞则血淖，经络不通，上为喘急，下为肿满。故《经》曰：肾为少阴，肺为太阴，其本在肾，其末在肺，皆至阴以积水也。所以能聚水而生病者，盖肾为胃关，关键不利，枢机不转，水乃不行，渗透经络，皮肤浮肿。诸证不同，广如《经》说。《治法》曰：平治权衡者，察脉之浮沉也；去菀陈莝者，疏涤肠胃也；开鬼门，洁净府者，发汗、利小便也。原其所因，则冒风寒暑湿属外，喜怒忧思属内，饮食劳逸背于常经属不内外，皆致此疾。治之，当究其所因及诸禁忌而为治也。

元代朱丹溪《丹溪心法·水肿三十八》：水肿因脾虚不能制水，水渍妄行，当以参、术补脾，使脾气得实则自健运，自能升降运动其枢机，则水自行，非五苓、神佑之行水也。宜补中、行湿、利小便，切不可下。

清代江涵暾《奉时旨要·水肿》：水肿一症，固属脾虚不能制水，肾虚不能行水而成。然宜急于润肺，气顺则膀胱之气化而水自行矣。试验诸禽畜，有肺者有尿，无肺者无尿可悟也。至治气之法，一治肺气，主周身之气下行；二治胃气，主胸中之气下行；三治膀胱之气，主吸引胸中之气下行。治肺气者，开鬼门之谓也，用麻黄、羌活、防风、柴胡、葱白及柳枝煎洗法，并苏子降气汤之类；治胃气者，洁净府之谓也，用泽泻、木通、通草、防己、葶苈、茯苓、猪苓、秋石之类；治膀胱之气者，宣布五阳之谓也，用附子、肉桂、干姜、吴萸及肾气丸之属。其形气实满，外内奎塞，喘肿危迫者，则始用“去菀陈莝”法，如商陆、大戟、甘遂、芫花、牵牛等，及十枣、神祐、疏凿诸方，亦干戈捍患之所必用也。

【思维导图】

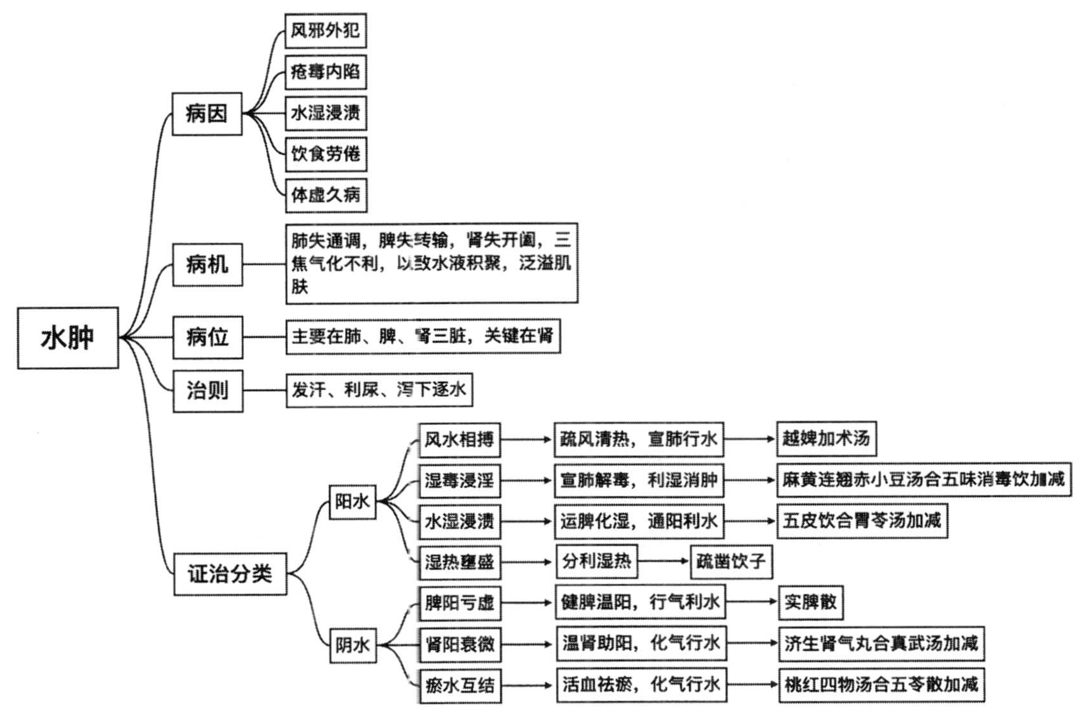

第二节　淋　证

【示例病案】

莫某，女，48 岁，浙江绍兴人，2023 年 4 月 15 日初诊。

主诉：反复尿频尿痛 12 年。

病史：患者 12 年前无明显诱因出现尿频尿痛、腰腹酸胀等症状，劳累后加重，曾多次使用抗生素治疗。目前小便频数，淋沥不已，尿痛不甚，遇劳即发，病程缠绵，面色萎黄，少气懒言，神疲乏力，小腹坠胀，大便时小便点滴而出，腰膝酸软，畏寒肢冷，舌质淡，脉细弱。

【患者得了什么病证】

本案患者诊断为淋证。

淋证是以小便频数，淋沥刺痛，欲出未尽，小腹拘急，或痛引腰腹为主证的病证。西医学中的急慢性尿路感染、尿道结核、尿路结石、急慢性前列腺炎、化学性膀胱炎、乳糜尿及尿道综合征等多可归属本病范畴，可参照本节辨证论治。

淋之名称，始见于《内经》。《素问·六元正纪大论》云："太阴作初气，病中热胀，脾受积湿之气，小便黄赤，甚则淋。"说明淋证的产生与湿热有密切关系。

东汉张仲景在《金匮要略·消渴小便不利淋病脉证并治》中对本病的症状做了较完整的描述，曰："淋之为病，小便如粟状，小腹弦急，痛引脐中。"并说明其病机与热有关，如《金匮要略·五脏寒积聚病脉证并治》曰："热在下焦者，则尿血，亦令淋秘不通。"

隋代巢元方在《诸病源候论·诸淋病候》中把淋证分为石、劳、气、血、膏、寒、热七种，而以"诸淋"统之，指出："诸淋者，由肾虚而膀胱热故也。"唐代孙思邈《备急千金要方》、王焘《外台秘要》将淋证归纳为石、气、膏、劳、热五淋。宋代严和用《济生方·小便门》又分为气、石、血、膏、劳淋五种。上述两种五淋所指内容不完全相同，其差异在于血淋与热淋的有无，但以上六种淋证均为临床常见。

明代张景岳在《景岳全书·淋浊》中倡导"凡热者宜清，涩者宜利，下陷者宜升提，虚者宜补，阳气不固者宜温补命门"的治疗原则。

清代尤在泾《金匮翼·诸淋》云："初则热淋、血淋，久则煎熬水液，稠浊如膏、如砂、如石也。"说明各种淋证之间可相互转化或同时存在。提出的"开郁行气，破血滋阴"的石淋的治疗原则，对临床确有指导意义。

【该病证应与哪些病证相鉴别】

淋证应与癃闭、尿血、尿浊等病证进行鉴别。

1. 癃闭

二者都有小便量少、排尿困难的症状。但淋证尿频而尿痛，且每日排尿总量多为正常；癃闭则无尿痛，每日排尿量少于正常，严重时甚至无尿。《医学心悟·小便不通》谓："癃闭与淋证不同，淋则便数而茎痛，癃闭则小便点滴而难通。"但癃闭复感湿热，常可并发淋证，而淋证日久不愈，亦可发展成癃闭。

2. 尿血

血淋与尿血都有小便出血，尿色红赤甚至尿出纯血等症状。其鉴别要点是有无尿痛。如《丹溪心法·淋》说："痛者为血淋，不痛者为尿血。"

3. 尿浊

膏淋与尿浊在小便浑浊的症状上相似，但后者在排尿时无疼痛滞涩感，可资鉴别。如《临证指南医案·淋浊》所言："大凡痛则为淋，不痛为浊。"

【患者怎么得的这个病】

淋证的发生，主要由于外感湿热、饮食不节、情志失调、禀赋不足或劳伤久病致湿热蕴结下焦，肾与膀胱气化不利而为淋。

本案患者诊断为淋证，属劳淋证。淋证日久，劳伤过度，致脾肾两虚，湿浊留恋不去，则小便频数、淋沥不已、尿痛不甚、遇劳即发、病程缠绵；脾肾两虚，则面色萎黄、少气懒言、神疲乏力、小腹坠胀、大便时小便点滴而出、腰膝酸软、畏寒肢冷；舌质淡、脉细弱，为气血不足之征。

【患者的这个病证应该怎么治】

本案患者治以补脾益肾。方用无比山药丸加减，方中山药益肾健脾，配以地黄、山茱萸、五味子培补真阴，肉苁蓉、菟丝子、杜仲、巴戟天温补肾阳，更以赤石脂涩精止遗，泽泻、茯苓泄肾浊，利水湿。阴阳并补，补中有运，补而不滞，诸药共奏补脾益肾之效。

兼证加减：中气下陷，症见少腹坠胀、尿频涩滞、余沥难尽、不耐劳累、面色无华、少气懒言、舌淡、脉细无力者，用补中益气汤加减，以益气升陷；肾阴虚，舌红少苔者，加生地黄、熟地黄、龟甲滋养肾阴；阴虚火旺，面红烦热、尿黄赤伴有灼热不适者，用知柏地黄丸滋阴降火；低热者，加青蒿、鳖甲清虚热、养肾阴；肾阳虚者，加附子、肉桂、鹿角片、巴戟天等温补肾阳。

历代医家治疗淋证颇有心得。汉代张仲景在《金匮要略·消渴小便不利淋病脉证并治》中记载了对小便不利的治疗，选用茯苓、瞿麦、滑石等清利湿热为主的药物，并提出“淋家不可发汗，发汗必便血”的禁忌和违忌的后果。金代李杲在《东垣十书》中提出治小便淋闭证应“分在气在血而治之，以渴与不渴而辨之”；并在《东垣试效方·小便淋闭论》中提出：“如渴而小便不利者，热在上焦气分，肺金主之，宜用淡渗之药，茯苓、泽泻、琥珀、灯心、通草、车前子、瞿麦、萹蓄之类，以清肺之气，泄其火，资水之上源也。”元代朱丹溪《丹溪心法·淋》提出淋证的治疗原则和禁忌，言：“执剂之法，并用流行滞气，疏利小便，清解邪热。其于调平心火，又三者之纲领焉，心清则小便自利，心平则血不妄行，最不可用补气之药，气得补而愈胀，血得补而愈涩，热得补而愈盛。水窦不行，加之谷道闭遏，未见其有能生者也。”

明代医家对淋证的认识又有所发展。王肯堂提出淋证应随病本不同而异其治的主张，在《证治准绳·淋》中有“初起之热邪不一，其因皆得传于膀胱而成淋。若不先治其所起之本，止从末流胞中之热施治，未为善也”的记载。王氏从人的整体出发，认为脏腑互相影响，诸脏有热，热与湿相结合，均可波及膀胱，应先审证求因。李梴《医学入门·淋》云：“治淋，不可纯用寒凉伤血，不可纯用热药助火，盖寒则坚凝，热则疏通，均非至当，但宜清上固下为是。”张景岳在《景岳全书·淋浊》中提出“凡热者宜清，涩者宜利，下陷者宜升提，虚者宜补，阳气不固者宜温补命门”的治疗原则。

清代李中梓《证治汇补·淋病》提出治疗淋证当以虚实为纲，言：“如气淋脐下妨闷，诚为气滞，法当疏利；若气虚不运者，不妨补中。血淋腹硬茎痛，诚为死血，法当去瘀；然血虚血冷者，又当补肾。唯膏淋有精溺混浊之异，非滋阴不效。劳淋有脾肾困败之状，非养正不除。”尤在泾《金匮翼·诸淋》中提出淋证的治法，曰：“散热利小便，只能治热淋、血淋而已。其膏、砂、石淋必须开郁行气，破血滋阴方可。”叶天士《临证指南医案·淋浊》认为：“淋病主治，而用八正、分清、导赤诸方，因热湿俱属无形，腑气为壅，取淡渗苦寒，湿去热解，腑通病解。”强调了通腑泻火治疗淋病实证的重要性，且明确治疗淋证的两大法则，即“治淋之法，有通有塞，要当分辨”。

【该病证还有哪些其他证型】

1. 热淋

临床表现：小便频数短涩，灼热刺痛，尿色黄赤，少腹拘急胀痛，寒热起伏，口苦呕恶，腰痛拒按，大便秘结，苔黄腻，脉滑数。

证候分析：湿热蕴结下焦，膀胱气化失司，故小便频数短涩、灼热刺痛、尿色黄赤、少腹拘急胀痛；湿热内蕴，邪正相争，则寒热起伏、口苦呕恶；腰为肾之府，湿热之邪侵犯于肾，则腰痛拒按；热甚波及大肠，则大便秘结；苔黄腻、脉滑数，系湿热之象。

辨证要点：以小便频数短涩、灼热刺痛、尿色黄赤等为要点。

病机概要：湿热蕴结，下焦热盛，气化失司。

治法：清热利湿通淋。

代表方剂：八正散。

方解：清代吴仪洛《成方切用·燥湿门》载“木通灯草，清肺热而降心火。肺为气化之原，心为小肠之合也。车前清肝热而通膀胱，肝脉络于阴器，膀胱津液之腑也。瞿麦萹蓄，降火通淋，此皆利湿而兼泻热者也。滑石利窍散结，栀子大黄，苦寒下行，此皆泻热而兼利湿者也。甘草梢者，取其径达茎中，甘能缓痛也。虽治下焦而不专于治下，必三焦通利，水乃下行也。(朱丹溪曰：小便不通，有热，有湿，有气结于下。宜清，宜燥，宜升，有隔二隔三之治。如不因肺燥，但膀胱有热，则泻膀胱，此正治也。如因肺燥不能生水，则清金，此谓隔二。如因脾湿不运而精不升，故肺不能生水，则当燥脾健胃，此谓隔三。车前子茯苓，清肺也。黄柏黄芩，泻膀胱也。苍术白术，燥脾健胃也。又曰：小便不通，属气虚，血虚，实热，痰闭。皆宜吐之，以升其气，气升则水自降。气虚，用参术升麻等，先服后吐，或就参芪药中调理吐之。血虚，用四物汤，先服后吐，或就芎归汤探吐之。痰多，二陈汤先服后吐，或加香附木通。实热，当利之，或八正散，盖大便动，则小便自通矣。或问以吐法通小便，其理安在？曰：譬如滴水之器，上窍闭，则下窍无自以通。必上窍开，而下窍始出也）”。

兼证加减：若大便秘结、腹胀者，可重用生大黄，加枳实以通腑泄热；伴寒热、口苦、呕恶等邪郁少阳者，可合小柴胡汤以和解少阳；若湿热伤阴，口干、舌红少苔、脉细者，去大黄，加生地黄、知母、白茅根以滋阴清热。

2. 石淋

临床表现：尿中夹砂石，排尿涩痛，或排尿时突然中断，尿道窘迫疼痛，少腹拘急，往往突发，一侧腰腹绞痛难忍，甚则牵及外阴，尿中带血，舌红苔薄黄，脉弦或带数。

证候分析：湿热下注，煎熬尿液，结为砂石，故尿中夹砂石；砂石不能随尿排出，则排尿涩痛；如砂粒较大，阻塞尿路，则排尿时突然中断，并因阻塞不通而致尿道窘迫疼痛、少腹拘急，往往突发，一侧腰腹绞痛难忍，甚则牵及外阴；结石损伤脉络，则尿中带血；舌红苔薄黄、脉弦或数，为湿热偏盛之征。

辨证要点：以尿中夹砂石，排尿涩痛，或排尿时突然中断，尿道窘迫疼痛等为要点。

病机概要：湿热煎液，炼尿成石，气化不利。

治法：清热利湿，排石通淋。

代表方剂：石韦散。

方解：明代吴昆《医方考·淋涩门》载“砂淋痛盛者，此方主之。砂淋者，溺出砂石也。此以火灼膀胱，浊阴凝结，乃煮海为盐之象也。通可以去滞，故用石韦、瞿麦；滑可以去着，故用滑石、车前、冬葵。虽然，治此证者，必使断盐，方能取效；断盐有二妙，一则淡能渗利，一则无咸不作石也”。

兼证加减：临证应用时多加金钱草、海金沙、鸡内金等排石化石。腰腹绞痛者，加芍药、甘草以缓急止痛；尿中带血者，去王不留行，加小蓟、生地黄、藕节以凉血止血；舌质紫者，加桃仁、红花、皂角刺，加强破气活血、化瘀散结的作用；绞痛缓解，多无明显自觉症状，可常用金钱草煎汤代茶。

3. 血淋

临床表现：小便热涩刺痛，尿色深红，或夹有血块，疼痛满急加剧，心烦，舌尖红苔黄，脉滑数。

证候分析：湿热下注膀胱，热盛伤络，迫血妄行，致小便热涩刺痛、尿色深红或夹有血块；血块阻塞尿路，故疼痛满急加剧；心火亢盛，则心烦；舌尖红苔黄、脉滑数，为实热之象。

辨证要点：以小便热涩刺痛，尿色深红，或夹有血块等为要点。

病机概要：湿热下注，热甚灼络，络损血溢。

治法：清热通淋，凉血止血。

代表方剂：小蓟饮子。

方解：清代吴仪洛《成方切用·理血门》言“小蓟藕节，退热散瘀。生地凉血，蒲黄止血，木通降心肺之火，下达小肠。栀子散三焦郁火，由小便出。淡竹叶草，清心而利小便。滑石泻热而滑窍，当归能引血归经，草梢能径达茎中也”。

兼证加减：有瘀血征象，舌暗或有瘀点、脉细涩者，加三七、牛膝、桃仁以化瘀止血；出血不止者，加仙鹤草、琥珀粉以收敛止血；尿痛涩滞不显著，腰膝酸软、神疲乏力、舌淡红、脉细数者，当滋阴清热、补虚止血，以知柏地黄丸加减。

4. 气淋

临床表现：郁怒之后，小便涩滞，淋沥不已，少腹胀满疼痛，苔薄白，脉弦。

证候分析：少腹乃足厥阴肝经循行之处，情志怫郁，肝失条达，气机郁结，膀胱气化不利，故小便涩滞、淋沥不已、少腹胀满疼痛；脉弦为肝郁之征。

辨证要点：以小便涩滞、少腹胀满疼痛等为要点。

病机概要：气机郁结，通调不畅，膀胱失司。

治法：理气疏导，利尿通淋。

代表方剂：沉香散。

方解：方中石韦、滑石、冬葵子利水通淋；沉香、陈皮行气理气；当归、白芍、王不留行滋阴活血；甘草调和诸药。元代朱丹溪《丹溪心法·淋》谓：“沉香散治气淋，多因五内郁结，气不舒行，阴滞于阳，而致壅滞，小腹胀满，便溺不通，大便分泄，小便方利。”

兼证加减：少腹胀满，上及胁者，加川楝子、小茴香、郁金以疏肝理气；兼有瘀滞者，加红花、赤芍、益母草以活血化瘀行水；久病少腹坠胀、尿有余沥、面色萎黄、舌质淡、脉虚细无力者，用补中益气汤以益气升提；肝胆湿热，排尿涩痛明显者，合用龙胆泻肝汤以清泄肝胆湿热。

5. 膏淋

临床表现：小便浑浊，乳白或如米泔水，上有浮油，置之沉淀，或伴有絮状凝块物，尿道热涩疼痛，尿时阻塞不畅，口干，舌质红苔黄腻，脉濡数。

证候分析：湿热下注，气化不利，脂液失于约束，故小便浑浊，乳白或如米泔水，上有浮油，置之沉淀，或伴有絮状凝块物，尿道热涩疼痛，尿时阻塞不畅；热伤津液，故口干；舌质红苔黄腻、脉濡数，为湿热之象。

辨证要点：以小便浑浊、乳白或如米泔水等为要点。

病机概要：湿热下注，清浊不分，脂汁外溢。

治法：清热利湿，分清泄浊。

代表方剂：程氏萆薢分清饮。

方解：方中川萆薢长于利湿祛浊，《本草纲目》言“萆薢能除阳明之湿，而固下焦，故能去浊分清”；车前子、茯苓淡渗利湿，去除已停之湿浊，疏通堵塞之窍隧；石菖蒲芳香化浊，白术运脾除湿，杜绝脾湿下流，即“土坚凝则水自澄清”之意。加黄柏苦寒坚阴，清泻相火；莲子心味苦入心，清其心火，丹参行血祛瘀。诸药共奏清热利湿、分清化浊之功。清代江涵暾《笔花医镜》谓：“治心移热膀胱而为赤浊者，并治诸淋。”

兼证加减：小腹胀、尿涩不畅者，加乌药、青皮以疏理肝气；伴有血尿者，加小蓟、藕节、白茅根凉血止血；小便黄赤、热痛明显者，加甘草梢、竹叶、通草以清心泻火；兼肝火者，配龙胆草、山栀以清泻肝火；病久湿热伤阴者，加生地黄、麦冬、知母以滋阴清热。膏淋病久不已，反复发作，淋出如脂，涩痛不甚，形体日见消瘦，头昏无力，腰膝酸软，舌淡，苔腻，脉细无力，为脾肾两虚，气不固摄，用膏淋汤补脾益肾固涩；偏于脾虚中气下陷者，配用补中益气汤补气升陷；偏于肾阴虚者，配用七味都气丸滋阴固涩；偏于肾阳虚者，用金匮肾气丸加减以温阳固摄；伴有血尿者，加仙鹤草、阿胶补气摄血；夹瘀者，加三七、当归活血通络。

【该病证应该如何调护】

注意外阴清洁，不憋尿，多饮水，每 2 ～ 3 小时排尿 1 次。房事后即行排尿，防止秽浊之邪从下阴上犯膀胱。妇女在月经期、妊娠期、产后更应注意外阴卫生，以免虚体受邪。避免纵欲过劳，保持心情舒畅。

发病后注意休息，禁房事，饮食宜清淡。热淋、血淋者忌肥腻辛辣酒醇之品，石淋者多饮水，久淋患者忌劳累。初起尿频、疼痛，继之出现高热、寒战、腰痛者，须及时诊治。

【浙派医家关于本病的相关论述】

宋代陈无择《三因极一病证方论·淋闭叙论》：心肾气郁，致小肠膀胱不利，复有冷淋、热淋、湿淋等，属外所因。既言心肾气郁，与夫惊忧恐思，即内所因。况饮啖冷热，房室劳逸，及乘急忍溺，多致此病，岂非不内外因？三因备明，五淋通贯，虽症状不一，皆可类推。

元代朱丹溪《丹溪心法·淋》：淋沥赤涩，皆内热也。执剂之法，并用流行滞气，疏利小便，清解邪热。其于调平心火，又三者之纲领焉，心清则小便自利，心平则血不妄行，最不可用补气之药，气得补而愈胀，血得补而愈涩，热得补而愈盛。水窦不行，加之谷道闭遏，未见其有能生者也。淋有五，皆属乎热，解热利小便，山栀子之类……淋者，小便淋沥，欲去不去，不去又来，皆属于热也。

明代虞抟《医学正传·淋闭》：故清阳不升，则浊阴不降，而成淋闭之患矣。古方有五淋之别，气、砂、血、膏、劳是也。若夫气淋为病，小便涩滞，常有余沥不尽。砂淋为病，阴茎中有砂石而痛，溺不得卒出，砂出痛止。

明代张景岳《景岳全书·淋浊》：然淋之初病，则无不由乎热剧，无容辨矣。但有久服寒凉而不愈者，又有淋久不止，痛涩皆去，而膏液不已，淋如白浊者，此唯中气下陷及命门不固之证也。故必以脉以证，而察其为寒、为热、为虚，庶乎治不致误……治淋之法，大都与治浊相同。凡热者宜清，涩者宜利，下陷者宜升提，虚者宜补，阳气不固者宜温补命门。

【思维导图】

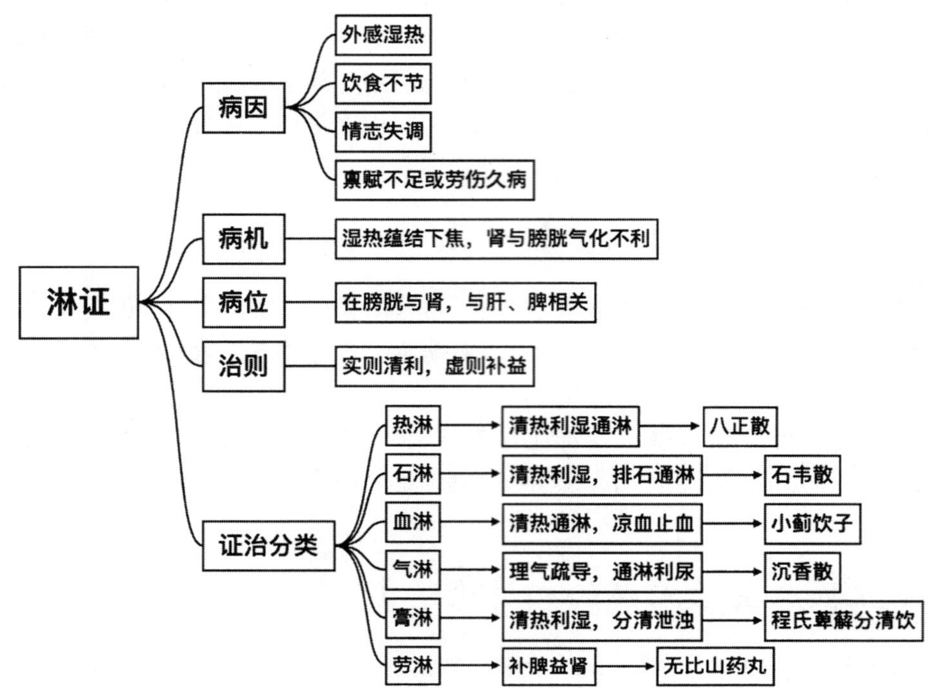

第三节　癃　闭

【示例病案】

张某，男，72岁，浙江衢州人，2021年4月15日初诊。

主诉：小便不通1个月。

病史：患者1个月前劳累后突感小腹坠胀，继则出现时欲小便而不得出。1个月来患者小便不通症状反复发作，伴见神疲乏力，食欲不振，气短声低，舌质淡苔薄，脉细弱。

【患者得了什么病证】

本案患者诊断为癃闭。

癃闭是以小便量少、排尿困难甚则小便闭塞不通为主证的疾病。其中小便不畅，点滴而短少，病势较缓者称为癃；小便闭塞，点滴不通，病势较急者称为闭。二者都指排尿困难，故合称癃闭。西医学中神经性尿闭、膀胱括约肌痉挛、尿道结石、尿路肿瘤、尿道损伤、尿道狭窄、前列腺增生症、脊髓炎等所致的尿潴留，以及急慢性肾功能不全引起的少尿、无尿症等可归属本病范畴，可参照本节辨证论治。

《内经》首提“癃闭”“闭癃”病名，认为病因与病邪伤肾、饮食不节有关。《素问·五常政大论》曰：“其病癃闭，邪伤肾也。”《灵枢·五味》曰：“酸走筋，多食之，令人癃。”病机与膀胱及三焦气化不利有关。如《素问·宣明五气》云：“膀胱不利为癃，不约为遗溺。”《灵枢·本输》云：“三焦……实则闭癃，虚则遗溺。遗溺则补之，闭癃则泻之。”

东汉时期张仲景为避讳汉殇帝刘明隆的名号，在《伤寒杂病论》中将“癃”改为“淋”。《金匮要略·消渴小便不利淋病脉证并治》曰：“淋之为病，小便如粟状，小腹弦急，痛引脐中。”同样，宋代陈无择《三因极一病证方论·淋闭叙论》指出：“淋，古谓之癃，名称不同也。”

明代张景岳在《景岳全书》中首将“癃”“淋”二病分而详述，分设“杂证谟·癃闭”“杂证谟·淋浊”。

此后医家又详分“癃”与“闭”。明代李中梓在《医宗必读·小便闭癃》云：“闭与癃两证也，新病为尿闭，盖点滴难通也；久病为尿癃，盖屡出而短少也。”清代林珮琴《类证治裁·闭癃遗溺》云：“闭者，小便不通；癃者，小便不利……闭为暴病，癃为久病。闭则点滴不通……癃则滴沥不爽。”

【该病证应与哪些病证相鉴别】

癃闭应与关格等病证进行鉴别。

癃闭与关格都以小便量少或闭塞不通为主要特点。但关格常由水肿、淋证、癃闭等经久不愈发展而来，是小便不通与呕吐并见的病证，常伴有皮肤瘙痒、口中尿味、四肢搐搦、甚或昏迷等症状。癃闭不伴有呕吐，部分患者有水蓄膀胱之证候，可以鉴别。癃闭进一步恶化，可转变为关格。

【患者怎么得的这个病】

癃闭主要由外感湿热或温热毒邪、饮食不节、情志失调、尿路阻塞、体虚久病等病因引起，致肾与膀胱气化功能失调，尿液的生成或排泄障碍而发为本病。

本案患者诊断为癃闭，属脾气不升证。患者劳累过度，劳则耗气，中气不足，清气不升则浊阴不降，故小便不利；脾气虚弱，运化无力，故神疲乏力、食欲不振；中气不足，则气短声低；舌质淡苔薄、脉细弱，为气虚之征。

【患者的这个病证应该怎么治】

本案患者治以升清降浊，化气行水。方用补中益气汤合春泽汤加减。补中益气汤益气升清，方解见胃痞虚痞之脾胃虚弱证。春泽汤益气通阳利水，当代连建伟《历代名方精编》言："本方用五苓散化气利水，加人参大补脾肺之气，使气化得行，小便自利。方名春泽者，取古诗'春水满泗泽'之意，言本方乃利水之剂也。"

兼证加减：血虚者，加熟地黄、当归、鸡血藤以养血；心悸多汗者，加麦冬、五味子、酸枣仁养心安神；气虚及阴，气阴两虚者，改用参苓白术散益气养阴。

历代医家治疗癃闭颇有心得。唐代孙思邈《备急千金要方·胞囊论》载："凡尿不在胞中，为胞屈僻，津液不通，以葱叶除尖头，纳阴茎孔中深三寸，微用口吹之，胞胀，津液打通便愈。"详细描述了导尿术的应用。唐代王焘在《外台秘要·伤寒小便不利方》中载："病源伤寒发汗后，而汗出不止，津液少，胃中极干，小肠有伏热，故小便不通也。"录伤寒小便不利方九首。元代朱丹溪在《丹溪心法·小便不通》中记载："气虚，用参、芪、升麻等，先服后吐，或参芪药中探吐之。血虚，四物汤，先服后吐，或芎归汤中探吐亦可，痰多，二陈汤，先服后吐，若痰气闭塞，二陈汤加木通、香附探吐之。并将探吐一法，譬之滴水之器，闭其上窍，则下窍不通，开其上窍则下窍必利。"主张使用探吐法治疗癃闭。明代张景岳《杂证谟·癃闭》指出"火在下焦，而膀胱热闭不通者，必有火证火脉，及溺管疼痛等证，宜大厘清饮、抽薪饮、益元散、玉泉散，及绿豆饮之类以利之。若肝肾实火不清，或遗浊，或见血者，大都清去其火，水必自通，前法俱可通用"。并载猪溲胞导尿法、通塞法、熏洗通便法三法。

【该病证还有哪些其他证型】

1. 膀胱湿热证

临床表现：小便点滴不通，或量极少而短赤灼热，小腹胀满，口苦口黏，或口渴不欲饮，或大便不畅，舌质红苔黄腻，脉数。

证候分析：湿热壅积于膀胱，故小便点滴不通，或量极少而短赤灼热；湿热互结，膀胱气化不利，故小腹胀满；湿热内盛，故口苦口黏；津液不布，故口渴不欲饮；舌质红苔黄腻、脉数或大便不畅，因下焦湿热所致。

辨证要点：以小便点滴不通、小腹胀满、口苦口黏等为要点。

病机概要：湿热下注，壅结膀胱，气化不利。

治法：清利湿热，通利小便。

代表方剂：八正散。

方解：见淋证之热淋证。

兼证加减：心烦、口舌生疮糜烂者，合导赤散，以清心火、利湿热；口干咽燥，潮热盗汗，手足心热，舌光红者，加知母、生地黄、车前子、牛膝等以滋肾阴、清湿热、助气化。

2. 肺热壅盛证

临床表现：小便不畅或点滴不通，咽干，烦渴欲饮，呼吸急促，或有咳嗽，舌红苔薄黄，脉数。

证候分析：肺热壅盛，失于肃降，不能通调水道，下输膀胱，故小便不畅或点滴不通；肺热上壅，气逆不降，故呼吸急促或有咳嗽；咽干、烦渴欲饮、舌红苔薄黄、脉数，为里热内郁之征。

辨证要点：以小便不畅、咽干、烦渴欲饮等为要点。

病机概要：肺热壅盛，失于肃降，水道不利。

治法：清泄肺热，通利水道。

代表方剂：清肺饮。

方解：方中黄芩、桑白皮清热泻肺；车前子、山栀、木通、茯苓、泽泻利水通淋；麦冬养阴润肺。诸药合用，以清热泻肺为主，利水通淋为辅，兼顾养阴润肺。清代李用粹《证治汇补》载："癃闭选方，清肺饮：东垣治肺热口渴，小便不通。茯苓、黄芩、桑皮、麦冬、车前、山栀、木通等分水煎。"

兼证加减：有鼻塞、头痛、脉浮等表证者，加薄荷、桔梗解表宣肺；肺阴不足者，加沙参、黄精、石斛滋养肺阴；大便不通者，加大黄、杏仁以宣肺通便。

3. 肝郁气滞证

临床表现：小便不通或通而不爽，情志抑郁，或多烦善怒，胁腹胀满，舌淡红苔薄，脉弦。

证候分析：七情内伤，气机郁滞，肝气失于疏泄，水液排出受阻，故小便不通或通而不爽；胁腹胀满，为肝气横逆之故；多烦善怒、舌红苔薄黄、脉弦，为肝郁气滞之征。

辨证要点：以小便不通或通而不爽、情志抑郁等为要点。

病机概要：肝失疏泄，气滞膀胱，水道不利。

治法：疏利气机，通利小便。

代表方剂：沉香散。

方解：见淋证之气淋证。

兼证加减：肝郁气滞症状严重者，合六磨汤以增强其疏肝理气的作用；气郁化火，舌红苔薄黄者，加牡丹皮、山栀以清肝泻火。

4. 浊瘀阻塞证

临床表现：小便点滴而下，或尿如细线，甚则阻塞不通，小腹胀满疼痛，舌紫暗或有瘀点，脉涩。

证候分析：瘀血败精阻塞于内，或瘀结成块，阻塞于膀胱尿道之间，故小便点滴而下，或尿如细线，甚则阻塞不通；小腹胀满疼痛、舌紫暗或有瘀点、脉涩，为瘀阻气滞的征象。

辨证要点：以小便点滴不通、小腹胀满疼痛、舌紫暗等为要点。

病机概要：瘀血败精，阻塞尿道，水道不通。

治法：行瘀散结，通利水道。

代表方剂：代抵当丸。

方解：方中当归尾、穿山甲片、桃仁、大黄、芒硝通瘀散结；生地黄凉血滋肾阴；肉桂助膀胱气化以通尿闭。诸药合用以泻火攻积为主，活血化瘀为辅，兼顾养阴生津、温通经脉。清代江涵暾《奉时旨要·小腹痛》载："按小腹正中，为少阴任冲之分野，其傍为厥阴肝经之分野，小腹痛满，皆为内有留著，非虚气也……一属血结膀胱，其症善忘如狂，渴不能饮，小便自清，尺脉必盛，宜代抵当丸主之。"

兼证加减：瘀血较重者，加红花、川牛膝以增强活血化瘀之力；病久气血两虚，面色无华者，加黄芪、丹参、当归之类以补养气血；尿路结石者，加金钱草、海金沙、冬葵子、瞿麦、石韦通淋排石利尿；尿血者，吞服三七粉、琥珀粉化瘀止血。

5. 肾阳衰惫证

临床表现：小便不通或点滴不爽，排出无力，面色㿠白，神气怯弱，畏寒肢冷，腰膝酸软无力，舌淡胖苔薄白，脉沉细或弱。

证候分析：命门火衰，气化不及州都，故小便不通或点滴不爽；排出无力、面色㿠白、神气怯弱，是元气衰惫之征；畏寒肢冷、腰膝酸软无力、脉沉细或弱、舌质淡苔白等，为肾阳不足之征。

辨证要点：以小便不通、畏寒肢冷、腰膝酸软无力等为要点。

病机概要：肾阳虚衰，气化无权。

治法：温补肾阳，化气利水。

代表方剂：济生肾气丸。

方解：见水肿阴水之肾阳衰微证。

兼证加减：浮肿明显者，加干姜、白术健脾利水；形神萎顿、腰脊酸痛，为精血俱亏，病及督脉，多见于老人，治以香茸丸补养精血、助阳通窍。

6. 肾阴亏耗证

临床表现：小便量少或全无，口咽干燥，腰膝酸软，烦躁不安，潮热盗汗，头昏耳鸣，舌绛红少苔，脉细数。

证候分析：肾阴亏耗，则阳无以化生，膀胱气化无权，水道不利，则小便量少或全无；肾精不足，脑髓不充则头晕耳鸣；肾主骨生髓，肾亏则腰膝酸软无力；阴虚则生内热，故口咽干燥、烦躁不安、潮热盗汗、舌绛红少苔、脉细数。

辨证要点：以小便量少或全无、口咽干燥、腰膝酸软、舌绛红少苔、脉细数等为要点。

病机概要：肾阴亏耗，气化无源。

治法：滋补肾阴，育阴利水。

代表方剂：六味地黄丸合猪苓汤。

方解：六味地黄丸补肾滋阴，方解见臌胀常证之肝肾阴虚证。猪苓汤养阴清热利水，清代张志聪《伤寒论集注》言："此承上文白虎加人参汤，而言若脉浮发热，亦渴欲饮水而小便不利者，则以猪苓汤主之。夫脉浮发热，乃心肺之阳热外浮。小便不利乃脾胃之水津不化。泽泻、猪苓助脾土之水津以上行，滑石、茯苓导胃腑之阳热以下降，阿胶乃阿井之济水煎驴皮而成胶，夫心合济水，肺主皮毛，能解心肺之热气以和于阴。夫心气和则脉浮可愈，肺气和则发热自除，水津上行而渴止，阳热下降而小便利也。"

兼证加减：下焦有热者，加知母、黄柏，以清热坚阴；阴虚及气者，用滋肾通关丸滋阴化气，以利小便。

【该病证应该如何调护】

保持心情舒畅，忌忧思恼怒，积极锻炼身体，注意起居饮食，勿过食肥甘、辛辣、醇酒，勿忍尿、纵欲，避免久坐少动。避免外邪入侵和湿热内生的有关因素。老年人尽量减少使用抗胆碱类药物，如阿托品、颠茄等，以免癃闭发生。

积极治疗淋证、水肿、尿路肿块、结石等疾患。尿潴留须进行导尿的患者，必须严格消毒，规范操作。保留导尿管的患者，应保持会阴部清洁，并鼓励患者多饮水，保证每日尿量；当患者能自动解出小便时，尽快拔除导尿管。

【浙派医家关于本病的相关论述】

元代朱丹溪《丹溪心法·小便不通》：肾主水，膀胱为之府，水潴于膀胱而泄于小肠，实相通也。然小肠独应于心者哉？盖阴不可以无阳，水不可以无火，水火既济，上下相交，此荣卫所以流行，而水窦开阖所以不失其司耳。唯夫心肾不交，阴阳不调，故内外关格而水道涩，传送失度而水道滑，热则不通，冷则不禁。

明代张景岳《景岳全书·杂证谟》：凡癃闭之证，其因有四，最当辨其虚实。有因火邪结聚小肠膀胱者，此以水泉干涸，而气门热闭不通也。有因热居肝肾者，则或以败精，或以槁血，阻塞水道而不通也；若此者，本非无水之证，不过壅闭而然，病因有余，可清可利，或用法以通之，是皆癃闭之轻证也。唯是气闭之证，则尤为危候。然气闭之义有二焉：有气实而闭者，有气虚而闭者。

清代陈士铎《辨证奇闻·小便不通》：一小便点滴莫出，又急闷欲死，烦躁，口渴索饮，饮后愈急，人谓小肠热极，谁知心火亢极乎。夫心与小肠为表里，心热小肠亦热，小肠热极而癃闭，热在心而癃闭也。虽然，心火炎上，小肠在下，何能受热即移热于小肠，热宜不甚，何癃闭如此？不知小肠开合，全责心肾以通之，今心火亢热，则清气不交于小肠，唯烈火之相逼，小肠有阳无阴，何能传化。小肠不能传化，膀胱又何肯代小肠以传化。

【思维导图】

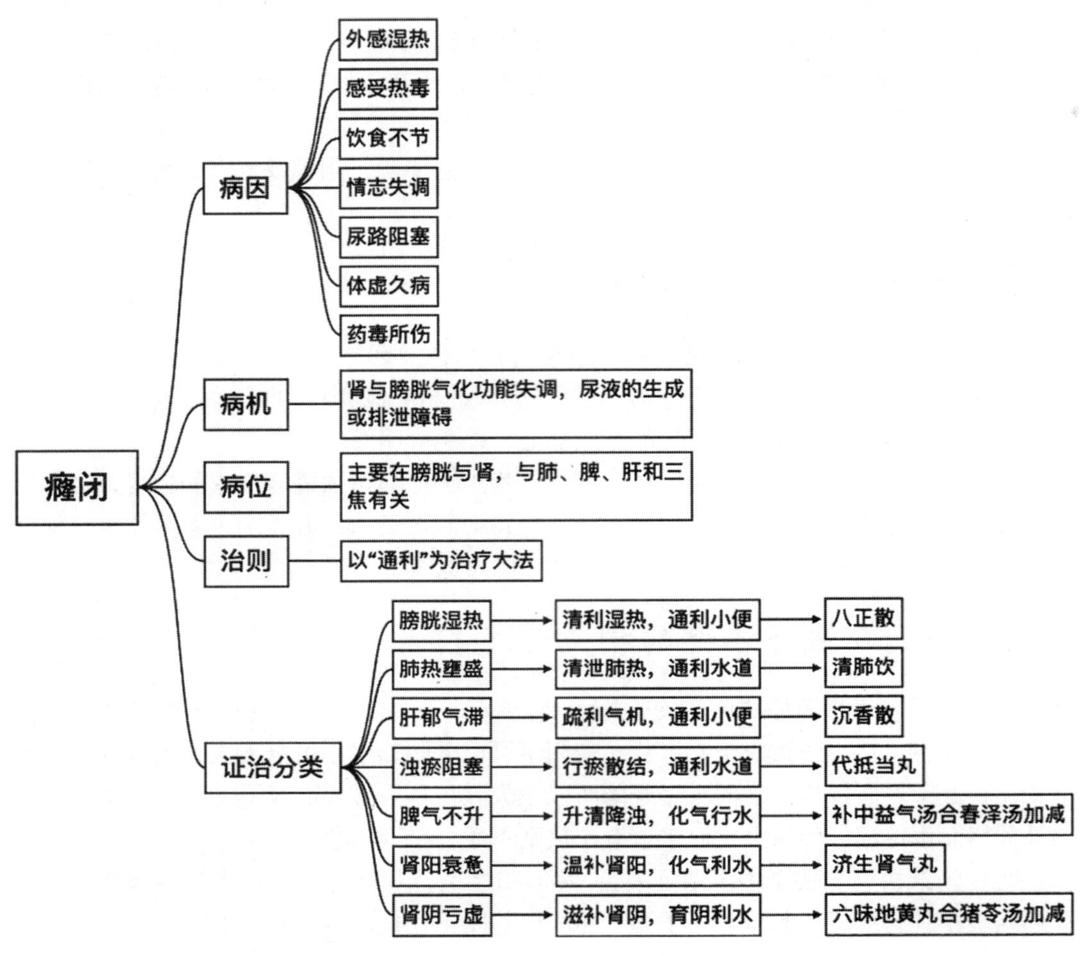

第四节 阳 痿

【示例病案】

李某，男，35 岁，浙江杭州人，2022 年 6 月初诊。

主诉：阳事不举半年。

病史：患者半年前出现阳事不举，遇劳加重，心悸，不寐多梦，神疲乏力，食少纳呆，腹胀便溏，舌淡边有齿痕，苔薄白，脉细弱。

【患者得了什么病证】

本案患者诊断为阳痿。

阳痿，又名"不起""筋萎""阴萎"，是指成年男子性交时阴茎痿软不举，或举而不坚，或坚而不久，致不能完成正常性交全过程的一种病证。西医学中各种功能性及器质性疾病造成的男子阴茎勃起功能障碍等归属本病范畴，可参照本节辨证论治。

长沙马王堆汉墓出土的《养生方》中，对本病有"不起""老不起"的称谓。《内经》提出"阴痿""宗筋弛纵""筋萎"等名。

隋代巢元方《诸病源候论·虚劳阴痿候》认为："劳伤于肾，肾虚不能荣于阴器，故痿弱也。"从劳伤、肾虚立论，治法多以温肾壮阳为主。

明代周之干《慎斋遗书·阳痿》有"阳痿多属于寒"的认识，首次提出"阳痿"病名并列有专篇。王纶《明医杂著》曰："男子阳痿不起，古方多云命门火衰，精气虚冷，固有之矣。然亦有郁火甚而致痿者。"提出郁火致痿，倡导从肝经湿热和燥热辨治。明代陈士铎《辨证录》主张从心论治阳痿，创制启阳娱心丹等系列方剂。清代沈金鳌《杂病源流犀烛·前阴后阴源流》提出"肝郁致阳痿"说。

【该病证要与哪些病证相鉴别】

阳痿应与早泄进行鉴别。

早泄是同房时，阴茎能勃起，但因过早射精，射精后阴茎痿软的病证。阳痿是指欲性交时阴茎不能勃起，或举而不坚，或坚而不久，不能正常进行性生活的病证。二者在临床表现上有明显差别，但在病因病机上有相同之处，若早泄日久不愈，可进一步导致阳痿，一般阳痿病情重于早泄。

【患者怎么得的这个病】

阳痿的发生，主要由劳伤久病、情志失调、饮食不节、外邪侵袭等，引起脏腑功能受损，精血不足，或邪气郁滞，宗筋失养而不用。

本案患者诊断为阳痿，属心脾亏虚证。心脾虚损，气血生化乏源，则宗筋失养而成阳痿；心血不足，心神失养，则心悸、不寐多梦；脾胃虚弱，运化失司，则神疲乏力、食少纳呆、腹胀便溏；舌淡边有齿痕、苔薄白、脉细弱，为气血不足之象。

【患者的这个病证应该怎么治】

本案患者治以健脾养心，益气起痿。方用归脾汤，方解见眩晕之气血亏虚证。

兼证加减：气郁血瘀者，加川芎、合欢皮、延胡索等行气活血；脾肾阳虚者，加淫羊藿、补骨脂、九香虫、露蜂房等温补脾肾；形体肥胖者，加泽泻、荷叶、薏苡仁、苍术、陈皮等健脾利湿。

历代医家治疗阳痿颇有心得。清代程久囿《医述》引王节斋论："少年阳痿，有因于失志者，但宜舒郁，不宜补阳。《经》曰：肾为作强之官，技巧出焉；藏精与志者也。夫志从土、从心，主决定，心主思维，此作强之验也。苟志意不遂，则阳气不舒。阳气者，即真火也。譬诸极盛之火，置于密器之中，闭闷其气，不得发越，则立死而寒矣。此非真火衰也，乃闷郁之故也。宣其抑郁，通其志意，则阳气舒而痿自起。"说明在阳痿的治疗中除补阳法外，解郁法亦是关键；解郁法中，精神疏导也很重要，是所谓"宣其抑郁，通其志意，则阳气舒而痿自起"。我国第一部男科病专著《傅青主男科·阳痿不举》指出："日泄其肾中之水，而肾中之火亦因之而消亡。盖水去而火亦去，必然之理。有如一家人口，厨下无水，何以为炊。"强调了阴阳双补、水火既济的治则。秦伯未《中医临证备要·阳痿》强调阳痿治疗，必须在补水之中加入补火，这反映出命门太极层次生命活动水火既济、精气互生的原则。

【该病证还有哪些其他证型】

1. 肝气郁结证

临床表现：临房不举，睡中自举，或举而不坚，情怀抑郁，喜太息，胸胁胀痛，嗳气，脘闷不适，食少便溏，舌质淡苔薄白，脉弦或弦细。

证候分析：肝为刚脏，主筋脉而系阴器，郁怒伤肝，肝失条达，故临房不举，睡中自举，或举而不坚；肝失疏泄，气机郁结，则情怀抑郁、喜太息、嗳气；胁肋乃肝之分野，疏泄不能，则胸胁胀痛、脘闷不适；肝木乘土，脾失健运则食少便溏；脉弦或弦细乃肝郁之象。

辨证要点：以临房不举，睡中自举，或举而不坚，情怀抑郁，喜太息，胸胁胀痛等为要点。

病机概要：肝郁气滞，血行不畅，宗筋不用。

治法：疏肝解郁，行气起痿。

代表方剂：柴胡疏肝散。

方解：见胁痛肝郁气滞证。

兼证加减：口干口苦、急躁易怒、头晕目胀者，加牡丹皮、山栀、夏枯草等以清肝泻火；久病血瘀者，加丹参、当归、鸡血藤，重者加蜈蚣，以活血化瘀；腰酸肢软者，加沙苑子、枸杞子、淫羊藿等以补肾壮阳；便溏者，加炒白术、山药、茯苓、木香等以健脾止泻；不寐，心理压力较大者，合酸枣仁汤以养血安神。

2. 湿热下注证

临床表现：阳痿不举，阴茎痿软弛长，睾丸坠胀作痛，阴囊瘙痒或潮湿多汗，泛恶口苦，胁胀腹闷，肢体困倦，尿黄灼痛，大便不爽，口黏口苦，舌质红苔黄腻，脉滑数。

证候分析：湿热内蕴，下注宗筋，则阳痿不举、阴茎痿软弛长；湿热下注阴器，则睾丸坠胀作痛、阴囊瘙痒或潮湿多汗；湿热困阻脾胃，中焦失运，则泛恶口苦、胁胀腹闷、肢体困倦、口黏口苦；湿热下注膀胱，则尿黄灼痛；湿热下注大肠，则大便不爽；舌质红、苔黄腻、脉滑数，为湿热内蕴之象。

辨证要点：以阳痿不举，阴囊瘙痒或潮湿多汗，口黏口苦，舌质红苔黄腻，脉滑数等为要点。

病机概要：湿热下注，蕴结肝经，宗筋不利。

治法：清利湿热。

代表方剂：龙胆泻肝汤。

方解：见胁痛之肝胆湿热证。

兼证加减：阴部湿痒者，加地肤子、黄柏、苦参、蛇床子等以燥湿止痒；小腹胀痛者，合金铃子散理气止痛；热势不扬，湿浊困遏，阳气不振者，改用三仁汤清利湿热；湿热酿痰者，改用黄连温胆汤加胆南星、僵蚕、露蜂房清热化痰；湿热伤肾，阴虚火旺者，合知柏地黄丸滋阴降火。

3. 命门火衰证

临床表现：阳痿不举，性欲减退，或举而不坚，精薄清冷，神疲倦怠，畏寒肢冷，面色㿠白，头晕耳鸣，腰膝酸软，夜尿清长，五更泄泻，阴器冷缩，舌淡胖苔薄白，脉沉迟或细。

证候分析：命门火衰，真阳衰微，则阳痿不举，性欲减退，或举而不坚，精薄清冷；阳虚不能温煦形体，振奋精神，故神疲倦怠、畏寒肢冷、面色㿠白；五脏之精，不能上承充养，髓海空虚，故头晕耳鸣；腰为肾之府，下元虚惫，则腰膝酸软；肾阳亏虚，无以温养，则夜尿清长、五更泄泻、阴器冷缩；肾阳鼓动无力，则脉沉迟或细；舌淡胖、苔薄白亦为阳气不足之象。

辨证要点：以阳痿不举、精薄清冷、畏寒肢冷、腰膝酸软等为要点。

病机概要：命门火衰，宗筋失温。

治法：温肾填精，壮阳起痿。

代表方剂：赞育丹。

方解：方中熟地黄、山药、山萸肉、焦杜仲、枸杞子补肾阴、益肾精；当归补血以生精；巴戟天、肉苁蓉、蛇床子、仙茅、淫羊藿、韭菜子益肾助阳；白术健脾以助益肾；远志宁心以助阳强。合而共奏补肾助阳之功。明代张景岳《景岳全书》谓：“治阳痿精衰，虚寒无子等证妙方。”

兼证加减：滑精频繁、精薄精冷者，加覆盆子、金樱子、益智仁补肾固精；火衰不甚，精血薄弱者，予左归丸或金匮肾气丸加减补肾助阳；阴阳两虚者，用还少丹加减调补阴阳；阴茎痿软、小腹冷痛、得温则舒、遇寒加重者，多属寒凝肝脉，合暖肝煎加减温补肝肾；久病入络，经络瘀阻者，加蜈蚣、水蛭、九香虫等通络化瘀。

4. 惊恐伤肾证

临床表现：临房不举，时有自举，兼见胆怯多疑，言迟声低，心悸惊惕，夜寐多梦，舌质淡苔白，脉弦细。

证候分析：大惊卒恐，伤于心肾，气机逆乱，气血不达宗筋，不能作强，则阳事不举；肾虽因惊恐被伤，但肾气并未完全虚衰，故时有自举，但又因肾气不固，气限于下，致宗筋弛缓，则临房不举；胆主决断，惊恐伤情志，决断失司，故胆怯多疑、言迟声低；心藏神，惊恐导致心气逆乱则神不守舍，故心悸惊惕、夜寐多梦；舌质淡苔白、脉弦细，为惊恐所致肾虚之象。

辨证要点：以临房不举，时有自举，胆怯多疑，心悸易惊，常有被惊吓史等为要点。

病机概要：惊恐伤肾，肾精破散，心气逆乱，气血不畅，宗筋失用。

治法：益肾宁神。

代表方剂：启阳娱心丹。

方解：以人参、菟丝子、当归、白芍补益肝肾、滋养阴血；远志、茯神、石菖蒲、生酸枣仁宁心安神，交通心肾；柴胡理气解郁、宣畅气机，甘草、橘红、砂仁、白术、神曲健脾。共奏宁心安神、兴阳起痿之功。

兼证加减：惊惕不安甚者，加龙齿、磁石等以重镇安神；不寐多梦者，加五味子、琥珀、合欢皮等以养阴安神；心肾不交者，合交泰丸交通心肾；腰膝酸软者，加杜仲、肉苁蓉、海马、锁阳等以补肾壮阳；有手淫史，伴有遗精、早泄、心悸、烦热、腰膝酸软、头晕耳鸣者，用知柏地黄丸以滋阴降火。

【该病证应该如何调护】

加强性教育，培养正确性意识，树立良好的性道德。夫妻关系应融洽，应互相理解。节制性欲，避免恣情纵欲、房事过频、手淫过度。清心寡欲，弃除杂念，怡情养心。起居有常，饮食有节，避免过食醇酒肥甘，湿热内生，壅塞经络，造成阳痿。切忌讳疾忌医，隐瞒病情，贻误治疗时机。

患病之后，应正确对待疾病，树立信心，要消除顾虑，调畅情志，愉悦心情，避免精神紧张。调饮食，节房劳，适劳逸，勤锻炼，增强体质，提高身体素质。在感到情绪不快、身体不适、过度疲劳、性功能下降时，应暂停性生活一段时间，使性中枢和性器官得以调节和休息，有利于情志的调节和身体的恢复。积极治疗易造成阳痿的原发病。避免长期服用某些可影响性功能的药物。

【浙派医家关于本病的相关论述】

明代王纶《明医杂著·续医论》：少年阳痿，有因于失志者、但宜舒郁，不宜补阳……阳气者，即真火也。譬诸极盛之火，置于密器之中，闭闷其气，不得发越，则立死而寒矣。此非真火衰也，乃闷郁之故也。宣其抑郁，通其志神、当归、白芍、白术、人参、升麻、柴胡。

清代李中梓《证治汇补·痿》：背乃坎象，水火具焉；阴阳交济，伎巧生焉。故有房劳太甚，宗筋弛纵，发为阴痿者，乃命门火衰，譬之严冬，百卉凋残也。亦有思想无穷，气郁心肾而为阴痿者，乃下焦火郁，譬如炎暑，而草木下垂也。火衰者，桂附八味丸火郁者，知柏六味丸。

清代冯兆张《冯氏锦囊秘录·方脉阳痿》提出：心主神，过思则神驰于外，肾主精，过劳则精耗于中，君火伤而不能降，肾阴亏而不能升，元阳运用于上，孤阴日衰于下，《经》曰：阴阳离决，精气乃绝，致上下不交，水火不媾，而为阳痿者，更多矣。

【思维导图】

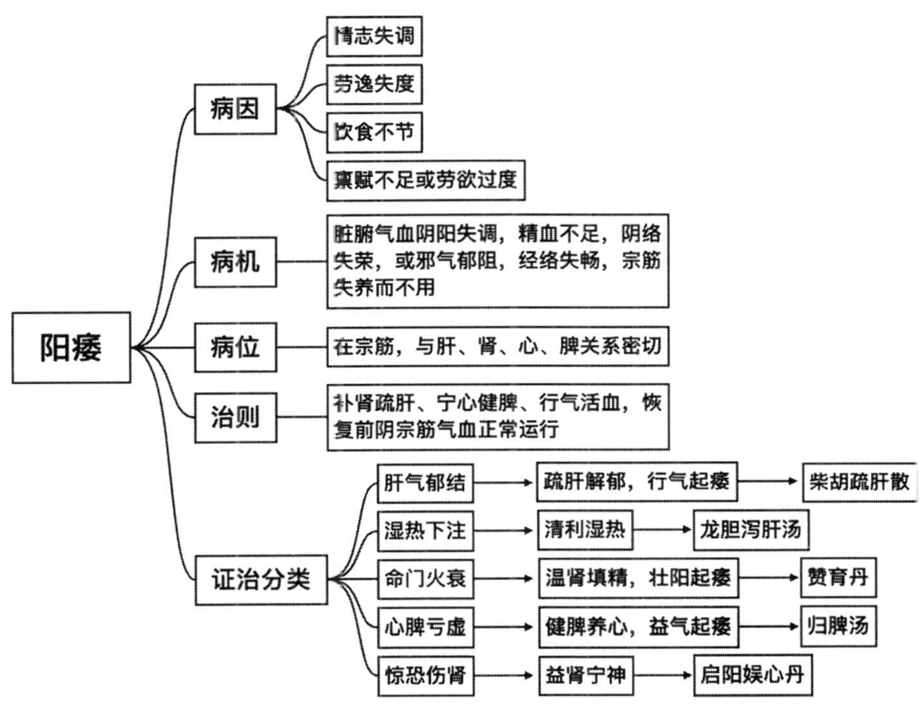

第五节　遗　精

【示例病案】

何某，男，32岁，1985年2月初诊。

主诉：反复遗精1年。

病史：患者反复遗精1年，伴腰酸腰胀，尿频尿急，小便色黄，尿道灼热，尿后有白浊流出，口干口苦，睡眠尚可，舌红苔黄腻，脉滑数。

【患者得了什么病证】

本案患者诊断为遗精。

遗精是指以不因性活动而精液自行频繁泄出为主证的疾病，常伴有头昏、精神萎靡、腰腿酸软、失眠等。因梦而遗精者称为梦遗；无梦而遗精，或清醒时无性刺激情况下精液流出者称为滑精。西医学中的神经衰弱、神经官能症、前列腺炎、精囊炎等疾病过程中如以遗精为主证者归属于本病范畴，可参照本节辨证论治。

《内经》首次记载了本病，称遗精为“精时自下”“流淫不止”“梦接内”，认为病理本质为“脏气伤而不能藏”，并指出凡内伤情志、思虑过度、恐惧怵慑，均可能扰动心神、损伤精气，产生“骨酸痿厥，精时自下”的证候。

东汉张仲景《金匮要略·血痹虚劳病脉证并治》称为“失精”，病因于虚劳，谓“夫失精家，少腹弦急，阴头寒，目眩，发落”“梦失精，四肢酸痛，手足烦热，咽干口燥”，创桂枝加龙骨牡蛎汤、小建中汤以调和阴阳、固涩精液。

隋代巢元方《诸病源候论·虚劳病诸候》言：“肾气虚弱，故精溢也。见闻感触，则动肾气，肾藏精，今虚弱不能制于精，故因见闻而精溢出也。”强调遗精是由于肾气虚所致，但对遗精病因的认识仍局限于虚劳层面。

元代朱丹溪《格致余论·阳有余阴不足论》言：“主闭藏者肾也，司疏泄者肝也。二脏皆有相火，而其系上属于心。”提出“相火致遗精”说。

明代龚信《古今医鉴·遗精》言：“夫梦遗精滑者，世人多作肾虚治……殊不知此证多属脾胃，饮食厚味，痰火湿热之人多有之。”指出醇酒厚味，损伤脾胃，脾不升清，则湿浊内生，流注于下，蕴而生热，热扰精室；或因湿热流注肝脉，疏泄失度，产生遗精。

明代张景岳《景岳全书·遗精》中“梦遗滑精，总皆失精之病，虽其证有不同，而所致之本则一”，明确指出遗精包括梦遗和滑精，且二者的病机基本相同。提出“有值劳倦即遗者，此筋力有不胜，肝脾之弱也”“有因用心思索过度辄遗者，此中气有不足，心脾之虚陷也”。即凡中气不足、心脾气虚之人，每因劳倦太过，气伤更甚，或思虑过度，郁伤脾气，亦可导致气不摄精而遗者。

清代叶天士《叶天士晚年方案真本·痿证案》记载：“精泄痿躄，内枯损及奇经，六年沉疴，药难取效。淡苁蓉、锁阳、羊肉胶、舶茴香、菟丝子、青盐。”认为久遗精血内损，奇经血燥，宗筋失润，可日久成劳，治疗须以温养奇经为主。奇经治疗久遗正是奇经八脉理论与久病通络理论的不谋而合。

【该病证应与哪些病证相鉴别】

遗精应与早泄、精浊等病证相鉴别。

1. 早泄

早泄是性交时精液过早泄出，而影响性生活。诚如《沈氏尊生书》所言：“未交即泄，或乍交即泄。”明确指出了早泄的特征，以此与遗精鉴别。

2. 精浊

精浊常在大便时或排尿终了时发生，尿道口有米泔样或糊状分泌物溢出，并伴有茎中作痒作痛，痛甚如刀割火灼。

【患者怎么得的这个病】

遗精的发生，主要由劳心太过、欲念不遂、饮食不节、恣情纵欲等因素，引起肾气不固，或热扰精室，而致肾失封藏，精关不固。

本案患者诊断为遗精，属湿热下注证。湿热下注，扰动精室，疏泄失度，故遗精频作；湿热流注于腰，阻滞气机，故腰酸腰胀；湿热下注膀胱，膀胱气化失司，分利失职，故尿频尿急、小便色黄、尿道灼热、尿后有白浊流出；口干口苦、舌质红苔黄腻、脉濡数，为湿热蕴滞之象。

【患者的这个病证应该怎么治】

本案患者治以清热利湿。方用程氏萆薢分清饮加减，方解见淋证之膏淋证。

兼证加减：口苦口黏者，加茵陈、佩兰、草果等以芳香化湿；肝经湿热，阴囊湿痒、小溲短赤、口苦胁痛者，用龙胆泻肝汤以清泄肝经湿热；痰湿郁热者，用苍术二陈汤加黄柏以化痰湿、清郁热。

历代医家治疗遗精颇有心得。宋代许叔微《普济本事方·膀胱疝气小肠精漏》言："梦遗有数种，下元虚惫，精不禁者，宜服茴香丸；年壮气盛，久节淫欲，经络壅滞者，宜服清心丸；有情欲动中，经所谓所愿不得，名曰白淫，宜良方茯苓散。正如瓶中煎汤，气盛盈溢者，如瓶中汤沸而溢；欲动心邪者，如瓶之倾侧而出；虚惫不禁者，如瓶中有罅而漏，不可一概用药也。"载有治疗遗精方 4 首，论述病因较为详细，实为遗精辨证论治的雏形。元代朱丹溪《丹溪心法·梦遗篇》中提出"遗精……然其状不一，或小便后出多不可禁者，或不小便而自出，或茎中出而痒痛，常如欲小便者。并宜先服辰砂妙香散，或感喜丸，或分清饮，别以绵裹龙骨同煎。又或分清饮半帖，加五倍子、牡蛎粉、白茯苓、五味子各半钱，煎服""专主乎热，带下与脱精同治法，青黛、海石、黄柏。内伤，气血虚不能固守，常服八物汤加减，吞樗树根丸"。以滋阴清热法、清热祛湿法、养心安神法、益气养血法等对遗精辨证治疗。清代叶天士《临证指南医案·遗精》中指出："遗精一证，不越乎有梦、无梦、湿热三者范围。有梦为心病，无梦为肾病，湿热为小肠膀胱病。夫精之藏制虽在肾，而精之主宰则在心。其精血下注，湿热混淆而遗滑者，责任在小肠膀胱；其治，不外养心益肾，填精固摄，清热利湿诸法。如肾精亏乏，相火易动，阴虚阳冒而为遗精者，治用浓味填精，介类潜阳，养阴固涩；如无梦而肾关不固，精窍滑脱者，治用桑螵蛸散，填阴固摄及滑涩互施；如有梦而遗，烦劳过度，及脾胃受伤，心肾不交，上下交损者，用归脾汤、妙香散、参术膏、补心丹等方，心脾肾兼治；如阴虚不摄，湿热下注而遗滑者，用黄柏、萆、黄连、苓、泽等味，苦泄厥阴郁热，兼通腑气为主；如下虚上实，火风震动，脾肾液枯而为遗滑者，用二至、百补丸及通摄下焦之法；如龙相交炽，阴精走泄者，用三才封髓丹、滋肾丸、大补阴丸，峻补真阴，承制相火，以泻阴中伏热为主；又有房劳过度，精竭阳虚，寐则阳陷而精道不禁，随触随泄，不梦而遗者，当用固精丸，升固八脉之气；又有膏粱酒肉，饮醇浓味，脾胃酿成湿热，留伏阴中而为梦泄者，当用猪肚丸，清其脾胃蕴蓄之湿热。”详细说明了遗精各证的治疗策略。清代唐宗海从“精血同源”理论入手，提出“血从水化，是谓之精，胞者精之舍，即血之室也。吐衄者，是胞中血分之病，遗精者，是胞中水分之病”，认为遗精与失血同病，创“精血同治论”，且认为“治法无论先后，总以治肝为主”。

【该病证还有哪些其他证型】

1. 君相火旺证

临床表现：多梦遗精，阳事易举易泄，心烦潮热，颧红腰酸，头晕耳鸣，口干多饮，溲黄便结，舌红苔少或薄黄，脉细数。

证候分析：心火内动，神不守舍，故多梦；火扰精室，故遗精，阳事易举易泄；火灼阴伤，阴虚火旺，故心烦潮热，颧红、口干多饮；肾精亏虚，腰府失养，则腰酸；精不养神以上奉于脑，故头晕耳鸣；心火下移小肠，故溲黄；火伤津液，肠道失润，则便结；舌红苔少或薄黄、脉细数，为君相火旺之征。

辨证要点：以多梦遗精，心烦，腰酸，舌红苔少或薄黄，脉细数等为要点。

病机概要：君相火动，迫精妄泄。

治法：清心泻肝。

代表方剂：黄连清心饮合三才封髓丹。

方解：黄连清心饮以清心泻火为主，兼以养心安神，方中黄连清泻心火；生地黄滋阴凉血；当归、酸枣仁养血安神；茯神宁心安神，使心气下达于肾；远志安神益智，使肾气上达于心；茯神、远志乃交通心肾药对；莲子清心摄精；人参、甘草益气和中，健运中州。三才封髓丹宁心滋肾，承制相火。清代吴仪洛《成方切用·补养门》谓：“天冬以补肺生水，人参以补脾益气，熟地以补肾滋阴。以药有天地人之名，而补亦在上中下之分，使天地位育，参赞居中，故曰三才也。喻嘉言曰：加黄柏以入肾滋阴，砂仁以入脾行滞，甘草以少变天冬黄柏之苦，俾合人参建立中气，以伸参两之权，殊非好为增益成方之比也。除后三味，等分煎，名三才汤，治脾肺虚劳咳嗽。除前三味，名封髓丹，治心火旺盛，肾精不固，易于施泄。”

兼证加减：心中烦热、小溲短赤灼热者，可合导赤散清心利尿；久病肝肾阴伤，遗精频作、潮热颧红者，合知柏地黄丸或大补阴丸滋阴泻火；滑泄日久者，用桑螵蛸散宁心益肾固精。

2. 劳伤心脾证

临床表现：遗精时作，劳则加重，不寐健忘，心悸怔忡，四肢倦怠，纳少腹胀，面色萎黄，大便稀溏，舌淡胖边有齿痕，苔薄白，脉细弱。

证候分析：劳伤心脾，气不摄精，故遗精时作、劳则加重；心主藏神，曲运神机，思虑过度，神不安定，故不寐健忘、心悸怔忡；脾气虚乏，不充四肢，则四肢倦怠；脾主运化，脾弱运化失职，化源不充，则纳少腹胀、面色萎黄、大便稀溏；舌淡胖边有齿痕、苔薄白、脉细弱，为心脾气血不足之征。

辨证要点：以遗精时作、劳则加重等为要点。

病机概要：心脾两虚，气不摄精。

治法：调补心脾，益气摄精。

代表方剂：妙香散。

方解：清代吴仪洛《成方切用·补养门》言“山药益阴清热，兼能涩精。故以为君。人参黄芪，所以固其气。远志二茯，所以宁其神。神宁气固，则精自守其位矣。且二茯下行利水，又以泻肾中之邪火也。桔梗清肺散滞，木香疏肝和脾。丹砂镇心安魂，麝香通窍解郁，二药又能辟邪，亦所以治其邪感也。加甘草者，用以交和乎中，犹黄婆之媒婴姹也。是方不用固涩之剂，但安神正气，使精与神气相依，而自固矣。以其安神利气，故亦治惊悸郁结。（楼全善曰：梦遗属郁滞者居大半，庸医不知其郁，但用涩剂固脱，愈涩愈郁，其病反甚矣）”。

兼证加减：遗精频繁者，加鸡内金、莲子、芡实等以涩精止遗；中气下陷者，合用补中益气汤升提中气；心脾血虚显著者，可改用归脾汤益气养血、健脾养心。

3. 肾气不固证

临床表现：遗精频作，多为无梦而遗，甚而滑精不禁，伴见头昏，腰膝酸软，形寒肢冷，面色㿠白，阳痿早泄，精液清冷，夜尿清长，舌质淡胖而嫩，苔白滑，脉沉细。

证候分析：先天不足或手淫、房劳过度、遗精日久等均可导致损伤肾精，肾虚不藏，故遗精频作，多为无梦而遗，甚而滑精不禁；肾阴不足，不能生髓上盈脑海，故头昏；腰为肾之府，肾虚则腰膝酸软；命门火衰，不能温养形体，故形寒肢冷、面色㿠白、阳痿早泄、精液清冷；肾阳既衰，膀胱气化失司，固摄无权，则夜尿清长；舌质淡胖而嫩、苔白滑、脉沉细，为阳虚之征。

辨证要点：以遗精频作、腰膝酸软、形寒肢冷、夜尿清长等为要点。

病机概要：肾元虚衰，封藏失职。

治法：补肾益精，固涩止遗。

代表方剂：金锁固精丸。

方解：当代连建伟《历代名方精编·固涩剂》言“方中沙苑蒺藜甘温，补肾固精，《纲目》谓其‘补肾，治腰痛泄精，虚损劳气’，《本经逢原》亦谓其‘为泄精虚劳要药，最能固精’，故为主药；辅以芡实、莲子甘涩而平，俱能益肾固精，且补脾气，莲子并能交通心肾；佐以龙骨甘涩平，牡蛎咸平微寒，俱能固涩止遗，莲须甘平，尤为收敛固精之妙品。合而用之，既能补肾，又能固精，实为标本兼顾之良方。以其能秘肾气，固精关，专为肾虚精滑者设，故美其名曰金锁固精丸”。

兼证加减：因情志失调，肝失条达，肾失固摄所致者，合逍遥散疏肝益肾；滑泄久遗，阳痿早泄，阴部有冷感，以肾阳虚为主者，加鹿角霜、肉桂、锁阳等加强温肾之力；头晕耳鸣，五心烦热，形瘦盗汗，以肾阴虚为主者，合六味地黄丸或左归饮滋补肾阴；遗精日久，阴阳失调者，用桂枝加龙骨牡蛎汤调和阴阳，固精止遗；阴损及阳或阳损及阴，阴阳两虚者，用右归丸以温肾固本。

【该病证应该如何调护】

注意精神调养，排除杂念，不接触不健康的影像信息，不贪恋女色。避免过度脑力劳动，做到劳逸结合，饮食有节，起居有常，不可以酒为浆，少食醇酒厚味及辛辣刺激性食品。切勿恣情纵欲，手淫过度，保持外生殖器清洁。

已病者应注意消除恐惧心理，生活起居有度，节制性欲，戒除手淫。夜晚进食不宜过饱，睡前用温水洗脚，被褥不宜过厚、过暖，内裤不宜过紧，养成侧卧习惯。发生遗精时不可强忍或挤压阴茎，遗精后不可立即用冷水洗浴，以免寒邪内侵。包茎、包皮过长或外生殖器有炎症时应及早就医。

【浙派医家关于本病的相关论述】

元代朱丹溪《格致余论·阳有余阴不足论》：主闭藏者，肾也；司疏泄者，肝也。二脏皆有相火，而其系上属于心。心，君火也，为物所感则易动。心动则相火亦动，动则精自走，相火翕然而起，虽不交会，亦暗流而疏泄矣。

明代张景岳《景岳全书·杂证谟》：凡有所注恋而梦者，此精为神动也，其因在心；有欲事不遂而梦者，此精失其位也，其因在肾；有值劳倦即遗者，此筋力有不胜，肝脾之气弱也；有因用心思索过度彻遗者，此中气有不足，心脾之虚陷也；有因湿热下流或相火妄动而遗者，此脾肾之火不清也；有无故滑而不禁者，此下元之虚，肺肾之不固也；有素禀不足而精易滑者，此先天元气之单薄也；有久服冷利等剂，致元阳失守而滑泄者，此误药之所致也；有壮年气盛，久节房欲而遗者，此满而溢者也。凡此之类，是皆遗精之病。

清代冯兆张《冯氏锦囊秘录·方脉梦遗精滑白浊合参》：梦遗本心火为病，然肝肾二经之火相夹以成之。盖心藏神，肝藏魂，肾藏精。梦中所生，即心之神；梦中所见，即肝之魂；梦中所泄，即肾之精。心为君主，肝肾为相，梦中神游，则魂化为形，相火翕然鼓之。此精之所以泄也，总由心虚不能入肾阴以藏，肾虚不能延心气以纳，心失拱默之德，肾失封藏之功，而为不交不固之患矣。有梦而遗者，思想所致，心气不足而不摄也；无梦而遗者，多欲所致，肾精滑泄而不固也。有醉饱劳倦，清气不升，脾精不运而遗者；有肾水不足，淫火熏蒸，精离其位而遗者；有相火旺而脾胃有伤，水谷日生之精，不得入与元精俱藏而遗者；有火炎上而水下趋，心肾不交而滑者；有年壮气盛，久无色欲，精满而溢者；有脾虚下陷者；有痰火湿热扰动精腑者。治唯养心滋肾，因湿、因热、因寒兼而治之，更须补其中气，以使元气升举，不可轻服涩药。

【思维导图】

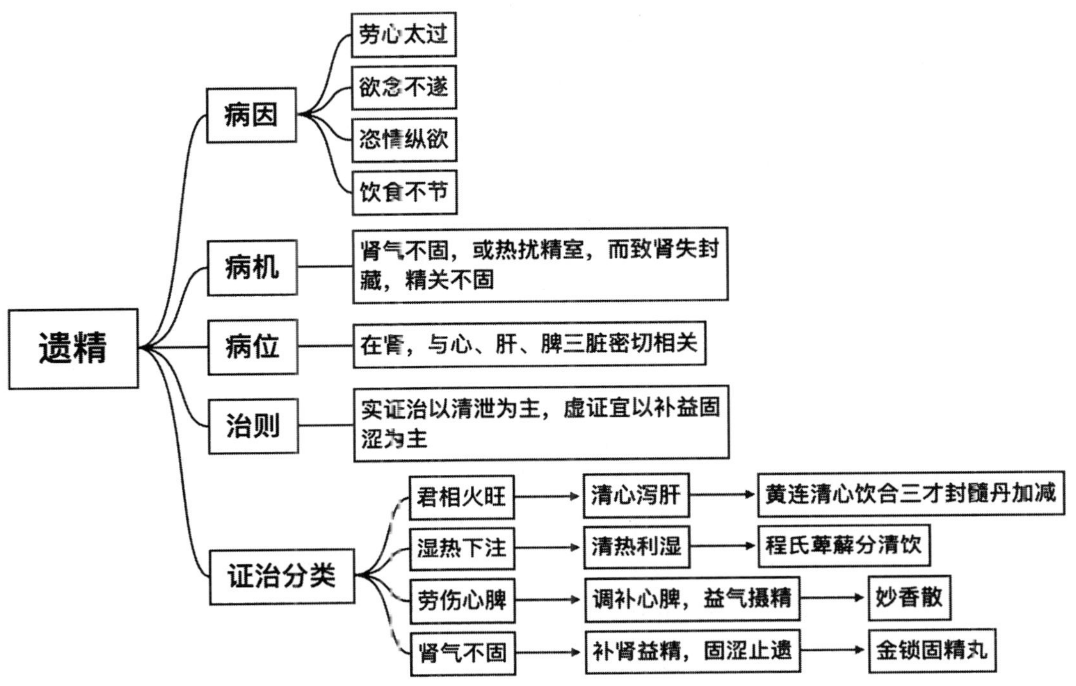
遗精
病因
劳心太过
欲念不遂
恣情纵欲
饮食不节
病机
肾气不固，或热扰精室，而致肾失封藏，精关不固
病位
在肾，与心、肝、脾三脏密切相关
治则
实证治以清泄为主，虚证宜以补益固涩为主
证治分类
君相火旺
清心泻肝
黄连清心饮合三才封髓丹加减
湿热下注
清热利湿
程氏萆薢分清饮
劳伤心脾
调补心脾，益气摄精
妙香散
肾气不固
补肾益精，固涩止遗
金锁固精丸

第八章 气血津液病证

第一节 郁 证

【示例病案】

范某，女，45岁，浙江丽水人，2002年5月7日初诊。

主诉：反复情绪低落4个多月。

病史：患者4个月前因家庭矛盾出现情绪低落，容易悲伤流泪，对事物失去兴趣。现症见心情低落，喜叹气，时时悲伤欲哭，情志不舒时胸部胀满，胁肋疼痛，纳差，入睡困难，寐后易醒，醒后难以再寐，便溏，月经先后无定期，经血量减少、色暗，舌淡红苔薄，脉弦。

【患者得了什么病证】

本案患者诊断为郁证。

郁证是以心情抑郁，情绪不宁，胸部满闷，胁肋胀痛，或易怒易哭，或咽中如有异物梗阻为主证的病证。郁有广义和狭义之分，广义的郁，包括外邪、情志、饮食等因素所致之郁；狭义的郁，单指情志不舒之郁。本节所论主要为狭义之郁。西医学中的神经官能症、抑郁症、癔症、更年期综合征及反应性精神病等多属于本病范畴，可参考本节辨证论治。

中医古籍中关于"郁"的最早记载见于《内经》。《素问·六元正纪大论》中提出"五郁"，认为"郁极乃发，待时而作"，描述了"五郁"的相应症状，并记载相应的治法，言："木郁达之，火郁发之，土郁夺之，金郁泄之，水郁折之"。《灵枢·本神》云："愁忧者，气闭塞而不行。"论述了情志失调引起气机郁滞，导致郁证发生。

宋代陈无择《三因极一病证方论·三因论》在外因中将外邪致郁从之前以寒热为主扩展为湿热外邪致郁，认为内因即喜、怒、忧、思、悲、恐、惊七情与郁的关系最为密切。

元代朱丹溪《丹溪心法·六郁》谓："气血冲和，万病不生，一有怫郁，诸病生焉。故人生诸病，多生于郁。"首倡"六郁"之说，属广义之郁，创制越鞠丸等治郁诸方，至今仍为临床常用。

明代虞抟《医学正传·郁证》首次将“郁证”作为一个独立的病名，“夫所谓六郁者，气、湿、热、痰、血、食六者是也。或七情之抑遏，或寒热之交侵，故为九气怫郁之候”。

清代李中梓《证治汇补·郁证》云：“心郁昏昧健忘，肝郁胁胀嗳气，脾郁中满不食，肺郁干咳无痰，肾郁腰胀淋浊，不能久立，胆郁口苦晡热，怔忡不宁。”提出五脏郁证的病名与症状特点。

叶天士《临证指南医案·郁》谓：“七情之郁居多。”“郁症全在病者能移情易性。”提倡移情易性的调护方法，仍为现代医家沿用。

【该病证应与哪些病证相鉴别】

梅核气应与虚火喉痹进行鉴别，脏躁应与癫证进行鉴别。

1. 梅核气与虚火喉痹

梅核气为自觉咽中有物梗塞，咽之不下，咯之不出，但无咽痛，进食无阻塞，不影响吞咽。咽中梗塞的感觉与情绪波动有关，当心情抑郁或注意力集中于咽部时，则梗塞感觉加重。虚火喉痹，除咽部有异物感外，尚觉咽干、灼热、咽痒。咽部症状与情绪无关，但过度辛劳或感受外邪则易加剧。

2. 脏躁与癫证

脏躁多在精神因素刺激下呈间歇性发作，在不发作时可如常人，主要表现为烦躁不宁、易激惹、易怒易哭、时作欠伸等情绪不稳定的症状，但有自知自控能力。癫证主要表现为表情淡漠、沉默痴呆、言语无序或喃喃自语、静而多喜，缺乏自知自控能力，病程迁延，症状极少自行缓解。

【患者怎么得的这个病】

郁证的发生，主要与情志内伤和体质有关，由于情志刺激导致肝失疏泄、脾失健运、心失所养，脏腑阴阳气血失调，而成郁证。

本案患者诊断为郁证，属肝气郁结证。情志所伤，肝失条达，故心情低落、喜叹气、时时悲伤欲哭；厥阴肝经循少腹，夹胃，布于胸胁，因肝气郁滞，气机不畅，气滞血瘀，肝络失和，故胸部胀满、胁肋疼痛、月经先后无定期、经量减少、经血色暗；肝气郁结，肝木乘土，胃失和降，脾失健运，故纳差、便溏；肝气郁结，疏泄失常，藏血不足，血不养心，故入睡困难、寐后易醒、醒后难以再寐；弦为肝脉，乃肝气郁结之证。

【患者的这个病证应该怎么治】

本案患者治以疏肝解郁，理气和中。方用柴胡疏肝散加减，方解见胁痛之肝郁气滞证。

兼证加减：肝气犯胃，胃失和降，嗳气频作，脘闷不舒者，加旋覆花、代赭石、苏梗、半夏以平肝降逆；脘腹胀满、嗳气酸腐异味者，为兼食郁，加神曲、麦芽、山楂、鸡内金、连翘、莱菔子以消食化滞；身重、口腻、腹胀、便溏者，为兼湿郁，加苍术、白豆蔻、厚朴、茯苓以运脾化湿；妇女经前乳胀腹痛者，加当归、丹参、益母草、红花，或改用血府逐瘀汤加减以活血化瘀。

历代医家治疗郁证颇有心得。东汉张仲景《金匮要略·妇人杂病脉证并治》云："妇人脏躁，喜悲伤欲哭，像如神灵所作，数欠伸，甘麦大枣汤主之。""妇人咽中如有炙脔，半夏厚朴汤主之。"其治疗脏躁和梅核气的方药沿用至今。唐代孙思邈在《备急千金要方·小肠腑方》中载有治"心中烦郁，惊悸狂癫"的薯蓣丸，并在治疗情志致郁时以黄芩、黄连、大黄、石膏等寒凉药与干姜、细辛、桂心、吴茱萸等温热药并用。金元时期，朱丹溪认为"凡郁皆在中焦，以苍术、抚芎开提其气以升之"，突出郁证的治疗应以顺气为先，并创制治郁名方六郁汤、越鞠丸等，开郁证论治专题研究的先河。明代虞抟《医学正传》在总结历代医家相关论述的基础上，提出"夫所谓六郁者……或七情之抑遏，或寒热之交侵……或雨湿之侵袭，或酒浆之积聚""气郁而湿滞，湿滞而成热，热郁而成痰，痰滞而血不行，血滞而食不消化"，指出六者皆相因而为病的发病机制，治疗上主张"当以顺气为先，消积次之"，还介绍了郁证加减用药的经验为"春加防风，夏加苦参，秋冬加吴茱萸"。清代李中梓在《证治汇补·郁证》中说："郁病虽多，皆因气不周流，法当顺气为先，法当顺气为先，开提为次，至于降火、化痰、消积，犹当分多少治之。"指出了解郁之关键，首先在于调畅气机，再根据不同症状辅以其他治法。清代林珮琴《类证治裁·郁证》中论治情志之郁云："病发心脾，不得隐曲，思想无穷，所愿不得，皆情志之郁也。"治疗上主张"七情内起之郁，始而伤气，继必及血，终乃成劳，主治宜苦辛凉润宣通"。

【该病证还有哪些其他证型】

1. 气郁化火证

临床表现：急躁易怒，胸闷胁胀，口苦而干，或头痛、目赤、耳鸣，或嘈杂吞酸，大便秘结，舌质红苔黄，脉弦数。

证候分析：肝火内郁，则急躁易怒；肝气不舒，气机郁结，故胸闷胁胀；肝火犯胃，胃肠有热，故口苦而干、嘈杂吞酸、大便秘结；气郁化火，火性炎上，循肝脉上行，则头痛、目赤、耳鸣；舌质红苔黄、脉弦数，为气郁化火之象。

辨证要点：以急躁易怒、胸闷胁胀、口苦而干等为要点。

病机概要：肝郁化火，横逆犯胃。

治法：疏肝解郁，清肝泻火。

代表方剂：丹栀逍遥散。

方解：清代吴仪洛《成方切用·和解门》谓"加丹皮山栀，名八味逍遥散。治怒气伤肝，血少目暗。目为肝窍，《经》曰：目得血而能视，肝伤血少则目昏。丹皮能泻血中伏火，栀子能泻三焦郁火。故薛氏加之，以抑肝气，兼以调经也。《医贯》曰：古方逍遥散，柴胡、薄荷、当归、芍药、陈皮、甘草、白术、茯神，其加味者，则丹皮栀子。余以山栀屈曲下行泄水，改用吴茱萸炒黄连”。

兼证加减：口苦、便秘者，加龙胆草、大黄清肝泄热；肝火犯胃，胁肋疼痛、嘈杂吞酸、嗳气、呕吐者，加左金丸泻肝和胃；肝火上炎，头痛、目赤、耳鸣者，加菊花、夏枯草、钩藤清热平肝；热盛伤阴，舌红少苔、脉细数者，去当归、白术之温燥，加生地黄、麦冬、山药滋阴健脾，或改用滋水清肝饮养阴清火。

2. 痰气郁结证

临床表现：精神抑郁，胸部满闷，胁肋胀满，咽中如有异物梗塞，吞之不下，咯之不出，苔白腻，脉弦滑。《金匮要略·妇人杂病脉证并治》载有“妇人咽中如有炙脔，半夏厚朴汤主之”，明代孙一奎《赤水玄珠·咽喉门》称此为“梅核气”。

证候分析：肝郁乘脾，脾运不健，生湿聚痰，痰气郁结于胸膈之上，故精神抑郁、咽中如有异物梗塞、吞之不下、咯之不出；气失舒展，则胸部满闷；胁为肝经之所过，经络郁滞，故胁肋胀满；苔白腻、脉弦滑，为肝郁夹痰湿之象。

辨证要点：以精神抑郁，咽中如有异物梗塞，吞之不下，咯之不出等为要点。

病机概要：肝气郁滞，痰气互结，停聚于咽。

治法：行气开郁，化痰散结。

代表方剂：半夏厚朴汤。

方解：见呕吐肝气犯胃证。

兼证加减：湿郁气滞，胸脘痞闷、嗳气、苔腻者，加香附、佛手、苍术理气除湿；痰郁化热，烦躁，舌红苔黄者，加竹茹、郁金、石菖蒲、胆南星、黄芩、黄连清化痰热；病久入络，胸胁刺痛，舌质偏暗或有瘀点瘀斑，脉涩者，加郁金、丹参、降香、姜黄活血化瘀。

3. 心神失养证

临床表现：精神恍惚，心神不宁，多疑易惊，悲忧善哭，喜怒无常，时时欠伸，或手舞足蹈，喊叫骂詈，舌质淡，脉弦。多见于女性，常因精神刺激而诱发，临床表现多种多样，但同一患者每次发作多为同样几种症状的重复。《金匮要略·妇人杂病脉证并治》将此种证候称为“脏躁”。

证候分析：忧郁不解，心气耗伤，营血暗亏，不能奉养心神，故精神恍惚、心神不宁、多疑易惊、悲忧善哭、喜怒无常、时时欠伸，或手舞足蹈、喊叫骂詈；舌淡、脉弦，为气郁血虚之象。

辨证要点：以精神恍惚、心神不宁、悲忧善哭、喜怒无常等为要点。

病机概要：营阴暗耗，心神失养。

治法：甘润缓急，养心安神。

代表方剂：甘麦大枣汤。

方解：清代吴仪洛《成方切用·润燥门》言“小麦能和肝阴之客热，而养心液，且有消烦利溲止汗之功，故以之为君。甘草泻心火而和胃生金，故以为臣。大枣调胃而通津液，利其上壅之燥，故以为佐。盖病本于血，心为血主，肝之子也。心火泻而土气和，则胃气下达，肝脏润，肺气调，则燥止而病自除也”。

兼证加减：血虚生风，手足蠕动或抽搐者，加当归、生地黄、珍珠母、钩藤养血息风；躁扰不寐者，加酸枣仁、柏子仁、茯神等宁心安神；喘促气逆者，合五磨饮子解郁降气。

4. 心脾两虚证

临床表现：多思善虑，心悸胆怯，不寐健忘，头晕神疲，面色无华，纳差，舌质淡苔薄白，脉细弱。

证候分析：劳心思虑，心脾两虚，心失所养，故多思善虑、心悸胆怯、不寐健忘；脾胃为气血生化之源，脾不健运，气血来源不足，故头晕神疲、面色无华、纳差、舌质淡苔薄白、脉细弱。

辨证要点：以多思善虑、心悸胆怯、纳差等为要点。

病机概要：脾虚血亏，心失所养。

治法：健脾养心，益气补血。

代表方剂：归脾汤。

方解：见眩晕之气血亏虚证。

兼证加减：心胸郁闷，情志不舒者，加合欢花、郁金、佛手行气解郁；舌红、口干、心烦者，加生地黄、麦冬、黄连清热生津。

5. 心肾阴虚证

临床表现：虚烦少寐，惊悸，健忘，多梦，头晕耳鸣，五心烦热，腰膝酸软，盗汗，口干咽燥，男子遗精，女子月经不调，舌红苔少或无，脉细数。

证候分析：阴血亏耗，心神失养及阴虚生热，虚热扰神，则虚烦少寐、五心烦热、盗汗；脏阴不足，营血暗耗，阴亏则虚阳上浮，故惊悸、健忘、多梦、头晕耳鸣、口干咽燥；肾阴不足，腰府失养，则腰膝酸软；阴虚火旺，扰动精室，精关不固，则男子遗精；肝肾失养，冲任不调，故女子月经不调；舌红苔少或无、脉细数，为阴虚有火之象。

辨证要点：以虚烦少寐、五心烦热、盗汗等为要点。

病机概要：阴精亏虚，阴不涵阳。

治法：滋养心肾。

代表方剂：天王补心丹合六味地黄丸。

方解：天王补心丹滋阴降火，养心安神，方解见瘿病之心肝阴虚证。六味地黄丸滋补肾阴，方解见臌胀常证之肝肾阴虚证。

兼证加减：心肾不交而心烦失眠、多梦遗精者，合交泰丸交通心肾；遗精较甚者，加芡实、莲须、金樱子补肾固涩。

【该病证应该如何调护】

郁证的发生发展多与情志内伤、体质因素有关，故在预防调护上要重视情志与体质的调摄。

正确对待各种事物，以良好心态处理人际关系，增强体质，规律运动，重视饮食调摄，避免忧思郁怒，对情志刺激应尽量防患于未然，未病先防。

应熟悉郁证病史，细致解释病情，使患者能正确认识和对待疾病，增强信心，并解除情志致病的原因，以促进郁证的好转乃至痊愈。饮食宜清淡，以蔬菜和营养丰富的鱼、水果、瘦肉、乳类为宜，忌生冷、辛辣、油腻、烟酒等。建立良好的生活作息习惯。读书、太极拳、八段锦、气功等有助于患者静心凝神，有利于疾病恢复。

【浙派医家关于本病的相关论述】

宋代陈无择《三因极一病证方论·七气证治》：七者虽不同，本乎一气。脏气不行，郁而生涎，随气积聚，坚大如块，在心腹中，或塞咽喉如粉絮，吐不出，咽不下，时去时来，每发欲死，状如神灵所作，逆害饮食，皆七气所生所成。

元代朱丹溪《丹溪心法·六郁》：气血冲和，万病不生，一有怫郁，诸病生焉。故人身诸病，多生于郁。苍术、抚芎，总解诸郁，随证加入诸药。

明代虞抟《医学正传·郁证》：夫所谓六郁者，气、湿、热、痰、血、食六者是也。或七情之抑遏，或寒热之交侵，故为九气怫郁之候。

明代张景岳《景岳全书·郁证》：凡气血一有不调而致病者，皆得谓之郁。凡五气之郁，则诸病皆有，此因病而郁也。至若情志之郁，则总由乎心，此因郁而病也。

【思维导图】

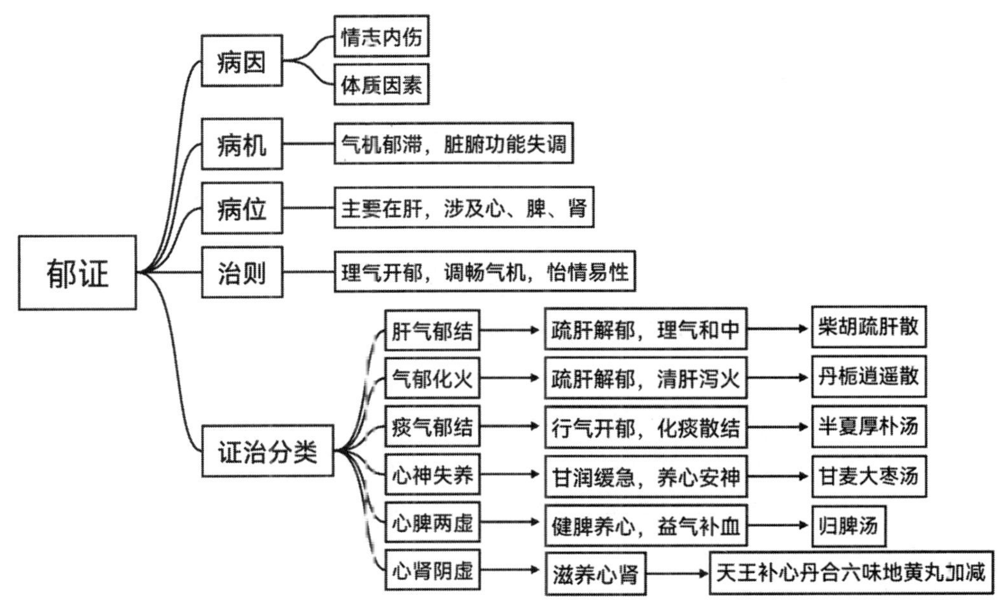

第二节 血 证

一、鼻衄

【示例病案】

施某，女，30岁，浙江杭州人，2022年7月6日初诊。

主诉：鼻出血半天。

现病史：患者今晨鼻血外溢，量多色鲜，头痛身热，咳嗽不爽，咽干口渴，舌红苔黄，脉浮数。

【患者得了什么病证】

本案患者诊断为鼻衄。

鼻衄，又称鼻出血，以鼻窍中出血为特征。鼻衄可因鼻腔局部疾病及全身疾病而引起。内科范围的鼻衄主要见于某些传染病、发热性疾病、血液病、风湿热、高血压、维生素缺乏症、化学药品及药物中毒等引起的鼻出血。至于鼻腔局部病变而引起者，属于五官科范畴。

《内经》中已有关于鼻衄的记载，如《素问·气厥论》说："脾移热于肝，则为惊衄。"指出因热而引起衄血。此外，《内经》还谈到鼻衄而见发热、脉大者，为病情较重的表现。如《素问·大奇论》说："脉至而搏，血衄身热者，死。"《灵枢·玉版》说："衄而不止，脉大，是三逆也。"

隋代巢元方《诸病源候论》最早使用"鼻衄"的病名，在虚劳病诸候、伤寒病诸候、时气病诸候、热病诸候、温病诸候及妇人杂病诸候里都列有鼻衄候或衄血候，说明鼻衄可见于多种疾病中。对衄血病机的论述，除虚劳鼻衄属"劳伤之人，血虚气逆，故衄"外，其他均主要由热盛所致。如《诸病源候论·伤寒衄血候》说："心主于血，肝藏于血，热邪伤于心肝，故衄血也。"

宋代陈言《三因极一病证方论》将情志因素影响五脏而发生的鼻衄，称为五脏衄；因饮食因素及饮食过多所致者称为酒食衄；因外伤所致者称为折伤衄。

金代刘河间《素问玄机原病式·六气为病》谓："衄者，阳热怫郁，干于足阳明，而上热甚，则血妄行为鼻衄也。"强调阳明热盛是致衄的主要原因。

明代秦景明《症因脉治·衄血论》曰："内伤衄血之症，身无表邪，目睛或黄，五心烦热，鼻孔出血。"常由肺热上壅、胃热熏蒸、肝火上炎、阴虚火浮等因素所致。"外感衄血之症，恶寒身热，头疼身痛，鼻孔出血。"多因外感风热，或内有积热，外冒风寒，或太阳失表，热郁于经，阳明失下，热郁于里，或温病误用辛温，扰动经血所致。

清代林珮琴《类证治裁·衄血》对鼻衄的主要病机及治则做了符合实际的概括，言："血从清道出于鼻，为衄。症多火迫为逆，亦有因阳虚致衄者。火亢则宜清降，阳虚则宜温摄……暴衄则治须凉泻，久衄则治须滋养。”

【该病证应与哪些病证相鉴别】

鼻衄应与外伤鼻衄、经行衄血、鼻腔局部病变之出血等病证进行鉴别。

1. 外伤鼻衄

因碰伤、挖鼻等引起血管破裂而致鼻衄者，出血多在损伤的一侧，且经局部止血治疗不再出血，没有全身不适症状，与内科所论鼻衄有别。

2. 经行衄血

经行衄血又名倒经、逆经，其发生与月经周期有密切关系，多于经行前期或经期出现，与内科所论鼻衄机制不同。

3. 鼻腔局部病变之出血

如因天气干燥，致鼻膜干燥出血者，多发生在气候干燥的季节及地区；鼻息肉有时也能发生鼻衄，但有鼻塞、头昏胀、嗅觉减退等症，且可在鼻腔内看到息肉；鼻渊也可导致鼻出血，但常为鼻涕中带血，且以鼻流浊涕不止，不闻香臭，常觉鼻中辛酸等为主要症状。

以上三种鼻腔局部病变所致的鼻出血，一般均无全身症状。

【患者怎么得的这个病】

鼻衄的发生，与肺、胃、肝的关系最为密切，多由感受外邪、情志过极、饮食不节、劳倦过度、久病体虚等，导致火热亢盛，迫血妄行，或气虚不摄，血溢脉外。

本案患者诊断为鼻衄，属热邪犯肺证。鼻为肺窍，风热外袭，邪热犯肺，肺内积热，迫血妄行，上溢清窍，故鼻血外溢、量多色鲜；风热上受，表卫受遏，故身热头痛；热邪犯肺，肺气不宣，故咳嗽不爽；热耗肺津，则咽干口渴；舌红苔黄、脉数皆主热证，脉浮示病位在表。

【患者的这个病证应该怎么治】

本案患者治以清泄肺热，凉血止血。方用桑菊饮加减，方解见咳嗽－外感咳嗽－风热犯肺证。

兼证加减：鼻衄较甚者，加牡丹皮、茅根、旱莲草、侧柏叶凉血止血；肺热盛而无表证者，去薄荷、桔梗，加黄芩、栀子清泄肺热；阴伤较甚，口、鼻、咽干燥显著者，加玄参、麦冬、生地黄养阴润肺。

历代医家治疗鼻衄颇有心得。《金匮要略·惊悸吐衄下血胸满瘀血病脉证治》首先以泻心汤治疗属热证的鼻衄，并指出“衄家不可汗”，血汗同源，发汗则重伤阴血。《太平圣惠方·治鼻衄诸方》认为鼻衄主要由热盛所致，“腑脏生热，热乘血气，血性得热则流散妄行，从鼻出者谓之衄也”。并记载了直至现在仍经常使用的，具有良好清热养阴、凉血止血作用的茜根散。因为鼻衄由热盛所致者为多，故《丹溪心法·衄血》提出鼻衄的治疗原则为“凉血行血为主”。《症因脉治·衄血论》对内伤衄血的病因做了较好的论述，谓：“内伤衄血之因，或房劳伤肾，阴精不足，水中火发；或恼怒伤肝，肝火易动，阴血随火上升，错经妄越，则内伤衄血之症作矣。”并提出了治肾虚、肝火、心火、肺火、胃火引起鼻衄的方剂。《景岳全书·血证》强调内伤衄血中以阴虚为多，治疗此类衄血，“当专以补阴为主，若有微火者，自当兼而清之，以治其标”。并自制了一阴煎、三阴煎、左归饮等可用于治疗阴虚衄血的方剂。

【该病证还有哪些其他证型】

1. 胃热炽盛证

临床表现：鼻干衄血，血色鲜红，或兼齿衄，伴口渴欲饮，口中臭秽，烦躁便秘，舌红苔黄，脉数。

证候分析：足阳明胃之经脉上交鼻頞，齿龈为阳明经脉所过之处，胃火上炎，热迫血行，则鼻衄齿衄、血色鲜红；胃火消灼胃津，故鼻干、口渴欲饮、口中臭秽、便秘；胃热扰心，则烦躁；舌红苔黄、脉数，为胃热炽盛之征。

辨证要点：以鼻干衄血，血色鲜红，或兼齿衄，口渴欲饮等为要点。

病机概要：胃火上炎，迫血妄行。

治法：清胃泻火，凉血止血。

代表方剂：玉女煎。

方解：明代张景岳《景岳全书》言“方中石膏，知母清阳明有余之火为君；熟地黄补少阴不足之水，为臣；麦门冬滋阴生津为佐；牛膝导热引血下行，以降炎上之火，而止上溢之血为使”。

兼证加减：大便秘结者，加生大黄清热通腑；阴伤较甚，口渴、舌红苔少、脉细数者，加天花粉、石斛、玉竹养胃生津。

2. 肝火上炎证

临床表现：鼻衄，血色鲜红，伴口苦，烦躁易怒，两目红赤，耳鸣目眩，舌红苔黄，脉弦数。

证候分析：肝气郁滞，气郁化火，肝火上炎，木火刑金，迫血妄行，上溢清窍而为鼻衄、血色鲜红；肝火上扰清窍，故口苦、耳鸣目眩；上扰心神，则烦躁易怒；肝开窍于目，肝火上乘，故两目红赤；舌红苔黄，示内里火热炽盛；脉弦数，为肝经实火之象。

辨证要点：以鼻衄、烦躁易怒、两目红赤等为要点。

病机概要：火热上炎，迫血妄行，上溢清窍。

治法：清肝泻火，凉血止血。

代表方剂：龙胆泻肝汤。

方解：见胁痛之肝胆湿热证。

兼证加减：阴液亏耗，口鼻干燥，舌红少津，脉细数者，去车前子、泽泻、当归，加玄参、麦冬，合二至丸养阴清热；阴虚内热，手足心热者，加玄参、龟甲、地骨皮、知母滋阴清热。

3. 气血两虚证

临床表现：鼻血淡红，时作时休，或兼齿衄、肌衄，伴神疲乏力，面色㿠白，头晕心悸，夜寐不宁，舌淡，脉细无力。

证候分析：气虚不能统摄血液，血溢脉外，故鼻血淡红、时作时休，或兼齿衄、肌衄；气血亏虚，四肢百骸失养，则神疲乏力；血虚不能上荣于面，故面色㿠白；气血亏虚，脑海失养，则头晕；心神失养，故心悸、夜寐不宁；气血亏虚，气血不足，不能充养血脉，故舌淡、脉细无力。

辨证要点：以鼻血淡红、神疲乏力、舌淡、脉细无力等为要点。

病机概要：气虚不摄，血溢清窍，血去气伤，气血两亏。

治法：补气摄血。

代表方剂：归脾汤。

方解：见眩晕之气血亏虚证。

兼证加减：气虚甚者，可重用人参，以增强益气摄血的作用。

【该病证应该如何调护】

注意气候变化，避免感受外邪；少食或不食酒及辛辣动火之物；保持精神愉快，防止气机郁滞；劳逸适度、避免过劳损伤等是预防和护理鼻衄的几个重要方面。

对鼻衄的患者，一般采用坐位或半卧位，有休克者，应取平卧低头位。嘱患者尽量勿将血液咽下，以免刺激胃部引起呕吐。鼻衄时，冷敷额部及后颈部，结合鼻腔内局部用药治疗，可较快地收到止血效果。不要挖鼻，避免因血痂过早脱落而引起再次出血。对长期反复的鼻衄，应尽可能解除其诱因。

【浙派医家关于本病的相关论述】

元代朱丹溪《丹溪心法·衄血》：衄血，凉血行血为主，大抵与吐血同……《原病式》曰：衄者，阳热怫郁，干于足阳明而上热，则血妄行，故鼻衄也。鼻通于脑，血上溢于脑，所以从鼻而出，凡鼻衄，并以茅花调止衄散，时进淅二泔，仍令其以麻油滴入鼻，或以萝卜汁滴入亦可。

明代虞抟《医学正传·血证》：口鼻出血，皆是阳盛阴虚，有升无降，血随气上，越出上窍，法当补阴抑阳，气降则血归经。

明代张景岳《景岳全书·血证》：凡诸口鼻见血，多由阳盛阴虚，二火逼血而妄行诸窍也，悉宜以一阴煎加清降等剂为主治。盖血随气上，则有升无降，故唯补阴抑阳，则火清气降而血自静矣。此治阳盛动血之大法也。衄血证，诸家但谓其出于肺，盖以鼻为肺之窍也，不知鼻为手足阳明之正经，而手足太阳亦皆至鼻……衄血之由，内热者多在阳明经，治当以清降为主……衄血之由外感者，多在足太阳经……衄血虽多由火，而唯于阴虚者为尤多，正以劳损伤阴，则水不制火，最能动冲任阴分之血。

明代陶华《伤寒全生集·辨伤寒衄血例》：衄血者，经络热盛，逆血妄行于鼻者为衄也。是虽热盛，邪犹在经，然亦不可发汗。以桂枝、麻黄治衄者，非治衄也，乃发散经中邪气耳。且衄固为欲解，其或头面汗出。若身无汗，及汗出不至足者，难治。太阳证衄血，乃服桂枝后至衄者，为欲解，犀角地黄汤。无汗而衄，脉浮紧，再与麻黄汤；有汗而衄，脉浮缓，再少与桂枝汤。此二者盖为浮脉而设也。鼻衄分点滴成流者，不须服药，少刻自解，当与水解。若滴点不成流者，邪犹在经，还须发散，用药无疑。

【思维导图】

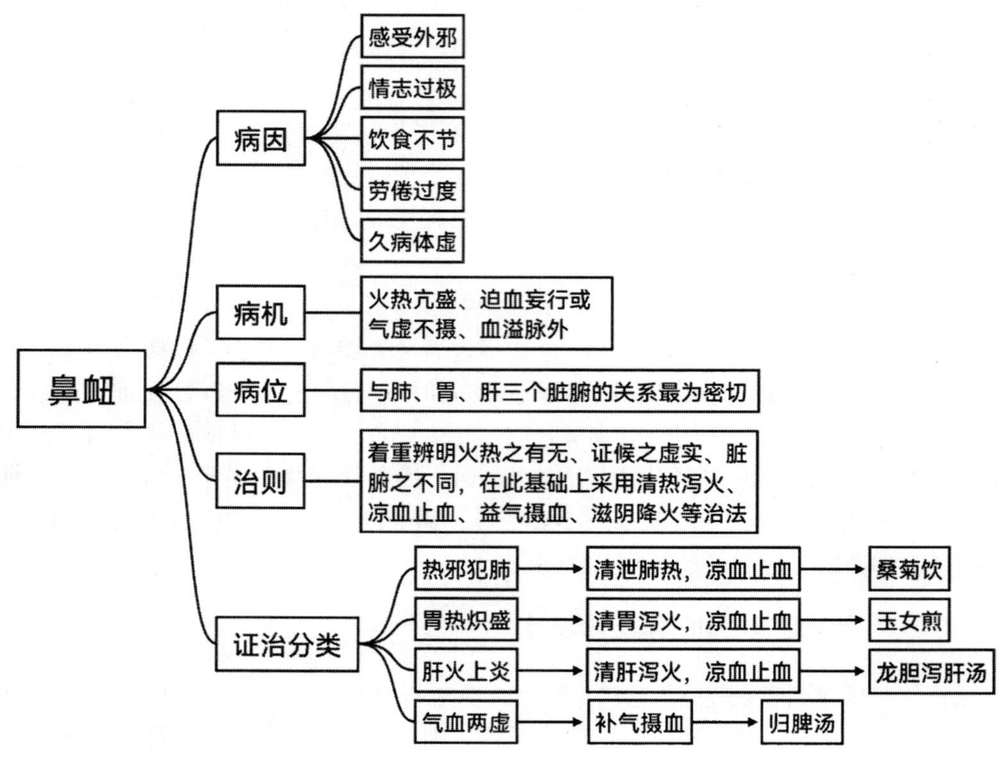

二、齿衄

【示例病案】

张某，女，22岁，浙江宁波人，1976年2月9日初诊。

主诉：反复牙龈出血1个月。

现病史：患者齿龈肿痛、出血近1个月，血色鲜红，不能咀嚼食物，更不能刷牙，消炎药、维生素C始终未停，症不见轻，遂求中医治疗。现面色潮红，齿龈焮红，牙缝中有深红色血迹，无脓，口干口臭，渴欲饮冷，消谷善饥，舌红苔黄，脉洪数。

【患者得了什么病证】

本案患者诊断为齿衄。

齿衄即齿龈出血，又称为牙衄、牙宣。齿衄可由齿龈局部病变或全身疾病所引起。内科范围的齿衄，多由血液病、维生素缺乏症及肝硬化等疾病引起。至于齿龈局部病变引起者，属于口腔科范围。

对齿衄的专门论述，较咳血、吐血、尿血等血证为晚。《诸病源候论·牙齿病诸候》云："手阳明之支脉入于齿，头面有风，而阳明脉虚，风夹热乘虚入齿龈，搏于血，故血出也。"这是对齿衄进行专门论述的最早记载，认为齿龈出血与阳明经脉的关系最密切，而风热搏于血为常见的病因病机。

宋代严用和《济生方·齿论治》载："必胜散，治齿衄。"率先采用"齿衄"这一病名。

明代戴元礼开始对齿衄进行分类，他在《证治要诀·诸血门》中说："牙宣即齿衄。牙宣有二证，有风壅牙宣，有肾虚牙宣。"对两者采用不同的方药治疗。从病因病机上看，补充强调了肾与齿衄的关系。

明代张景岳《景岳全书·血证》对齿衄的理论进行了比较系统的归纳，指出齿衄与手足阳明二经及足少阴肾经的关系最密切，其中以阳明热盛所致者为多。

明代秦景明《症因脉治·牙衄总论》对齿衄的鉴别做了很好的论述，谓："牙衄者，即牙龈出血之症也。有两经分别，一主阳明肠胃，一主少阴肾经。若血来如涌，来势甚暴，来血甚多，此阳明牙衄之血也，有外感，有内伤。若血来点滴，来势缓慢，来血不多，此少阴肾经之血也，有内伤，无外感。"

【该病证应与哪些病证相鉴别】

齿衄应与舌衄进行鉴别。

齿衄为血自齿缝、牙龈溢出，舌衄为血出自舌面，舌面上常有如针眼样出血点，与齿衄不难鉴别。

【患者怎么得的这个病】

齿衄的发生与胃、大肠、肾的关系最为密切，可由外邪侵袭、饮食不节、情志过极、劳欲太过、久病体虚等诱发，导致胃火内炽，循经上犯，灼伤血络，或肾阴不足，虚火上炎，络损血溢，尤以胃热所致者多见。

本案患者诊断为齿衄，属胃火炽盛证。上龈属足阳明经，下龈属手阳明经，胃火炽盛，循阳明经脉上熏，致齿龈红肿疼痛；络损血溢则齿龈出血，火性急迫，故血色鲜红量多；胃火上蒸，故面色潮红；阳明秽浊之气上蒸，则口臭；胃热炽盛，消灼水谷，耗伤津液，故口干、渴欲饮冷、消谷善饥；舌红苔黄、脉洪数，为阳明热盛之象。

【患者的这个病证应该怎么治】

本案患者治以清胃泻火，凉血止血。方用加味清胃散合泻心汤加减。加味清胃散清胃凉血，为清胃散加犀角（水牛角代）、连翘、生甘草而成，清代吴谦《医宗金鉴·删补名医方论》谓清胃散“方中以生地益阴凉血为君，佐之以丹皮，去蒸而疏其滞，以黄连清热燥湿为臣。佐之以当归，入血而循其经。仍用升麻之辛凉，为本经捷使，引诸药直达血所。则咽喉不清，齿龈肿痛等证，廓然俱清矣”。而增苦咸寒之犀角（水牛角代），直入血分，凉血清心而解热毒，使热清毒解血宁，配伍生地黄、牡丹皮，取犀角地黄汤清热凉血之意；连翘轻清宣透，寓“透热转气”之意；甘草甘凉，清热生津，调和诸药。泻心汤以黄连、黄芩苦寒泻心火，清邪热，除邪以安正；尤妙在大黄之苦寒通降以止其血，使血止而不留瘀。泻心汤泻火解毒，方解见胃痞实痞之湿热阻胃证。

兼证加减：身热口渴者，加石膏、知母清热泻火。

历代医家治疗齿衄颇有心得。《备急千金要方·齿病》列有治齿龈出血的方剂8首，包括内服、含漱等用法。对于有明显出血点可见的牙龈出血，还采用了烧灼止血的方法，谓：“烧钉令赤，注血孔中，止。”明代张景岳《景岳全书·齿衄舌血论治》言：“血从齿缝牙龈中出者，名为齿衄，此手足阳明二经及足少阴肾家之病……此虽皆能为齿病，然血出于经，则唯阳明为最。”强调阳明热盛为齿衄主要病机，治宜清胃或泻下，并指出少阴肾经之病有肾水不足、阳虚浮火、阴虚火旺等不同，治法方药有别。清代唐容川《血证论·齿衄》谓：“牙床尤为胃经脉络所绕，故凡衄血，皆是胃火上炎，血随火动，治法总以清理胃火为主。”强调衄血以胃火动血为主，治以清胃火，并指出胃火有虚实之别。同时也说明存在肾虚火旺，阴虚血不藏所致齿衄，治以六味地黄汤加减。

【该病证还有哪些其他证型】

阴虚火旺证

临床表现：齿龈出血，血色淡红，起病较缓，常因受热及烦劳而诱发，伴齿摇不坚，舌红苔少，脉细数。

证候分析：肾主骨，齿为骨之余，肝肾阴亏，相火上浮，热迫血行，致齿龈出血，血色淡红，起病较缓，齿摇不坚；舌红少苔、脉细数，为阴虚火动之象。

辨证要点：以齿龈出血、血色淡红、齿摇不坚、脉细数等为要点。

病机概要：肾阴不足，虚火上炎，络损血溢。

治法：滋阴降火，凉血止血。

代表方剂：六味地黄丸合茜根散。

方解：六味地黄丸滋阴补肾，方解见臌胀常证之肝肾阴虚证。茜根散养阴清热，凉血止血。方中茜草为君，味酸入肝而咸走血，既能凉血止血，又能活血行血；血热则易伤阴耗血，故配伍生地黄清热养阴，凉血止血，阿胶滋阴补血，兼能止血，共为臣药；侧柏叶、黄芩清热凉血止血，共为佐药；甘草和中解毒，为使。诸药共奏滋阴降火、宁络止血之功。

兼证加减：衄血重者，加白茅根、仙鹤草、藕节以加强凉血止血的作用；虚火较甚，低热、手足心热者，加地骨皮、白薇、知母清退虚热。

【该病证应该如何调护】

饮食以清淡为主，合理搭配膳食，注意营养充足。忌辛辣、油腻、生冷食物。多吃蔬菜，蔬菜含有很多纤维素，能帮助清洁及刺激牙齿与牙龈以避免牙龈炎。调畅情志，安静休息，出血量多时，首先要稳定情绪，消除紧张恐惧心理。

保持牙齿清洁，养成早晚刷牙的习惯。伴牙结石宜及时清除；齿龈萎缩，牙根外露2/3 以上者，可以拔除患齿。

【浙派医家关于本病的相关论述】

明代戴元礼《证治要诀·牙宣》：牙宣即齿衄。牙宣有二证，有风壅牙宣，有肾虚牙宣。风壅牙宣，消风散擦之，仍服。肾虚牙宣，以肾主丸，间黑锡丹，仍用姜盐炒香附，黑色为末，揩擦。其妙不可言也。

明代张景岳《景岳全书·血证》：血从齿缝牙龈中出者，名为齿衄，此手足阳明二经及足少阴肾家之病。盖手阳明入下齿中，足阳明入上齿中，又肾主骨，齿者骨之所终也。此虽皆能为齿病，然血出于经，则唯阳明为最。故凡阳明火盛，则为口臭，为牙根腐烂肿痛，或血出如涌而齿不动摇。必其人素好肥甘辛热之物，或善饮胃强者，多有阳明实热之证，宜内服抽薪饮、清胃散等剂，外以冰玉散敷之。阴虚有火而病为齿衄者，其证或多燥渴，或见消瘦，或神气困倦，或小水短涩而热，或六脉浮大而豁，此虽阳明有余，而亦少阴不足，宜玉女煎主之。凡属阴虚有火者，则唯此煎为最妙，然必大便多实者，乃可用之。若大便滑泄，或脉细恶寒，下元无火等证，则亦有格阳而然者，当以前吐血条中格阳法治之。

明代赵献可《医贯·血证论》：有血从齿缝中，或牙龈中出，名曰齿衄。亦系阳明少阴二经之证。盖肾主骨，齿者骨之标，其龈则属胃土。又上齿止而不动属土，下齿动而不止属水。凡阳明病者，口臭不可近，根肉腐烂，痛不可忍，血出或如涌，而齿不动摇。其人必好饮，或多啖炙煿肥甘豢养所致。内服清胃汤，外敷石膏散。甚者服调胃承气汤，下黑粪而愈。或有胸虚热者，以补中益气加丹皮、黄连亦得。少阴病者，口不臭，但浮动，或脱落出血，或缝中痛而出血，或不痛。此火乘水虚而出，服安肾丸而愈。余尝以水虚有火者，用六味加骨碎补。无火者，八味加骨碎补，随手而应。

【思维导图】

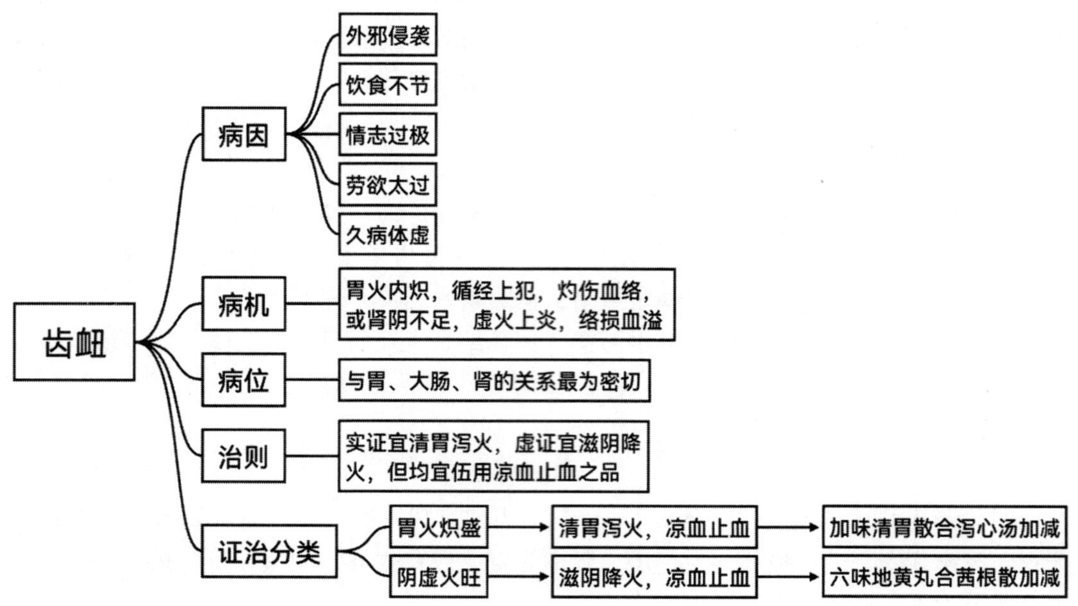

三、咳血

【示例病案】

张某，男，62岁，浙江绍兴人，2003年12月30日初诊。

主诉：反复咳血4年，加重1周。

病史：患者有支气管扩张史，1999年始出现咳血，反复未愈。今年已咳血4次，1周前咳血又作，自服止血药后稍有好转。现咳嗽少痰，痰中带血，口干咽燥，潮热盗汗，饮食二便正常，舌红苔少，脉细数。支气管镜检查示气管、支气管大致正常。X线示左肺下叶支气管肺炎，右肺慢性支气管炎，左肺下叶支气管扩张合并感染。

【患者得了什么病证】

本案患者诊断为咳血。

咳血，亦称为嗽血或咯血，是指血由肺及气管外溢，经口咳出，表现为痰中带血，或痰血相兼，或纯血鲜红，兼夹泡沫。咳血见于多种内伤杂病及外感温热病。内科范围的咳血，主要见于支气管扩张症、急性气管－支气管炎、慢性支气管炎、肺炎、肺结核、肺癌等。其中由肺结核、肺癌所致者，尚须参阅肺痨、积证两节。温热病中的风温、暑温导致的咳血，详见《温病学》有关内容。

《内经》无单独的咳血，而是咳唾血合称，并认为其发生与肺有关。如《素问·至真要大论》说："少阳司天，火淫所胜，则温气流行，金政不平，民病……咳唾血。"《灵枢·邪气脏腑病形》说："肺脉微急，为肺寒热，怠惰，咳唾血。"

咳血、嗽血、咯血等病名均首见于宋代的医学著作。如《圣济总录·吐血门》说："治肺损，吐血嗽血，通圣散方。""治吐血咯血，神效散方。"谈到了嗽血、咯血，并将其归于广义的吐血门。《济生方·失血论治》则谈到了咳血，"咳血一证，不嗽者易治，兼嗽者为难愈，为肺伤故也"。

金元以后，逐渐将咳血作为血证之一加以论述，对咳血的认识有了较大的发展。《丹溪心法·咳血》说明咳血的特点为"咳血者，嗽出痰内有血者是"。

明代戴思恭《证治要诀·嗽血》开始对咳血进行临床分类。"热壅于肺能嗽血，久嗽伤肺，亦能嗽血，壅于肺者易治，不过凉之而已，损于肺者难治，已久成劳也。"切合临床实际。

明代皇甫中《明医指掌·诸血证》认为咳血多由火热伤肺所致。"咳血者，火乘金位，肺络受伤，故血从嗽而出也。"

明代秦景明《症因脉治·嗽血论》对咳血进行了详细分类，并提出相应的治疗方药。外感咳血有风寒外束、肺热内郁及燥热伤肺 3 种；内伤咳血有肺胃积热、阴虚阳盛、土不生金、阳虚不摄 4 种。并论及郁怒伤肝、肝火怫郁可成为咳血的原因，同时提出了治疗方剂。

【该病证应与哪些病证相鉴别】

咳血应与吐血、口腔出血等病证进行鉴别。

1. 吐血

两者血液均从口而出，但咳血之血由肺而来，咳血之前多有咳嗽、胸闷、喉痒等症，血色多鲜红，经气道随咳嗽而出，常混有痰液；大量咳血后，可见痰中带血数天；少量咳血或没有将较多咳到口腔的血吞咽入胃则粪便不呈黑色。吐血之血自胃而来，吐血之前多有胃脘不适或胃痛、恶心等症，血经呕吐而出，常夹有食物残渣，色鲜红或紫暗，粪便多呈黑色，吐血之后无痰中带血。

2. 口腔出血

口腔出血是鼻咽部、齿龈及口腔其他部位的出血，常为纯血或随唾液而出，血量少，并有口腔、鼻咽部病变相应的症状可寻，不伴咳嗽。

【患者怎么得的这个病】

咳血的发生总由肺络损伤所致，感受热邪，热伤肺络，是咳血最常见的原因；情志郁结，郁久化火，肝火犯肺，以及肺肾阴虚，虚火内炽，损伤肺络均可致咳血。

本案患者诊为咳血，属阴虚肺热证。肺为娇脏，久病阴伤，阴虚肺热，肺失清肃，故咳嗽痰少；火热灼肺，损伤肺络，故痰中带血，反复咳血；阴虚津乏，不能上承，故口干咽燥；阴虚生内热，阳气怫郁于外，故潮热；水亏不能济火，火热扰动，逼津外泄为盗汗；舌红少苔、脉细数，为阴虚有热之象。

【患者的这个病证应该怎么治】

本案患者治以滋阴润肺，宁络止血。方用百合固金汤加减，方解见肺痨之虚火灼肺证。

兼证加减：本证常合用十灰散凉血止血。反复咳血，且咳血量较多者，加阿胶珠、三七养血止血；潮热、颧红者，加青蒿、鳖甲、地骨皮、白薇清退虚热；盗汗者，加糯稻根、浮小麦、五味子、牡蛎收敛固涩。

历代医家治疗咳血也颇有心得。明代王肯堂《证治准绳·诸血门》采用金沸草散、补肺汤、黄芪鳖甲散、人参黄芪散、人参蛤蚧散、麦门冬汤等方剂治疗咳血，并提出了阴虚火旺的咳血类型，谓："阴虚火动而嗽血者，滋阴保肺汤。"明代张景岳《景岳全书·血证》强调阴虚火旺在咳血中的重要性，认为"凡病血者虽有五脏之辨，然无不由于水亏，水亏则火盛，火盛则刑金，金病则肺燥，肺燥则络伤而嗽血"。并拟定了一阴煎、四阴煎等壮水补阴的方剂。明代秦景明《症因脉治·嗽血论》将咳血分为外感与内伤两类，外感咳血有风寒外束、肺热内郁及燥热伤肺 3 种；内伤咳血有肺胃积热、阴虚阳旺、土不生金、阳虚不摄 4 种。并论及郁怒伤肝、肝火怫郁可成为咳血的原因，同时提出"怒动肝火，木火刑金者，柴胡饮子。肝血不足者，加味补肝散"。

【该病证还有哪些其他证型】

1. 燥热伤肺证

临床表现：喉痒咳嗽，痰中带血，血色鲜红，伴口干鼻燥，或有身热，舌红苔薄黄少津，脉数。

证候分析：风热燥邪犯表，损伤于肺，肺失清肃，则喉痒咳嗽；肺络受伤，故痰中带血、血色鲜红；燥热伤津，故见口干鼻燥；表邪外束，肺卫失宣，故发热；舌红苔薄黄少津、脉数，为燥热伤津之象。

辨证要点：以喉痒咳嗽、痰中带血、舌红苔薄黄少津等为要点。

病机概要：燥热伤肺，肺失清肃，肺络受损。

治法：清热润肺，宁络止血。

代表方剂：桑杏汤。

方解：见咳嗽 – 外感咳嗽 – 风燥伤肺证。

兼证加减：见发热、头痛、咳嗽、咽痛等症，为风热犯肺，加金银花、连翘、牛蒡子辛凉解表，清热利咽；津伤较甚，干咳无痰或痰黏不易咳出、苔少舌红乏津者，加麦冬、玄参、天冬、天花粉养阴润燥；痰热蕴肺，肺络受损，发热，面红，咳嗽咳血，咳痰黄稠，舌红苔黄，脉数者，加桑白皮、黄芩、知母、栀子、大蓟、小蓟、茜草清肺化痰，凉血止血；热势较甚，咳血较多者，加连翘、黄芩、白茅根、芦根，冲服三七粉以凉血止血。

2. 肝火犯肺证

临床表现：咳嗽阵作，痰中带血或纯血鲜红，伴胸胁胀痛，烦躁易怒，口苦目赤，舌红苔薄黄，脉弦数。

证候分析：肝火炽盛，上炎犯肺，肺失清肃，肺络受伤，故咳嗽阵作、痰中带血，甚则纯血鲜红；肝之脉络布于胁肋，肝火偏亢，脉络壅滞，故胸胁胀痛；肝火上炎，扰动心神，则烦躁易怒、口苦目赤；舌质红苔薄黄、脉弦数，为肝火亢盛之象。

辨证要点：以咳嗽阵作，痰中带血或纯血鲜红，胸胁胀痛，烦躁易怒等为要点。

病机概要：木火刑金，肺失清肃，肺络受损。

治法：清肝泻肺，凉血止血。

代表方剂：泻白散合黛蛤散。

方解：泻白散清泄肺热，黛蛤散清肝凉血。方解均见咳嗽－内伤咳嗽－肝火犯肺证。

兼证加减：肝火较甚，头晕目赤，心烦易怒者，加牡丹皮、栀子清肝泻火；痰黄黏稠，咳之不畅者，加鱼腥草、肺形草清肺化痰；咳血量较多、纯血鲜红者，用犀角地黄汤（犀角以水牛角替代）加三七粉（冲服），以清热泻火、凉血止血。

【该病证应该如何调护】

注意营养，适当锻炼，保持身体健康，避免感受外邪，保持精神愉快，避免劳倦过度。

咳血量少者，可适当休息。大量咳血的患者则应绝对卧床休息，让患者平卧，头偏向一侧，或取侧卧位，以利于血痰的排出。饮食应营养丰富，易于消化。咳血多时用半流质饮食，待病情好转后改为软食或普通饮食。饮食不宜过热，进食不要过饱，宜少食多餐。保持室内空气新鲜，严禁烟酒。重视精神护理，耐心解除患者的紧张及恐惧心理。

【浙派医家关于本病的相关论述】

明代戴元礼《证治要诀·嗽血》：热壅于肺能嗽血，久嗽损肺，亦能嗽血。壅于肺者易治，不过凉之而已；损于肺者难治，已久成劳也。

明代张景岳《景岳全书·血证》：凡咳血、嗽血者，诸家皆言其出于肺，咯血唾血者，皆言其出于肾，是岂足以尽之？而不知咳嗽咯唾等血，无不有关于肾也。何也？盖肾脉从肾上贯肝膈，入肺中，循喉咙，夹舌本，其支者从肺出络心，注胸中，此肺肾相联而病则俱病矣。且血本精类，而肾主五液。故凡病血者虽有五脏之辨，然无不由于水亏，水亏则火盛，火盛则刑金，金病则肺燥，肺燥则络伤而嗽血，液涸而成痰，此其病标固在肺，而病本则在肾也，苟欲舍肾而治血，终非治之善者。第肾中自有水火，水虚本不能滋养，火虚尤不能化生，有善窥水火之微者，则洞垣之目无过是矣。

明代赵献可《医贯·吐血论》：诸书虽分咳血、嗽血出于肺，咯血、唾血出于肾，余谓咳嗽，咯唾皆出肾。盖肾脉入肺，循喉咙，夹舌本。其支者，从肺出络心注胸中。故二脏相连，病则俱病，而其根在肾。肾中有火有水，水干火燃，阴火刑金，故咳。水夹相火而上化为痰，入于肺。肺为清虚之府，一物不容，故嗽中有痰唾带血而出者，肾水从相火炎上之血也，岂可以咳嗽独归之肺耶？《褚氏遗书》津润论云：天地定位，水位乎中。人肖天地，亦有水焉。在上为痰，在下为水，伏皮为血，从毛窍中出为汗。可见痰也、水也、血也，一物也。血之带痰而出者，乃肾水夹相火炎上也。

宋代施发《续易简方论·论杏子汤》：夫虚劳咯血有数证，大概轻则咯血，重则吐血。有久嗽肺痿而咯血者，可服扁豆散。有中寒气虚，阴阳不相守，血乃妄行者，《经》所谓"阳虚阴必走"是也。咯血、吐血、衄血、便血皆有此证，理中汤加官桂治之。人皆知此药能理中脘，不知其有分利阴阳、安定血脉之功也。有虚热而咯血者，当服黄芪散。有劳心而咯血者，莲心散主之。

【思维导图】

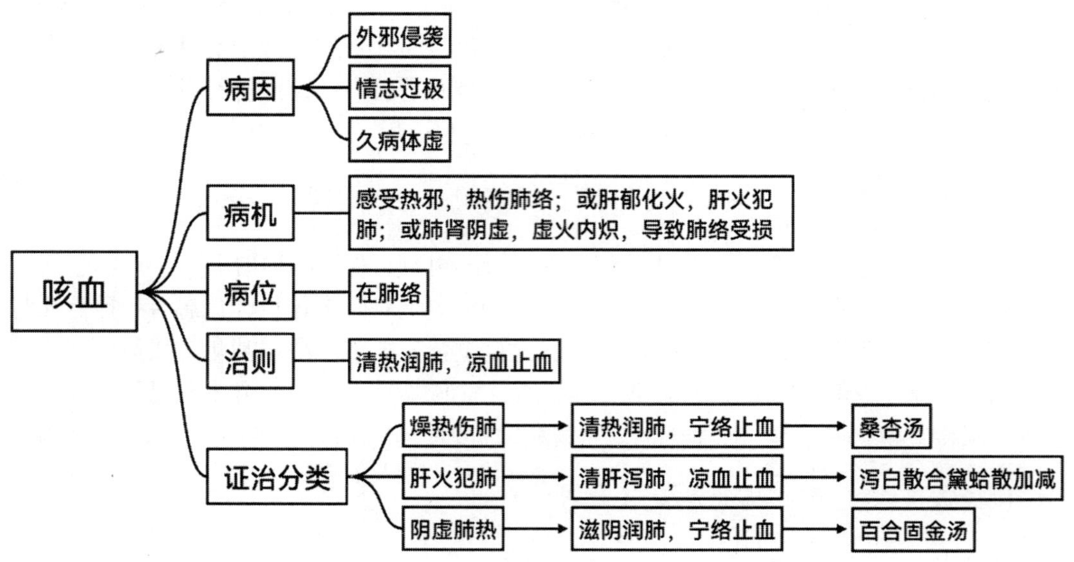

四、吐血

【示例病案】

陈某，男，60岁，浙江台州人，1994年4月20日初诊。

主诉：吐血半天。

现病史：患者既往有十二指肠球部溃疡病史多年，近日因劳累，胃脘部疼痛难忍，今晨饭后即感恶心欲吐，随之呕出鲜血约300mL，夹有瘀块及未消化食物，继而恶心呕血频作，伴脘腹胀闷、嘈杂不适、大便色黑、面色潮红，舌红苔薄黄，脉弦滑数。

【患者得了什么病证】

本案患者诊断为吐血。

吐血，亦称呕血，是指血由胃来，经呕吐而出，血色红或紫暗，常夹有食物残渣。吐血主要见于上消化道出血，其中以消化性溃疡出血及肝硬化所致的食管、胃底静脉曲张破裂出血为多见，其次见于食管炎、急慢性胃炎、胃黏膜脱垂症及某些全身性疾病（如血液病、尿毒症、应激性溃疡）引起的出血。

《内经》已有关于呕血的记载。如《素问·举痛论》说："怒则气逆，甚则呕血。"《素问·至真要大论》说："太阳司天，寒淫所胜……民病血变于中，发为痈疡、厥心痛、呕血、血泄、鼽衄。"指出精神及气候的变化都可能成为导致呕血的因素。

东汉张仲景《金匮要略·惊悸吐衄下血胸满瘀血病脉证治》对吐血进行了论述，并以柏叶汤、泻心汤作为治疗吐血的方剂，沿用至今，依然有效。

隋代巢元方《诸病源候论》在虚劳、伤寒、时气、血病等病候里都列有吐血候或呕血候，观察到多种疾病均可导致吐血。《诸病源候论·吐血候》谈及吐血与胃密切相关，"上焦有邪则伤诸藏，藏伤血下入于胃，胃得血则闷满气逆，气逆故吐血也"。《诸病源候论·虚劳呕血候》则谈及呕血与肝的关系，"肝伤则血随呕出也，损轻则唾血，伤重则吐血"。

明代缪希雍《先醒斋医学广笔记·吐血》提出了治吐血三要法，强调了行血、补肝、降气在治疗吐血中的重要作用。

明代张景岳《景岳全书·血证》对吐血的证候及治疗做了比较全面的论述。谓吐血主要由阴虚阳盛、胃火炽盛、肝气上逆、肝火炽盛、中气亏损不能收摄等因素所致。此外，还提出了在血出较多，危在顷刻之际，应采用"血脱益气"的正确治法。

明代秦景明《症因脉治·吐血咳血总论》对吐血与咳血的鉴别做了很好的论述，值得参考。又在《症因脉治·内伤吐血》里论及了由胃及肝所致吐血的不同特点，"身无表邪，脉不浮大，起居如故，饮食自若，时而呕吐纯血，一连数口，此胃家吐血之症；若倾盆大出者，则肝家吐血也"。

清代唐容川《血证论·吐血》提出治疗吐血的止血、消瘀、宁血、补血四法，正如唐氏所说："四者乃通治血证之大纲。"对吐血及其他血证的治疗均具有指导意义，应根据各种血证的具体病机，分别采用恰当的方药，以达到止血、消瘀、宁血、补血的目的。

【该病证应与哪些病证相鉴别】

吐血应与鼻腔、口腔及咽喉出血鉴别。

吐血经呕吐而出，血色紫暗，常夹有食物残渣，多有胃病史。鼻腔、口腔及咽喉出血，血色鲜红，不夹食物残渣，五官科做相关检查即可明确具体部位。

【患者怎么得的这个病】

吐血的发生，因胃腑本身或他脏疾患的影响导致胃络受损，多由暴饮暴食、饥饱失常、情志过极、劳损过度等诱发，致胃热熏灼、迫血妄行，或肝郁化火、逆乘于胃，或气虚不摄、血溢胃内，血随气逆，形成吐血。

本案患者诊断为吐血，属胃热壅盛证。胃中积热，胃失和降，胃气上逆，气血不和，故恶心呕吐，脘腹胀闷，甚则作痛；热伤胃络，迫血上溢，故吐血色鲜红；胃为水谷之海，胃主纳谷，其性主降，胃气上逆，故呕血夹食；血随糟粕而下，则大便色黑；胃热熏灼，故面色潮红；舌红苔黄主热，脉弦滑数为内有积热之象。

【患者的这个病证应该怎么治】

本案患者治以清胃泻火，化瘀止血。方用泻心汤合十灰散加减。泻心汤清胃泻火，方解见胃痞实痞之湿热阻胃证。十灰散清热凉血，收涩止血。清代冯兆张《冯氏锦囊秘录》谓："血属阴，反从火化，故其色赤为阳所动则血菀于上，使人薄厥，黑属壬癸，见黑则止者，火见水而伏也。故用灰与墨汁，苦涩之味，苦能胜火，涩可固脱，更得童便引之下行尤尽折服之妙，胜于萝卜藕汁也。"元代朱丹溪《丹溪心法》言："治劳症呕血、咯血、嗽血，先用此遏之。"

兼证加减：胃气上逆，恶心呕吐者，加代赭石、竹茹、旋覆花和胃降逆；热伤胃阴，口渴，舌红而干，脉象细数者，加麦冬、石斛、天花粉养胃生津。

历代医家治疗吐血颇有心得。东汉张仲景《金匮要略》首立柏叶汤、泻心汤治疗吐血。唐代孙思邈于《备急千金要方》中收载治疗吐血方剂30余首，其中包含清热凉血的著名方剂犀角地黄汤。金元时期朱丹溪于《丹溪心法·吐血》中言："呕吐血出于胃也，实者，犀角地黄汤主之；虚者，小建中汤加黄连主之。"对吐血以虚实论治，为后世医家所采纳。明代王肯堂于《证治准绳·杂病》中提出了气虚不摄吐血的证候及治疗，"亦有气虚不能摄血者。其脉必微弱虚软，精神疲惫，宜独参汤或人参饮子、团参丸"。明代缪希雍在《先醒斋医学广笔记·吐血》强调行血、补肝、降气在治疗吐血时的重要性，提出了"宜行血不宜止血""宜补肝不宜伐肝""宜降气不宜降火"治疗吐血的三要法，在对吐血治法的认识上有新的发展。

【该病证还有哪些其他证型】

1. 肝火犯胃证

临床表现：吐血色红或紫暗，伴口苦胁痛，心烦易怒，寐少梦多，舌红苔黄，脉弦数。

证候分析：暴怒伤肝，肝火横逆犯胃，胃络损伤，则吐血色红或紫暗；肝火上炎，则口苦胁痛、易怒；热扰心神，故心烦，寐少梦多；舌红苔黄、脉弦数，为肝火亢盛之象。

辨证要点：以吐血色红或紫暗，伴口苦胁痛，心烦易怒等为要点。

病机概要：肝火横逆，胃络损伤。

治法：泻肝清胃，凉血止血。

代表方剂：龙胆泻肝汤。

方解：见胁痛之肝胆湿热证。

兼证加减：胁痛甚者，加郁金、制香附理气活络定痛；有积块者，加鳖甲、龟甲、牡蛎软坚散结；血热妄行，吐血量多者，加水牛角、牡丹皮、赤芍、大黄炭凉血止血。

2. 气虚血溢证

临床表现：吐血缠绵不止，时轻时重，血色暗淡，伴神疲乏力、心悸气短、面色苍白，舌淡，脉细弱。

证候分析：脾气亏虚，统摄无能，血液外溢，故吐血缠绵不止、时轻时重、血色暗淡；脾气本已虚衰，加之反复出血，气随血去，失于濡养，故神疲乏力；气血亏虚，心失所养，则心悸气短；血虚不能上荣于面，则面色苍白；舌淡、脉细弱，为气血亏虚之征。

辨证要点：以吐血缠绵不止、面色苍白、舌淡、脉细弱等为要点。

病机概要：中气亏虚，统血无权，血液外溢。

治法：健脾益气摄血。

代表方剂：归脾汤。

方解：见眩晕之气血亏虚证。

兼证加减：气损及阳，脾胃虚寒，症见肤冷、畏寒、便溏者，治宜温经摄血，改用柏叶汤，以侧柏叶止血，艾叶、炮姜炭温经止血；若吐血出血量多，易致气随血脱，症见面色苍白、汗出肢冷、脉微欲绝者，当用独参汤等益气固脱。

【该病证应该如何调护】

注意饮食卫生，不暴饮暴食，不过食辛辣及烟酒等物；保持精神愉快；避免劳倦过度等，对吐血的预防及护理均有重要意义。

出血量较多时，应绝对卧床，并短期禁食。缓慢出血或出血量少者，可予流质饮食。禁食患者，若出现饥饿感，可作为大出血停止的信号之一，应在严密观察下从流质逐渐增加饮食。

【浙派医家关于本病的相关论述】

元代朱丹溪《丹溪心法·吐血》：吐血，阳盛阴虚，故血不得下行，因火炎上之势而上出，脉必大而芤，大者发热，芤者血滞与失血也。大法补阴抑火，使复其位……呕吐，血出于胃也，实者犀角地黄汤主之，虚者小建中汤加黄连主之。

明代张景岳《景岳全书·血证》：今见吐血之证，古人云呕血者出于胃，而岂知其亦由乎脏也。盖凡胃火盛而大吐者，此本家之病无待言也；至若怒则气逆，甚则呕血者，亦必出于胃脘，此气逆在肝，木邪乘胃而然也；又如欲火上炎，甚则呕血者，亦出于胃脘，此火发源泉，阴邪乘胃而然也。由此观之，则凡五志之火，皆能及胃，而血出于咽者，岂止胃家之病？但咳而出者，必出于喉，出于喉者，当察五脏；呕咯而出者，必出于咽，出于咽者，则五脏六腑皆能及之。且胃以水谷之海，故为多气多血之腑，而实为冲任血海之源，故凡血枯经闭者，当求生血之源，源在胃也；而呕血吐血者，当求动血之源，源在脏也。

明代赵献可《医贯·血证论》：客问曰，吐血衄血，同是上炎之火，一出于口，一出于鼻，何也？东垣云：衄血出于肺，从鼻中出也。呕血出于胃，吐出成碗成盆也。咯唾血者，出于肾，血如红缕，在痰中唾中，咳咯而出也。痰涎血者，出于脾，涎唾中有少血散漫而出也。东垣论虽如此，然肺不特衄血，亦能咳血唾血。不特胃呕血，肝亦呕血。盖肺主气，肝藏血。肝血不藏，乱气自两胁中，逆而出之。然总之是肾水随相火，炎上之血出。肾主水，水化液为痰、为唾、为血。肾脏上入肺，循喉咙，夹舌本，其支者从肺出络心，注胸中，故病则俱病也。但衄血出于经，衄行清道；吐血出于胃，吐行浊道；喉与咽二管不同也。盖经者，走经之血，走而不守，随气而行。火气急，故随经直犯清道而出于鼻。其不出于鼻者，则为咳咯，从肺窍而出于咽也。胃者守营之血，守而不走，存于胃中。胃气虚不能摄血，故令人呕吐，从喉而出于口也。

清代高世栻《医学真传·吐血》：唯大怒、大劳，或过思，过虑，伤其经络，逆其气机，致阴阳血气失其循行之常度，则血外溢，而有吐血之病矣。血虽同，而血之根由不同，有胞中血海之血，有心包脾络之血……又五脏有血，六腑无血。吐心脏之血者，一二口即死；吐肺脏之血者，形如血丝；吐肾脏之血者，形如赤豆，五七日间必死；若吐肝脏之血，有生有死，贵乎病者能自养，医者善调治尔；脾脏之血若罗络，即前哈血是也。凡吐血多者，乃胞中血海之血，医者学不明经，指称胃家之血。夫胃为仓廪之官，受盛水谷，并未有血，谓血从胃出则可，若谓胃中有血，则不可也。

清代高鼓峰《医家心法·血证》：吐血世皆知火证，便以寒凉湿润之剂投之，土死金衰，木势转炽，疾反剧矣。除是瘀血抑蓄，折土而奔注，与伤寒变热，迫窍而出者，余俱当以大剂参、芪回其气，气回则血循经络矣。待稍定，即以重料六味、左归等饮于水中养木，亦须加人参，使气自阴生也。

【思维导图】

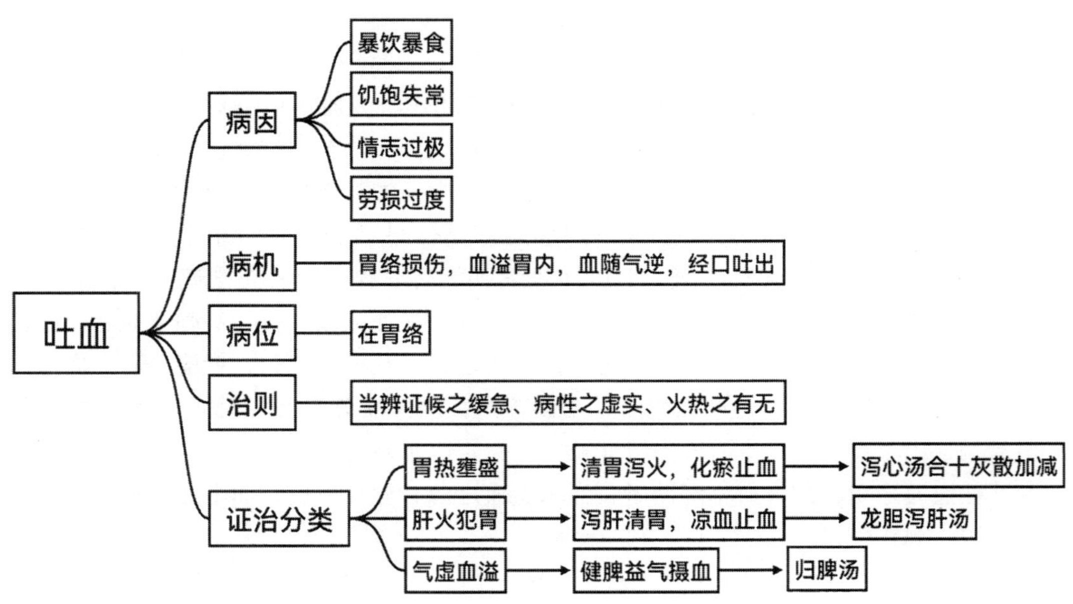

五、便血

【示例病案】

周某，男，36 岁，浙江嘉兴人，1987 年 3 月 18 日初诊。

主诉：反复便血 3 年，复发 1 周。

病史：患者有胃、十二指肠溃疡病史 6 年，近 3 年来每年有 1 ～ 2 次胃出血，皆表现为黑便。1 周前患者出差来杭，出现便血色黑如柏油，至本院住院治疗，1 周来曾用凉血止血药，效果欠佳，大便潜血试验示 ++ ～ +++。症见形体偏瘦，面色㿠白，形寒怕冷，神疲乏力，胃脘部时有隐痛，舌质淡苔白滑，脉细。

【患者得了什么病证】

本案患者诊断为便血。

便血系胃肠脉络受损，血不循经，溢入胃肠，随大便而下，或大便色黑呈柏油样。若病位在胃，因其远离肛门，血色变黑，又称远血；若病位在肠，出血色多鲜红，则称近血。内科杂病的便血主要见于胃肠道的炎症、溃疡、肿瘤、息肉、憩室炎等。

有关便血的记载首见于《内经》。《灵枢·百病始生》云："阴络伤则血内溢，血内溢则后血。"指出下部的脉络损伤，血内溢而引起便血。《素问·气交变大论》则认为火热太盛可导致便血，"岁火太过，炎暑流行……民病……血泄注下""岁金不及，炎火乃行……民病……血便注下"。

东汉张仲景《金匮要略·惊悸吐衄下血胸满瘀血病脉证治》将便血称为下血，并分为远血、近血论治，创黄土汤、赤豆当归散等方剂，沿用至今。

东汉华佗《中藏经·论大肠虚实寒热生死逆顺脉证之法》谓大肠"热极则便血，又风中大肠则下血"。热邪及风邪伤于大肠则便血，这个论点给后世以较大影响。

宋代许叔微《普济本事方·肠风泻血痔漏脏毒》提出了便血有肠风、脏毒的不同情况，对其临床特点做了说明，并指出应注意和痔漏相区别，"如下清血色鲜者，肠风也；血浊而色暗者，脏毒也；肛门射如血线者，虫痔也"。

金代刘完素《素问玄机原病式·热类》强调便血多由热邪所致，"血泄，热客下焦，而大小便血也"。

明代李梴《医学入门·便血》对结阴便血做了恰当的解释，"盖邪犯五脏，则三阴脉络不和而结聚，血因停留，溢则渗入大肠，阴非阴寒之谓也"。

清代程国彭《医学心悟·便血》对便血的寒热辨证进行了补充，言："凡下血证，脉数有力，唇焦口燥，喜冷畏热，是为有火。若脉细无力，唇淡口和，喜热畏寒，或四肢厥冷，是为有寒。"

【该病证应与哪些病证相鉴别】

便血应与痢疾、痔疮鉴别。

1. 痢疾

痢疾为脓血相兼，且有腹痛、里急后重、肛门灼热等症，初起有发热、恶寒等。便血无腹痛、里急后重、脓血相兼，与痢疾不同。

2. 痔疮

痔疮属外科疾病，其大便下血的特点为便时或便后出血，常伴有肛门异物感或疼痛，做肛门直肠检查时，可发现内痔或外痔。

【患者怎么得的这个病】

便血的发生，主要由感受外邪、情志过极、饮食不节、劳倦过度、久病或热病等多种原因，导致火热熏灼、迫血妄行，或气虚不摄、血溢脉外。

本案患者诊断为便血，属脾胃虚寒证。脾胃虚寒，中气不足，统血无力，血溢肠内，随大便而下，故反复便血；中虚有寒，寒凝气滞，健运失司，故胃脘部时有隐痛；脾胃虚寒，生化乏源，气血不足，故形体偏瘦、面色皖白、神疲乏力；脾阳不振，温煦不足，故形寒怕冷；舌淡苔白滑、脉细，为脾胃虚寒、气血不足之象。

【患者的这个病证应该怎么治】

本案患者治以健脾温中，养血止血。方用黄土汤加减，当代连建伟《历代名方精编·理血剂》云："方中重用灶中黄土，又名伏龙肝，味辛微温，温中止血，为主药；配合白术、附子健脾温阳，以复脾土统血之权，为辅药；出血量多，阴血亏耗，佐以生地、阿胶、甘草滋阴养血止血；又有黄芩苦寒止血，《纲目》载其治'诸失血'，且能协助生地、阿胶共同制约黄土、术、附温燥之性，恐其耗血动血，以为反佐；甘草并能调中和药，以为使。诸药合用，刚柔相济，温凉并进，使温阳健脾而不致伤阴动血，滋阴养血而不致妨碍脾阳。吴鞠通称本方为'甘苦合用，刚柔互济法'，可谓配伍得宜。"

兼证加减：阳虚较甚，畏寒肢冷者，去黄芩、地黄之苦寒滋润，加鹿角霜、干姜、艾叶温阳止血。

历代医家治疗便血颇有心得。东汉张仲景《金匮要略·惊悸吐衄下血胸满瘀血病脉证并治》首立黄土汤治疗远血，沿用至今。宋代严用和《严氏济生方·便血评治》对便血治法做了概括，言："治之之法，风则散之，热则清之，寒则温之，虚则补之。"金元时期，朱丹溪《丹溪心法·下血》云："下血，其法不可纯用寒凉药，必于寒凉药中加辛味为佐。久不愈者，后用温剂，必兼升举……凡用血药，不可单行单止也。"对便血治法及用药有具体描述。明代张景岳在《景岳全书·血证》中将引起出血的病机提纲挈领地概括为"火盛"及"气虚"两个方面，并云："虽血之妄行由火者多，然未必尽由于火也。故于火证之外，则有脾胃阳虚而不能统血者，有气陷而血亦陷者，有病久滑泄而血因以动者，有风邪结于阴分而为便血者。”具体论述了火证、湿热结蓄、脾胃阳虚、气陷下陷、病久滑泄、邪结阴分、怒气伤肝等诸证型的治法方药。清代唐容川《血证论》指出近血有两种证治：一为脏毒下血，二为肠风下血。对于脏毒下血，引仲景赤豆当归散之法提出“治脏毒者，必须利湿热，和血脉也”，并云“脏毒久不愈者，必治肝胃”；对于肠风下血，提出“凡治肠风下血，总以清火养血为主，火清血宁而风自息矣”的治则治法，而对于远血，则依仲景黄土汤之意引申出宁血补虚的治法，同时提出“此证与妇人崩漏无异”，可“参用女子崩中之法”，拓展了便血的治疗思路。

【该病证还有哪些其他证型】

1. 肠道湿热证

临床表现：大便状若柏油，或色红黏稠，伴大便黏滞不爽，或有腹痛，口苦口臭，舌红苔黄腻，脉濡数。

证候分析：湿热蕴结肠道，肠道脉络受损，故大便状若柏油，或色红黏稠；湿热壅滞，肠道传化失常，则大便黏滞不爽；肠道气机阻滞，则腹痛；湿热蕴积，则口苦口臭；舌红苔黄腻、脉濡数，为湿热内蕴之征。

辨证要点：以大便状若柏油或色红黏稠，口苦口臭，苔黄腻等为要点。

病机概要：湿热蕴结，脉络受损，血溢肠道。

治法：清化湿热，凉血止血。

代表方剂：地榆散合槐角丸。

方解：地榆散清化湿热，方中地榆、茜草凉血止血；栀子、黄芩、黄连清热燥湿，泻火解毒；茯苓淡渗利湿。槐角丸兼能理气活血，方中槐角、地榆凉血止血；黄芩清热燥湿；防风、枳壳、当归疏风利气活血。元代朱丹溪《丹溪心法》载：“治诸痔及肠风下血及脱肛。”

兼证加减：便血日久，湿热未尽而营阴已亏，应清热除湿、补益阴血，虚实兼顾，扶正祛邪，可选用清脏汤或脏连丸。

2. 热灼胃络证

临床表现：便色如柏油，或稀或稠，伴胃脘疼痛，常有饮食伤胃史，口干尿赤，舌淡红苔薄黄，脉弦细。

证候分析：热积于胃，灼伤胃络，血不循经，溢入胃肠，随大便而下，故便色如柏油，或稀或稠；热郁中焦，胃气失和，故胃脘疼痛；热伤津液，故口干尿赤；苔黄主热，脉弦主痛，或伴肝郁犯胃，脉细主虚，为血溢所致。

辨证要点：以大便色如柏油、胃脘疼痛、苔薄黄等为要点。

病机概要：胃热内郁，热伤胃络，血溢肠道。

治法：清胃止血。

代表方剂：泻心汤合十灰散。

方解：泻心汤清胃泻火，方解见胃痞实痞之湿热阻胃证。十灰散清热凉血，收涩止血，方解见吐血之胃热壅盛证。

兼证加减：出血较多者，增加大蓟、小蓟的用量，加仙鹤草、白及、地榆炭、紫草、三七等收敛止血。亦可选用生大黄粉调蜂蜜口服，泄热止血。

3. 气虚不摄证

临床表现：便血淡红或紫暗不稠，伴倦怠食少，面色萎黄，心悸少寐，舌淡，脉细。

证候分析：脾胃伤损，中气亏虚，统摄无权，血无所主而妄行于外，溢于胃肠，故便血淡红或紫暗不稠；中气虚弱，运化失健，生化乏源，加之反复出血，气随血去，气血亏虚，故倦怠食少、面色萎黄；气血不足，心失所养，故心悸少寐；舌淡、脉细，为气血亏虚之征。

辨证要点：以便血淡红或紫暗，体倦食少，舌淡脉细等为要点。

病机概要：中气亏虚，气不摄血，血溢胃肠。

治法：益气摄血。

代表方剂：归脾汤。

方解：见眩晕之气血亏虚证。

兼证加减：中气下陷，神疲气短、肛坠者，加柴胡、升麻、黄芪，或合补中益气汤以益气升陷。

【该病证应该如何调护】

应注意饮食卫生，宜进食清淡、易于消化、富有营养的食物，忌烟、酒、辛辣及粗纤维多的食物。保持精神愉快，避免过度劳累，对便血的预防及护理有意义。

轻症便血应注意休息，重症者则应卧床。应注意观察便血的颜色、性状及次数。若出现头昏、心慌、烦躁不安、面色苍白、脉细数等症状，常为大出血的征兆，应积极救治。可根据病情进食流食、半流质或无渣饮食。对于出血反复不已的患者，要做好精神护理，解除其紧张和恐惧心理。

【浙派医家关于本病的相关论述】

元代朱丹溪《丹溪心法·下血》：下血，其法不可纯用寒凉药，必于寒凉药中加辛味为佐。久不愈者，后用温剂，必兼升举，药中加酒浸、炒凉药，如酒煮黄连丸之类，寒因热用故也。有热，四物加炒栀子、升麻、秦艽、阿胶珠，去大肠湿热。属虚者，当温散，四物加炮干姜、升麻。凡用血药，不可单行单止也。

明代张景岳《景岳全书·血证》：大便下血，多由肠胃之火，盖大肠小肠皆属于胃也。但血在便前者，其来近，近者，或在广肠，或在肛门；血在便后者，其来远，远者，或在小肠，或在于胃。虽血之妄行由火者多，然未必尽由于火也。故于火证之外，则有脾胃阳虚而不能统血者，有气陷而血亦陷者，有病久滑泄而血因以动者，有风邪结于阴分而为便血者。大都有火者多因血热，无火者多因虚滑，故治血者，但当知虚实之要。凡因劳倦七情，内伤不足而致大便动血者，非伤心脾，即伤肝肾。此其中气受伤，故有为呕恶痞满者；有为疼痛泄泻者；有为寒热往来，饮食不进者。时医不能察本，但见此证，非云气滞，即云痰火，而肆用寒凉，妄加攻击，伤而又伤，必致延绵日困。及其既甚，则多有大便下紫黑败血者。此胃气大损，脾元脱竭，血无所统，故注泄下行，阳败于阴，故色为灰黑。此危剧证也，即速用回阳等剂犹恐不及，而若辈犹云：今既见血，安可再用温药，必致其毙。吁！受害者殊为可悯，害人者殊为可恨。

明代戴元礼《证治要诀·泻血》：泻血当辨其色，色鲜为热，色瘀为寒。热血，连蒲饮；寒血，理物汤。血色鲜红者，多因内蕴热毒，毒气入肠胃，或因饮酒过多，及啖糟藏炙爆，引血入大肠，故泻鲜血，宜连蒲散，吞黄连阿胶丸及香连丸，或一味黄连煎饮。大泻不止者，四物汤加黄连、槐花，仍取血见愁草少许，生姜捣取汁，和米饮服；于血见愁草中，加入侧柏叶与生姜同捣汁尤好。有毒暑入肠胃下血者，一味黄连煎汤饮……泻血色瘀者为寒，血逐气走，冷气入客肠胃，故下瘀血，理中汤。不效，宜黑神散，米饮调下，中用附子者佳，或用胶艾汤，加米煎，吞震灵丹。

清代高世栻《医学真传·便血》：便血，俗名肠红，血从大便出也。或在粪前，或在粪后，但粪从肠内出，血从肠外出。肠外出者，从肛门之宗眼出也。此胞中血海之血，不从冲脉而上行外达，反渗漏于下，用力大便，血随出矣。此病初起，人多不觉；及至觉时，而身体如常，亦玩忽不治，即或治之，无非凉血清火，暂止复发，数年之后，身体疲倦，恣投药饵，总不除根，遂成终身之痼疾矣。痼疾虽成，不致殒命。其治法总宜温补，不宜凉泻；温暖则血循经脉，补益则气能统血。初便血时，治得其宜，亦可痊愈；若因循时日，久则不能愈矣。

【思维导图】

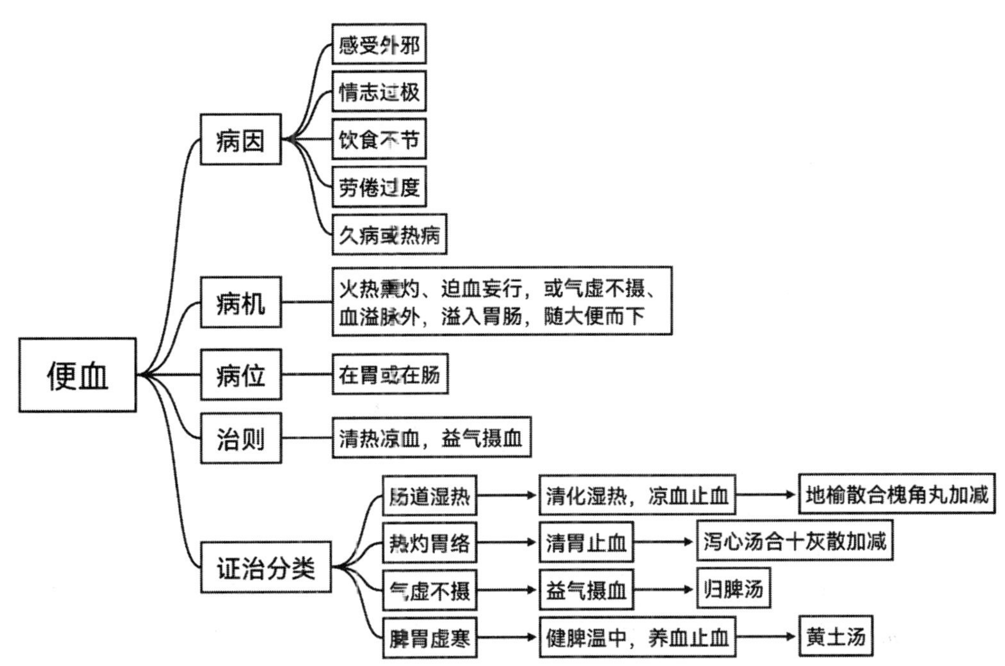

六、尿血

【示例病案】

丁某，男，36 岁，浙江杭州人，1994 年 5 月 16 日初诊。

主诉：反复尿血 1 个多月。

病史：患者近 1 个月来小便频数夹血，时有头昏耳鸣，腰酸腿软，颧红潮热，舌红，苔少苔根白腻，脉弦细而数。

【患者得了什么病证】

本案患者诊断为尿血。

尿血是指小便中混有血液，甚或伴有血块的病证。尿血一般指肉眼血尿而言，出血量小的“镜下血尿”，也属于尿血范畴。西医学中的尿路感染、肾结核、肾小球肾炎、泌尿系肿瘤及全身性疾病（如血液病、结缔组织病等）出现的血尿，均可参照本病辨证论治。

早在《内经》即有溺血、溲血等名称，并认为病在膀胱，多由热盛所致。发病与心的病变有关。如《素问·气厥论》说：“胞移热于膀胱，则癃、溺血。”《素问·四时刺逆从论》说：“少阴……涩则病积，溲血。”

东汉张仲景《金匮要略·五脏风寒积聚病脉证并治》说：“热在下焦者，则尿血，亦令淋秘不通。”指明尿血多发于下焦有热。

隋代巢元方《诸病源候论》已明确将尿血和血淋分列不同的证候。认为尿血与心、小肠及膀胱的热盛有关。如《诸病源候论·虚劳尿血候》说：“劳伤而生客热，血渗于胞故也。血得热而妄行，故因热流散，渗于胞，而尿血也。”

宋代陈言《三因极一病证方论·尿血证治》明确提出了尿血与血淋的鉴别要点在于痛与不痛，谓：“二者皆致尿血，与淋不同，以其不痛，故属尿血，痛则当在血淋门。”

明代张景岳《景岳全书·尿血论治》对尿血的证型做了比较全面的论述，载有三焦火盛、肾阴不足、肾虚不禁、气虚下陷等证，并列举了各种证型的主要方药，很有参考价值。

【该病证应与哪些病证相鉴别】

尿血应与血淋、石淋鉴别。

1. 血淋

血淋和尿血均可见血随尿出，临床以排尿时痛与不痛为其鉴别要点，不痛或痛不明显者为尿血，痛（滴沥刺痛）者为血淋。且血淋有小便短涩频数、欲出不尽、小腹拘急等症。

2. 石淋

两者均可见血随尿出。但石淋尿中时有砂石夹杂，小便涩滞不畅，时有小便中断，尿道窘迫疼痛，或伴腰腹绞痛等症，若砂石从小便而出，则痛止，此与尿血不同。

【患者怎么得的这个病】

尿血病位在肾与膀胱，多因感受外邪、饮食失节、劳欲过度、久病体虚等，导致邪热损伤肾及膀胱脉络，或脾肾不固，血入水道而成尿血。

本案患者诊断为尿血，属肾虚火旺证。肾阴亏虚，虚火内炽，灼伤脉络，故小便带血；肾虚不固，故小便频数；肾阴亏乏，髓海不足，故头晕耳鸣；肾精亏虚，失于濡养，故腰酸跗软；虚火上炎，故颧红潮热；舌红少苔、脉细数，为阴虚火旺之象，苔根白腻、脉弦，为兼有湿滞之征。

【患者的这个病证应该怎么治】

本案患者治以滋阴降火，凉血止血。方用知柏地黄丸加减，明代吴昆《医方考·虚损痨瘵门》云："熟地、山萸味厚者也，味厚为阴中之阴，故足以补肾间之阴血。山药、茯苓甘淡者也，甘能制湿，淡能渗湿，故足以去肾虚之阴湿。泽泻、丹皮，咸寒者也，咸能润下，寒能胜热，故足以去肾间之湿热。黄柏、知母，苦润者也，润能滋阴，苦能济火，故足以服龙雷之相火。夫去其灼阴之火，滋其济火之水，则肾间之精血日生矣。"

兼证加减：颧红潮热者，可酌加地骨皮、白薇清退虚热。

历代医家治疗尿血颇有心得。《备急千金要方》载有治疗尿血的方剂 13 首，《外台秘要》载尿血方 11 首，这些是最早被记载的一批专门治疗尿血的方剂。《丹溪心法》认为"溺血属热"，拟订了治疗尿血的有名方剂小蓟饮子。《医学入门》谓："暴热实热利之宜，虚损房劳兼日久，滋阴补肾更无疑。"在清热之外，滋补肾阴亦是血尿的一个重要治法。《医学心悟》提出"凡治尿血，不可轻用止涩药"的论点，可供参考。

【该病证还有哪些其他证型】

1. 下焦湿热证

临床表现：小便黄赤灼热，尿血鲜红，伴心烦口渴、面赤口疮、夜寐不安，舌红，脉数。

证候分析：湿热蕴结，下注膀胱，故小便黄赤灼热；脉络受损，血渗膀胱，故尿血鲜红；热扰心神则心烦，夜寐不安；热伤津液，则口渴；火热上炎，故面赤口疮；舌红、脉数，为热盛之象。

辨证要点：以小便黄赤灼热、尿血鲜红等为要点。

病机概要：热伤阴络，血渗膀胱。

治法：清热利湿，凉血止血。

代表方剂：小蓟饮子。

方解：见淋证之血淋证。

兼证加减：热盛而心烦口渴者，加生黄芩、天花粉清热生津；尿血较甚者，加炒槐花、白茅根凉血止血；尿中夹有血块者，加桃仁、红花、川牛膝活血化瘀；大便秘结者，加生大黄通腑泄热。

2. 脾不统血证

临床表现：久病尿血，量多色淡，或兼见齿衄、肌衄，伴食少便溏、体倦乏力、气短声低、面色不华，舌淡，脉细弱。

证候分析：脾气亏虚，统血无力，血不循经，故尿血、量多色淡，或兼见齿衄、肌衄；脾虚运化失职，气血生化乏源，故食少便溏、体倦乏力、气短声低、面色不华；舌质淡、脉细弱，为气血亏虚、血脉不充之象。

辨证要点：以久病尿血、量多色淡、食少体倦、面色不华等为要点。

病机概要：中气亏虚，统血无力，血渗膀胱。

治法：补中健脾，益气摄血。

代表方剂：归脾汤。

方解：见眩晕之气血亏虚证。

兼证加减：气虚下陷而少腹坠胀者，加升麻、柴胡，配合原方中的党参、黄芪、白术，即合补中益气汤之意以益气升阳。

3. 肾气不固证

临床表现：久病尿血，血色淡红，伴头晕耳鸣、精神困惫、腰脊酸痛，舌淡，脉沉弱。

证候分析：劳倦或久病及肾，肾气不固，封藏失职，血随尿出，故久病尿血、血色淡红；肾气亏虚，肾精不足，失于濡养，故头晕耳鸣、精神困惫、腰脊酸痛；舌淡、脉沉弱，为肾气虚衰之象。

辨证要点：以久病尿血色淡、腰脊酸痛等为要点。

病机概要：肾虚不固，血失藏摄。

治法：补益肾气，固摄止血。

代表方剂：无比山药丸。

方解：见淋证之劳淋证。

兼证加减：尿血较严重者，加牡蛎、金樱子、补骨脂固涩止血；腰脊酸痛、畏寒神怯者，加鹿角片、狗脊温肾壮督。

【该病证应该如何调护】

注意气候变化，应“虚邪贼风，避之有时”。注意饮食有节，宜进食清淡、易于消化、富有营养的食物，如新鲜蔬菜、水果、瘦肉、蛋类等，忌食辛辣香燥、油腻炙煿之品。避免情志过极。保持精神愉快，劳逸适度，防止气机郁滞。

在护理方面，应根据病情适当休息或卧床休息，关心和安慰患者，密切观察病情，详细了解记录小便次数、尿血颜色浓淡、有无血块、排尿时感觉及全身症状等。

【浙派医家关于本病的相关论述】

宋代陈言《三因极一病证方论·尿血证治》：病者小便出血，多因心肾气结所致，或因忧劳、房室过度，此乃得之虚寒，故养生云，不可专以血得热为淖溢为说，二者皆致尿血，与淋不同，以其不痛，故属尿血，痛则当在血淋门。

元代朱丹溪《丹溪心法·吐血》：溺血属热。用炒栀子水煎服，或用小蓟、琥珀。有血虚，四物加牛膝膏。实者，用当归承气汤下之，后以四物加山栀。溺血，痛者为淋，不痛者为溺血。

明代张景岳《景岳全书·杂病谟·血证》：凡尿血证，其所出之由有三，盖从尿孔出者二，从精孔出者一也。尿孔之血，其来近者，出自膀胱。其证尿时必孔道涩痛，小水红赤不利，此多以酒色欲念致动下焦之火而然。常见相火妄动，逆而不通者，微则淋浊，甚则见血。《经》曰：胞移热于膀胱则癃而尿血，即此证也。治宜清利膀胱之火，以生地、芍药、牛膝、山栀、黄柏、知母、龙胆草、瞿麦、木通、泽泻等剂，或七正散、大分清饮、五淋散之属，皆所宜也。尿孔之血，其来远者，出自小肠。其证则尿孔不痛而血随尿出，或痛隐于脐腹，或热见于脏腑。盖小肠与心为表里，此丙火气化之源，清浊所由以分也。故无论焦心劳力或厚味酒浆，而上中二焦五志口腹之火，凡从清道以降者，必皆由小肠以达膀胱也。治须随证察因，以清脏腑致火之源，宜于寒阵中择方用之。精道之血，必自精宫血海而出于命门。盖肾者主水，受五脏六腑之精而藏之，故凡劳伤五脏，或五志之火致令冲任动血者，多从精道而出。然何以辨之？但病在小肠者，必从尿出；病在命门者，必从精出，见于小腹下精泄处觉有酸痛而出者，即是命门之病，而治之之法亦与水道者不同。盖水道之血宜利，精道之血不宜利；涩痛不通者亦宜利，血滑不痛者不宜利也。

【思维导图】

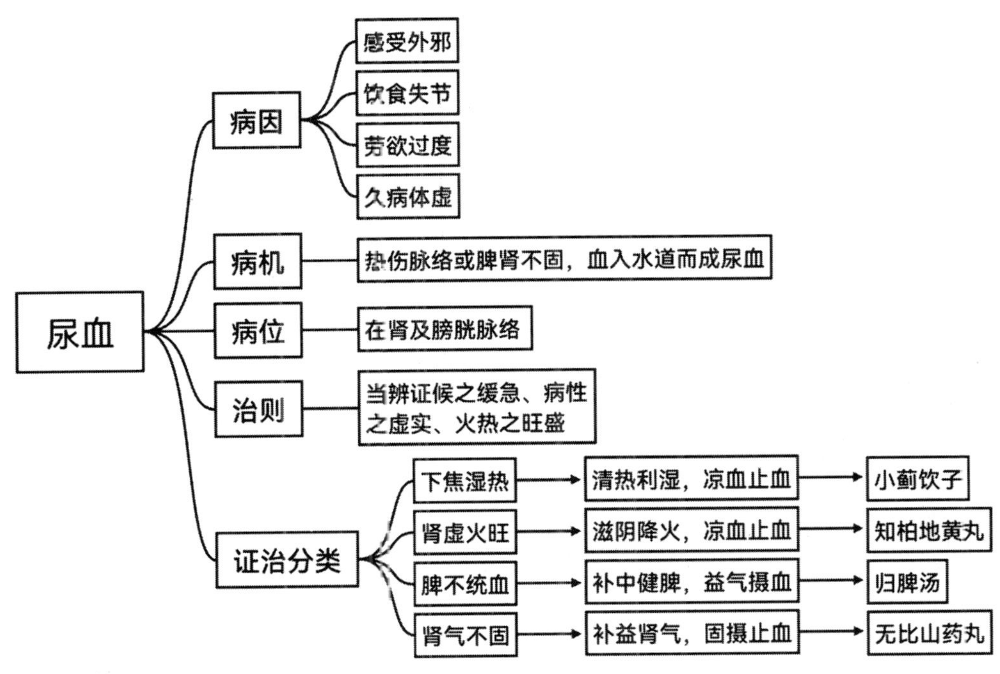

七、紫斑

【示例病案】

尹某，女，35岁，浙江温岭人，1990年10月23日初诊。

主诉：反复周身皮肤紫斑2个多月，再发5天。

病史：患者2个月前无明显诱因周身皮肤出现青紫斑点，至当地医院就诊，入院时血小板 20×10^9/L，诊断为“原发性血小板减少性紫癜”，予激素治疗及对症处理，紫癜渐趋消退，复查血小板 68×10^9/L。2天前患者皮肤紫癜又起，复查血小板又下降至 24×10^9/L。现症见四肢及胸前散在青紫斑点，斑色偏红，压之不褪色，头晕心悸，心烦口渴，大便秘结，小便色黄，月经来潮，淋沥不尽，舌质红苔薄黄，脉弦细数。

【患者得了什么病证】

本案患者诊断为紫斑。

紫斑，亦称肌衄，是指血液溢出于肌肤之间，皮肤表现青紫斑点或斑块的病证。本篇主要讨论内科杂病范围的紫斑，常见于西医学的原发性血小板减少性紫癜及过敏性紫癜。药物、化学和物理因素等引起的继发性血小板减少性紫癜，亦可参考本病辨证论治。

东汉张仲景《金匮要略·百合狐惑阴阳毒病证治》所谈的阴阳毒病与本病颇相类似。该书谓：“阳毒之为病，面赤斑斑如锦纹。”“阴毒之为病，面目青，身痛如被杖，咽喉痛。”阴阳毒病以面赤斑斑如锦纹、身痛、咽喉痛等为主要症状，所以后世一些医学著作（如《诸病源候论》《丹溪手镜》《医学入门》等）在讨论发斑时，将部分阳证发斑称为阳毒，阴证发斑称为阴毒。

隋代巢元方《诸病源候论》在多种疾病中对发斑做了比较详细的论述。所论内容除温热病发斑外，还包括了内科杂病及儿科常见的紫斑。在论述病因病机方面，《诸病源候论·患斑毒病候》指出，各种原因引起的热毒蕴积于胃，是发斑的主要病机。“斑毒之病，是热气入胃，而胃主肌肉，其热夹毒蕴积于胃，毒气熏发于肌肉，状如蚊蚤所啮，赤斑起，周匝遍体。”在临床表现方面，指出除皮肤发斑外，还可出现身重背强，咽喉痛，心腹烦痛及口腔黏膜病变。如《诸病源候论·伤寒斑疮候》说：“热毒乘虚，出于皮肤，所以发斑疮隐疹如锦纹。重者，喉口身体皆成疮也。”《诸病源候论·伤寒阴阳毒候》说：“身重背强，咽喉痛，糜粥不下……心腹烦痛。”

金元时期，朱丹溪最先明确提出“内伤发斑”的概念。《丹溪心法·斑疹》谓：“内伤斑者，胃气极虚，一身火游行于外所致。”

明代李梴《医学入门·斑疹》将发斑分为外感、内伤、内伤兼外感三类进行治疗。

谓："内伤发斑，轻如蚊迹疹子者，多在手足，初起无头疼、身热，乃胃虚火游于外。"进一步指出内伤发斑初起无头痛、发热等表证，可供鉴别。

【该病证应与哪些病证相鉴别】

紫斑应与出疹进行鉴别。

紫斑与出疹均有局部肤色的改变，紫斑呈点状者须与出疹的疹点区别。紫斑隐于皮内，压之不褪色，触之不碍手；疹高出于皮肤，压之褪色，摸之碍手。且两者成因、病位均有不同。

【患者怎么得的这个病】

紫斑可由外感温热病邪，或内伤饮食劳倦所发，导致火热熏灼，血溢脉外；若反复发作，久病不愈，则致气血亏虚，气不摄血，血溢脉外而发紫斑。

本案患者诊断为紫斑，属血热妄行证。血热炽盛，热壅脉络，迫血妄行，血出于肌肤之间，故四肢及胸前可见散在青紫斑点，斑色偏红，压之不褪色；热盛伤阴，心阴不足，失于濡养，故头晕心悸；热扰心神，故心烦；热盛津伤，故口渴、大便秘结、小便色黄；热入胞宫，破血下注，故月经来潮，淋沥不尽；舌红苔黄、脉弦数，为实热之象，脉细乃热盛伤阴之征。

【患者的这个病证应该怎么治】

本案患者治以清热解毒，凉血止血。方用犀角地黄汤合十灰散加减。犀角地黄汤重在清热解毒，凉血散瘀，方解见黄疸阳黄之疫毒炽盛（急黄）证。十灰散偏于凉血止血，方解见吐血之胃热壅盛证。

兼证加减：热毒炽盛，发热，出血广泛者，加生石膏、龙胆草、紫草，冲服紫雪丹，以增强清热解毒的功效；热壅胃肠，气血郁滞，腹痛便血者，加生白芍、生甘草、地榆、槐花等以缓急止痛，凉血止血；邪热阻滞经络，关节肿痛者，加秦艽、木瓜、桑枝等疏经通络。

历代医家治疗紫斑颇有心得。宋代的《太平圣惠方》《三因极一病证方论》等著作，收集记载了许多治疗发斑的方剂，这些方剂大多以清热解毒、清胃泄热、凉血消斑及通腑泄热为主。金元时期，朱丹溪认为发斑主要由热盛所致。《丹溪手镜·发斑》言："发斑，热炽也。舌焦黑，面赤，阳毒也。治宜阳毒升麻汤，白虎加参汤。"明代《外科正宗·葡萄疫》以紫斑的青紫颜色与紫葡萄相似，又因感受四时不正之气而起，因而称为葡萄疫。并指出初病和久病的症状不同，治疗初宜清热凉血，久病多宜补益扶正，伴有牙龈出血、腐烂者，可配合口腔局部用药，积累了宝贵的治疗经验。

【该病证还有哪些其他证型】

1. 阴虚火旺证

临床表现：皮肤出现青紫斑点或斑块，时发时止，斑色偏暗，常兼鼻衄、齿衄或经血色红质稠，伴颧红头晕，口渴心烦，手足心热，或有潮热盗汗，舌红苔少，脉细数。

证候分析：阴虚则火旺，而火旺更易伤阴，虚火伤及脉络，血溢脉外，故皮肤出现青紫斑点或斑块，时发时止，斑色偏暗；虚火损伤鼻、齿及胞宫之脉络，遂见鼻衄、齿衄或经量色红质稠；阴虚内热，则颧红头晕；热伤津液，则口渴；水亏不能济火，心火扰动，故心烦；虚火逼迫津液外泄则盗汗；阴虚火旺，故手足心热、潮热；舌红苔少、脉细数，为火旺而阴液不足之象。

辨证要点：以紫斑色暗、五心烦热、舌红少苔等为要点。

病机概要：虚火内炽，灼伤脉络。

治法：滋阴降火，宁络止血。

代表方剂：茜根散。

方解：见齿衄之阴虚火旺证。

兼证加减：阴虚较甚者，加玄参、龟甲，合二至丸养阴清热止血；潮热者，加地骨皮、白薇、秦艽清退虚热；肾阴亏虚而虚火不甚，腰膝酸软，头晕乏力，手足心热，舌红少苔，脉细数者，用六味地黄丸滋补肾阴，加茜草根、大蓟、槐花、紫草凉血止血，化瘀消斑。

2. 气不摄血证

临床表现：皮肤青紫斑点或斑块反复出现，其色偏淡，伴神疲乏力，头晕目眩，面色苍白或萎黄，食欲不振，舌淡，脉细弱。

证候分析：气虚不能摄血，脾虚不能统血，致血溢脉外，故皮肤青紫斑点或斑块反复出现，其色偏淡；反复出血，气随血去，每致气血亏耗，心脾不足，筋脉百骸失于濡养，故神疲乏力、头晕目眩、面色苍白或萎黄；脾虚不能运化水谷，故食欲不振；舌质淡、脉细弱，为气血亏虚之象。

辨证要点：以紫斑色淡、神疲乏力、食少体倦等为要点。

病机概要：中气亏虚，统摄无力。

治法：补气摄血。

代表方剂：归脾汤。

方解：见眩晕之气血亏虚证。

兼证加减：可酌情选加仙鹤草、棕榈炭、地榆、蒲黄、茜草根、紫草等，以增强止血及化瘀消斑的作用；兼肾气不足，腰膝酸软者，加山茱萸、菟丝子、续断补益肾气。

【该病证应该如何调护】

由于外感及内伤均会导致紫斑的发生，所以增强身体素质，避免感受外邪，避免接触诱发紫斑的各种不正之气，是预防紫斑的重要措施。

在护理方面，应注意观察紫斑的数量、颜色及消退情况。注意有无其他部位出血。发病较急及出血较多的患者应绝对卧床休息，一般的紫斑患者亦应适当休息，避免劳累。注意冷暖变化，防止感受外邪。本病常伴齿衄，故须特别注意口腔卫生。饮食应富有营养，易于消化，避免辛辣动火之物及鱼、虾、蟹、牛乳等腥味之品。对于紫斑的发生与进食某些食品有密切关系者，应禁食诱发紫斑的食品。

【浙派医家关于本病的相关论述】

元代朱丹溪《丹溪心法·斑疹》：内伤斑者，胃气极虚，一身火游行于外所致，宜补以降，于《阴证略例》中求之。发斑似伤寒者，痰热之病发于外，微汗以散之，若下之，非理。伤寒阳证发斑有四，唯温毒发斑至重，红赤者为胃热也，紫黑者为胃烂也，一则下早，一则下之晚，乃外感热病发斑也，以玄参、升麻、白虎等药服之。阴证发斑，亦出背胸，又出手足，亦稀少而微红，若作热证，投之凉药，大误矣。此无根失守之火，聚于胸中，上独熏肺，传于皮肤，而为斑点，但如蚊蚋虱蚤咬形状，而非锦纹也。只宜调中温胃，加以茴香、芍药，或以大建中之类，其火自下，斑自消退，可谓治本而不治标也。

明代张景岳《景岳全书·发斑》：发斑证，轻则如疹子，重则如锦纹。其致此之由，虽分数种，然总由寒毒不解而然。如当汗不汗，则表邪不解；当下不下，则里邪不解；当清不清，则火盛不解；当补不补，则无力不解。或下之太早，则邪陷不解；或以阳证误用温补，则阳亢不解；或以阴证误用寒凉，则阴凝不解。凡邪毒不解，则直入阴分，郁而成热，乃致液涸血枯，斑见肌表，此实毒邪固结，营卫俱剧之证也。但斑有微甚，势有重轻，轻者细如蚊迹，或先红而后黄；重者成粒成片，或先红而后赤。轻者只在四肢，重者乃见胸腹；轻者色淡而隐，重者色紫而显。若见黑斑，或大便自利，或短气，或二便不通，则十死九矣。

明代陶华《伤寒全生集·辨伤寒发斑例》：夫热则伤血，血热不散，里寒表虚，热气乘虚出于皮肤而为斑也。轻则如疹子，重则如锦纹。或本属阳，误投热药，或当汗不汗，当下不下，下后未解，皆能致此也。慎不可发汗，重令开泄，更加斑烂也。然斑之才萌，与蚊迹相类。发斑多见于胸腹，蚊迹只见于手足。阳脉洪大，病人昏愦，先红后赤者，斑也；脉不洪大，病人自静，先红后黄者，蚊也。其或大便自利，怫郁短气，燥屎不通，黑斑如果实靥者，此虽卢医复生，不能施其巧矣。凡汗下后不解，足冷耳聋，烦闷咳呕，便是发斑之候也。

清代冯兆张《冯氏锦囊秘录·论诸热误治发斑疹》：斑疹一症，多因诸病发热调治失宜，血分壅热不得宣泄，沸腾肌表而为点也。

【思维导图】

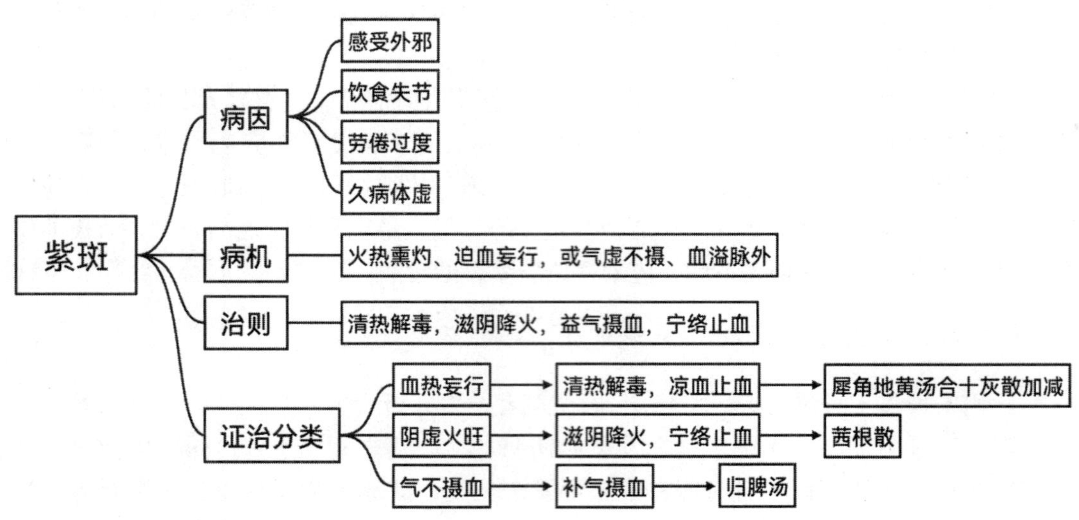

第三节　痰　饮

【示例病案】

案 1

江某，女，62 岁，浙江衢州人，1975 年 5 月 10 日初诊。

主诉：心下胀满不适，甚则眩晕、呕吐 2 年余。

病史：患者平日心下时感胀满不适，偶有冷痛，甚则头目眩晕，呕吐清水，吐尽水后眩晕始消。如此 2 年余，曾被确诊为幽门梗阻。刻下见患者形体偏瘦，舌淡红苔白滑，脉弦滑。

案 2

李者，男，68 岁，浙江宁波人，1980 年 6 月 20 日初诊。

主诉：反复咳嗽咳痰胸痛 10 余年，加重近 1 个月。

病史：患者近 10 年来咳呛时作，咳吐少量黏痰，咳时胸胁不适，偶见胸痛。近 1 个月来症状加重，出现午后潮热、口干咽燥、颧红盗汗。刻下见患者形体消瘦，舌质偏红苔少，脉数。

案 3

某女，32 岁，浙江温州人，1980 年 6 月 20 日初诊。

主诉：手臂肿胀，沉重疼痛 4 年余。

病史：患者 4 年前在冬天用冷水洗衣物后，突觉寒气刺骨，从此便发现手臂肿痛，沉重酸楚，抬举无力，形体盛壮，脉来浮弦，舌红绛苔白。

案 4

柴某，男，53 岁，浙江台州人，1994 年 12 月 3 日初诊。

主诉：反复咳喘 10 余年。

病史：患者反复咳喘 10 余年，冬重夏轻，曾确诊为慢性支气管炎并发肺气肿。刻下患者气喘憋闷，耸肩提肚，咳吐稀白痰，夜间症状加重，甚则不能平卧，晨起吐痰盈杯盈碗，背部恶寒，面色黧黑，舌淡红苔水滑，脉弦寸滑。

【患者得了什么病证】

四案患者均诊断为痰饮，分属痰饮、悬饮、溢饮、支饮四类。

痰饮是指体内水液输布、运化失常，停积于某些部位为主证的病证。痰，古通“淡”“澹”，是指水一类可以淡荡流动的物质。饮指水液，作为致病因素，则指病理性质的液体。为此，古代所称的“淡饮”“流饮”，实均指痰饮而言。痰饮有广义和狭义之分，广义痰饮包括痰饮、悬饮、溢饮、支饮四类，是诸饮的总称。饮停胃肠为狭义的痰饮，饮流胁下为悬饮，饮溢肢体为溢饮，饮撑胸肺为支饮。痰饮所涉及的临床病种广泛，表现复杂。西医学中的慢性支气管炎、支气管哮喘、渗出性胸膜炎、慢性胃炎、心力衰竭、肾炎水肿等出现痰饮表现者属本病范畴，可参照本节辨证论治。

《神农本草经》中有“留饮痰癖，大腹水肿”“胸中痰结”“留饮宿食”等记载。《内经》中有“饮”“积饮”之说，并对水液代谢生理、病理有全面论述。如《素问·至真要大论》云：“太阴之胜……饮发于中。”“湿淫所盛……民病积饮。”《素问·六元正纪大论》曰：“土郁之发，民病饮发注下。”“太阴所至，为积饮否隔。”这些论述为后世痰饮学说的形成和发展奠定了理论基础。

汉代，张仲景在《金匮要略》始有“痰饮”之称，并立专篇加以论述。其含义有广义、狭义之分。广义痰饮包括痰饮、悬饮、溢饮、支饮四类，而其中的痰饮为狭义痰饮。又以长期留而不去的为留饮，伏而时发的为伏饮，但其实仍隶属四饮之中，并非四饮之外另有所谓留饮和伏饮。如清代尤怡《金匮要略心典》所说：“留饮即痰饮之留而不去者也……伏饮亦即痰饮之伏而不觉者。”对于痰饮的治疗，提出“以温药和之”的治疗原则，这对于后世都是临床辨证治疗的主要依据。

自隋唐至金元，在痰饮病的基础上，逐渐发展了痰的病理学说，提出“百病兼痰”的论点，从而有痰证与饮证之分。南梁陶弘景《名医别录·上品》说旋覆花消“心胁痰水”，东晋葛洪《肘后备急方》列“治胸膈上痰饮诸方”等。隋代巢元方《诸病源候论·痰饮病诸候》论述了痰饮病因、证候、所生诸病及治疗原则。唐代孙思邈《备急千金要方·痰饮》有五饮之说，言：“夫五饮者，由饮酒后及伤寒饮冷水过多所致。”立论悉本仲景，而治法方药则颇有发展，创制了治痰名方温胆汤。若治胸中痰癖，则用吐法以祛其邪；若治“避饮停结，满闷目暗”，则用中军候黑丸（芫花、巴豆、杏仁、桂心、桔梗）以温下。

宋代严用和在《济生方·痰饮论治》中提出“气滞”可以生痰饮，“人之气道贵乎顺，顺则津液流通，决无痰饮之患。调摄失宜，气道闭塞，水饮停于胸府”。杨士瀛在《仁斋直指方论》中则首次将痰饮分为“痰涎”和“水饮”，提出饮清稀而痰稠浊。元代朱丹溪《丹溪心法》提出“百病中多有兼痰者”“痰夹瘀血，遂成窠囊”等观点，首倡痰瘀同病。

明清时期，大多是对前人治疗痰饮病的经验总结，并加以发展。明代孙一奎在《赤水玄珠》中提到：“津液者，血之余，行乎脉外，流通一身，如天之清露。若血浊气滞，则凝聚为痰，痰乃津液之变，遍身上下，无处不到。”张景岳在《景岳全书》中相比前人，更加强调了脾肾在致痰病因中的主导地位。叶天士则将该理论进一步发展，提出“外饮治脾，内饮治肾”之说。清代吴谦在《医宗金鉴》中，结合历代医家对痰、饮的区分，对“病痰饮者，温药和之”这一治疗原则提出了新的见解，他认为：“稠浊为痰，阳之盛也；稀清为饮，阴之盛也。有痰无饮，当以凉药治之；有饮无痰，当以热药温之。若痰而兼饮者，此不可纯凉，又不可纯热，故当以温药和之可也。”

【该病证应与哪些病证相鉴别】

广义痰饮的 4 种类型各有其病位和表现，需要互相区分。而各种类型的痰饮也需要与痰证、风水证、肺胀、喘证、哮病等病证进行鉴别。

1. 痰饮与痰证

狭义痰饮其病位在胃肠，主要表现为心下满闷，呕吐清水痰涎，胃肠沥沥有声。而其他疾病中出现的痰证，则以相应疾病的特有表现为主，痰证常作为阶段性病情而出现，病位也不局限于胃肠。

2. 溢饮与风水证

风水证即水肿之风水相搏证，可分为表实、表虚两个类型。表实者，水肿而无汗，身体疼重，与水泛肌表之溢饮基本相同。如肢体浮肿而汗出恶风，则属表虚，与溢饮有异。

3. 支饮、伏饮与肺胀、喘证、哮病

这些病证均有咳逆上气、喘满、咳痰等表现。但肺胀是肺系多种慢性疾患日久渐积而成；喘证是多种急慢性疾病的重要表现；哮病是呈反复发作的独立病证；支饮是痰饮的一个类型，因饮邪支撑胸肺而致；伏饮是指伏而时发的饮证。其发生、发展、转归均有不同，但之间亦有一定联系。如肺胀在急性发病阶段，可以表现为支饮证候；喘证的肺寒、痰饮两证，又常具有支饮的特点；哮病又属于伏饮范畴。

【患者怎么得的这个病】

痰饮的发生，主要由外感寒湿、饮食不当或劳欲等所伤，致三焦气化失职，肺、脾、肾三脏功能失调，阳虚阴盛，因虚致实，使水谷不得化为精微输布周身，津液或代谢失常，或停于局部，形成无形或有形的复杂痰饮病证。

案 1 患者诊断为痰饮，属脾阳虚弱证。脾阳虚弱，饮停于胃，支撑胸胁，则心下时感胀满不适；寒饮内聚，阳气不能外达，故心下偶有冷痛；水饮中阻，清阳不升，则头昏目眩；水饮上逆，则呕吐清水；脾虚水谷不能化为精微充养形体，致形体偏瘦；舌淡红苔白滑、脉弦滑，系阳虚饮停之征。

案2患者诊断为悬饮，属阴虚内热证。饮阻气郁，化热伤阴，阴虚肺燥，故咳呛时作、咳吐少量黏痰；阴虚火旺，则午后潮热、口干咽燥、颧红盗汗；久病络脉不和，故咳时胸胁不适、偶见胸痛；久病正虚，热灼精血，故形体消瘦；舌质偏红苔少、脉数，为阴虚内热之候。

案3患者诊断为溢饮，属表寒里饮证。外感水寒之邪，郁遏卫阳，玄府闭塞，肺脾输布失职，津液不得流畅，水饮流溢于四肢肌肤，故手臂肿痛、沉重酸楚、抬举无力；脉来浮弦、苔白，为饮邪内伏之征；舌红绛，为饮溢体表而热郁于里之候。

案4患者诊断为支饮，属寒饮伏肺证。饮邪上逆犯肺，肺气不降，故患者气喘憋闷、耸肩提肚，甚则不能平卧；津液遇寒而凝聚为饮，故咳吐稀白痰、晨起吐痰盈杯盈碗；饮为阴邪，故夜间症状加重；饮邪恋肺，故经久不愈；面色黧黑、舌苔水滑、脉弦寸滑，均为寒饮内盛之象。

【患者的这个病证应该怎么治】

案1患者治以温脾化饮。方用苓桂术甘汤合小半夏加茯苓汤加减。苓桂术甘汤温阳化饮，健脾利水，方解见心悸之水饮凌心证；小半夏加茯苓汤止呕降逆，温胃蠲饮。清代陈修园《金匮方歌括》曰："水滞于心下则为痞，水凌于心则眩悸，水阻胸膈则阴阳升降之机不利为呕吐。方用半夏降逆，生姜利气，茯苓导水，合之为涤痰定呕之良方。"

兼证加减：胸满、心下痞者，加薤白、瓜蒌祛痰宽胸消痞；泛吐清水者，加吴茱萸温脾散寒；心悸短气者，加黄芪补气升阳；便溏者，加薏苡仁健脾利水；苔白滑而灰、气短重者，加制附子加强温阳散寒化饮之力。

案2患者治以滋阴清热。方用沙参麦冬汤合泻白散加减。沙参麦冬汤清肺润燥，养阴生津，方解见噎膈之津亏热结证。泻白散泻肺清热，止咳平喘，方解见咳嗽－内伤咳嗽－肝火犯肺证。

兼证加减：潮热甚者，加鳖甲、功劳叶清虚热；虚热灼津成痰，咳嗽咳痰者，加百部、川贝母化痰止咳；胸胁闷痛者，加瓜蒌皮、郁金、丝瓜络化痰通络；日久积液未尽，加牡蛎、泽泻利水化饮；神疲、气短、易汗者，加太子参、生黄芪、五味子补气敛阴助肺。

案3患者治以解表化饮。方用小青龙汤加减，方解见哮病发作期之寒哮证。

兼证加减：表寒外束，内有郁热，伴有发热、烦躁、苔白兼黄者，加石膏清泄内热；表寒之象已不显著，用大青龙汤以发表清里；水饮内聚，肢体浮肿明显，尿少者，加茯苓、猪苓、泽泻等利水祛饮；饮邪犯肺，喘息痰鸣不得卧者，加杏仁、射干、葶苈子泻肺定喘。

案4患者治以宣肺化饮。方用小青龙汤加减，方解见哮病发作期之寒哮证。

兼证加减：饮邪壅实，咳逆喘急，胸痛烦闷者，加甘遂、大戟峻逐水饮以缓其急；无寒热、身痛等表证，动则喘甚，易汗出，为肺气已虚，用苓甘五味姜辛汤温肺化饮；饮多寒少，外无表证，喘咳痰稀或不得息，胸满气逆者，用葶苈大枣泻肺汤加白芥子、莱菔子以泻肺祛饮；久病邪实正虚，饮郁化热，喘满胸闷、心下痞坚、烦渴、面色黧黑、苔黄而腻、脉沉紧，或经吐下而不愈者，用木防己汤加减以行水散结、补虚清热；水邪结实者，去石膏，加茯苓、芒硝导水破结；痰饮久郁，酿生痰热，损伤肺阴，喘咳咳痰、稠厚而黄、口干咽燥、舌红少津、脉细滑数者，用麦门冬汤加瓜蒌、川贝母、木防己、海蛤粉、黄芩养肺生津、清化痰热。

历代医家治疗痰饮颇有心得。明代戴元礼认同严用和“气滞可以生痰饮”的理念，在《证治要诀・停饮伏痰》中提到：“故善治痰者，不治痰而治气，气顺则一身津液，亦随气而顺矣……病痰饮而变生诸症，不当为诸症牵掣，妄言作名，且以治饮为先，饮消则诸症自愈。”清代徐春甫在《古今医统大全》中总结了分部治疗痰饮的方法，并着重于吐法，“痰在表者汗之，在里者下之，夹湿者则分利之”“痰在经络中，非吐不可，吐中就有发散之义。痰在膈上，必用吐法，泻亦不去”。而叶天士总结前人治疗痰饮病的经验，重视脾肾，提出了“外饮治脾，内饮治肾”的大法，具体则有“如脾肾阳虚、膀胱气化不通者，取仲景之苓桂术甘汤、茯苓饮、肾气真武等法，以理阳通阳、固下益肾、转旋运脾为主。如外寒引动宿饮上逆及膀胱气化不通、饮逆肺气不降者，以小青龙合越婢等法开太阳膀胱为主。如饮邪伏于经络及中虚湿热成痰者，则有川乌、蜀漆之温经通络、外台茯苓饮去甘草，少佐苦辛清渗理湿之法。其饮邪上冲膻中及悬饮流入胃中而为病者，又有姜附、南星、菖蒲、旋覆、川椒等驱饮开浊、辛通阳气等法”。

【该病证还有哪些其他证型】

一、痰饮

多由素体脾虚，运化不健，复加饮食不当，或为外湿所伤，而致脾阳虚弱，饮留胃肠引起。

临床表现：心下坚满或痛，自利，利后反快，或虽利，但心下续坚满，或水走肠间，沥沥有声，腹满，便秘或排便不畅，舌苔腻，色白或黄，脉沉弦或伏。

证候分析：水饮留胃，气机阻滞，则心下坚满或痛；水饮下行，故自利、利后反快；宿饮未尽，新饮复积，则虽利，但心下续坚满；饮邪由胃下流肠间，故水走肠间、沥沥有声；饮积于中，故腹满、便秘或排便不畅；舌苔腻色黄，为饮郁化热之象；舌苔腻色白、脉沉弦或伏，为水饮壅盛、阳气被遏之征。

辨证要点：以心下坚满或痛、自利、利后反快等为要点。

病机概要：水饮壅结，留于胃肠，郁久化热。

治法：攻下逐饮。

代表方剂：甘遂半夏汤或己椒苈黄丸。

方解：甘遂半夏汤化痰逐饮，散结通脉。清代陈修园《金匮方歌括》云："故以甘遂、半夏因其势而导之，甘遂与甘草相反而同用之者，盖欲其一战而留饮尽去，因相激而相成也。"清代徐彬《金匮要略论注》言："药用防己，不言木，汉防己也。肠间为下焦，下焦血主之，汉防己泻血中湿热，而利大肠之气。椒目椒之核也，椒性善下，而核尤能利水。葶苈泄气闭而逐水，大黄泄血闭而下热，故主之。若口中有津液，是大肠之阴不为饮伤，故津液不亡，而胃家之津反为壅热所耗，渴乃热在胃，为实邪，故加芒硝急下之以救胃耳。先服一小丸起，尤巧，所谓峻用也。"

兼证加减：心下坚而满者，加枳实、陈皮、厚朴行气化饮；心下痛者，加煨木香理气止痛；利下腹满反复者，为正气已伤，加干姜温脾助阳，加黄芪、炒白术补中益气；肠鸣腹满者，加枳壳、大腹皮理气；口干舌燥者，加天花粉、葛根生津；苔腻者，加砂仁、陈皮化湿。需要牢记不能一时图快，使攻逐太过，损伤患者正气。

二、悬饮

多因素体不强，或原有其他慢性疾病，肺虚卫弱，时邪外袭，肺失宣通，饮停胸胁，络气不和。若饮阻气郁，久则可以化火伤阴或耗损肺气。

1. 邪犯胸肺证

临床表现：咳痰胸痛，咳甚气急，伴寒热往来，身热起伏，汗少，或发热不恶寒，有汗而热不解，咳嗽，痰少，呼吸、转侧时疼痛加重，心下痞硬，舌苔薄白或黄，脉弦数。

证候分析：时邪外袭，热郁胸肺，少阳枢机不利，故咳痰胸痛、咳甚气急、寒热往来、身热起伏、汗少；肺热内蕴，肺气失宣，则发热不恶寒、有汗而热不解、咳嗽、痰少；热郁少阳，络气失和，则呼吸、转侧时疼痛加重；胆胃失和，气机上逆，故心下痞硬；舌苔薄白或黄、脉弦数，为邪热郁于少阳之象。

辨证要点：以咳痰胸痛，咳甚气急，呼吸、转侧时疼痛加重，心下痞硬等外邪侵袭、饮停胸胁致少阳枢机不利为要点。

病机概要：邪犯胸肺，枢机不利，肺失宣降。

治法：和解宣利。

代表方剂：柴枳半夏汤。

方解：方中柴胡疏解少阳半表之邪，黄芩清泄少阳半里之热，瓜蒌、半夏宽胸化饮开结，枳壳、青皮理气和络止痛，桔梗、杏仁、枳壳宣肺，甘草调和诸药。

兼证加减：痰饮内结，肺失肃降，咳逆气急者，加白芥子、桑白皮泻肺降逆；咳嗽而痰难出者，加浙贝母、鲜竹沥清化痰热；胁痛甚者，加郁金、桃仁、延胡索通络止痛；心下痞硬、口苦、干呕者，加黄连配半夏、瓜蒌苦辛开痞散结；身热盛而汗出、咳嗽气粗者，去柴胡，加麻黄、杏仁、石膏清热宣肺化痰。

2. 饮停胸胁证

临床表现：胸胁疼痛，咳唾引痛，痛势较前减轻，而呼吸困难加重，伴咳逆气喘，息促不能平卧，或仅能偏卧于停饮的一侧，病侧肋间胀满，甚则可见偏侧胸廓隆起，舌苔白，脉沉弦或弦滑。

证候分析：饮停胸胁，脉络受阻，气机不利，故胸胁疼痛、咳唾引痛；水饮已成，气机升降闭窒，则痛势较前减轻，而呼吸困难加重；饮邪上逆于肺，故咳逆气喘、息促不能平卧，或仅能偏卧于停饮的一侧；饮邪停结胸胁，则病侧肋间胀满，甚则偏侧胸廓隆起；舌苔白、脉沉弦或弦滑，为饮邪内聚之候。

辨证要点：以饮停胸胁日久、气机不利、脉络受阻为要点。

病机概要：饮停胸胁，脉络受阻，肺气郁滞。

治法：泻肺祛饮。

代表方剂：椒目瓜蒌汤合十枣汤。

方解：椒目瓜蒌汤泻肺降气，化痰逐饮。清代费伯雄《校注医醇剩义》云："此方仍是二陈去甘草，以椒目通水道，栖蒌通谷道，掌劳、苏子、桑皮以泻肺，疾藜以疏肝。水饮下行，而肺肝和矣。"十枣汤攻逐水饮，清代吴仪洛《成方切用·攻下门》曰："芫花大戟之辛苦，以遂水饮，甘遂苦寒，能直达水气所结之处，以攻决为用。三药过峻，故用大枣之甘以缓之，益土所以胜水，使邪从二便而出也。"

兼证加减：若痰浊偏盛，胸部满闷、舌苔浊腻者，加薤白、杏仁通阳宽胸宣肺；水饮久停难去，胸胁支满、体弱、食少者，加桂枝、炒白术、炙甘草等通阳健脾化饮，不宜再予峻攻，徒劳伤正；咳喘不减者，加桔梗、枇杷叶、杏仁宣发肺气。

3. 络气不和证

临床表现：胸胁疼痛，如灼如刺，伴胸闷不舒，呼吸不畅，或有闷咳，甚则迁延，经久不已，阴雨天更甚，可见病侧胸廓变形，舌暗苔薄，脉弦。

证候分析：饮邪久郁，气机不利，络脉痹阻，故胸胁疼痛，伴胸闷不舒、呼吸不畅或有闷咳；气郁化火，则疼痛如灼如刺；久痛入络，血脉痹阻，则病情迁延，经久不已，阴雨天更甚；病侧胸廓变形，为痰瘀交结之象；舌暗苔薄、脉弦，为气滞络痹之候。

辨证要点：以胸胁疼痛、如灼如刺、胸闷不舒、呼吸不畅等为要点。

病机概要：饮邪久郁，气机不利，络脉痹阻。

治法：理气和络。

代表方剂：香附旋覆花汤。

方解：清代吴鞠通《温病条辨·下焦》谓"伏暑、湿温，积留支饮，悬于胁下，而成胁痛之证甚多，即《金匮》水在肝而用十枣之证。彼因里水久积，非峻败不可；此因时令之邪，与里水新搏，其根不固，不必用十枣之太峻，只以香附、旋覆，善通肝络而逐胁下之饮，苏子，杏仁，降肺气而化饮，所谓建金以平木；广皮、半夏消痰饮之正，茯苓、薏仁，开太阳而阖阳明，所谓治水者必实土，中流涨者开支河之法也"。

兼证加减：痰气交阻，胸闷苔腻者，加瓜蒌、陈皮行气化痰；久痛入络，痛势如刺者，加桃仁、红花、乳香、没药活血通络；饮留不净者，胁痛迁延，经久不已，加通草、路路通、冬瓜皮祛饮通络；病久多正气已伤，加黄芪、人参补气扶正。

三、溢饮

多因外感风寒，玄府闭塞，致肺脾输布失职，水饮流溢四肢肌肉，寒水相杂为患，或宿有痰饮，复加外寒客表而致者，多属表里俱寒。若饮邪化热，可见饮溢体表而热郁于里之候。

四、支饮

多由受寒饮冷，饮邪留伏，或因久咳致喘，迁延反复伤肺，肺气不能布津，阳虚不运，饮邪留伏，支撑胸膈，上逆迫肺。此证多反复发作，在感寒触发之时，以邪实为主，缓解期以正虚为主。

脾肾阳虚证

临床表现：喘促动则为甚，心悸气短，或咳而气怯，痰多胸闷，伴怯寒肢冷，神疲，少腹拘急不仁，脐下悸动，小便不利，足跗浮肿，或吐涎沫而头目昏眩，舌质淡、体胖大，苔白润或腻，脉沉细而滑。

证候分析：久病及肾，肾不纳气，故喘促动则为甚；肺脾气虚，痰饮内蕴，故心悸气短、咳而气怯、痰多胸闷；肾阳虚弱，形体失于温煦，则怯寒肢冷、神疲；肾虚气化无权，故少腹拘急不仁、脐下悸动、小便不利；饮邪外溢于足，则足跗浮肿；饮邪上逆，清阳被遏，则吐涎沫而头目昏眩；舌质淡体胖大、苔白润或腻、脉沉细而滑，为阳虚夹饮之象。

辨证要点：以喘促动则为甚、心悸气短、怯寒肢冷、小便不利等为要点。

病机概要：支饮日久，脾肾阳虚，饮凌心肺。

治法：温脾补肾，以化水饮。

代表方剂：金匮肾气丸合苓桂术甘汤。

方解：金匮肾气丸温肾化气行水，方解见哮病缓解期之肾虚证。苓桂术甘汤温阳健脾利水，方解见心悸之水饮凌心证。

兼证加减：痰涎壅盛，食少痰多者，加姜半夏、陈皮化痰和中；水湿偏盛，足肿，小便不利，四肢沉重疼痛者，加薏苡仁、猪苓、泽兰利水除湿；津血同源，痰瘀互生，久病唇舌发绀者，加泽兰、川牛膝、益母草化瘀行水；脐下悸、吐涎沫、头目昏眩，是饮邪上犯、虚中夹实之候，可用五苓散化气行水。

【该病证应该如何调护】

预防本病应在平时注意保暖，避免风寒湿冷，特别是有痰饮病史者。注意劳逸适度，防止疲劳过度和情志刺激，适当锻炼以增强体质，饮食宜清淡，忌肥甘、生冷，戒烟酒，居住地要保持干燥，避免湿气侵袭，病后须加强护理，避免病情反复或迁延。

【浙派医家关于本病的相关论述】

元代朱丹溪《丹溪心法·痰》：凡痰之为患，为喘为咳，为呕为利，为眩为晕，心嘈杂怔忡惊悸，为寒热痛肿，为善治痰者，不治痰而治气，气顺则一身之津液，亦随气而顺矣。又严氏云：人之气道贵乎顺，顺则津液流通，决无痰饮之患。古方，治痰饮用汗吐下温之法。愚见不若以顺气为先，清若咯唾日久，湿热所郁，上下凝结，皆无清白者也。甚至带血，血败则黑痰，为关格异病，人所不识。又清白者气味淡，日久者，渐成恶味，酸辣腥臊焦苦不一。百病中，多有兼痰者世所不知也。凡人身中有结核，不痛不红，不作脓者，皆痰注也。治痰法，实脾土，燥脾湿，是治其本也。

明代王纶《明医杂著·痰饮》：痰属湿热，乃津液所化，因风寒湿热之感，或七情饮食所伤，致气逆液浊，变为痰饮，或吐咯上出，或凝滞胃膈，或留聚肠胃，或客于经络四肢，随气升降，遍身上下无处不到。其为病也……治法：痰生于脾胃，宜实脾燥湿；又随气而升，宜顺气为先，分导次之；又气升属火，顺气在于降火。热痰则清之，湿痰则燥之，风痰则散之，郁痰则开之，顽痰则软之，食积则消之，在上者吐之，在中者下之。又中气虚者，宜固中气以运痰，若攻之太重，则胃气虚而痰愈甚矣。

明代张景岳《景岳全书·痰饮》：痰之与饮，虽曰同类，而实有不同也。盖饮为水液之属，凡呕吐清水及胸腹膨满，吞酸嗳腐，渥渥有声等证，此皆水谷之余停积不行，是即所谓饮也。若痰有不同于饮者。饮清澈而痰稠浊；饮唯停积肠胃而痰则无处不到。水谷不化而停为饮者，其病全由脾胃；无处不到而化为痰者，凡五脏之伤皆能致之。故治此者，当知所辨，而不可不察其本也。

【思维导图】

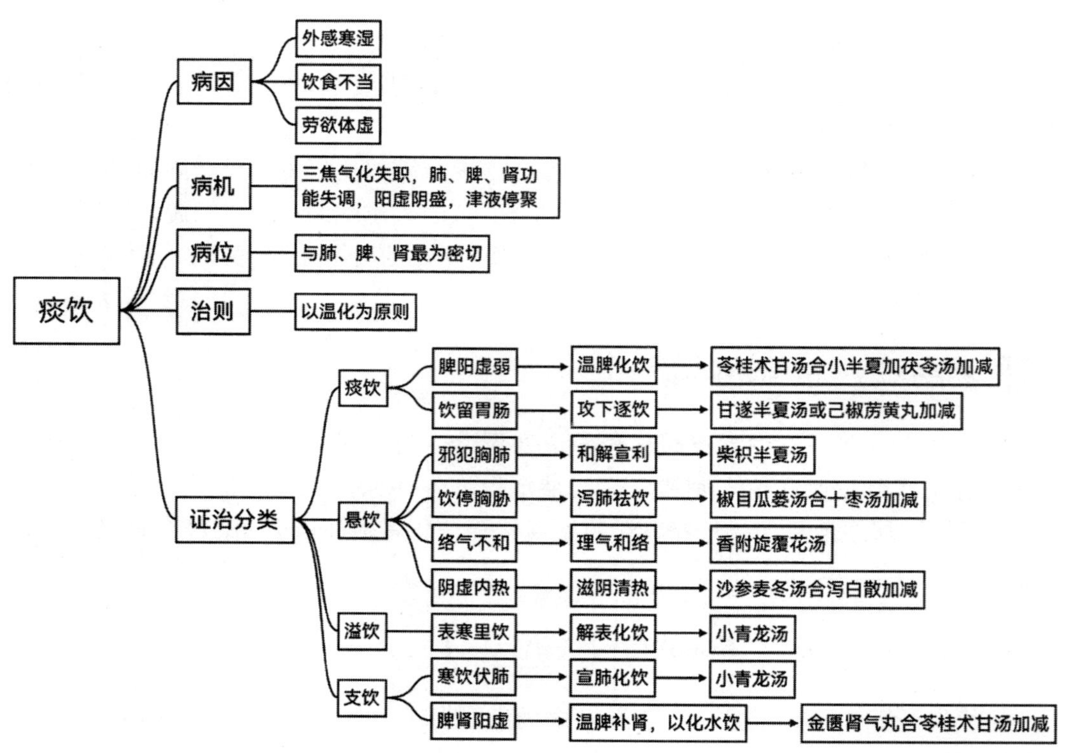

第四节　消　渴

【示例病案】

王某，男，56岁，浙江台州人，1988年5月3日初诊。

主诉：多饮、多食、多尿3年余。

病史：患者3年前确诊为糖尿病，未行特殊治疗。现因时感饥饿，每顿进食量大，但体重不增反减前来就诊。刻下患者形体消瘦，面色无华，精神萎靡，神疲乏力，口渴引饮，多食善饥，小便频数，大便稀溏，舌质淡红苔白少，脉细弱。

【患者得了什么病证】

本案患者诊断为消渴。

消渴是以多饮、多食、多尿、乏力、消瘦或尿浊、尿有甜味为主证的病证。西医学中的糖尿病、尿崩症，或其他疾病出现以消渴为主证特点者，可参考本节辨证论治。

消渴之名，首见于《内经》，并根据病机及症状的不同，载有消瘅、消渴、肺消、膈消、消中等病名，病因包括五脏柔弱、过食肥甘、情志失调等，主要病机为内热，并指出本病应禁食燥热伤津之品。

历代医家在《内经》基础上对本病的研究又有进展。东汉张仲景《金匮要略》设消渴专篇，认为胃热、肾虚是消渴的主要病机，并创白虎加人参汤、肾气丸、文蛤散等方药。王焘《外台秘要·消中消渴肾消》引《古今录验方》云："渴而饮水多，小便数……甜者，皆是消渴病也。"又云："每发即小便至甜。""焦枯消瘦。"对消渴的临床特点做了较为明确的论述。

《诸病源候论·消渴候》说："其病变多发痈疽，此坐热气，留于经络不引，血气壅涩，故成痈脓。"《河间六书·消渴总论》说："消渴一证，故可变为雀目或内障。"《儒门事亲·刘河间三消论》说："夫消渴者，多变聋盲、疮癣、痤痱之类。""或蒸热虚汗，肺痿劳嗽。"这说明对消渴的兼证，古代医家早已有比较深刻的认识。

在临床实践的基础上，后世医家以本病"三多"症状的孰轻孰重为主次，提倡分为上、中、下三消，如刘完素和张子和等提倡"三消"燥热学说，主张治当以清热泻火、养阴生津为要。而王肯堂对三消的临床分类进行了规范，《证治准绳·消瘅》曰："渴而多饮为上消，消谷善饥为中消，渴而便数有膏为下消。"这能更好地指导临床辨证施治，但在治疗上不宜绝对划分，因虽有三消之分，但其病机性质则一，均与肺、胃（脾）、肾有密切关系。正如《圣济总录·消渴门》指出："原其本则一，推其标有三。"即此意。

【该病证应与哪些病证相鉴别】

消渴应与口渴症、瘿病等病证进行鉴别。

1. 口渴症

两者均可出现口渴多饮的表现，但口渴症指口渴饮水的一个临床症状，可出现于多种疾病过程中，尤以外感热病多见，随其所患病证的不同而出现相应伴随症状，不伴多食、多尿、尿甜、消瘦等消渴的特点。

2. 瘿病

消渴之中消与瘿病之气郁化火、阴虚火旺证比较，两者均可出现多食易饥、消瘦等表现，但瘿病以情绪激动、心悸、眼突、颈部一侧或两侧肿大为特征，且无消渴的多饮、多尿、尿甜等症。

【患者怎么得的这个病】

消渴的发生，主要由素体阴虚、饮食不节、情志失调、劳欲过度等，致人体阴津亏损，燥热偏盛所致，其中以阴虚为本，燥热为标，二者互为因果，阴越虚则燥热越盛，燥热越盛则阴越虚。

本案患者诊断为消渴，属中消之气阴亏虚证。脾胃气馁，不能运化或食不化为气，故消渴，虽能食而形体消瘦，面色无华，精神萎靡；脾虚，四肢肌肉失养，无气以动，故神疲乏力；脾不化精之渴，求救于饮，则口渴引饮；脾气不运，水精不摄，故小便频数、大便稀溏；舌质淡红、苔白少、脉细弱，为气虚脾弱之象。

【患者的这个病证应该怎么治】

本案患者治以益气健脾，生津止渴。方用七味白术散加减，当代连建伟《历代名方精编·补益剂》曰："本方即四君子汤加木香、藿香、葛根而成。方中以四君健脾益气，木香理气止泻，藿香化湿和中，葛根生津止渴，并有升阳作用，鼓舞胃气上行而止泄泻，《珍珠囊》说：'升阳生津，脾虚作渴者，非此不除。'合而成方，故能用治脾虚肌热，泄泻，虚热作渴等证。"

兼证加减：肺有燥热者，加地骨皮、知母、黄芩清泄肺热；口渴明显者，加天花粉、生地黄、乌梅养阴生津；气短汗多者，加五味子、山茱萸敛气生津；食少腹胀者，加砂仁、炒鸡内金健脾助运。

历代医家治疗消渴颇有心得。明代医家戴元礼在《证治要诀·消渴》中指出："三消得之气之实，血之虚，久久不治，气极虚。"并专用黄芪饮（黄芪、甘草）加减治疗三消，和本病不同的是，他仅把健脾益气放在治疗的首位。而李东垣早在《兰室秘藏·消渴门》中就明确提出三消分型辨治，"上消者，舌上赤裂，大渴引……以白虎加人参汤治之。中消者，善食而瘦，自汗，大便硬，小便数…调胃承气三黄丸治之。下消者，烦躁引饮，耳轮焦干，小便如膏……以六味地黄丸治之"。明代医家李梴在《医学入门》中提出消渴应分病程阶段治疗，“治渴初宜养肺降心，久则滋肾养脾；盖本在肾，标在肺，肾暖则气上升而肺润”。同时针对消渴病机演变及并发症特点，又有不同的辅助治法。一些医家遵从《金匮要略·消渴小便不利淋病脉证并治》记载的“男子消渴，小便反多，以饮一斗，小便亦一斗，肾气丸主之”，用以温补肾阳之法，如《外科精要》中记录了一则医案，就是有一士大夫病渴，治疗累岁不愈，一名医使服八味丸，不半载而痊愈案。清代唐容川《血证论·发渴》云：“瘀血发渴者，以津液之生，其根出于肾水……有瘀血，则气为血阻，不得上升，水津因围不能随气上布。”“瘀血在里则口渴，所以然者血与气本不相离。内有瘀血，故气不得通。不能载水律亡升，是以为渴，名曰血渴，瘀血去则不渴矣。”故又有了活血化瘀治疗消渴之法。

【该病证还有哪些其他证型】

一、上消

肺热津伤证

临床表现：口渴多饮，口干舌燥，尿频量多，烦热多汗，舌边尖红苔薄黄，脉洪数。

证候分析：肺热炽盛，耗液伤津，故口渴多饮、口干舌燥；肺主治节，燥热伤肺，治节失职，水不化津，直趋于下，故尿频量多；烦热多汗、舌边尖红、苔薄黄、脉洪数，为内热炽盛之象。

辨证要点：以口渴多饮、口干舌燥等为要点。

病机概要：肺脏燥热，津液失布。

治法：清热润肺，生津止渴。

代表方剂：消渴方。

方解：清代汪昂《医方集解·润燥之剂》谓“《经》曰：心移热于肺，传为鬲消。火盛灼金，不能生水，故令燥渴。黄连苦寒以泻心火，生地大寒以生肾水，花粉、藕汁降火生津，牛乳补血润以去燥。火退燥除，津生血旺，则渴自止矣”。

兼证加减：烦渴不止，小便频数，脉数乏力者，为肺热津亏，气阴两伤，用玉泉丸或二冬汤清热养肺；苔黄燥、烦渴引饮、脉洪大，乃肺胃热炽、耗损气阴之候，用白虎加人参汤以清泄肺胃，生津止渴。

二、中消

胃热炽盛证

临床表现：多食易饥，口渴，多尿，形体消瘦，大便干燥，苔黄，脉滑实有力。

证候分析：胃火炽盛，腐熟水谷之力偏强，故多食易饥；胃火坚燥，肠胃燥热，则口渴；燥热痞闭渗泄之路，所饮之水暴虐所迫，直趋而下，故尿多；阳明热盛，耗伤津血，无以充养肌肉，故形体消瘦；胃津不足，大肠失其濡润，故大便干燥；苔黄、脉滑实有力，为胃热炽盛之象。

辨证要点：以多食易饥、口渴、形体消瘦等为要点。

病机概要：胃火内炽，消灼水谷，耗伤津液。

治法：清胃泻火，养阴增液。

代表方剂：玉女煎。

方解：见血证－鼻衄－胃热炽盛证。

兼证加减：大便秘结不行者，用增液承气汤润燥通腑，增水行舟，待大便通后再转上方治疗；口渴难耐，舌苔少津者，加乌梅滋阴生津；火旺伤阴，舌红而干，脉细数者，用竹叶石膏汤清养肺胃。

本证亦可选用白虎加人参汤，方解见疟疾之温疟证。

三、下消

1. 肾阴亏虚证

临床表现：尿频量多，浑浊如脂膏，或尿甜，腰膝酸软，乏力，头晕耳鸣，口干唇燥，皮肤干燥，瘙痒，舌红苔少，脉细数。

证候分析：肾虚无以约束小便，故尿频量多；肾失固摄，水谷精微下注，故小便混浊如脂膏，有甜味；肾虚机体失养，故腰膝酸软、乏力、头晕耳鸣；口干唇燥、五心烦热、舌红、脉沉细数，为肾阴亏虚、虚火妄动之象。

辨证要点：以尿频量多，浑浊如脂膏，或尿甜，腰膝酸软，舌红苔少，脉细数等为要点。

病机概要：肾阴亏虚，肾失固摄。

治法：滋阴固肾。

代表方剂：六味地黄丸。

方解：臌胀－常证－肝肾阴虚证。

兼证加减：五心烦热、盗汗、不寐者，加知母、黄柏滋阴泻火；尿量多而浑浊者，加益智仁、桑螵蛸益肾缩尿；烦渴、头痛、唇红舌干、呼吸深快者，用生脉散加天冬、鳖甲、龟甲育阴潜阳；神昏、肢厥、脉微细者，合参附龙牡汤益气敛阴，回阳救脱。

2. 阴阳两虚证

临床表现：小便频数，浑浊如膏，甚至饮一溲一，面容憔悴，耳轮干枯，腰膝酸软，四肢欠温，畏寒肢冷，阳痿或月经不调，舌淡苔白而干，脉沉细无力。

证候分析：肾失固藏，肾气独沉，故小便频数，混浊如膏；下元虚惫，约束无权，而致饮一溲一；水谷之精微随尿液下注，无以熏肤充身，残留之浊阴，未能排出，故面容憔悴；肾主骨，开窍于耳，腰为肾之府，肾虚故耳轮焦干、腰膝酸软；命门火衰，故四肢欠温、畏寒肢冷、阳痿或月经不调；舌淡苔白、脉沉细无力，为阴阳俱虚之象。

辨证要点：以小便频数，浑浊如膏，耳轮干枯，畏寒肢冷，舌淡苔白而干，脉沉细无力等为要点。

病机概要：阴损及阳，肾阳衰微，肾失固摄。

治法：滋阴温阳，补肾固涩。

代表方剂：金匮肾气丸。

方解：见哮病－缓解期－肾虚证。

兼证加减：尿多而浑浊者，加益智仁、桑螵蛸、覆盆子、金樱子益肾收涩；肢体困倦、气短乏力者，加党参、黄芪、黄精补益正气；阳痿者，加巴戟天、淫羊藿、肉苁蓉温补肾阳；畏寒者，加鹿茸粉 0.5g 冲服，以启动元阳，助全身阳气之生化。

【该病证应该如何调护】

调节脾胃、保护胃气对消渴的预防十分重要。平日应注意饮食，不饮酒，少食肥甘，并适当多食健脾利湿的食物。日常生活中注意情志舒畅，避免精神紧张，保持精神乐观，节制性欲。对于中年肥胖之人，应加强运动，改善痰湿体质，对消渴的预防也具有积极的意义。

既已发病，宜注重生活调摄。要长期坚持合理的饮食控制并结合饮食疗法，要养成正确、有规律的饮食习惯，不偏食，不挑食，不过饱。副食荤素搭配，种类要多；主食粗细搭配，数量应少。少食多餐。禁食辛辣刺激之品，不饮酒，不吃零食。平素应适当多食用豆类和新鲜蔬菜等食物。适当运动，保持情志平和。

【浙派医家关于本病的相关论述】

宋代陈无铎《三因极一病证方论·消渴叙论》：夫消渴，皆由精血走耗，津液枯乏，引饮既多，小便必利，寝衰微，肌肉脱剥，指脉不荣，精髓内竭，推其所因，涉内外与不内外。古方不原病本，但出禁忌，似属不内外因。药中乃用麻黄、远志，得非内外兼并。若心虚烦闷，最能发渴，风寒暑湿，病冷作热，入于肾经，引水自救，皆明文也。不知其因，施治错谬，医之大患。不可不知。

元代朱丹溪《丹溪治法心要·消渴》：消渴之证，乃三焦受病也，东垣有法。分上、中、下治。上消者，肺也，多饮水而少食，大小便如常，或云小便清利，其燥在上焦也，治宜化湿润燥。中消者，胃也，渴多饮水，而小便赤黄，宜下至不饮而愈。下消者，肾也，小便浊淋如膏之状，宜养血而肃清，分其清浊而自愈。

明代张景岳《景岳全书·论证》：三消之病，三焦受病也。上消者，渴证也，大渴引饮，随饮随渴，以上焦之津液枯涸。古云其病在肺，而不知心、脾、阳明之火皆能熏炙而然，故又谓之膈消也。中消者，中焦病也，多食善饥，不为肌肉，而日加削瘦，其病在脾胃，又谓之消中也。下消者，下焦病也。小便黄赤，为淋为浊，如膏如脂，面黑耳焦，日渐消瘦，其病在肾，故又名肾消也。此三消者，古人悉认为火证，然有实火者，以邪热有余也。有虚火者，以真阴不足也。使治消证而不辨虚实，则未有不误者矣。

清代陈士铎《石室秘录·消渴》：消渴之证，虽分上中下，而肾虚致渴则无不同，故治消渴之法以治肾为主，不必问其上中下三消也。

【思维导图】

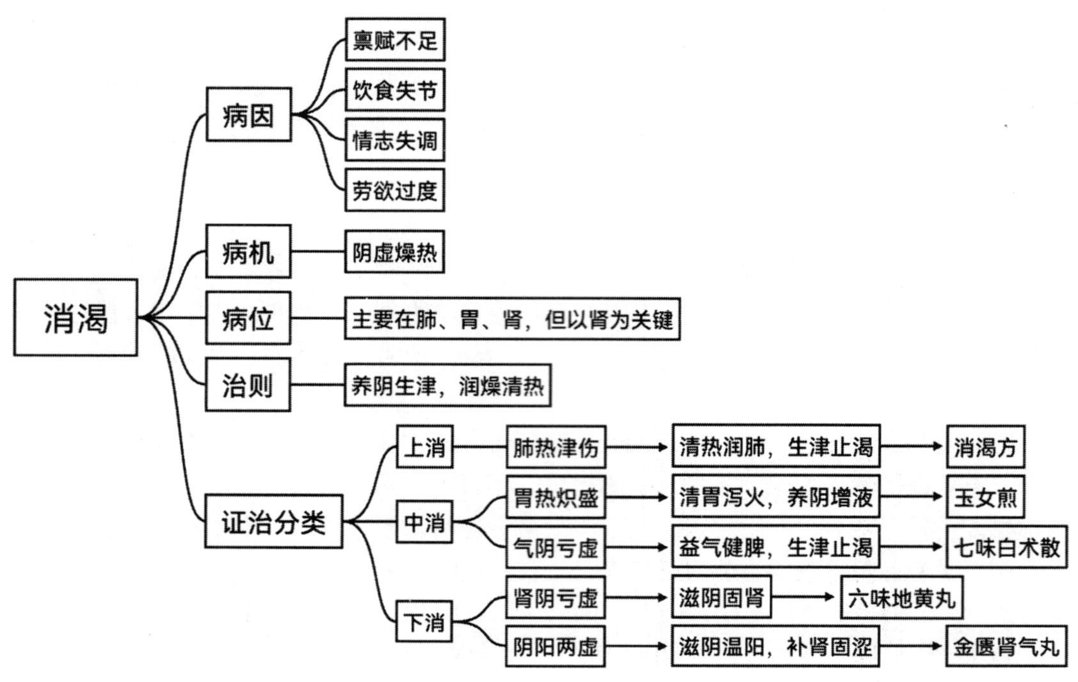

第五节　汗　证

【示例病案】

何某，男，40岁，浙江湖州人，1973年4月19日初诊。

主诉：反复汗出不止3个多月。

病史：3个月前患者行肿瘤切除手术，术后调养不佳，多次感冒，刻下全身出汗清稀量多，动辄加重，恶风，常感神疲乏力，气短，活动后即喘息，面色少华，舌淡苔薄白，脉细弱无力。

【患者得了什么病证】

本案患者诊断为汗证。

汗证，是以汗液外泄失常为主证的病证。不因外界环境因素的影响，时时汗出，动辄益甚者，称为自汗；寐中汗出，醒来即止者，称为盗汗。西医学中的甲状腺功能亢进、自主神经功能紊乱、风湿热、低血糖、虚脱、休克及结核病、肝病等所致的自汗、盗汗均属本病范畴，可参照本节辨证论治。

东汉张仲景《金匮要略·水气病脉证治》首次记载了盗汗的名称，并认为由虚劳所致者较多。

宋代陈无择《三因极一病证方论·自汗证治》鉴别自汗、盗汗，曰："无问昏醒，浸浸自出者，名曰自汗，或睡着汗出，即名盗汗，或云寝汗。"

元代朱丹溪认为自汗属气虚、血虚、阳虚、痰，盗汗属血虚、阴虚，在病理属性上做了概括。

明代张景岳《景岳全书·汗证》对汗证做了系统整理，认为"自汗盗汗亦各有阴阳之证，不得谓自汗必属阳虚，盗汗必属阴虚也"。

清代叶天士《临证指南医案·汗》谓："阳虚自汗，治宜补气以卫外；阴虚盗汗，治当补阴以营内。"指出自汗重在补气，盗汗重在补阴。王清任《医林改错·血府逐瘀汤所治之症目》对血瘀所致自汗、盗汗的治疗方药做了补充。

【该病证应与哪些病证相鉴别】

汗证应与脱汗、战汗、黄汗等病证进行鉴别。

1. 脱汗

脱汗发生于病情危重之时，正气欲脱，阳不敛阴，致汗液大泄，表现为大汗淋漓或汗出如珠，伴有声低息短、精神疲惫、四肢厥冷、脉微欲绝或散大无力等症状，为病势危急的征象，又称"绝汗"。其汗出的情况及病情的程度均较汗证为重。

2. 战汗

战汗发生于急性热病过程中，症见发热烦渴，突然出现全身恶寒战栗，继而汗出，热势渐退，此为正气拒邪的表现。若正胜邪退，则病趋好转。与阴阳失调、营卫不和之汗证迥然有别。

3. 黄汗

黄汗以汗出色黄如柏汁、染衣着色为特点，多因湿热内蕴所致。可以为汗证中的邪热郁蒸型，但汗出色黄的程度较重。

【患者怎么得的这个病】

汗证常因体虚久病、肺卫表虚受风、思虑烦劳过度、情志失调、饮食不节等导致肌表疏松，表虚不固，腠理开泄而出汗，或津液不能自藏而外泄。

本案患者诊断为自汗，属肺卫不固证。肺气亏虚，肌表疏松，卫表不固，故全身出汗清稀量多、恶风、易于感冒；动则耗气，气不摄汗，故动辄汗出加重；神疲乏力，气短，活动后即喘息，面色少华，舌淡苔薄白，脉细弱无力，皆为气虚之象。

【患者的这个病证应该怎么治】

本案患者治以益气固表。方用玉屏风散，方解见哮病－缓解期－肺虚证。

兼证加减：气虚甚者，加党参、白术健脾补肺；阴虚，舌红脉细数者，加麦冬、五味子养阴敛汗；阳虚者，加炮附子温阳敛汗；汗多者，加浮小麦、糯稻根、煅龙骨、煅牡蛎固涩敛汗；半身或局部出汗者，合甘麦大枣汤甘润以缓急。

历代医家诊治汗证颇有心得。《灵枢·寒热病》中“取阴而汗出甚者，止之于阳；取阳而汗出甚者，止之于阴”的描述，阐明了本病的治疗原则是根据症状判断阴阳属性，调和阴阳，维持机体阴阳平衡。汉代张仲景在《伤寒杂病论》中关于汗证的条文有一百多条，涉及六经病和杂病，论述了汗证的发生、转归、预后，并对汗证进行了详尽的辨证论治，其治法主要有调和营卫、扶阳解表、辛寒清热、益气生津、通腑泄热、清宣郁热、泄热逐水开结、清热利湿退黄、和解枢机、温化水饮、回阳救逆法等。如《伤寒论》云：“病常自汗出者，此为荣气和。荣气和者，外不谐，以卫气不共荣气和谐故尔。以荣行脉中，卫行脉外，复发其汗，荣卫和则愈，宜桂枝汤。”唐代孙思邈在《备急千金要方》和《千金翼方》中提到多个方剂治疗汗证，丰富了汗证的治疗方法。如《备急千金要方》中“牡蛎散治卧即盗汗，风虚头痛方”“二物茯苓粉散治少小头汗方”“黄芪芍药桂酒汤治黄汗方”“三物黄连粉散治少小盗汗方”等。南宋陈言对自汗、盗汗进行了鉴别，他认为睡时出汗名为盗汗，但汗自出为自汗，与睡着与否无关，故他在《三因极一病证方论》中说：“无问昏醒，浸浸自出者，名曰自汗。”他还指出其他疾病中表现的自汗，应着重针对病源治疗，谓“历节、肠痈、脚气、产褥等病，皆有自汗，治之当推其所因为病源，无使混滥”。金元时期，李东垣提出“内伤脾胃，百病由生”，脾胃虚弱，元气不足，风邪乘虚侵袭人体易致汗出。李东垣治疗汗证喜用黄芪，他认为黄芪为甘温之品，有止自汗、实表虚之功。如《脾胃论》中黄芪人参汤治疗自汗重用黄芪为君，言：“夫脾胃虚弱，必上焦之气不足，遇夏天气热盛，损伤元气……自汗尤甚，若阴气覆在皮毛之上。皆天气之热助本病也，乃庚大肠，辛肺金为热所乘而作。当先助元气，理治庚辛之不足，黄芪人参汤主之。”清代王清任在《医林改错》中曰：“竟有用补气、固表、滋阴、降火，服之不效，而反加重者，不知血瘀亦令人自汗、盗汗，用血府逐瘀汤。”指出了针对血瘀所致的自汗、盗汗可用血府逐瘀汤治疗。

【该病证还有哪些其他证型】

1. 阴虚火旺证

临床表现：夜寐盗汗，或有自汗，五心烦热，或兼午后潮热，两颧色红，口渴，舌红少苔，脉细数。

证候分析：阴精亏虚，虚火内生，热逼津液外泄，故夜寐盗汗，或有自汗；虚热内蒸，故五心烦热、午后潮热、两颧色红；阴虚有热而津液不足，故口渴；舌红少苔、脉细数，为阴虚火旺之象。

辨证要点：以夜寐盗汗、五心烦热、舌红少苔、脉细数等为要点。

病机概要：虚火内灼，逼津外泄。

治法：滋阴降火。

代表方剂：当归六黄汤。

方解：清代吴仪洛《成方切用·理血门》言“阴虚有火，睡去则卫外之阳，乘虚陷入阴中，表液失其固卫，故濈濈然而汗出。及觉则阳用事，卫气复出于表，表实而汗即止。归地所以养阴，芩连所以去火，生地黄柏可以养阴，亦可以去火。而倍用黄芪，所以补卫固表也”。

兼证加减：汗出多者，加牡蛎、浮小麦、糯稻根收敛止汗；潮热甚者，加秦艽、银柴胡、白薇清退虚热；以阴虚为主，而火热不甚，潮热、脉数等不显著者，用麦味地黄丸补益肺肾，滋阴清热。

2. 心血不足证

临床表现：睡则汗出，醒则自止，心悸怔忡，不寐多梦，神疲气短，面色少华，舌质淡苔白，脉细。

证候分析：血不养心致心液不藏，心神不宁，故睡则汗出，醒则自止，心悸怔忡，不寐多梦；血虚不能濡养经脉及上荣头面，故神疲气短、面色不华；舌质淡苔白、脉细，为血虚之象。

辨证要点：以睡则汗出、醒则自止、心悸怔忡等为要点。

病机概要：心血耗伤，心液不藏。

治法：养血补心。

代表方剂：归脾汤。

方解：见眩晕之气血亏虚证。

兼证加减：血虚甚者，加制何首乌、枸杞子、熟地黄补益精血。

3. 邪热郁蒸证

临床表现：蒸蒸汗出，汗黏，易使衣服黄染，面赤烘热，烦躁，口苦，小便色黄，苔薄黄，脉弦数。

证候分析：热蒸津液外泄，故蒸蒸汗出，汗黏，易使衣服黄染；肝火亢旺或湿热内盛，则面赤烘热、烦躁、口苦、小便色黄；舌苔薄黄、脉弦数，为内有积热之象。

辨证要点：以蒸蒸汗出、汗黏、面赤烘热等为要点。

病机概要：湿热内蕴，逼津外泄。

治法：清肝泄热，化湿和营。

代表方剂：龙胆泻肝汤。

方解：见胁痛之肝胆湿热证。

兼证加减：里热较甚，小便短赤者，加茵陈清解郁热；湿热内蕴而热势不盛者，用四妙丸清热除湿；胃火上攻，头部蒸蒸汗出者，用竹叶石膏汤清热生津，益气和胃。

【该病证应该如何调护】

汗证的发生发展常与体虚久病、情志不遂、饮食不节等有关，故在预防调护上要重视体质、精神与饮食的调摄。

要加强体育锻炼，注意劳逸结合，避免思虑烦劳过度，保持精神愉快，少食辛辣厚味，是预防汗证的重要措施。

汗出之时，当避风寒，以防感冒。汗出之后，应及时用干毛巾擦干。汗多者，须经常更换衣物，注意保持衣服、卧具干燥清洁。由热邪而引起的汗证，应按发热患者观察和护理。

【浙派医家关于本病的相关论述】

宋代陈言《三因极一病证方论·自汗证治》：无问昏醒，浸浸自出者，名曰自汗；或睡着汗出，即名盗汗，或云寝汗。

元代朱丹溪《丹溪心法·自汗》：自汗属气虚、血虚、湿、阳虚、痰。《丹溪心法·盗汗》：盗汗属血虚、阴虚。

明代虞抟《医学正传·汗证》：盗汗者，寐中而通身如浴，觉来方知，属阴虚，营血之所主也。大抵自汗宜补阳调卫，盗汗宜补阴降火。

明代张景岳《景岳全书·杂证谟》：自汗、盗汗亦各有阴阳之证，不得谓自汗必属阳虚，盗汗必属阴虚。若小儿多汗者，终是卫虚，所以不固。汗出既多，未免营卫血气愈有所损，而衰羸之渐，未必不由乎此，此所以不可不治也。大都治汗之法，当以益气为主，但使阳气外固，则阴液内藏，而汗自止矣。

【思维导图】

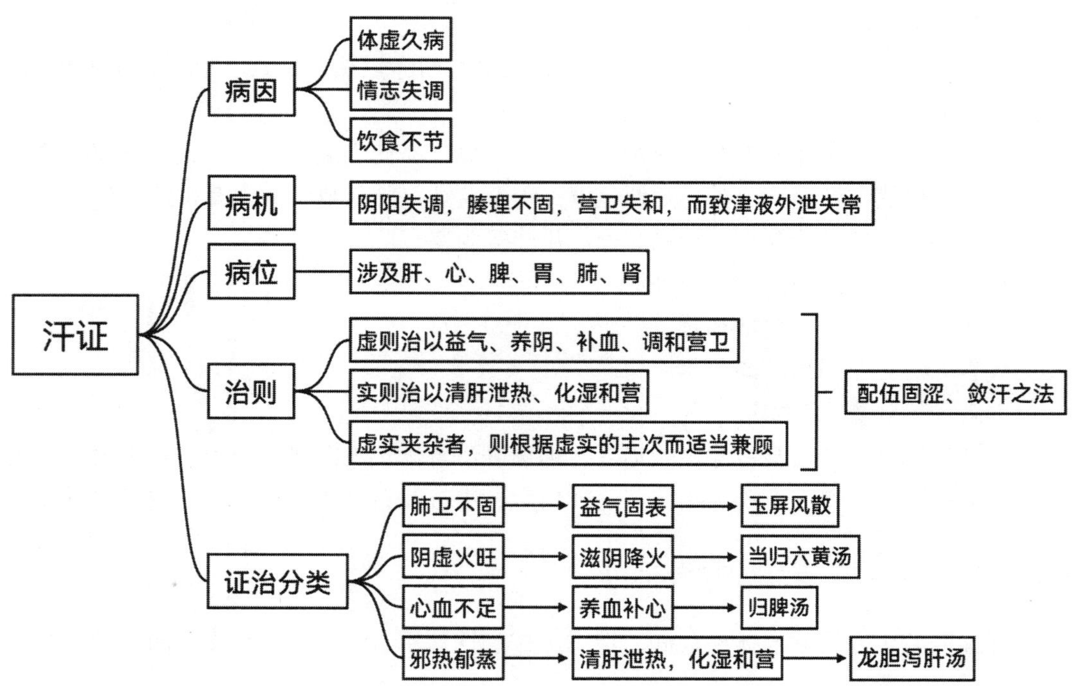

第六节　内伤发热

【示例病案】

王某，男，28 岁，浙江杭州人，2021 年 9 月 30 日初诊。

主诉：反复午后发热 3 个多月。

病史：患者长期熬夜 2 年余，3 个月前无明显诱因出现发热，体温最高 37.9℃，多于午后及夜间发热明显，以手足心发热为主，伴有心烦颧红，口干咽燥，大便干结，尿少色黄，寐少多梦，时有盗汗，舌质干红苔少，脉细数。

【患者得了什么病证】

本案患者诊断为内伤发热。

内伤发热是以内伤为病因，脏腑功能失调、气血阴阳失衡所致，以发热为主证的病证。一般起病较缓，病程较长，热势轻重不一，但以低热为多，或自觉发热而体温并不升高。西医学中的功能性低热、肿瘤、血液病、结缔组织病、内分泌疾病、部分慢性感染性疾病和某些原因不明的发热等属本病范畴，可参照本节辨证论治。

《内经》有内伤发热的记载，对其病因病机及治疗有较为系统的认识。《素问·刺志论》提出“气虚身热”，《素问·调经论》提出“阴虚生内热”，并指出劳倦过度，阴阳失调可致发热，《素问·至真要大论》提出“诸寒之而热者取之阴”的治疗原则。

东汉华佗《中藏经·寒热论》认为阳不足则先寒后热，阴不足则先热后寒。

隋代巢元方在《诸病源候论·虚劳热候》中写道：“虚劳而热者，是阴气不足，阳气有余，故内外生于热，非邪气从外来乘也。”提出了体内阴不足而致阳相对亢盛导致发热的观点。

明代张景岳在《景岳全书·寒热》中言“阴虚之热者，宜壮水以平之；无根之热者，宜益火以培之”，进一步将内伤发热分为两种情况讨论：一是阴虚之热，二是无根之热，并提出了相应的治则治法。

【该病证应与哪些病证相鉴别】

内伤发热应与外感发热进行鉴别。

外感发热起病较急，病程较短，发热初期大多伴有恶寒，其恶寒得衣被而不减。发热的程度（体温）大多较高，发热的类型随病种的不同而有所差异。初起常兼有头身疼痛、鼻塞、流涕、咳嗽、脉浮等表证。外感发热由感受外邪，正邪相争所致，属实证者居多。

【患者怎么得的这个病】

内伤发热的发生，多由久病体虚、饮食劳倦、情志失调、外伤出血等引起脏腑功能失调，气血阴阳亏虚所致。

本案患者诊断为内伤发热，属阴虚发热证。阴虚阳盛，虚火内炽，故长期发热，多于午后及夜间发热明显，以手足心发热为主；虚火上炎，扰乱心神，则心烦颧红、寐少多梦；内热逼津液外泄，则时有盗汗；阴虚火旺，津亏失润，故口干咽燥、大便干结、尿少色黄；舌质干红苔少、脉细数，为阴虚内热之象。

【患者的这个病证应该怎么治】

本案患者治以滋阴清热。方用清骨散加减，当代连建伟《历代名方精编·清热剂》云："方中重用银柴胡清虚热退骨蒸，而无苦泄升散之弊，《本草经疏》谓其'专用治劳热骨蒸'，故为主药；地骨皮、胡黄连、知母能除阴分之热，从内而清，青蒿、秦艽能除肝胆之热，从外而散，鳖甲滋阴清热，又能引药入里，以退骨蒸，共为辅佐药；少量甘草调和诸药，以免苦寒之品损伤胃气，为使药。本方集清热退蒸之品而用之，侧重于清，故方以'清骨'名之。"

兼证加减：盗汗较甚者，去青蒿，加牡蛎、浮小麦、糯稻根固表敛汗；阴虚较甚者，加玄参、生地黄滋养阴精；不寐者，加酸枣仁、柏子仁、首乌藤养心安神；气虚而头晕气短、体倦乏力者，加生脉散益气养阴。

历代医家治疗内伤发热颇有心得。张仲景在《金匮要略·血痹虚劳病脉证并治》中言："虚劳里急，悸，衄，腹中痛，梦失精，四肢酸痛，手足烦热，咽干口燥，小建中汤主之。"提出以小建中汤治疗阴阳两虚的虚热症状，开甘温除热法之先河。宋代钱乙的《小儿药证直诀》在《内经》五脏热病学说的基础上，提出了五脏热证的用方，并将肾气丸化裁为六味地黄丸，为阴虚内热的治疗提供了一个重要的方剂。元代李东垣《脾胃论·饮食劳倦所伤始为热中论》提出脾胃气虚可导致发热，并运用甘温除大热之法，创立了补中益气汤治疗气虚发热，沿用至今。明代张景岳则在《景岳全书·寒热》对内伤发热的病因做了详细论述，提出了阳虚发热的论点及治法，并创立了右归饮、理中汤、大补元煎、六味回阳饮等作为治疗阳虚发热的主要方剂。明代秦景明《症因脉治·内伤发热》最先明确提出了"内伤发热"这一病名，气虚发热用气虚柴胡汤，血虚发热用血虚柴胡汤治疗。清代李用梓《证治汇补·发热》将外感发热以外的发热分为郁火、阳郁、骨蒸、内伤（气虚发热）、阳虚、阴虚、血虚、痰证、伤食、瘀血、疮毒共11种，进一步对内伤发热进行了辨证论治。清代程钟龄《医学心悟》将外感之火称为"贼火"，内伤之火称为"子火"，并将"子火"之法概括为达、滋、温、引四法。清代王清任的《医林改错》及唐容川的《血证论》对瘀血发热特点的描述，在内伤发热的辨证方面有很大意义。

【该病证还有哪些其他证型】

1. 血虚发热

临床表现：发热，热势多为低热，头晕眼花，身倦乏力，心悸不宁，面白少华，唇甲色淡，舌质淡，脉细弱。

证候分析：血本属阴，阴血不足则无以敛阳，因而引起发热，热势多为低热；血虚不能上滋头目，外濡肢体，故头晕眼花、身倦乏力；血不养心，则心悸不宁；血虚不能上荣于面及充盈血脉，故面白少华、唇甲色淡、舌淡、脉细弱。

辨证要点：以发热并伴有血虚的症状，常有失血过多的病史等为要点。

病机概要：血虚失养，阴不配阳。

治法：益气养血。

代表方剂：归脾汤。

方解：见眩晕之气血亏虚证。

兼证加减：血虚较甚者，加熟地黄、枸杞子、制何首乌以增强滋养生血的作用；由慢性失血所致的血虚，仍有少许出血者，加三七粉、仙鹤草、茜草、棕榈炭等止血；脾虚失健，纳差腹胀者，去黄芪，加陈皮、神曲、谷麦芽等健脾助运。

2. 气虚发热

临床表现：发热，热势或低或高，常在劳累后发作或加剧，倦怠乏力，气短懒言，自汗，易于感冒，食少便溏，舌质淡苔薄，脉细弱。

证候分析：脾胃气衰，中气下陷，虚火内生，故发热，热势或低或高；本有气虚，劳则耗气，故发热常在劳累后发作或加剧；脾胃虚衰，气血生化不足，脏腑经络无以充养，致倦怠乏力，气短懒言，舌质淡苔薄，脉细弱；气虚卫表不固，则自汗，易于感冒；脾虚失于健运则食少便溏。

辨证要点：以发热常在劳累后发作或加剧，伴有脾胃气虚的症状为要点。

病机概要：中气不足，阴火内生。

治法：益气健脾，甘温除热。

代表方剂：补中益气汤。

方解：见胃痞－虚痞－脾胃虚弱证。

兼证加减：自汗甚者，加牡蛎、浮小麦、糯稻根固表敛汗；时冷时热、汗出恶风者，合桂枝汤调和营卫；胸闷脘痞、舌苔白腻者，加苍术、厚朴、藿香健脾除湿。

3. 阳虚发热

临床表现：发热而欲近衣，形寒怯冷，四肢不温，少气懒言，头晕嗜卧，腰膝酸软，纳少便溏，面色㿠白，舌质淡胖或有齿痕，苔白润，脉沉细无力。

证候分析：火不归原，虚阳外浮，则发热；阳虚不能温煦形体，故发热而欲近衣、形寒怯冷、四肢不温；脏失温养，见少气懒言、头晕嗜卧；肾阳不足，腰府失养，则腰膝酸软；脾阳虚衰，运化无权，则纳少便溏；面色㿠白、舌质淡胖或有齿痕、苔白润、脉沉细无力，均为阳气虚衰之象。

辨证要点：以发热而欲近衣，伴有阳虚的症状等为要点。

病机概要：肾阳亏虚，火不归原。

治法：温补阳气，引火归原。

代表方剂：金匮肾气丸。

方解：见哮病 – 缓解期 – 肾虚证。

兼证加减：阳虚甚者，加仙茅、淫羊藿温肾助阳；短气甚者，加人参大补元气；便溏者，加炒白术、干姜温补脾阳。

4. 气郁发热

临床表现：发热，多为低热或潮热，热势常随情绪波动而起伏，精神抑郁，胁肋胀满，烦躁易怒，口干而苦，纳呆，舌红苔黄，脉弦数。

证候分析：肝主疏泄，性喜条达，其经脉布胸胁，贯膈。肝气郁结，疏泄功能失常，经脉气机不畅，故精神抑郁、胸胁胀满；气郁化火，故发热，多为低热或潮热，热势常随情绪波动而起伏；肝火上炎，故烦躁易怒、口干而苦；肝郁不舒，横逆犯脾，脾失健运，故纳呆；舌红苔黄、脉弦数，属肝热之象。

辨证要点：以发热常随情绪波动而起伏，多见于女性，伴有肝气郁结的症状为要点。

病机概要：情志抑郁，肝失条达，郁而化火。

治法：疏肝理气，解郁泄热。

代表方剂：丹栀逍遥散。

方解：见郁证之气郁化火证。

兼证加减：气郁较甚者，加郁金、香附、青皮理气解郁；口干便秘、舌红者，去白术，加龙胆草、黄芩清肝泻火；妇女兼月经不调者，加泽兰、益母草活血调经。

5. 痰湿郁热

临床表现：发热，午后热甚，心内烦热，胸闷脘痞，不思饮食，渴不欲饮，呕恶，大便稀薄或黏滞不爽，舌苔白腻或黄腻，脉濡数。

证候分析：脾失健运，水湿聚而化痰，属阴邪，痰湿郁而化热，故发热，午后热甚；痰热扰心，则心内烦热；痰浊中阻，中焦失运，则胸闷脘痞、不思饮食、呕恶；脾失健运，津液运化失常，不能上荣，故渴不欲饮；水液运化不利，则大便稀薄或黏滞不爽；舌苔白腻或黄腻、脉濡数，为痰湿内蕴、壅遏化热之征。

辨证要点：以发热，午后热甚，伴有痰湿内蕴的症状为辨证要点。

病机概要：痰湿内蕴，壅遏化热。

治法：燥湿化痰，清热和中。

代表方剂：黄连温胆汤合中和汤。

方解：黄连温胆汤理气化痰，燥湿清热，方解见心悸之痰火扰心证。中和汤清热燥湿，理气化痰。明代张三锡《医学六要·治法汇》曰：“湿热郁而成痰，法当去湿热、散壅郁，是以用苍术燥湿，黄芩清热，香附开郁，半夏化痰。”

兼证加减：呕恶者，加竹茹、藿香、白蔻仁和胃泄浊；湿热所致者，症见胸闷脘痞、身热不扬、苔腻，加佩兰芳香化湿，或用三仁汤及甘露消毒丹加减；寒热往来如疟、寒轻热重、口苦呕逆者，加青蒿、黄芩清解少阳。

6. 血瘀发热

临床表现：午后或夜晚发热，或自觉身体某些部位发热，口燥咽干，但不多饮，肢体或躯干有固定痛处或肿块，面色萎黄或晦暗，舌质青紫或有瘀点、瘀斑，脉弦或涩。

证候分析：瘀血病在血分，属阴，故午后或夜晚发热；瘀血停着之处，气血运行受阻，故身体某些部位发热，肢体或躯干有固定痛处或肿块；瘀血内阻，新血不生，血气不能濡养头面肌肤，津液不能上呈，故口燥咽干、面色萎黄或晦暗；血行不畅，瘀血内阻，则舌质青紫或有瘀点、瘀斑，脉弦或涩。

辨证要点：以午后或夜晚发热，舌质紫暗或有瘀点、瘀斑、痛处固定或有肿块，肌肤甲错等为辨证要点。

病机概要：血行瘀滞，郁热内生。

治法：活血化瘀。

代表方剂：血府逐瘀汤。

方解：见胁痛之瘀血阻络证。

兼证加减：发热较甚者，加秦艽、白薇、牡丹皮清热凉血；肢体肿痛者，加丹参、郁金、延胡索活血消肿定痛。

【该病证应该如何调护】

内伤发热患者应注意休息，体温高者应卧床，部分长期低热的患者，在体力允许的情况下，可做适当户外活动以增强体质。要保持情绪乐观，避免不良情绪的刺激。饮食宜进清淡、富有营养而易于消化之品。若因卫表不固而有自汗、盗汗者，应注意保暖、避风，防止感受外邪。

【浙派医家关于本病的相关论述】

元代朱丹溪《格致余论·恶寒非寒病恶热非热病论》：阴虚则发热，夫阳在外为阴之卫，阴在内为阳之守。精神外驰，嗜欲无节，阴气耗散，阳无所附，遂致浮散于肌表之间而恶热也。实非有热，当作阴虚治之而用补养之法可也。

明代张景岳《景岳全书·火证》：阳虚者亦能发热，此以元阳败竭，火不归原也。若以阳虚发热，则治宜益火，益火之法，只宜温热，大忌清凉。

清代高世栻《医学真传·发热》：寒为阴，热为阳。发热，阳也，由阴气不和于阳而发热也。夫阴气不和于阳，是为阴虚。然阴在内，为阳之守，阴虚则阳无所守，阳无所守则阳气亦虚，是发热有属阴虚者，有属阳虚者。阴虚发热，宜养血滋阴，阳虚发热，当养气助阳。人身阴阳和则无热，阴阳不和则发热，揆其常理，当和阴阳、调气血也。

【思维导图】

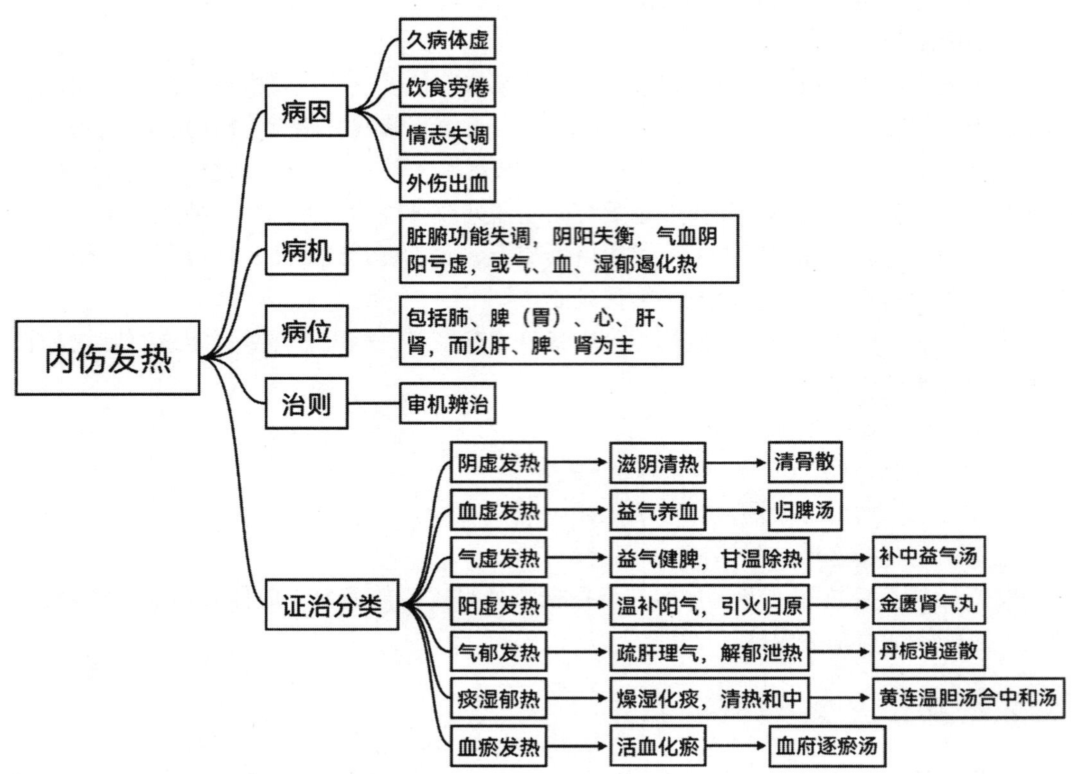

第七节　虚　劳

【示例病案】

案 1

陈某，男，56 岁，浙江乐清人，2013 年 11 月 8 日初诊。

主诉：咳嗽气短 1 年余。

病史：患者 1 年前着凉感冒后反复咳嗽，咳吐白色清稀痰，遇凉则感冒，自觉气短明显，运动乏力。现面色苍白，语声低怯，咳嗽频繁，自汗明显，舌质淡苔薄白，脉沉弱。

案 2

王某，女，37 岁，浙江嘉兴人，2020 年 3 月 19 日初诊。

主诉：月经不调 1 年余。

病史：患者 1 年多前因工作原因作息不规律，时常熬夜，后出现月经不调，多推迟半个月，甚则 1 个多月，上次月经 2020 年 1 月。夜晚工作时有头晕目眩，可自行缓解。

现面色无华，生气时两侧胁肋胀痛，偶有左侧肢体麻木，舌淡苔薄白，脉弦细。

案 3

朱某，女，72 岁，浙江杭州人，2010 年 9 月 1 日诊。

主诉：夜寐不安 5 年余。

病史：患者 5 年前无明显诱因出现虚烦少寐，夜间潮热盗汗，现感神疲乏力，心悸健忘，大便干，易生口疮，舌红苔少，脉细。

案 4

王某，女，48 岁，浙江温岭人，2016 年 11 月 4 日初诊。

主诉：月经量减少 2 年余。

病史：患者 2 年前月经量逐渐减少，上次月经 2015 年 6 月。小腹冰凉感及腰背酸痛症状一直伴存，带下量多质稀，夜尿 2 次以上，甚则小便失禁，大便稀溏，食冷则下利清谷。现面色苍白，精神倦怠，小腹冷痛，得温则缓，手腕肌肤不热，畏寒肢冷，喜热食，舌质淡胖边有齿痕，全舌白苔略厚，脉沉弱。

【患者得了什么病证】

四案患者均诊断为虚劳。

虚劳又称虚损，是因脏腑亏损，气血阴阳虚衰，久虚不复成劳，以多种慢性虚弱性表现为主证的病证。西医学中各系统、各器官发生的多种慢性消耗性和功能衰退性疾病等属于本病范畴，可参照本节辨证论治。

早在《内经》中就有关于虚、劳、损的论述。《素问・通评虚实论》载“精气夺则虚”，《素问・玉机真藏论》有“五虚死”，《素问・宣明五气》有“五劳所伤”等诸多记载。《素问・三部九候论》的“虚则补之”，《素问・至真要大论》的“劳者温之”“损者益之”等治则，一直为后世遵循。《难经・十四难》以“五损”立论，根据五脏所主及特性提出虚损的治法。

隋代巢元方《诸病源候论・虚劳病诸候》用五劳、六极、七伤概括虚劳的病因。五劳指心劳、肝劳、肺劳、脾劳、肾劳；六极指气极、血极、筋极、骨极、肌极、精极。七伤指大饱伤脾，大怒气逆伤肝，强力举重、久坐湿地伤肾，形寒寒饮伤肺，忧愁思虑伤心，风雨寒暑伤形，大恐惧不节伤志。

唐代孙思邈《备急千金要方》将虚劳分述于脏腑证治之中。

金元时期，朱丹溪重视摄养精血，从肝肾论治，创大补阴丸、三补丸等方。

明代张景岳提出“阴中求阳，阳中求阴”的治则，创制左归丸、右归丸，对虚劳论治具有独到之处。

明代汪绮石所著《理虚元鉴》是关于虚劳病诊治的重要专著，系统地阐述了虚劳的病因病机、防治与护理，指出：“治虚有三本，肺、脾、肾是也。”

清代吴谦在《医宗金鉴》中提出虚、损、劳、极是虚劳病的 4 个慢性发展阶段，虚劳与急性病证过程中的一时性阴阳气津损伤及血脱、神散等虚证不同，应予区分。

【该病证应与哪些病证相鉴别】

虚劳应与其他内科疾病虚证相鉴别。

其他内科病证中出现的虚证属“证”的范畴，为证候诊断，有其固定的主证，以脏腑气血阴阳某一部分的损害为主，病变脏腑单一，以该病的主要症状为突出表现。如泄泻病的脾胃虚弱证，虽有脾胃亏虚的症状，但以泄泻为最突出、最基本的表现，治疗相对容易，预后亦良好。虚劳属“病”的范畴，为病名诊断，无固定的主证，为脏腑气血阴阳多方位、多层次的损害，以出现一系列精气亏虚的症状为特征，往往呈慢性演变性发展，治疗难取速效，甚至难以取效，故预后较差。虚劳病的辨治以虚证为基础，虚证是组成虚劳病的基本单位，证与证之间的多种组合方式呈现虚劳病的本质。若虚证病情不断发展至脏腑精气亏损时，可转变成虚劳。

【患者怎么得的这个病】

虚劳的发生，由多种病因作用于人体，引起脏腑气血阴阳的亏虚，日久不复而成。《理虚元鉴·虚证有六因》云：“有先天之因，有后天之因，有痘疹及病后之因，有外感之因，有境遇之因，有医药之因。”

案 1 患者诊断为虚劳，属气虚之肺气虚证。肺气不足，宣肃无力，通调水道失常，则反复咳嗽、咳吐白色清稀痰；肺气不足，表卫不固，故短气、乏力、语声低怯、自汗；肺主皮毛，肺虚则腠理不密，故易感受外邪；肺气亏虚，不能贯心脉而通达全身，气血不能充沛于血脉，故面白、舌淡、脉沉弱。

案 2 患者诊断为虚劳，属血虚之肝血虚证。女子以肝为先天，加之长期作息不规律致肝血亏虚，不能上养头目，故头晕目眩、面色无华；血不养肝，肝气郁滞，故胁肋胀痛；血虚生风，筋脉失养，则肢体麻木；肝血不足，妇女冲任空虚，故月经不调；舌淡、脉弦细，为肝血不足、血脉不充之象。

案 3 患者诊断为虚劳，证属阴虚之心阴虚证。心阴亏虚，心失濡养，心神不宁，故少寐、心悸健忘；阴虚生内热，虚火亢盛，故虚烦、潮热、口舌生疮；虚热逼津液外泄，则致盗汗；津液无以濡养机体，故神疲乏力；津液亏虚，大肠失润，则大便干；舌红少津、脉细数，为阴虚内热、津液不足之象。

案 4 患者诊断为虚劳，属阳虚之肾阳虚证。腰为肾之府，督脉贯脊络肾而督诸阳，肾阳不足，失于温煦，故小腹冰凉感及腰背酸痛，手腕肌肤不温，畏寒肢冷，喜热食；肾气不固，气化不及，水不化气，故带下量多质稀，夜尿频，甚则小便失禁；命门火衰，火不生土，不能蒸化腐熟水谷，故大便稀溏，食冷则下利清谷；面色苍白，精神倦怠，舌质淡胖边有齿痕，全舌白苔略厚，脉沉弱，均为阳气亏虚、阴寒内盛之象。

【患者的这个病证应该怎么治】

案 1 患者治以补益肺气。方用补肺汤，方解见喘证 – 虚喘 – 肺气虚耗证。

兼证加减：肺卫不固，易于感冒者，合玉屏风散益气固表；自汗甚者，加煅牡蛎、麻黄根固表敛汗；气阴两虚，潮热、盗汗者，加鳖甲、地骨皮、秦艽等养阴清热。

案2患者治以补血养肝。方用四物汤加减，清代吴仪洛《成方切用·理血门》言："当归辛苦甘温，入心脾生血为君。生地甘寒，入心肾滋血为臣。芍药酸寒，入肝脾敛阴为佐。芎䓖辛温，通上下而行血中之气为使也。"

兼证加减：血虚甚者，加制何首乌、枸杞子、阿胶以增强补养肝血的作用；胁痛者，加柴胡、郁金、香附、丝瓜络行气止痛；目失所养，视物模糊者，加楮实子、枸杞子、决明子以养肝明目；干血瘀结，新血不生，症见羸瘦、腹满、腹部触有癥块、肌肤甲错、经闭、两目暗黑、舌紫暗有瘀点瘀斑、脉细涩者，同服大黄䗪虫丸以活血化瘀、祛瘀生新。

案3患者治以滋阴养心。方用天王补心丹加减，方解见瘿病之心肝阴虚证。

兼证加减：火热偏盛，烦躁不安、口舌生疮者，去当归、远志，加黄连、淡竹叶、莲子心以清心泻火；潮热者，加银柴胡、地骨皮、秦艽清退虚热。

案4患者治以温补肾阳。方用右归丸加减，清代徐大椿《医略六书·杂病证治》曰："肾脏阳衰，火反发越于上，遂成上热下寒之证，故宜引火归原法。熟地补肾脏，萸肉涩精气，山药补脾，当归养血，杜仲强腰膝，菟丝补肾脏，鹿角胶温补精血以壮阳，枸杞子甘滋精髓以填肾也。附子、肉桂补火回阳，引火归原，而虚阳无不敛藏于肾命，安有阳衰火发之患哉？此补肾回阳之剂，为阳虚火发之耑方。"明代张景岳《景岳全书》谓："治元阳不足，或先天禀衰，或劳伤过度，以致命门火衰，不能生土，而为脾胃虚寒，饮食少进，或呕恶膨胀，或番胃噎膈，或怯寒畏冷，或脐腹多痛，或大便不实，泻痢频作，或小水自遗，虚淋寒疝，或寒侵溪谷而肢节痹痛，或寒在下焦而水邪浮肿。总之，真阳不足者，必神疲气怯，或心跳不宁，或四体不收，或眼见邪祟，或阳衰无子等证，俱速宜益火之原，以培右肾之元阳，而神气自强矣，此方主之。"

兼证加减：遗精者，加金樱子、桑螵蛸补肾固精，或合金锁固精丸以收涩固精；脾虚而致下利清谷者，去熟地黄、当归，加党参、白术、薏苡仁益气健脾，渗湿止泻；命门火衰而致五更泄泻者，合用四神丸温脾暖肾，固肠止泻；阳虚水泛致浮肿、尿少者，合五苓散利水消肿；肾不纳气而喘促、短气，动则更甚者，加补骨脂、五味子、蛤蚧补肾纳气。

历代医家治疗虚劳颇有心得。《素问·三部九候论》提出"虚则补之"，《素问·至真要大论》提出"劳则温之""损者益之"，都是指导虚劳治疗总的原则。《素问·阴阳应象大论》进而指出："因其衰而彰之。形不足者，温之以气；精不足者，补之以味。"《难经·十四难》在《内经》理论的基础上，创"五损"之说，阐述了本病内虚亏损的轻重程度和证候演变，并进一步提出五脏虚损的治法，即"损其肺者，益其气；损其心者，调其营卫；损其脾者，调其饮食，适其寒温；损其肝者，缓其中；损其肾者，益其精"。这个虚劳的治疗大法，为后世所遵循。汉代张仲景《金匮要略·血痹虚劳病脉证并治》列举食伤、忧伤、饮伤、房劳伤、饥伤、劳伤、内有干血、亡血失精、风气百病引起"诸不足"等，是导致"五劳虚极"的基本原因，同时阐述了阳虚、阴阳两虚等各种虚劳证候的辨别、治法和用方，治疗上着重温补脾肾，肾气丸、小建中汤、黄芪建中汤等方剂为临床所常用。另外，《金匮要略》提出了干血致虚和化瘀生新的治法，创立了祛瘀生新的大黄蟅虫丸，给后世以很大的启迪。唐宋时期，对于虚劳的证治有了进一步的发展，孙思邈的《备急千金要方》《千金翼方》、王焘的《外台秘要》、严用和的《济生方》等，收集了大量散在的民间经验方，大大丰富了虚劳的治疗方药。金元诸家对虚劳的理论认识和临床治疗各有创见，如李东垣从脾胃论治，创补中益气汤等方治疗气虚发热证，其"甘温除热法"开辟了虚劳治法的新途径；朱丹溪倡"阳有余阴不足"论，重视精血，治疗上擅长滋阴降火，创大补阴丸、三补丸等方，治疗阴虚火旺的虚劳证，确有独到之处。明代的诸多温补派医家，如张景岳、薛己、赵献可等，对虚劳的论治也各有特点，尤以张景岳为突出。

张氏在治疗上对阴阳互根的理论做了深刻阐发，《景岳全书·补略》指出："凡气虚者宜补其上，人参、黄芪之属是也；精虚者宜补其下，熟地、枸杞之属是也；阳虚者宜补而兼缓，桂、附、干姜之属是也；阴虚者宜补而兼清，门冬、芍药、生地黄之属是也；此固阴阳之治辨也。其有气因精而虚者，自当补精以化气；精因气而虚者，自当补气以生精。又有阳失阴而离者，不补阴何以收散亡之气？水失火而败者，不补火何以甦垂寂之阴？此又阴阳相济之妙用也。故善补阳者，必于阴中求阳，则阳得阴助而生化无穷；善补阴者，必于阳中求阴，则阴得阳升而泉源不竭。"张氏创制了左归丸、右归丸、左归饮、右归饮等方剂，调治阴阳精气，使治疗肾虚的效果得以大大提高。另外，在对虚损病因的认识上，张氏强调心与虚损的关系，认为"五脏之伤，唯心为本"，也颇具实践意义。

对于虚损累及多个脏腑，一方难以求全的复杂证候，薛己临证遣方十分巧妙，往往在一日之内，早服理脾胃之剂以培补后天，晚服补肾命之品以滋化源。这种新的治疗手段，为后世医家所效法。李中梓强调脾肾在虚劳治疗中的重要性，李氏在《医宗必读·虚劳》中云："夫人身之虚，不属于气，即属于血，五脏六腑，莫能外焉。而独主脾肾者，水为万物之元，土为万物之母，二藏安和，一身皆治，百疾不生。"汪绮石对于虚劳的治疗，提出"治虚有三本，肺、脾、肾是也。肺为五脏之天，脾为百骸之母，肾为性命之根，治肺、治脾、治肾，治虚之道毕矣……一曰清金保肺，无犯中州之土，此用丹溪而不泥于丹溪也；一曰培土调中，不损至高之气，此用东垣而不泥于东垣也；一曰金行清化，不觉水自流长，乃合金水于一致也"。这些观点，平正通达，为后世医家所公认。

清代对虚劳的认识更为深入。沈金鳌提出，虚劳当以气血阴阳为辨证纲要。沈氏在《杂病源流犀烛·虚损痨瘵源流》中说："其所致损者有四，曰气虚，曰血虚，曰阳虚，曰阴虚。阳气阴血，精又为血本，不离气血，不外水火，水火得其正则为精为气，水火失其和则为寒为热，此虚损之大概。"王旭高在《西溪书屋夜话录》中提出补肝阴、补肝阳、补肝血、补肝气之法，抛弃了"肝无虚证"之成说，具有实践意义。

【该病证还有哪些其他证型】

一、气虚

气虚是气血阴阳亏虚中最常见的一类，其中尤以肺、脾气虚为多，而心、肾气虚亦不少见。主要证候有面色白或萎黄，气短懒言，语声低微，头昏神疲，肢体无力，舌苔淡白，脉细软弱。

1. 心气虚证

临床表现：心悸，气短，劳则尤甚，神疲体倦，自汗，舌质淡，脉弱。

证候分析：心气不足，运血乏力，心失所养，故心悸、气短；劳则耗气，故劳则尤甚；气虚卫表不固，则自汗；筋脉失于濡养，故神疲体倦；心气不足，气血不能充盈于血脉，故舌淡、脉弱。

辨证要点：以心悸气短、神疲体倦等为要点。

病机概要：心气不足，心失所养。

治法：益气养血。

代表方剂：七福饮。

方解：见痴呆之髓海不足证。

兼证加减：自汗甚者，加黄芪、五味子益气固摄；食少便溏者，加山药、砂仁开胃健脾。

2. 脾气虚证

临床表现：饮食减少，食后胃脘不舒，倦怠乏力，大便溏薄，面色萎黄，舌淡苔薄，脉弱。

证候分析：脾失健运，胃肠的纳谷及传化功能失常，故饮食减少，食后胃脘不舒，大便溏薄；脾虚不能化生水谷精微，气血来源不充，形体失养，故倦怠乏力，面色萎黄，舌淡，脉弱。

辨证要点：以饮食减少、食后胃脘不舒、倦怠乏力等为要点。

病机概要：脾虚失健，生化乏源。

治法：健脾益气。

代表方剂：加味四君子汤。

方解：方中人参、白术、黄芪、甘草益气健脾，茯苓、扁豆健脾除湿。诸药共奏健脾益气之功效。宋代陈无择《三因极一病证方论》载："治五痔下血，面色萎黄，心忪耳鸣，脚弱气乏，口淡食不知味。"

兼证加减：胃失和降，胃脘满闷，恶心呕吐，嗳气者，加半夏、陈皮和胃降逆；脘腹胀满、食积不化者，加焦神曲、焦麦芽、焦山楂、炒鸡内金消食健胃；气虚及阳，脾阳渐虚，腹痛即泻、手足欠温者，加肉桂、炮姜温中散寒；中气不足，气虚下陷，脘腹坠胀，气短脱肛者，用补中益气汤以补益中气，升阳举陷。伴各种出血者，用归脾汤补养心脾，益气摄血。

3. 肾气虚证

临床表现：神疲乏力，腰膝酸软，小便频数而清，白带清稀，舌质淡，脉弱。

证候分析：肾气不充，经脉筋骨失于濡养，故神疲乏力、腰膝酸软；肾气不固，膀胱失约，则小便频数而清；肾气亏虚，冲任不固，则带下清稀；气血亏虚，不能充盈血脉，故舌淡、脉弱。

辨证要点：以神疲乏力、腰膝酸软等为要点。

病机概要：肾气不充，腰督失养，固摄无权。

治法：益气补肾。

代表方剂：大补元煎。

方解：见头痛 – 内伤头痛 – 肾虚证。

兼证加减：神疲乏力甚者，加黄芪补中益气；尿频较甚及小便失禁者，加菟丝子、五味子、益智仁补肾固摄；大便溏薄者，去熟地黄、当归，加肉豆蔻、补骨脂温补固涩。

二、血虚

以心、肝血虚为多，脾血虚常与心血虚并见。主要证候有面色淡黄或淡白无华，唇、舌、指甲色淡，头晕目花，肌肤枯糙，舌质淡红苔少，脉细。

心血虚证

临床表现：心悸怔忡，健忘，不寐多梦，面色不华，舌质淡，脉细或结代。

证候分析：血不养心，心神不宁，故心悸怔忡、健忘、不寐多梦；血虚不能上荣头面，故面色不华、舌质淡；血虚气少，血脉不充，故脉细或结代。

辨证要点：以心悸怔忡、面色不华等为要点。

病机概要：心血亏虚，心失所养。

治法：养血宁心。

代表方剂：养心汤。

方解：见癫狂 – 癫证 – 心脾两虚证。

兼证加减：由于心血虚往往与脾血虚并存，称为心脾血虚，临证时常用归脾汤加减治疗，使补脾与养心并进，益气与养血相融。

三、阴虚

五脏均有阴虚，但以肺、肝、肾为主。主要证候有面颧红赤，唇红，低热潮热，手足心热，虚烦不安，盗汗，口干，舌质光红少津，脉细数无力。

1. 肺阴虚证

临床表现：干咳，咽燥，甚或失音，咳血，潮热，盗汗，面色潮红，舌红少津，脉细数。

证候分析：肺阴亏耗，肺失濡润，清肃之令不行，故干咳；阴虚津不上承，故咽燥，甚至失音；肺络损伤，则咳血；阴虚火旺，则潮热；虚热逼津液外泄，则盗汗、面色潮红；舌红少津、脉细数，均为阴虚有热之象。

辨证要点：以干咳、咽燥、舌红少津、脉细数等为要点。

病机概要：肺阴亏虚，肺失清润。

治法：养阴润肺。

代表方剂：沙参麦冬汤。

方解：见噎膈之津亏热结证。

兼证加减：咳嗽甚者，加百部、款冬花肃肺化痰；咳血者，加白及、仙鹤草、小蓟收敛止血；潮热者，加地骨皮、银柴胡、秦艽、鳖甲清退虚热；盗汗者，加牡蛎、浮小麦收敛止汗；肺阴虚日久，出现肺肾阴虚症状，用麦味地黄丸滋肺养肾。

2. 脾胃阴虚证

临床表现：口渴，唇舌干燥，不思饮食，甚则干呕，呃逆，大便燥结，面色潮红，舌红少苔，脉细数。

证候分析：津亏不能上承，故口渴、唇舌干燥；脾胃阴虚，运化失常，故不思饮食；胃肠失于滋润，则大便燥结；阴亏较甚，胃气失于和降，则干呕、呃逆；面色潮红、舌红少苔、脉细数，均为阴虚内热之象。

辨证要点：以口渴、唇舌干燥、不思饮食、舌红少苔、脉细数等为要点。

病机概要：脾胃阴伤，失于濡养。

治法：养阴和胃。

代表方剂：益胃汤。

方解：见胃痛之胃阴不足证。

兼证加减：津亏甚者，加石斛、天花粉滋养胃阴；呃逆者，加刀豆、柿蒂扶养胃气，降气止呃；大便干结甚者，加蜂蜜润肠通便。

3. 肝阴虚证

临床表现：头痛，眩晕，耳鸣，目干畏光，视物不明，急躁易怒，或肢体麻木，筋惕肉瞤，面潮红，舌干红，脉弦细数。

证候分析：肝阴不足，肝阳偏亢，上扰清空，故头痛、眩晕、耳鸣；肝阴不能上荣于目，故目干畏光、视物不明；肝阴不足，虚火内扰，故急躁易怒；阴血不能濡养筋脉，虚风内动，故肢体麻木、筋惕肉瞤；阴亏火旺，肝火上炎，则面潮红；舌干红、脉弦细数，为阴虚肝旺之象。

辨证要点：以头痛、眩晕、耳鸣、目干畏光、急躁易怒等为要点。

病机概要：阴虚阳亢，上扰清窍。

治法：滋养肝阴。

代表方剂：补肝汤。

方解：方以四物汤为主，补血调血，既可养血补肝，又能活血调经。酸枣仁养肝安神，木瓜舒筋活络，甘草补气调中，与芍药相伍为芍药甘草汤，可缓急解痉。诸药合用，共奏补肝血、养肝阴之功效。

兼证加减：风阳内盛，头痛、眩晕、耳鸣或筋惕肉瞤甚者，加石决明、菊花、钩藤、刺蒺藜平肝潜阳；肝火亢盛，急躁易怒，尿赤便秘者，加夏枯草、牡丹皮、栀子清肝泻火；肝络失养，胁痛隐隐，口燥咽干，烦热，舌红少苔者，用一贯煎加减以养阴柔肝。

4. 肾阴虚证

临床表现：腰酸遗精，两足痿弱，眩晕耳鸣，甚则耳聋，口干咽痛，颧红，舌红少津，脉沉细。

证候分析：腰为肾之府，肾虚失养，故腰酸、两足痿弱；肾阴亏虚，虚火易动，精关不固，则遗精；肾阴亏乏，髓海不足，脑失濡养，则眩晕耳鸣，甚则耳聋；虚火上炎，故口干咽痛、颧红；舌红少津、脉沉细，为肾阴亏乏之象。

辨证要点：以腰酸遗精、两足痿弱、颧红等为要点。

病机概要：肾精不足，失于濡养。

治法：滋补肾阴。

代表方剂：左归丸。

方解：见眩晕之肾精不足证。

兼证加减：潮热、口干、咽痛等虚火甚者，去鹿角胶、山茱萸，加知母、黄柏、地骨皮滋阴泻火；腰酸、遗精甚者，加牡蛎、金樱子、芡实、莲须固肾涩精。

四、阳虚

阳虚常由气虚进一步发展而成，以心、脾、肾的阳虚为多见。主要证候有面色苍白或晦暗，怕冷，手足不温，出冷汗，精神疲倦，气息微弱，或有浮肿，下肢为甚，舌质胖嫩，边有齿印，舌淡白而润，脉细微、沉迟或虚大。

1. 心阳虚证

临床表现：心悸，自汗，神倦嗜睡，心胸憋闷疼痛，形寒肢冷，面色苍白，舌淡或紫暗，脉细弱或沉迟。

证候分析：心阳不足，心气亏虚，故心悸、自汗、神倦嗜睡；阳虚气弱，不能推动血液的运行，心脉瘀阻，气机滞塞，故心胸憋闷疼痛、舌质紫暗；阳虚不能温养四肢百骸，故形寒肢冷；面色苍白、舌淡或紫暗、脉细弱或沉迟，均属心阳亏虚、运血无力之象。

辨证要点：以心悸、神倦嗜睡、形寒肢冷等为要点。

病机概要：心阳不振，心气亏虚，运血无力。

治法：益气温阳。

代表方剂：保元汤。

方解：清代吴谦《医宗金鉴·删补名医方论》言“元气者，大虚之气也。人得之则藏乎肾，为先天之气，即所谓生气之源，肾间动气者是也。生化于脾，为后天之气，即所谓水谷入胃，其精气行于脉中之营气，其悍气行于脉外之卫气者是也。若夫合先后而言，即大气之积于胸中，司呼吸、通内外，周流一身，顷刻无间之宗气者是也。总之，诸气随所在而得名，实一元气也。保元者，保守此元气之谓。是方用黄芪保在外一切之气，甘草保在中一切之气，人参保上、中、下、内、外一切之气，诸气治而元气足矣。然此汤补后天水谷之气则有余，生先天命门之气则不足，加肉桂以鼓肾间动气，斯为备耳”。

兼证加减：心胸疼痛者，加郁金、川芎、丹参、三七行气活血；阳虚较甚，形寒肢冷者，加附子、巴戟天、仙茅、淫羊藿、鹿茸等温补阳气。

2. 脾阳虚证

临床表现：面色萎黄，食少，形寒，神倦乏力，少气懒言，大便溏薄，肠鸣腹痛，每因受寒或饮食不慎而加剧，舌淡苔白，脉弱。

证候分析：脾气虚弱进一步发展为脾阳亏虚，不能运化水谷，助长体力，故食少、形寒、神倦乏力、少气懒言；气虚中寒，清阳不展，寒凝气滞，故大便溏薄、肠鸣腹痛；感受寒邪或饮食不慎，致中阳更虚，易使病情加重；面色萎黄、舌淡苔白、脉弱，均为中阳虚衰之象。

辨证要点：以面色萎黄、形寒食少、大便溏薄、肠鸣腹痛等为要点。

病机概要：中阳亏虚，温煦乏力，运化失常。

治法：温中健脾。

代表方剂：附子理中汤。

方解：清代吴仪洛《成方切用·祛寒门》言“人参补气益脾，故以为君。白术健脾燥湿，故以为臣。甘草和中补土，故以为佐。干姜温胃散寒，故以为使。以脾土居中，故曰理中。本方加附子一枚，名附子理中汤。治中寒腹痛身痛，四肢拘急”。

兼证加减：寒凝气滞，腹中冷痛较甚者，加高良姜、香附，或丁香、吴茱萸理气止痛；胃寒气逆，食后腹胀及呕逆者，加砂仁、半夏、陈皮温中和胃降逆；阳虚寒甚，腹胀冷痛，便溏，完谷不化者，加肉豆蔻、补骨脂、薏苡仁温脾涩肠。

【该病证应该如何调护】

虚劳的发生、发展及复发，多与先天不足、重病久病、失于调理、误治失治、烦劳过度、损伤五脏、饮食不节等有关，故消除并避免诱因是预防虚劳的重要措施。

因此，须顺应四时，调节情志，不妄劳作，保养正气，以防止病邪侵袭。对已病患者及早施治，防止病情传变。治疗以固护脾肾为本，积极照顾未受邪之脏。此外初愈之时气血未充，应谨防调治不当而致反复。

由于正气不足，卫外不固，虚劳患者易感受外邪，应尽量避免外感触邪。饮食调理以富有营养、易于消化、不伤脾胃为佳，戒除烟酒，少食辛辣厚味、滋腻生冷之物。起居规律，动静结合，节制房事，劳逸适度，调畅情志，均有助于虚劳的康复。

【浙派医家关于本病的相关论述】

元代朱丹溪《丹溪心法·痨瘵》：痨瘵主乎阴虚，痰与血病。虚劳渐瘦属火，阴火销烁，即是积热做成。始健，可用子和法，后若羸瘦，四物汤加减，送消积丸，不做肠虚。蒸蒸发热，积病最多，痨病，四物汤加炒柏、竹沥、人尿姜汁，大补为上。肉脱热甚者难治。

明代虞抟《医学正传·劳极》：是以劳伤于肝胆者，则为毛虫，如刺猬瓦蛆之属，食人筋膜。劳伤于心与小肠者，则为羽虫，如灯蛾蚊虻禽鸟之形，食人血脉。劳伤于脾胃者，则为裸虫，如婴孩蚯蚓之类，食人肌肉。劳伤于肺与大肠者，则为介虫，如龟鳖虾蟹之状，食人肤膏。伤于肾与膀胱者，则为鳞虫，如鱼龙蛟鲤之形，食人骨髓；或夹相火之势，亦如羽虫之酷者鸱枭之类。为状不一，不可胜纪。凡人觉有此证，便宜早治，缓则不及事矣。治之之法，一则杀其虫，以绝其根本。一则补其虚，以复其真元。

明代张景岳《景岳全书·虚损》：病之虚损，变态不同，因有五劳七伤，证有营卫脏腑。然总之则人赖以生者，唯此精气，而病唯虚损者，亦唯此精气。气虚者，即阳虚也；精虚者，即阴虚也。《景岳全书·新方八略》：善补阳者，必于阴中求阳，则阳得阴助而生化无穷；善补阴者，必于阳中求阴，则阴得阳升而泉源不竭。

【思维导图】

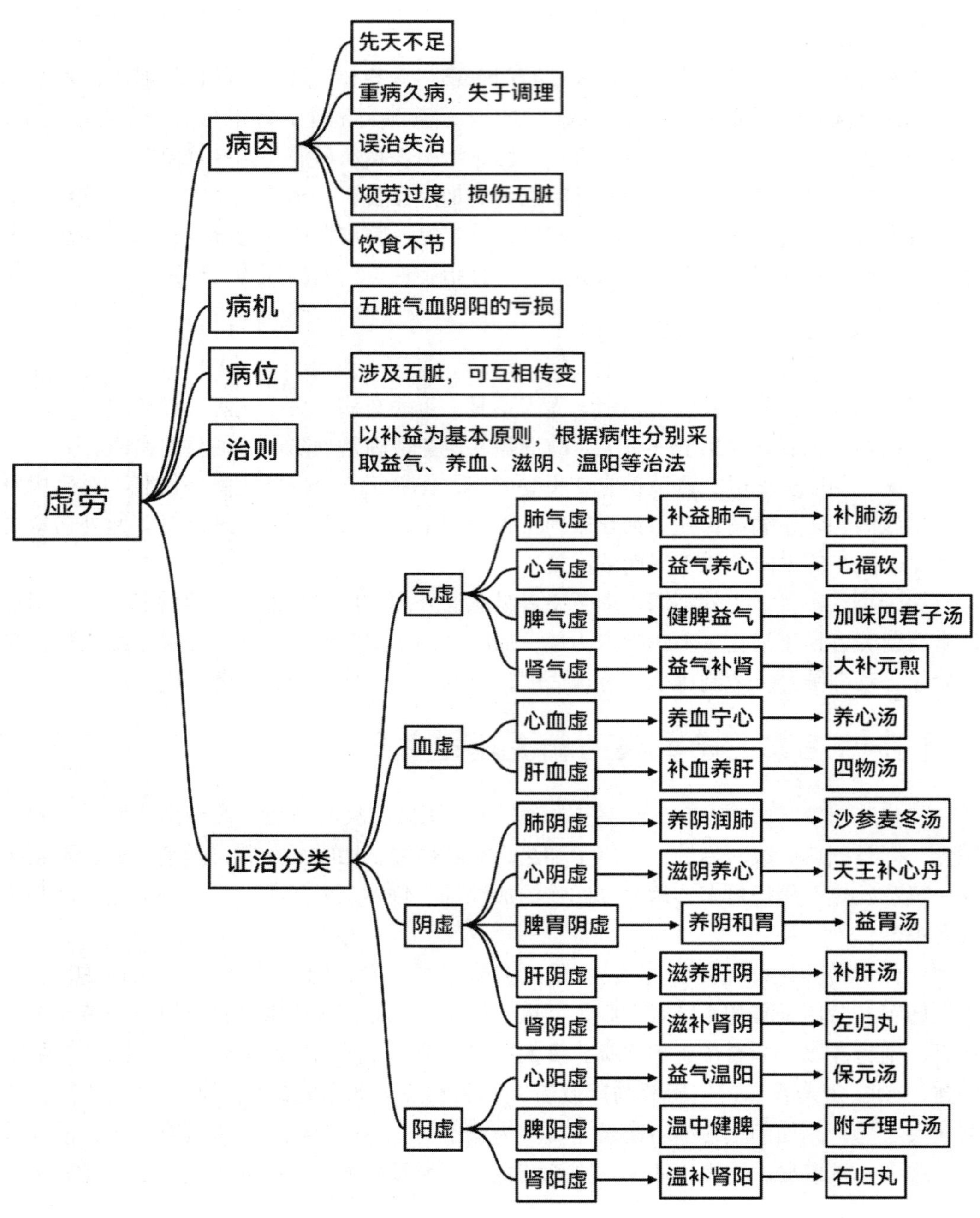

第八节　肥　胖

【示例病案】

程某，女，30 岁，浙江台州人，2015 年 3 月 16 日初诊。

主诉：体重明显增加 5 年余。

病史：患者 5 年余前无明显诱因出现体重逐渐增加，当时身高 165cm，体重 70kg，体重指数（BMI）25.7，血压正常，未予治疗，后体重仍逐渐增加。现体重 78.3kg，体重指数（BMI）28.8，外院检查示总胆固醇、甘油三酯超出正常范围。现症见患者形体丰腴，面部油腻，汗出黏腻，肢体困重，喜卧懒动，喜食油炸食品，口干不欲饮，偶有头晕，大便黏滞不爽，舌胖大边有齿痕，苔白腻，脉浮滑。

【患者得了什么病证】

本案患者诊断为肥胖。

肥胖是以体重超过一定范围、形体肥胖为主证的病证，可伴有头晕乏力、神疲懒言、少动气短等症状，是多种其他疾病发生的基础。西医学中的单纯性（体质性）肥胖、代谢综合征等属于本病范畴，可参照本节辨证论治。

《内经》最早系统地记载了肥胖的病因病机及症状，并对肥胖进行了分类。《灵枢·卫气失常》根据皮肉气血的多少将肥胖分为“有脂”“有膏”“有肉”三种类型，曰：“人有脂、有膏、有肉。黄帝曰：别此奈何？伯高曰：䐃肉坚，皮满者脂。䐃肉不坚，皮缓者膏。皮肉不相离者肉。”在病因方面，《素问·奇病论》记载：“数食甘美而多肥。”《素问·异法方宜论》记载：“西方者……其民华食而脂肥。”已发现肥胖的发生与过食肥甘、地理环境等多种因素有关。此外，《内经》还认识到肥胖可转化为消渴，与仆击、偏枯、痿厥、气满发逆等多种疾病有关。

东汉张仲景《金匮要略·血痹虚劳病脉证并治》云：“夫尊荣人骨弱肌肤盛。”发现肥胖者易于发生骨的病变。

金代李东垣《脾胃论·脾胃胜衰论》云：“脾胃俱旺，则能食而肥；脾胃俱虚，则不能食而瘦。或少食而肥，虽肥而四肢不举，盖脾实而邪气盛也。”指出了脾胃功能与肥胖之间的密切联系。

明代张景岳《景岳全书·非风》曰：“肥人多有非风之证，以肥人多气虚也。何以肥人反多气虚？盖人之形体，骨为君也，肉为臣也。肥人者，柔胜于刚，阴胜于阳者也。且肉以血成，总皆阴类，故肥人多有气虚之证。然肥人多湿多滞，故气道多有不利。”记载了肥人多气虚、多痰湿，易致气道不利，故多非风之证。

【该病证应与哪些病证相鉴别】

肥胖应与水肿、黄胖等病证进行鉴别。

1. 水肿

水肿和肥胖均表现为形体肥胖甚则臃肿。肥胖多因饮食不节、缺乏运动、先天禀赋等原因引起，经治疗体重可减轻，但较慢。水肿多因风邪袭表、疮毒内犯、外感水湿、久病劳倦等导致，以颜面、四肢浮肿为主，严重者可见腹部胀满、全身皆肿，经治疗体重可迅速减轻并降至正常。

2. 黄胖

黄胖和肥胖均表现为面部肥胖。肥胖多由于年老体弱、饮食不节、缺乏运动、情志所伤、先天禀赋等原因引起；黄胖多与虫证和食积有关，诸虫尤其是钩虫居于肠内，耗伤气血，脾虚生湿，导致水湿停聚，肌肤失养，以面部肿胖色黄、好食异物为特征。

【患者怎么得的这个病】

肥胖的发生，主要由年老体弱、饮食不节、劳逸失调、先天禀赋、情志所伤等导致湿浊痰瘀内聚，留着不行而成。

本案患者诊断为肥胖，属痰湿内盛证。饮食不节，嗜食肥甘厚味，损伤脾胃，运化失司，水湿不化，聚为痰湿，布于肌肤皮下，故见形体丰腴，面部油腻，汗出黏腻；湿性重着，湿困肌肉，则肢体困重，喜卧懒动；湿邪内盛，津液输布失常，气不化津，则口干不欲饮；痰蒙清窍，清阳不升，则头晕；痰湿困遏脾胃，纳运失健，则大便黏滞不爽；舌胖大边有齿痕、苔白腻、脉浮滑，为痰湿内盛之象。

【患者的这个病证应该怎么治】

本案患者治以化痰利湿，理气消脂。方用导痰汤合四苓散加减，导痰汤燥湿化痰和胃，理气开郁消痞，方解见颤证之痰热风动证。四苓散利水渗湿，当代连建伟《历代名方精编・祛湿剂》曰："四苓甘淡，健脾利水，利小便即所以能实大便。因本方系五苓散去桂枝而成，故名四苓散。盖外无恶寒发热身痛之表证，则不必用桂枝，内无眩悸吐涎之里证，亦不必用肉桂也。"元代朱丹溪《丹溪心法》载："泄泻，有湿、火、气虚、痰积、食积。湿用四苓散加苍术，甚者苍白二术同加，炒用燥湿兼渗泄；火用四苓散加木通、黄芩，伐火利小水；痰积宜豁之，用海粉、青黛、黄芩，神曲糊丸服之。"

兼证加减：胸闷甚者，加薤白、瓜蒌皮化痰通阳，理气宽胸；脘痞甚者，加砂仁、白豆蔻芳香化湿；舌质胖大明显者，加桂枝温化水气；湿邪偏盛者，加苍术、薏苡仁、赤小豆、防己、车前子利湿；痰湿化热，心烦少寐、纳少便秘、舌红苔黄、脉滑数者，加竹茹、浙贝母、黄芩、黄连、瓜蒌仁清热化湿；痰湿郁久，壅阻气机，痰瘀交阻，伴舌暗或有瘀斑者，加当归、赤芍、川芎、桃仁、红花、丹参、泽兰活血化瘀。

历代医家治疗肥胖颇有心得。《素问・通评虚实论》将"肥贵人则高粱之疾"的病机归咎于“血黑而浊气涩以迟”，并提出“因其重而减之”的治疗观点。《灵枢·逆顺肥瘦》谓：“刺此者，深而留之，多益其数。”针法以深刺为主，为后世应用针灸治疗肥胖奠定了理论基础。元代朱丹溪《丹溪心法》云：“凡肥人沉困怠惰，是湿热，宜苍术、茯苓、滑石；凡肥白之人沉困怠惰，是气虚，宜二术、人参、半夏、草果、厚朴、芍药。”认为肥胖应从湿热、气虚两方面论治。清代陈士铎《石室秘录》专门设立了肥治法，指出“肥人多痰，乃气虚也”，治法是“温养命门则气自足，补火生土则痰自消”，不仅要化痰，而且要注重“益气”与“补火”的运用。常用药物为人参、白术、茯苓、薏苡仁、芡实、熟地黄、山茱萸、五味子、杜仲、肉桂、砂仁、白芥子、益智仁等。

【该病证还有哪些其他证型】

1. 胃热火郁证

临床表现：肥胖多食，消谷善饥，大便不爽，甚或干结，尿黄，或有口干口苦，喜饮水，舌质红苔黄，脉数。

证候分析：阳明火热内郁，膏脂淤积，故肥胖；胃火炽盛，受纳腐熟太过，则多食、消谷善饥；火热内盛，耗伤津液，故大便不爽，甚或干结，尿黄，或有口干口苦，喜饮水；舌质红苔黄、脉数，为胃热火郁之征。

辨证要点：以肥胖多食、消谷善饥、大便不爽、尿黄等为要点。

病机概要：阳明火热内郁，耗伤津液，膏脂淤积。

治法：清胃泻火，佐以消导。

代表方剂：白虎汤合小承气汤。

方解：白虎汤清泄阳明胃腑郁热。清代尤怡《伤寒贯珠集·服桂枝汤后证治六条》言：“阳明者，两阳之交，而津液之府也。邪气入之，足以增热气而耗津液，是以大烦渴不解。方用石膏辛甘大寒，直清胃热为君，而以知母之咸寒佐之；人参、甘草、粳米之甘，则以之救津液之虚，抑以制石膏之悍也。曰白虎者，盖取金气彻热之义云耳。”小承气汤通腑泄热，行气散结。当代连建伟《历代名方精编·泻下剂》曰：“方中重用大黄苦寒，攻下实热，为主药；厚朴苦辛温，行气除满，枳实苦微寒，破结消痞，共为辅佐药。适用于阳明热盛，痞满而实，燥坚不甚的腑实证。”

兼证加减：消谷善饥、口苦、嘈杂较甚者，加黄连苦寒泻火；口干多饮较甚者，加天花粉、葛根清热生津；疲乏无力者，加太子参或西洋参益气养阴。

2. 气郁血瘀证

临床表现：肥胖懒动，喜太息，胸闷胁胀，面晦唇暗，肢端色泽不鲜，或青紫，可伴便干、不寐，男子性欲下降甚至阳痿，女性月经不调、量少甚至闭经，经血色暗或有血块，舌质暗或有瘀斑瘀点，苔薄，脉弦或涩。

证候分析：气郁不畅，血行不利，气瘀壅阻，膏脂内聚，故肥胖；情志不舒，肝失疏泄，故懒动、喜太息、胸闷胁胀；肝气郁结，气滞血瘀，无以荣养肌肤，则面晦唇暗、肢端色泽不鲜，或青紫；气郁血瘀则津液濡润不足，心神失养，故便干、不寐；肝郁失舒，气血失畅，则宗筋失养不用，故男子性欲下降甚至阳痿；气机不通，血滞不行，胞脉受阻，冲任失调，故女性月经不调、量少甚至闭经，经血色暗或有血块；舌质暗或有瘀斑瘀点、脉弦或涩，为气郁血瘀之征。

辨证要点：以肥胖懒动，喜太息，胸闷胁胀，面晦唇暗，舌质暗或有瘀斑瘀点，脉弦或涩等为要点。

病机概要：气郁不畅，血行不利，气瘀壅阻。

治法：理气解郁，活血化瘀。

代表方剂：血府逐瘀汤。

方解：方解见胁痛之瘀血阻络证。

兼证加减：本证易于化热，舌苔偏黄者，加栀子、知母清泻肝火；便干难解者，加三棱、莪术、大黄破瘀降浊通便；阳痿者，加水蛭、蜈蚣破瘀通脉；月经稀少者，加月季花、泽兰、益母草活血通经。

无论痰湿内盛证还是气郁血瘀证，病延日久，均可转化为痰瘀互结证。治疗当以活血化瘀、祛痰通络为主，用导痰汤合血府逐瘀汤，或栝楼薤白半夏汤合桃红四物汤加减。

3. 脾虚不运证

临床表现：肥胖臃肿，神疲乏力，身体困重，脘腹痞闷，或有四肢轻度浮肿，晨轻暮重，劳则尤甚，饮食如常或偏少，既往多有暴饮暴食史，小便不利，大便溏或便秘，舌质淡胖边有齿痕，苔薄白或白腻，脉濡细。

证候分析：脾虚不运，水湿不化，泛溢肌肤，阻碍经气，气化不利，则肥胖臃肿、身体困重、脘腹痞闷，或有四肢轻度浮肿；脾气虚弱，气血化生无源，脏腑功能减退，则神疲乏力；劳则气耗，阳气不足，故劳累后明显，晨轻暮重；脾虚水谷不运，则饮食如常或偏少；食入不消，清浊不分，故大便溏或便秘；气化不利，不能化气行水，故小便不利；舌质淡胖边有齿痕、苔薄白或白腻、脉濡细，为脾虚湿盛之征。

辨证要点：以肥胖臃肿、神疲乏力、晨轻暮重、劳则尤甚等为要点。

病机概要：脾虚气弱，运化无力，水湿内停。

治法：健脾益气，渗利水湿。

代表方剂：参苓白术散合防己黄芪汤。

方解：参苓白术散健脾益气渗湿，方解见泄泻－久泻－脾胃虚弱证。防己黄芪汤益气健脾利水，清代徐彬《金匮要略论注·水气病脉证并治》曰："药用防己能去风湿，黄芪直达肌肉，白术、甘草调其内气而去湿之本，姜、枣以行荣卫而宣上焦之气，腹痛加芍药，脾虚故以此补之也。"

兼证加减：身体困重甚者，加佩兰、广藿香芳香醒脾；浮肿者，加泽泻、猪苓淡渗利湿；脘腹痞闷者，加半夏消痞，或合用平胃散宽中消痞。

4. 脾肾阳虚证

临床表现：形体肥胖，易于疲劳，四肢不温，甚至四肢厥冷，喜食热饮，小便清长，舌淡胖苔薄白，脉沉细。

证候分析：脾运化功能减退，肾气转衰，脾肾阳虚，温煦失职，则四肢不温，甚至四肢厥冷，喜食热饮；气化失职，不能化气行水，水湿内停，泛溢肌肤，故小便清长、形体肥胖；舌淡胖苔薄白、脉沉细，为脾肾阳虚之征。

辨证要点：以形体肥胖、四肢不温、喜食热饮、小便清长等为要点。

病机概要：脾肾阳虚，气化温煦失职。

治法：补益脾肾，温阳化气。

代表方剂：真武汤合苓桂术甘汤。

方解：真武汤温阳利水，方解见肺胀之阳虚水泛证。苓桂术甘汤健脾利湿，温阳化饮，方解见心悸之水饮凌心证。

兼证加减：气虚明显，乏力困倦者，加太子参、黄芪补气；表里俱寒，肢冷加重，畏寒喜热，厚衣多被，舌质淡胖，脉沉缓者，用金匮肾气丸合理中汤或济生肾气丸加减，温补肾阳。

【该病证应该如何调护】

肥胖的发生、发展及复发，多与饮食不节、劳逸失度有关，故在预防调护上要重视饮食与运动的调摄。

肥胖的预防非常重要。饮食宜清淡，忌肥甘醇酒，膳食均衡，忌多食、暴饮暴食，忌食零食。平素要积极主动锻炼，持之以恒。

肥胖的调护是治疗的有益补充，也是巩固治疗成果的关键。要积极参加体育锻炼，可根据情况选择导引、散步、快走、慢跑、骑车等运动方式。但运动不可太过，贵在持之以恒，勿中途中断。

减肥须循序渐进，使体重逐渐减轻，接近正常体重。不宜骤减，以免损伤正气，降低体力。可有针对性地配合药膳疗法。

【浙派医家关于本病的相关论述】

元代朱丹溪《丹溪心法》：瘦人多是血虚，肥人多是痰饮。肥白之人，沉困怠惰是气虚。凡肥人沉困怠惰，是湿热，宜苍术、茯苓、滑石；凡肥白之人沉困怠惰，是气虚，宜二术、人参、半夏、草果、厚朴、芍药。

明代戴元礼《证治要决》：荷叶灰服之，令人瘦劣。今假病，欲容体瘦以示人者，一味服荷叶灰。

明代虞抟《医学正传·妇人科上》：津液稠黏，为痰为饮，积久渗入脉中，血为之浊。痰多占住血海地位，因而下多者，目必渐昏，肥人多有之，以南星、苍术、川芎、香附作丸服之。肥盛妇人或二三个月一行者，痰盛而躯脂闭塞经脉，以导痰汤加芎、归、香附、苍白术之类。

明代张景岳《景岳全书·非风诸证治法》：何以反为气虚？盖人之形体，骨为君也，肥人者柔盛于刚，阴盛于阳也，且肉与血成，总皆阴类，故肥人多有气虚。

清代陈士铎《石室秘录·肥治法》：肥人多痰，乃气虚也。虚则气不能运行，故痰生之，则治痰焉。可独治痰哉？必须补其气，而后兼消其痰为得耳。然而气之补法，又不可纯补脾胃之土，而当兼补命门之火，盖火能生土，而土自生气，气足而痰自消，不治痰正所以治痰也。

清代章虚谷《医门棒喝》：如体丰色白，皮嫩肌松，脉大而软，食啖虽多，每日痰涎，此阴盛阳虚之质。

【思维导图】

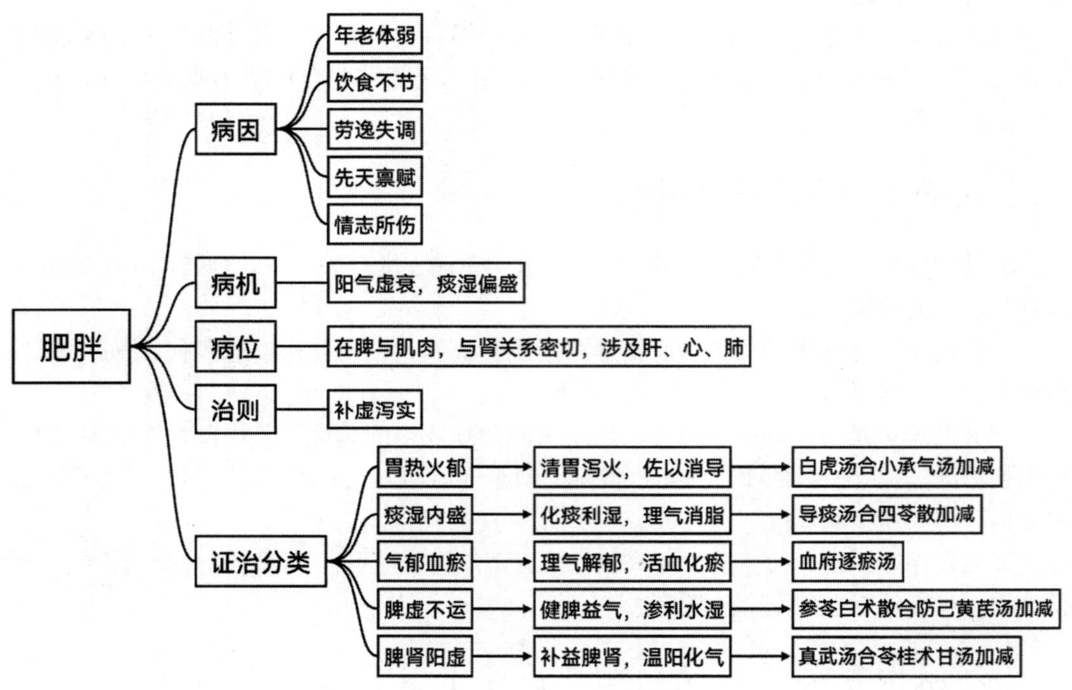

第九章 肢体经络病证

第一节 痹 证

【示例病案】

傅某，男，63 岁，浙江台州人，2021 年 2 月 16 日初诊。

主诉：全身关节疼痛 8 年余，加重 2 周。

现病史：患者 8 年来感全身关节刺痛，肢体麻木，以下肢尤甚。2 周前患者于春节期间大量饮酒，过食肥甘厚味，遂感关节刺痛加剧，胸闷脘痞，咯吐痰涎，现两足踝、趾关节肿胀变形，屈伸不利，可扪及皮下结节，舌暗红，苔白腻，舌下脉络青紫，脉弦滑。

【患者得了什么病证】

本案患者诊断为痹证。

痹证是以肢体关节、筋骨、肌肉等处发生疼痛、酸楚、重着、麻木，或关节屈伸不利、僵硬、肿大、变形及活动障碍为主证的疾病。西医学中的风湿性关节炎、类风湿关节炎、骨关节炎、强直性脊柱炎、痛风、坐骨神经痛、肩关节周围炎等属本病范畴，可参考本节辨证论治。

痹证之名，首见于《素问·痹论》，云："所谓痹者，各以其时，重感于风寒湿之气也。""风寒湿三气杂至，合而为痹，其风气胜者为行痹，寒气胜者为痛痹，湿气胜者为着痹也。""痹在于骨则重，在于脉则血凝而不流，在于筋则屈不伸，在于肉则不仁，在于皮则寒。"指出病因以感受风、寒、湿邪为主，体现痹证可因病邪偏盛进行分类的思想。此外，按感邪病位分为五体痹（皮痹、肌痹、脉痹、筋痹和骨痹）。如病邪深入，内传于五脏六腑，可致五脏痹。

东汉张仲景《金匮要略·中风历节病脉证并治》有湿痹、血痹、历节病名，认为"历节疼，不可屈伸""疼痛如掣""诸肢节疼痛，身体尪羸，脚肿如脱"为主证，病机由肝肾不足，筋骨痿软，风寒湿邪乘虚侵袭，客于经脉筋骨关节，气血运行不利所致。

唐代孙思邈《备急千金要方·治诸风方》首载独活寄生汤、犀角汤治疗痹证，且为临床常用。王焘《外台秘要·白虎方五首》述其症为痛如虎咬，昼轻夜重，称为"白虎病”。

宋代严用和《济生方》有“白虎历节”病名。

元代朱丹溪《格致余论·痛风论》首次用“痛风”病名，将其病机概括为“此恶血入经络证。血受湿热，久必凝浊，所下未尽，留滞隧道，所以作痛”。

明代王肯堂《证治准绳》有“鹤膝风”“鼓槌风”的病名。张景岳《景岳全书·痹》认为痹证须分阴证、阳证，提出“有寒者宜从温热，有火者宜从清凉”，且“寒证多而热证少”。李中梓《医宗必读·痹》认为治疗痹证不仅要祛风、除湿、散寒，还提倡治行痹参以补血、痛痹参以补火、着痹参以补脾补气之法，倡导“治风先治血，血行风自灭”的治则，影响广泛。

清代叶天士《临证指南医案》对痹久不愈者，提倡用活血通络及虫类药物。吴鞠通《温病条辨》提出痹证“大抵不越寒热两条，虚实异治”。王清任《医林改错》有“痹证有瘀血”说。

【该病证应与哪些病证相鉴别】

痹证应与痿证等病证进行鉴别。

痹证是由风、寒、湿、热之邪侵袭肌腠经络，痹阻筋脉关节而致；痿证则以邪热伤阴，五脏精血亏损，经脉肌肉失养为患。二者的鉴别要点首先在于痛与不痛。痹证以关节疼痛为主，而痿证则为肢体痿弱不用，一般无疼痛症状。其次要观察肢体的活动障碍，痿证是无力运动，痹证是因痛而影响活动。此外，部分痿证病初即有肌肉萎缩，而痹证则是由于疼痛甚至关节僵直不能活动，日久废而不用导致肌肉萎缩。

【患者怎么得的这个病】

痹证的发生，多由外感风、寒、湿、热之邪，乘虚侵袭机体，痹阻肢体筋脉，或内伤痰湿浊瘀，深入关节筋骨，经脉气血运行不畅，发为痹证。久则耗伤气血，伤及肝肾，甚则影响脏腑。

本案患者诊断为痹证，属痰瘀痹阻证。痰浊与瘀血互结，留阻经络、关节、肌肉，瘀阻脉络，故肌肉关节肿胀刺痛；痰瘀留于肌肤，则皮下结节；邪气深入筋骨，致骨变筋缩，故两足踝、趾关节肿胀变形，屈伸不利；痰瘀阻滞，经脉肌肤失于气血荣养，故肢体肌肤麻木；胸闷痰多、咯吐痰涎、舌苔白腻、脉弦滑，均为痰饮之征；舌下脉络青紫，为血瘀之象。

【患者的这个病证应该怎么治】

本案患者治以化痰行瘀，蠲痹通络。方用双合汤，方中桃仁、红花通经散瘀止痛、破血消癥、推陈致新；当归、川芎止痛活血补血、祛风行气；白芍、生地黄养血调经、清热凉血、柔肝止痛；茯苓、半夏、陈皮燥湿消肿、消痞散结、行气化痰；白芥子通络利气、散结化痰；竹沥清热化痰；白芥子配合竹沥既“除皮里膜外之痰”，又“透达经络之痰”；甘草止痛解毒、调和诸药。

兼证加减：痰浊滞留，皮下有结节者，加制胆南星、白芥子、僵蚕以祛痰散结；瘀血偏重，关节疼痛、肿大、强直、畸形，活动不利者，加三七、鸡血藤、土鳖虫、乳香、延胡索，或合身痛逐瘀汤以活血祛瘀，通络止痛；疼痛久治不已者，加白花蛇、全蝎、蜈蚣等搜剔络道。

历代医家治疗痹证颇有心得。东汉张仲景《金匮要略·中风历节病脉证并治》载有乌头汤、桂枝芍药知母汤、防己黄芪汤等方剂，至今仍为临床常用。唐代孙思邈《备急千金要方·治诸风方》首载独活寄生汤、犀角汤治疗痹证。元代朱丹溪《丹溪心法·痛风》记载二妙丸、趁痛散、上中下痛风通用方，主张按病位选药。明清时期，李中梓《医宗必读·痹》认为治疗痹证不仅要祛风、除湿、散寒，还提倡治行痹参以补血、痛痹参以补火、着痹参以补脾补气之法，倡导“治风先治血，血行风自灭”的治则，影响广泛。清代叶天士《临证指南医案》主张用活血通络及虫类药物。王清任《医林改错》以瘀血立论，创制身痛逐瘀汤，沿用至今。

【该病证还有哪些其他证型】

1. 风寒湿痹证

临床表现：肢体关节、肌肉疼痛，或游走不定，或遇寒加重，得热痛缓，或肢体关节酸楚、重着，肿胀散漫，或肌肤麻木不仁，关节屈伸不利，舌质淡，苔薄白或白腻，脉弦紧或濡缓。

证候分析：风者善行而数变，寒为阴邪，其性凝滞，主收引，风寒之邪侵袭，则肢体关节、肌肉疼痛，或游走不定，或遇寒加重，得热痛缓；湿性重浊而黏滞，湿邪留着，故肢体关节酸楚、重着，肿胀散漫；风湿相搏，经络失和，故肌肤麻木不仁、关节屈伸不利；舌质淡、苔薄白或白腻、脉弦紧或濡缓，为风、寒、湿痹阻之象。

辨证要点：以肢体关节肌肉疼痛与风、寒、湿邪症状并见为要点。

病机概要：风寒湿邪留滞经络，气血痹阻不通。

治法：祛风散寒，除湿通络。

代表方剂：蠲痹汤。

方解：清代王子接《绛雪园古方选注·内科》谓“蠲，去之疾速也；痹，湿病也，又言痛也。痹分三气杂至，风胜为行痹，寒胜为痛痹，湿胜为着痹。余谓三者兼内外因而言，非独言外因也。盖有肝虚生风，肾虚生寒，脾虚生湿，抑或有诸内因而兼外邪为痹。即经言邪之所凑，其气必虚耳。蠲痹汤为治痹祖方，黄芪实卫，防风祛风，当归和营，羌活散寒，赤芍通脉络之痹，片子姜黄通经隧之痹，甘草和药性，姜、枣和营卫。其义从营虚则不仁，卫虚则不用立法，岂非痹属内外因也乎”。

兼证加减：风邪偏盛，疼痛游走者，为行痹，合防风汤祛风通络，散寒除湿；寒邪偏盛，疼痛固定，拘急冷痛者，为痛痹，加麻黄、细辛、制附子，或合乌头汤温经散寒，祛风除湿；湿邪偏重，关节肿胀重着者，为着痹，合薏苡仁汤除湿通络，祛风散寒；痛在颈项、上肢者，加姜黄、葛根行气活血，引药上行；痛在下肢者，加牛膝、木瓜舒筋活络，引药下行。

2. 风湿热痹证

临床表现：关节疼痛，局部灼热红肿，痛不可触，得冷则舒，或疼痛游走不定，活动不利，或肌肤红斑，发热，汗出，口渴，烦躁，溲赤，舌质红苔黄或黄腻，脉滑数或浮数。

证候分析：风湿热邪壅于经络关节，气血郁滞不通，故关节疼痛，局部灼热红肿，痛不可触，得冷则舒；风者善行而数变，夹有风邪，则疼痛游走不定、活动不利；热邪内盛，津液耗伤，故肌肤红斑、发热、口渴、烦躁、溲赤；邪犯肌表，营卫失和，故汗出；舌质红、苔黄或黄腻、脉滑数或浮数，为风、湿、热合而为邪之征。

辨证要点：以关节疼痛、局部灼热红肿、舌质红、苔黄或黄腻、脉滑数或浮数等为要点。

病机概要：风、湿、热邪壅滞经脉，气血痹阻不通。

治法：清热通络，祛风除湿。

代表方剂：白虎加桂枝汤或宣痹汤。

方解：白虎加桂枝汤清热宣痹，用于风湿热痹，热象明显者，方解见疟疾之温疟。宣痹汤清热利湿，宣痹通络，适用于风湿热痹、关节疼痛明显者。现代盛增秀《温病学理论与临证·祛湿剂》曰："本方以除经络之湿和宣痹止痛的防己、薏苡仁、蚕沙为主药；辅以杏仁宣肺气，俾气化则湿化；连翘、栀子协助主药清热；半夏健脾化湿；赤小豆皮、滑石导湿热从小便而去。合之共奏清热利湿，宣痹通络之效。"

兼证加减：发热、咽痛者，加重楼、薄荷、牛蒡子、桔梗疏风清热，解毒利咽；关节肿痛甚者，加海桐皮、桑枝、忍冬藤、肿节风祛风除湿通络；湿热偏盛者，加土茯苓、萆薢、豨莶草，或合四妙丸清热利湿，通筋利痹；皮肤有红斑者，加水牛角、牡丹皮、赤芍、生地黄、凌霄花以凉血散瘀；邪热化火，热毒炽盛者，加犀角散清热泻火、凉血解毒。

3. 寒热错杂证

临床表现：关节灼热肿痛，遇寒加重，或关节冷痛喜温，手心灼热，恶风怕冷，口干口苦，尿黄，舌红苔白或黄，脉弦或紧或数。

证候分析：若病邪偏寒，而机体阳气偏盛，或病邪偏热，而机体阴气偏盛者，均易产生寒热错杂之证。湿郁化热，复兼寒邪未除，故关节灼热肿痛，但不是得寒则减而是遇寒加重；湿热毒邪壅阻脉络扰于营血，加之素宿寒疾，则关节冷痛喜温；热邪迫津外泄，又有寒邪未除，故手心灼热、恶风怕冷、口干口苦、尿黄；舌红苔白或黄、脉弦或紧或数，为寒热错杂之象。

辨证要点：以肢体关节肌肉疼痛与寒热症状并见为要点。

病机概要：寒郁化热，或经络蓄热，客寒外侵，痹阻经脉。

治法：温经散寒，清热除湿。

代表方剂：桂枝芍药知母汤。

方解：清代尤怡《金匮要略心典》言“桂枝、麻黄、防风，散湿于表；芍药、知母、甘草，除热于中；白术、附子，驱湿于下；而用生姜最多，以止呕降逆。为湿热外伤肢节，而复上冲心胃之治法也”。

兼证加减：寒重热轻者，加制川乌、威灵仙、伸筋草温经散寒，祛风除湿；热重于寒者，加生石膏、络石藤、豨莶草、海桐皮清热除湿，舒筋活络；关节疼痛，恶风怕冷明显者，加制附子、淫羊藿温阳散寒；手心灼热、舌红少苔者，加生地黄、地骨皮养阴清热。

4. 气血虚痹证

临床表现：关节疼痛酸楚，时轻时重，气候变化、劳倦活动后加重，神疲乏力，面色少华，形体消瘦，肌肤麻木，短气自汗，唇甲淡白，头晕目花，舌淡苔薄，脉细弱。

证候分析：痹病久治不愈，迁延日久，易致气血两虚之证。气血两虚，则肌肤、筋骨、关节失于濡养，病邪留恋，痹阻经脉，深伏关节，故关节疼痛酸楚；正气亏虚，劳则气耗，故时轻时重，气候变化、劳倦活动后加重；气虚失养，则神疲乏力、短气自汗；血虚失濡，则面色少华、唇甲淡白、头晕目花；气虚失运，生化乏源，气血更亏，故形体消瘦、肌肉麻木；舌淡苔薄、脉细弱，为气血不足之象。

辨证要点：以肢体关节肌肉疼痛与气血亏虚症状并见为要点。

病机概要：风寒湿邪久留经络，气血亏虚，经脉失养。

治法：益气养血，和营通络。

代表方剂：黄芪桂枝五物汤。

方解：清代吴谦《医宗金鉴·删补名医方论》言“风痱、偏枯之病，是营卫虚，则当以此汤补其营卫之虚也。君黄芪以补卫，臣桂、芍以补营，佐姜、枣补而兼通，以和营卫也。此方乃小建中汤之变制，加黄芪减甘草、饴糖者，是其意在补外，而不在补中也”。

兼证加减：血虚明显者，重用当归，加生地黄、熟地黄养血填精；阴虚者，加玄参、石斛、山茱萸滋阴补肾；兼寒象者，加附子温阳散寒；便溏者，加炒白术、苍术、茯苓、炒薏苡仁健脾化湿；久病迁延，或产后体虚，关节酸痛者，加鹿衔草、石楠藤、徐长卿祛风湿，强筋骨。

5. 肝肾虚痹证

临床表现：关节疼痛经久不愈，时轻时重，腰膝酸软，疲劳时加重，关节屈伸不利，肌肉瘦削。或伴畏寒肢冷，阳痿遗精；或伴骨蒸劳热，心烦口干。舌质淡红，苔薄白或少津，脉沉细或细数。

证候分析：肝主筋，肾主骨，肝肾两虚，筋骨失于濡养，故关节疼痛经久不愈，时轻时重，腰膝酸软，疲劳时加重，关节屈伸不利，肌肉瘦削；偏阳虚者，则畏寒肢冷、阳痿遗精；偏阴虚者，则骨蒸劳热、心烦口干；舌质淡红、苔薄白或少津、脉沉细或细数，亦为肝肾亏虚之象。

辨证要点：以肢体关节肌肉疼痛与肝肾亏虚症状并见为要点。

病机概要：肝肾不足，筋骨失养。

治法：培补肝肾，通络止痛。

代表方剂：独活寄生汤。

方解：当代连建伟《历代名方精编·祛湿剂》曰“方中重用独活辛苦微温，入足少阴肾经，祛风胜湿，蠲痹止痛；寄生苦平，入肝肾经，补肝肾，强筋骨，除风湿，《本经》谓其‘主腰痛’，《别录》谓其‘去痹’，以上二味共为主药。辅以杜仲甘辛温，滋补肝肾，强筋健骨；《本经》谓其‘主腰脊痛……坚筋骨’；牛膝苦酸平，补肝肾，强腰膝，且能活血，通利关节，《本经》谓其‘主寒湿痿痹，四肢拘挛，膝痛不可屈伸’。佐以人参、茯苓、甘草益气扶正，所谓‘祛邪先补正，正旺邪自除’；川芎、当归、芍药、地黄养血和营，所谓‘治风先治血，血行风自灭’；又有细辛发散少阴经风寒，使邪外出；桂心入肝肾血分，以祛阴寒；秦艽、防风祛风胜湿，蠲痹止痛。独活为少阴引经药，故又兼使药。诸药合用，标本兼顾，扶正祛邪，使血气足而风湿除，肝肾强而痹痛愈，立方用意颇为周到”。

兼证加减：肾气虚，腰膝酸软者，加鹿角霜、续断、狗脊补肾强腰；肾阳虚者，加附子、鹿角片、淫羊藿、巴戟天温补肾阳；肝肾阴亏者，加熟地黄、龟甲、枸杞子、女贞子，或合河车大造丸滋养肝肾；骨节疼痛、乏力较著者，加黄芪、鹿衔草、千年健、石楠藤、骨碎补补气强筋通络；低热心烦或午后潮热者，加鳖甲、功劳叶、青蒿、地骨皮养阴退热。

【该病证应该如何调护】

改善生活与工作环境，避免久处湿地，感受风寒湿邪。对于在水下或潮湿环境中作业者，平时应注意生活调摄，多晒阳光，防寒保暖，加强锻炼，养护正气。

痹证初发，应积极治疗，防止病邪传变。疼痛剧烈，病情较重者，应卧床休息，适当对患处进行药物热熨、冷敷等，亦可配合针灸、推拿等进行治疗；关节畸形，活动不利者，应防止跌仆，以免发生骨折。鼓励和帮助患者对病变肢体进行功能锻炼，有助于痹证康复。

【浙派医家关于本病的相关论述】

元代朱丹溪《格致余论·痛风论》：夜则痛甚，行于阴也。治法以辛热之剂，疏散寒湿，开发其血得行，与气相和，其病自安。

明代李中梓《证治汇补·内因门》：风胜加白术；湿胜加苍术、南星；寒胜加独活、肉桂；上体加桂枝、威灵仙；下体加牛膝、防己、革薢木通。

清代俞震《古今医案按·痛风》：湿热与风乃证两大。

【思维导图】

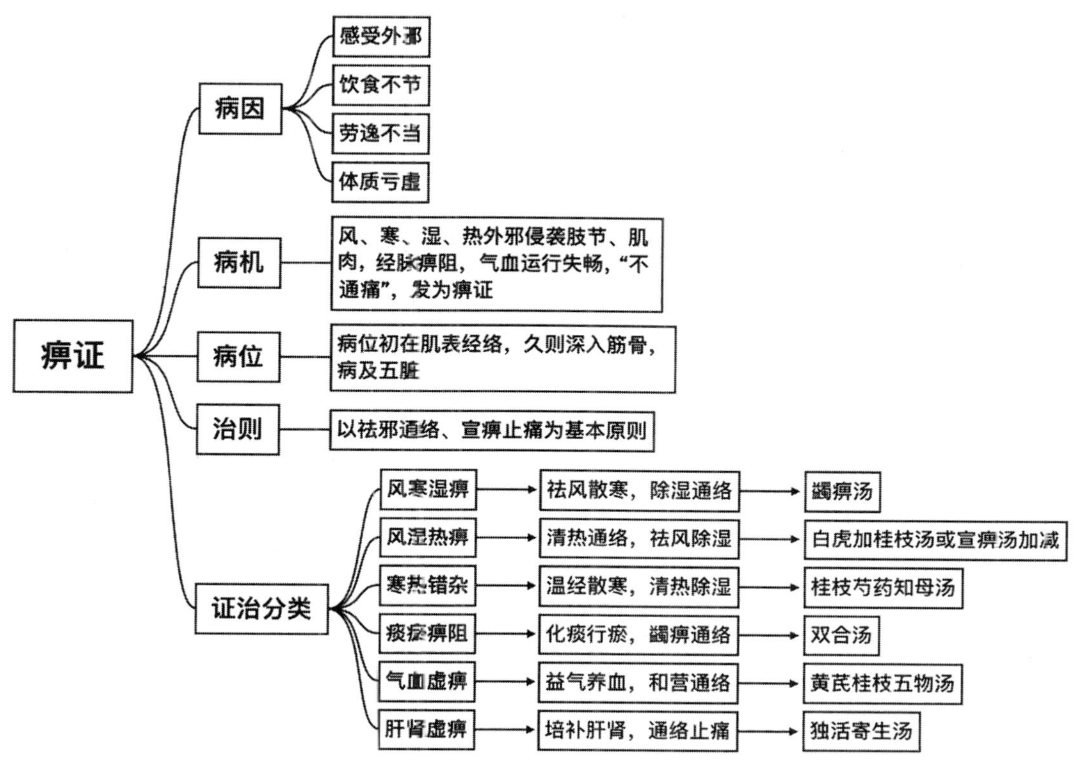

第二节　痉　证

【示例病案】

吴某，男，52岁，浙江丽水人，1976年6月10日初诊。

主诉：突发四肢抽搐半日。

病史：患者半日前突发倒地，伴有神志呆滞、四肢抽搐，半日来未见明显好转。患者平日时有头晕，常觉胸脘满闷，呕吐痰涎量多，舌红苔白腻，脉弦滑。

【患者得了什么病证】

本案患者诊断为痉证。

痉证是以项背强直，四肢抽搐，甚至口噤、角弓反张为主证的病证，古亦称为“痓”。西医学中的流行性脑脊髓膜炎、流行性乙型脑炎、中毒性脑炎、癫痫等属于本病范畴，可参考本节辨证论治。

痉的病名，首见于《五十二病方》。《内经》指出痉证的发生与风、寒、湿、热等邪相关。如《素问·至真要大论》曰："诸痉项强，皆属于湿。""诸暴强直，皆属于风。"《灵枢·经筋》曰："经筋之病，寒则反折筋急。"《素问·骨空论》曰："督脉为病，脊强反折。"《素问·气厥论》曰："肺移热于肾，传为柔痉。"

东汉张仲景《金匮要略·痉湿暍病脉证治》称外感表实无汗者为刚痉，表虚有汗者为柔痉，并认为表证过汗、风寒误下、疮家误汗及产后血虚、汗出中风等误治、失治也可致痉，其有关津液受伤、筋脉失养致痉的认识，对后世医家有重要启迪。

隋代巢元方《诸病源候论·风痉候》谓："风痉者，口噤不开，背强而直，如发痫之状。其重者，耳中策策痛；卒然身体痉直者，死也。由风邪伤于太阳经，复遇寒湿，则发痉也。"

明代张景岳《景岳全书·痉证》曰："凡属阴虚血少之辈，不能养营筋脉，致搐挛僵仆者，皆是此证。""其病在筋脉，筋脉拘急，所以反张；其病在血液，血液枯燥，所以筋挛。"强调阴虚精血亏损致痉。

清代叶天士在《临证指南医案·肝风》按语中谓："倘精液有亏，肝阴不足，血燥生热，热则风阳上升，窍络阻塞，头目不清，眩晕跌仆，甚则瘛疭痉厥矣。"阐述了痉证与肝脏的关系。吴鞠通《温病条辨·痉有寒热虚实四大纲论》则进一步将痉证病机概括为虚、实、寒、热四大纲领。王清任《医林改错·论抽风不是风》提出气虚血瘀可致痉。王孟英《温热经纬·薛生白湿热病篇》在外邪致痉中补充了"湿热侵入经络脉隧中"的病机。

【该病证应与哪些病证相鉴别】

痉证应与痫证、厥证、颤证、破伤风等病证进行鉴别。

1. 痫证

痫证是一种发作性的神志异常病证，以突然仆倒、昏不知人、口吐涎沫、两目上视、四肢抽搐，或口中如作猪羊声为特征，大多发作片刻即自行苏醒，醒后如常人，既往有类似发病史；而痉证的抽搐、痉挛发作多呈持续性，不经治疗难以恢复，多有发热、头痛等伴发症状。

2. 厥证

厥证是由于阴阳失调，气机逆乱，致突然昏倒、不省人事、四肢逆冷为主要表现的一种病证。四肢逆冷，无项背强硬、四肢抽搐等表现，此为其鉴别要点。

3. 颤证

颤证通常起病较慢，以头颈、手足不自主颤动、振摇为主要症状，手足颤抖幅度小，频率较快，多呈持续性，无发热、神昏等症状。痉证肢体抽搐幅度大，多呈持续性，有时伴短暂性间歇，手足屈伸牵引，部分患者可有发热、两目上视、神昏等症状。

4. 破伤风

破伤风称"金疮痉"，现属外科疾病范畴。因金疮破伤，伤口不洁，感受风毒之邪致痉，发痉多始于头面部，肌肉痉挛，口噤，苦笑面容，逐渐延及四肢或全身，病前有金疮破伤、伤口不洁病史，可与痉证鉴别。

【患者怎么得的这个病】

痉证的病因可分为外感和内伤两个方面。外感由于感受风、寒、湿、热之邪，壅阻经络，气血不畅，或热盛动风而致痉。内伤是因肝肾阴虚，肝阳上亢，阳亢化风，或阴虚血少，筋脉失养，虚风内动而致痉。

本案患者诊断为痉证，属痰浊阻滞证。清窍痰阻，神明失养，故神情呆滞；痰阻络滞，筋脉失养，故四肢抽搐；痰浊阻于经脉、血络，清阳不升，故时有头晕；痰浊中阻，气机不畅，则胸脘满闷；胃气上逆，则呕吐痰涎；舌红苔白腻、脉弦滑，为痰浊阻滞之征。

【患者的这个病证应该怎么治】

本案患者治以化痰通络，息风止痉。方用导痰汤加减，方解见颤证之痰热风动证。

兼证加减：言语不利者，加白芥子、远志以祛痰开窍醒神；痰郁化热，身热、烦躁、舌苔黄腻、脉滑数者，加瓜蒌、黄芩、天竺黄、竹茹、青礞石等清热化痰；痰浊上壅，蒙蔽清窍，突然昏厥抽搐者，急用竹沥加姜汁冲服安宫牛黄丸以清热透窍。

历代医家治疗痉证颇有心得。东汉张仲景《金匮要略》以葛根汤治疗刚痉、栝蒌桂枝汤治疗柔痉、大承气汤治疗邪入阳明致痉，首开本病辨证之先河。

宋代太医院编撰的《圣济总录》列方十三首，为本病的治疗方药提供了参考。

明代薛立斋对外感痉证的辨治，不仅以有汗无汗分刚柔，又以厥逆不厥逆辨阴阳。他将外感痉证分为刚、柔、三阴三阳、风热痰壅等八型，并列内伤血虚致痉，各型主证方药俱备，堪称详细独到。张景岳在治疗上强调要“以气血为主”，选方多达20首，虽是分别根据兼证的不同、正虚的轻重、邪气的微甚等而设，但其根本上无不体现重视培补、保护气血阴阳的思想。

明清时期的温病学家提出了“热盛伤津，肝风内动”引发痉证和“湿热侵入经络脉隧中”致痉，治疗以此为据。

【该病证还有哪些其他证型】

1. 邪壅经络证

临床表现：头痛，项背强直，恶寒发热，无汗或汗出，肢体酸重，甚至口噤不能语，四肢抽搐，舌苔薄白或白腻，脉浮紧。

证候分析：风寒湿邪，阻滞经络，故头痛、项背强直；外邪侵于肌表，营卫不和，则恶寒发热；湿阻经络肌肉，故肢体酸重；如寒邪较重，则口噤不得语、四肢抽搐，无汗；如风邪偏盛，则汗出；舌苔薄白或白腻、脉浮紧，为风寒湿邪在表之征。

辨证要点：以头痛、项背强直、恶寒发热等症状为要点。

病机概要：风寒湿邪，侵于肌表，壅滞经络。

治法：祛风散寒，燥湿和营。

代表方剂：羌活胜湿汤。

方解：见头痛－外感头痛－风湿证。

兼证加减：寒邪较重，项背强急，肢痛拘挛，苔薄白，脉浮紧者，病属“刚痉”，治宜解肌发汗，方用葛根汤治之；风邪偏盛，项背强急，发热不恶寒，汗出头痛，苔薄白，脉沉细者，病属“柔痉”，治宜和营养津，方用栝蒌桂枝汤治之；湿热偏盛，筋脉拘急，胸脘痞闷，身热，渴不欲饮，小便短赤，苔黄腻，脉滑数者，宜清热化湿、疏通经络，方用三仁汤加地龙、丝瓜络、威灵仙等通经活络。

2. 肝经热盛证

临床表现：高热头痛，口噤龂齿，手足躁动，甚则项背强急，四肢抽搐，角弓反张，舌红绛，苔薄黄或少苔，脉弦细而数。

证候分析：邪热炽盛，上干清窍则高热头痛；热邪燔灼肝经，上扰元神，风阳相煽，筋脉失养，则口噤龂齿，手足躁动，甚则项背强急，四肢抽搐，角弓反张；舌红绛、苔薄黄或少苔、脉弦细而数，为肝经热盛、波及营血之征。

辨证要点：以高热头痛、口噤龂齿、手足躁动等为要点。

病机概要：邪热炽盛，动风伤津，筋脉失和。

治法：清肝潜阳，息风镇痉。

代表方剂：羚角钩藤汤。

方解：见中风－中脏腑－闭证－痰火瘀闭证。

兼证加减：口苦苔黄者，加龙胆草、栀子、黄芩清肝热，泻肝火；口干渴甚者，加生石膏、南沙参、天花粉、麦冬等以甘寒清热，生津止渴；痉证反复发作者，加全蝎、蜈蚣、僵蚕、蝉蜕等息风止痉；神昏痉厥者，用安宫牛黄丸或至宝丹或紫雪丹以清心泄热，开窍醒神，息风定痉。

3. 阳明热盛证

临床表现：壮热汗出，项背强急，手足挛急，甚则角弓反张，腹满便结，口渴喜冷饮，舌红苔黄燥，脉弦数。

证候分析：热入阳明，阳明气分热盛，迫津外出，灼津耗液，故壮热汗出、口渴喜饮冷；邪热上犯元神，下消阴液，筋脉失养，则项背强直、手足挛急，甚则角弓反张；邪热熏蒸阳明气分，阻滞中焦，阳明燥热内结，腑气不通，故腹满便结；舌红苔黄燥、脉弦数，为实热壅盛之象。

辨证要点：以壮热汗出、项背强急、手足挛急、腹满便结、口渴喜冷饮等为要点。

病机概要：阳明胃热亢盛，腑气不通，热盛伤津，筋脉失养。

治法：清泄胃热，增液止痉。

代表方剂：白虎汤合增液承气汤。

方解：白虎汤以清泄阳明实热为主，方解见肥胖之胃热火郁证。增液承气汤重在滋阴增液，泄热通便。当代连建伟《历代名方精编·泻下剂》曰："方中重用玄参、生地、麦冬，甘凉濡润，滋阴增液，润肠通便，配合大黄、芒硝软坚润燥，泄热攻下，而成攻补兼施之剂。以图阴液来复，热结得下，则邪祛而正复。"

兼证加减：热邪伤津而无腑实证者，用白虎加人参汤以清热救津；抽搐甚者，加天麻、地龙、全蝎、菊花、钩藤等息风通络；热甚心烦者，加淡竹叶、栀子、黄芩清心泻火除烦；热入营血，斑疹显现者，加水牛角、牡丹皮清热凉血。

4. 心营热盛证

临床表现：高热烦躁，神昏谵语，项背强急，四肢抽搐，甚则角弓反张，舌红绛苔黄少津，脉细数。

证候分析：热入心营，神明被扰，故高热烦躁、神昏谵语；热灼营血，血热横窜经脉，筋脉失养，则项背强急、四肢抽搐，甚则角弓反张；舌质红绛、苔黄少津、脉细数，为热入心营之征。

辨证要点：以高热烦躁、神昏谵语、项背强急、四肢抽搐等为要点。

病机概要：热入心营，扰动神明，灼伤阴津，筋脉失养。

治法：清心透营，开窍止痉。

代表方剂：清营汤。

方解：见臌胀之变证神昏。

兼证加减：高热烦躁者，加牡丹皮、栀子、生石膏、知母清热泻火；四肢抽搐、角弓反张者，加全蝎、蜈蚣、僵蚕、蝉蜕以息风止痉；神昏谵语、躁动不安、四肢挛急抽搐、角弓反张者，用安宫牛黄丸或至宝丹或紫雪丹以透热清窍；营血热毒重者，用化斑汤、神犀丹化裁以清热凉血解毒；肢体抽搐无力、面色苍白、四肢厥冷、气短汗出、舌淡、脉细弱，属亡阳脱证，当急服独参汤、生脉散以回阳救逆。

5. 瘀血内阻证

临床表现：头痛如刺，痛有定处，形体消瘦，项背强直，四肢抽痛，舌质紫暗，边有瘀斑瘀点，脉细涩。

证候分析：瘀血阻于经脉、血络，不通则痛，且为有形实邪，故头痛如刺、痛有定处；瘀阻络滞，筋脉失养，故形体消瘦、项背强急、四肢抽搐；舌质紫暗、边有瘀斑瘀点、脉细涩，为瘀血内阻之征。

辨证要点：以头痛如刺、项背强直、舌质紫暗，边有瘀斑瘀点等为要点。

病机概要：瘀血阻滞，脉络不通，筋脉失养。

治法：活血化瘀，通窍止痉。

代表方剂：通窍活血汤。

方解：见头痛－内伤头痛－瘀血头痛。

兼证加减：筋脉拘急，瘀血较重者，加郁金、地龙、当归尾、水蛭、鸡血藤等活血通经。

6. 阴血亏虚证

临床表现：项背强急，四肢麻木，搐搦或筋惕肉瞤，直视口噤，头目昏眩，自汗，神疲气短，或低热，舌质淡或舌红无苔，脉细数。

证候分析：气血两虚，不能营养筋脉，故项背强急、四肢麻木、搐搦或筋惕肉瞤、直视口噤；血虚不能上奉于脑，故头目昏眩；血去而元气耗伤，卫外不固，故自汗、神疲气短；阴血不足，虚热内生，故低热；舌质淡或舌红无苔、脉细数，为阴血亏虚之征。

辨证要点：以项背强急、四肢麻木、头目昏眩、自汗、神疲气短等为要点。

病机概要：失血或伤津，阴血亏耗，筋脉失养。

治法：滋阴养血，息风止痉。

代表方剂：四物汤合大定风珠。

方解：四物汤以补血和血为主，方解见虚劳之肝血虚证。大定风珠重在滋液育阴，柔肝息风，方解见颤证之髓海不足证。

兼证加减：五心烦热者，加白薇、青蒿、黄连、淡竹叶清透虚热；阴虚多汗、时时欲脱者，加人参、沙参、麦冬、五味子敛阴救脱；气虚自汗者，加黄芪、浮小麦益气固表；疾病日久，阴血不足，气虚血滞，瘀血阻络者，加黄芪、丹参、川芎、赤芍、鸡血藤以益气活血，或用补阳还五汤以补气活血通络；虚风内动，肢体拘急挛缩者，重用生龟甲、生鳖甲、白芍等养阴柔筋之品，加全蝎、天麻、钩藤平肝息风。

【该病证应该如何调护】

锻炼身体，增强体质，防止外邪侵袭和外伤感邪。劳逸结合，放松精神，起居有节，减少痉证诱发因素。

痉证患者多属急重症，病床要平整松软，并设护栏，应有专人护理。急性发作时注意保护舌体和清除义齿及呼吸道异物，以防窒息。对频繁肢体抽动者，要避免强行按压和捆绑，以防骨折。因高热发痉者，要及时降温，保持水盐平衡，以利康复。

【浙派医家关于本病的相关论述】

元代朱丹溪《丹溪心法·痉》：痉，切不可作风治，兼用风药。大率与痫病相似，比痫为甚为虚，宜带补。多是气虚有火兼痰，宜用人参、竹沥之类。

明代赵贞观《绛雪丹书》：厥由阳气之衰，难分寒热，非大补不能回阳而起危；痉因寒血之损，勿论刚柔，非滋荣不能活络而舒经；如有乍寒乍热，发作有期，症类疟疾，若以疟论，病甚难痊；神不守舍，言语无伦，病似邪侵，若以邪论，危亡可待。

清代曹炳章《辨舌指南》：㖞者，斜偏于一边也，痉痱与偏枯常见，当再辨其色。若色紫红势急者，由肝风发痉，宜息风镇痉；色淡红势缓者，由中风偏枯，若舌偏㖞，语蹇，口眼㖞斜，半身不遂者，偏风也。

【思维导图】

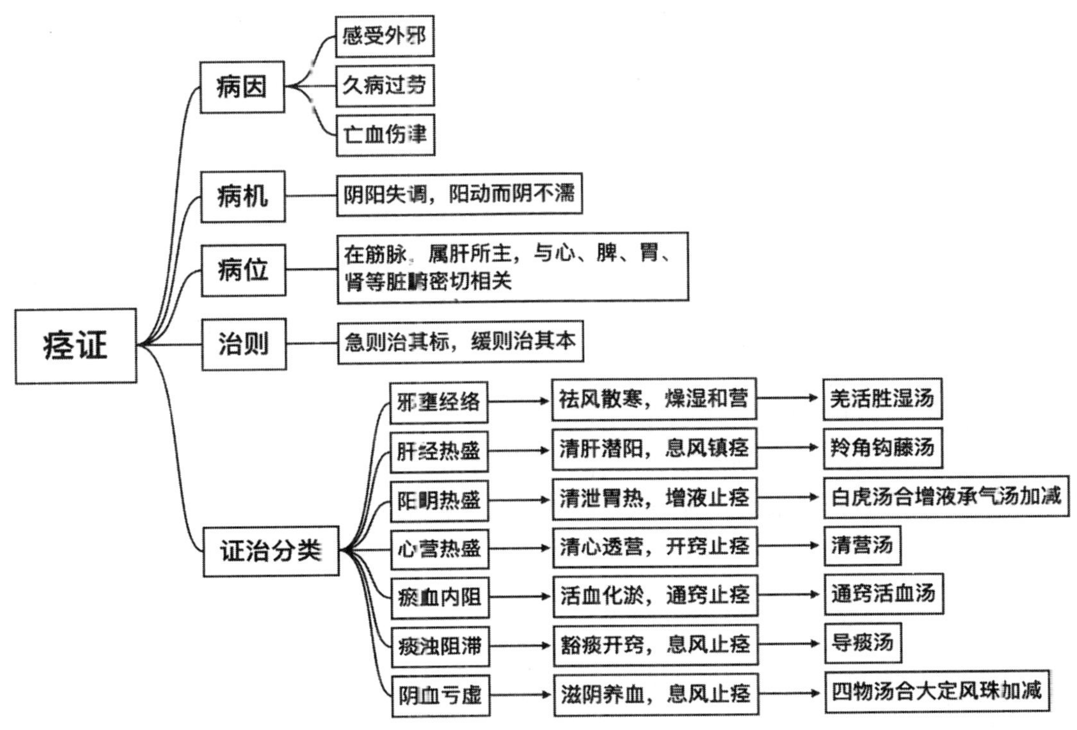

第三节　痿　证

【示例病案】

张某，男，56岁，浙江衢州人，2019年10月20日初诊。

主诉：双下肢无力3个多月。

现病史：患者3个月前因外感发热后出现双下肢软弱无力，现双下肢肌肉轻度萎缩，皮肤干燥，口渴欲饮，咽干不利，咳呛少痰，形体丰腴，平素畏热，小便短赤，大便干结，舌红苔黄，脉细数。

【患者得了什么病证】

本案患者诊断为痿证。

痿证是以肢体筋脉弛缓，软弱无力，不能随意运动，或伴有肌肉萎缩为主证的病证。临床以下肢痿弱较为常见，亦称"痿躄"。"痿"是指机体痿弱不用；"躄"是指下肢软弱无力，不能步履。西医学中的多发性神经根炎、运动神经元疾病、脊髓病变、重症肌无力、肌营养不良症、周期性瘫痪等属本病范畴，可参考本节辨证论治。

《内经》对痿证的病名、病因、病机、病证分类及治疗原则都有详细论述。“痿”之病名首见于《素问·痿论》，指出本病的病因为思想无穷、热伤五脏、有渐于湿、远行劳倦、房劳太过等，病机是肺热叶焦，分为皮、脉、筋、骨、肉五痿，以示病情有深浅轻重之异。在治疗上，提出“治痿者独取阳明”的基本原则。《素问·生气通天论》谓：“因于湿，首如裹，湿热不攘，大筋软短，小筋弛长，软短为拘，弛长为痿。”认为湿热也是痿证的成因之一。

宋代陈无择《三因极一病证方论·五痿叙论》曰：“痿躄则属五内，脏气不足之所为也。”

金元时期张子和《儒门事亲·指风痹痿厥近世差玄说》强调“痿病无寒”，认为痿证的病机是“由肾水不能胜心火，心火上烁肺金，肺金受火制，六叶皆焦，皮毛虚弱，急而薄著，则生痿躄”，并把风、痹、厥与痿证进行了鉴别。朱丹溪认为：“痿证断不可作风治而用风药。有湿热、湿痰、气虚、血虚、瘀血。”提出“泻南方，补北方”的治则。

明代张景岳《景岳全书·痿证》谓：“元气败伤，则精虚不能灌溉，血虚不能营养者，亦不少矣。若概从火论，则恐真阳亏败，及土衰水涸者，有不能堪，故当酌寒热之浅深，审虚实之缓急，以施治疗，庶得治痿之全。”指出痿证并非尽是阴虚火旺。

清代《临证指南医案·痿》邹滋九按曰：“夫痿证之旨，不外乎肝、肾、肺、胃四经之病。”

【该病证应与哪些病证相鉴别】

痿证应与偏枯、痱证等病证进行鉴别。

1. 偏枯

偏枯亦称半身不遂，是中风症状，病见一侧上下肢偏废不用，常伴有语言謇涩、口舌㖞斜，久则患肢肌肉萎缩。其瘫痪是由于中风而致，二者临床不难鉴别。

2. 痱证

《灵枢·热病》云：“痱之为病也，身无痛者，四肢不收，智乱不甚，其言微知，可治；甚则不能言，不可治也。”由此可见，痱证除四肢无力外，还有神志病变，语声不出，可资鉴别。

【患者怎么得的这个病】

痿证的发生，由于外感温毒、湿热之邪，内伤情志，饮食劳倦，先天不足，房事不节及跌打损伤、接触毒性药物等，引起五脏受损，精津不足，气血亏耗，肌肉筋脉失养而致。

本案患者诊断为痿证，属肺热津伤证。温热之邪犯肺，肺脏气阴受损，通调失职，津液不足以敷布全身，故双下肢肌肉轻度萎缩，皮肤干燥；热邪伤津，故口渴欲饮，平素畏热，小便短赤，大便干结；肺津不能上润肺系，故咽干不利、咳呛少痰；舌红苔黄、脉细数，乃阴伤津涸、虚热内炽之征。

【患者的这个病证应该怎么治】

本案患者治以清热润燥，养阴生津。方用清燥救肺汤，方解见肺痿之虚热证。

兼证加减：身热未退，高热口渴有汗者，重用生石膏，加金银花、连翘、知母清热祛邪；咳嗽痰多者，加瓜蒌、桑白皮、川贝母等以宣肺清热化痰；咳呛少痰，咽喉干燥者，加玄参、天花粉、芦根以润肺清热；身热已退，食欲减退，口干咽干较甚者，此胃阴亦伤，用益胃汤加石斛、天冬、麦芽等益胃生津。

历代医家治疗痿证颇有心得。《素问·痿论》提出"各补其荣而通其俞，调其虚实，和其逆顺"，是针刺治疗痿证的原则。

宋代陈无择《三因极一病证方论·五痿治法》断定"诸痿当养阳明与冲脉"，所列加味四斤丸等 8 张方剂，多半皆温养肝肾、益气养营之品，虽然这种治法未被金元时期医家所效法，但它对于明以后重补益下焦肝肾精血的医风具有启迪作用。

金代张子和用滋阴清热以除肺热、补肝肾、实胃的方法，诚是对"治痿独取阳明"的一种新解，也是在《内经》治痿主五脏分治常法基础上的一项重大突破。李东垣从湿热立说，认为"痿证是湿热乘于肝肾，当急去，不然会使下焦元气竭尽而成脚膝痿弱软瘫、行步攲侧不正之候，悉以清燥之剂治之"（指清暑益气汤）。

元代朱丹溪提出"泻南方，补北方"的治则，分列了湿热、湿痰、气虚、血虚、血瘀等的分型治法，创二妙丸、虎潜丸等方剂，沿用至今。

清代王清任认为"两腿瘫痿"是气虚不能周流于下，当用益气之药，以益气化滞通络治疗痿证，也是一种创新。

近代张锡纯《医学衷中参西录》创有振颓汤，以补气健脾、活血通络之法治疗痿证。

【该病证还有哪些其他证型】

1. 湿热浸淫证

临床表现：起病较缓，逐渐出现肢体困重，痿软无力，尤以下肢或两足痿弱为甚，兼见微肿，手足麻木，足胫蒸热，或有全身发热，胸脘痞闷，小便赤涩热痛，舌红苔黄腻，脉濡数或滑数。

证候分析：湿热浸淫肌肤，故肢体困重、微肿；湿热浸淫经脉，气血阻滞，故痿软无力、手足麻木、足胫蒸热；湿性缠绵，湿性趋下，故起病较缓，逐渐出现，尤以下肢或两足痿弱为甚；湿热郁蒸，气机不化，故全身发热、胸脘痞闷；湿热下注，故小便赤涩热痛；舌红苔黄腻、脉濡数或滑数，为湿热内蕴之征。

辨证要点：以肢体困重、痿软无力、足胫蒸热、舌红苔黄腻等为要点。

病机概要：湿热浸渍，壅遏经脉，营卫受阻。

治法：清热利湿，通利经脉。

代表方剂：加味二妙丸。

方解：清代徐大椿《医略六书》载"湿热内甚，浸淫不化而下注阴中，故阴内生疮焉。苍术燥湿强脾以治疮，黄柏清热燥湿以存阴，知母清热壮水，萆薢利湿分清，龟板滋阴壮水，以清湿热下注之源也。人中白汤调下，使小便清利，则湿热自化，而经腑清和，何阴内生疮之患哉”。明代冯兆张《冯氏锦囊秘录·方脉足病合参》载：“治两足湿痹疼痛，或如火燎，从足胕上热起，渐至腰膝，麻痹痿软，皆湿热为病，此药神效。”

兼证加减：湿邪偏盛，胸脘痞闷，肢重且肿者，加厚朴、茯苓、枳壳、陈皮以理气化湿；热邪偏盛，身热肢重，小便赤涩热痛者，加忍冬藤、连翘、蒲公英清热解毒利湿；湿热伤阴，两足焮热，心烦口干，舌质红或舌苔中剥，脉细数者，去苍术，重用龟甲，加玄参、山萸肉、生地黄以养阴清热。

2. 脾胃虚弱证

临床表现：起病缓慢，肢体软弱无力逐渐加重，神疲肢倦，肌肉萎缩，少气懒言，纳呆便溏，面色萎黄无华，面浮，舌淡苔薄白，脉细弱。

证候分析：脾胃虚弱，气血化源不足，无以充养肢体筋脉，故肢体软弱无力逐渐加重，肌肉萎缩；脾胃亏虚，气血不足，故神疲肢倦、少气懒言、面色萎黄无华；脾虚不运，故纳呆便溏；气虚不能运化水湿，故面浮；舌淡苔薄白、脉细弱，乃脾胃虚弱之征。

辨证要点：以肢体软弱无力、神疲肢倦、纳呆便溏等为要点。

病机概要：脾虚不健，生化乏源，气血亏虚，筋脉失养。

治法：补中益气，健脾升清。

代表方剂：参苓白术散合补中益气汤。

方解：参苓白术散以健脾益气利湿为主，方解见泄泻－久泻－脾胃虚弱证。补中益气汤重在健脾益气养血，方解见胃痞－虚痞－脾胃虚弱证。

兼证加减：脾胃虚弱，食积不运者，加谷麦芽、山楂、神曲健脾助运；气血虚甚者，加西洋参、黄精、阿胶益气养血。

3. 肝肾亏损证

临床表现：起病缓慢，渐见肢体痿软无力，尤以下肢明显，腰膝酸软，不能久立，甚至步履全废，腿胫大肉渐脱，或伴有眩晕耳鸣，舌咽干燥，遗精或遗尿，女性月经不调，舌红少苔，脉细数。

证候分析：肝肾亏虚，精血不能濡养筋骨经脉，渐致肢体痿软无力，尤以下肢明显；腰为肾之府，肾主骨，精髓不足，故腰膝酸软，不能久立，甚至步履全废，腿胫大肉渐脱；肝肾精血不足，不能上承，故眩晕耳鸣、舌咽干燥；肾司二便，主藏精，肾虚不能藏精，故遗精或遗尿；肝肾亏虚，冲任失调，故妇女月经不调；舌红少苔、脉细数，乃阴亏内热之征。

辨证要点：以肢体痿软无力、腰膝酸软、遗精或遗尿、妇女月经不调等为要点。

病机概要：肝肾亏虚，阴精不足，筋脉失养。

治法：补益肝肾，滋阴清热。

代表方剂：虎潜丸。

方解：近代沈仲圭《临床实用中医方剂学》载“方中之龟板，为滋养强壮药，用于骨结核，本草记载养阴液、潜风阳，治骨中寒热。黄柏、知母为解热消炎药。黄柏治骨蒸劳热，诸痿瘫痪；知母亦治骨蒸。地黄、归、芍即四物汤去芎䓖，有补血养阴之效。陈皮、干姜，辛温健胃。锁阳为强壮补精药，本草记载润燥养筋，治痿弱。牛膝为强精药，能使脚筋强健。虎骨为镇痛药，治四肢、腰背诸骨骼之疼痛。综上所述，可知本方在滋养消炎的基础上辅以治痿专药而成，故其治疗对象以肾阴亏损为标准。如急性热病后足软无力、老人腰脚无力、慢性关节炎、肺结核之潮热、骨结核、干脚气等皆可衡量其证候而用之”。

兼证加减：阴损及阳，阴阳两虚，神疲，怯寒怕冷，阳痿早泄，尿频而清，脉沉细无力者，去黄柏、知母，加淫羊藿、鹿角霜、紫河车、附子、肉桂温补肾阳；腰脊酸软者，加杜仲、续断、补骨脂、狗脊等补肾助阳；热甚者，去锁阳、干姜，或用六味地黄丸加牛骨髓、鹿角胶、枸杞子滋阴清热填精；遗精遗尿者，加金樱子、桑螵蛸、覆盆子缩尿止遗。

4. 脉络瘀阻证

临床表现：久病体虚，四肢痿弱，肌肉瘦削，手足麻木不仁，四肢青筋显露，肌肤甲错，舌痿伸缩不利，舌质暗淡或有瘀点瘀斑，脉细涩。

证候分析：久病气血亏虚，肌肉筋脉失养，故久病体虚、四肢痿弱、肌肉瘦削；气虚不能鼓舞，四末失养，则手足麻木不仁；血脉瘀阻，故四肢青筋显露、肌肤甲错；舌为心之苗，心主血脉，脉络瘀阻，无以荣养，故舌痿伸缩不利；舌质暗淡或有瘀点瘀斑、脉细涩，为脉络瘀阻之征。

辨证要点：以四肢痿弱、四肢青筋显露、肌肤甲错等为要点。

病机概要：气虚血瘀，阻滞经络，筋脉失养。

治法：益气养营，活血行瘀。

代表方剂：圣愈汤合补阳还五汤。

方解：圣愈汤以益气养血为主，清代罗美《古今名医方论》言“此方取参、芪配四物，以治阴虚血脱等证。盖阴阳互为其根，阴虚则阳无所附，所以烦热燥渴；气血相为表里，血脱则气无所归，所以睡卧不宁。然阴虚元骤补之法，计在培阴以藏阳，血脱有生血之机，必先补气，此阳生阴长，血随气行之理也。故曰：阴虚则无气，无气则死矣。此方得仲景白虎加人参之义而扩充者乎。前辈治阴虚，用八珍、十全，卒不获效者，因甘草之甘，不达下焦，白术之燥，不利肾阴，茯苓渗泄，碍乎生升，肉桂辛热，动其虚火。此六味皆醇浓和平而滋润，服之则气血疏通，内外调和，合于圣度矣”。补阳还五汤重在补气活血通络，方解见中风－恢复期和后遗症期－气虚络瘀证。

兼证加减：手足麻木，舌苔厚腻者，加薏苡仁、木瓜化湿通络；下肢痿软无力者，加杜仲、补骨脂、桑寄生滋补肝肾；形体消瘦，手足痿弱者，为瘀血久留，用圣愈汤送服大黄䗪虫丸，补虚活血，以丸缓图。

【该病证应该如何调护】

避居湿地，防御外邪侵袭，注意精神饮食调养。《素问·痿论》云：“思想无穷，所愿不得，意淫于外，入房太甚，宗筋弛纵，发为筋痿。”故应注意精神调养，清心寡欲，避免过劳，生活规律，饮食宜清淡而富有营养，忌油腻辛辣。

生活自理者，可散步、打太极拳、做五禽戏。病情较重者，可经常用手轻轻拍打患肢，进行四肢屈伸锻炼。病情危重，吞咽呛咳，呼吸困难者，要常翻身拍背，鼓励患者咳痰，以防痰湿壅肺和发生褥疮。对瘫痪者，嘱家属帮助患者活动筋骨，防止肢体挛缩和关节僵硬。

【浙派医家关于本病的相关论述】

宋代陈言《三因极一病证方论·五痿叙论》：夫人身之有皮毛、血脉、筋膜、肌肉、骨髓以成形，内则有肝、心、脾、肺、肾以主之，若随情妄用，喜怒不节，劳佚兼并，致五内精血虚耗，荣卫失度，发为寒热，使皮血、筋骨、肌肉痿弱，无力以运动，故致痿。状与柔风脚弱皆相类，以脉证并所因别之，不可混滥。柔风香港脚，皆外所因；痿则属五内气不足之所为也，审之。

元代朱丹溪《丹溪心法·痿》：痿证断不可作风治，而用风药。有湿热、湿痰、气虚、血虚、瘀血。湿热，东垣健步丸，加沥、姜汁；气虚，四君子汤加黄芩、黄柏、苍术之类；血虚，四物汤加黄柏、苍术，煎送补阴丸；亦有食积死血妨碍不得下降者，大率属热，用参术四物汤、黄柏之类。

清代鲍相璈《验方新编·腿部》：痿证不起床席，已成废人者，内火炽盛，以熬于肾水也。苟不补肾，唯图降火，亦无生机。虽治痿独取阳明，是胃火不可不降，而肾水尤不可不补也……补水于火中，降火于水内，合胃与肾而两治之，自然骨髓增添，燔热尽散，不治痿而痿自愈。

【思维导图】

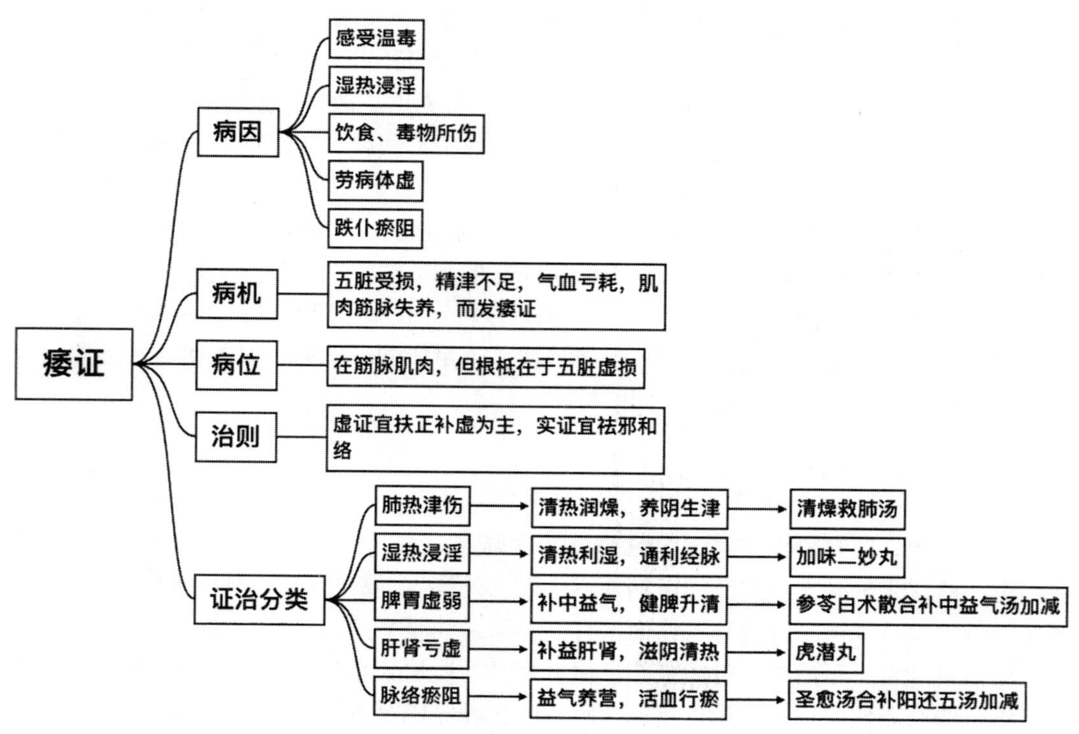

第四节 腰 痛

【示例病案】

钱某，男，50岁，浙江杭州人，2020年12月1日初诊。

主诉：腰酸腰痛3年。

现病史：患者反复腰酸腰痛3年，腰部隐隐作痛，酸软无力，局部发凉，喜温喜按，久行久立或劳累后加重，反复发作，面色㿠白，肢冷畏寒，舌淡苔薄白，脉沉细无力。

【患者得了什么病证】

本案患者诊断为腰痛。

腰痛又称腰脊痛，是以腰脊或脊旁部位疼痛为主证的病证。有急性和慢性之分。急性腰痛，病程较短，腰部多拘急疼痛、刺痛，脊柱两旁常有明显的按压痛；慢性腰痛，病程较长，时作时止，腰部多隐痛或酸痛。西医学中的腰肌纤维炎、强直性脊柱炎、腰椎骨质增生、腰椎间盘病变、腰肌劳损等腰部病变均属于本病范畴，可参考本节辨证论治。

《内经》有"腰痛"病名，病因与肾精亏虚、外邪侵袭、外伤瘀血、情志内伤等有关。病位在肾，与督脉相关，病性以虚为主。《素问·脉要精微论》云："腰者，肾之府，转摇不能，肾将惫矣。"《素问·刺腰痛》曰："骨伤则内动肾，肾动则病胀腰痛。"《素问·骨空论》云："督脉为病，脊强反折。"

东汉张仲景《金匮要略》在论述虚劳、水饮、伏饮、五脏风寒积聚诸病中，论述了"腰痛"之证，开腰痛辨证论治之先河。

隋代巢元方《诸病源候论·腰背病诸候》谓："肾主腰脚。肾经虚损，风冷乘之，故腰痛也。"提出急慢性腰痛的分类。

宋代陈无择《三因极一病证方论·腰痛叙论》谓："夫腰痛，虽属肾虚，亦涉三因所致。在外则脏腑经络受邪，在内则忧思恐怒，以致房劳坠堕，皆能致之。"

元代朱丹溪《丹溪心法·腰痛》认为腰痛"主湿热、肾虚、瘀血、挫闪、有痰积"，并提出"寒凉药不可峻用，必用温散之药"。

明代张景岳《景岳全书·腰痛》云："腰痛之虚证，十居八九，但察其既无表邪又无湿热。"强调应详辨虚实。秦景明《症因脉治》将腰痛分为风湿、寒湿、湿热等外感腰痛，瘀血停滞、怒气郁结、痰注停积、肾阳不足、肾阴火旺等内伤腰痛两大类型。

清代吴谦《医宗金鉴》归纳了腰痛的九种病因。李中梓《证治汇补·腰痛》云："治唯补肾为先，而后随邪之所见者以施治。标急则治标，本急则治本。初痛宜疏邪滞、理经隧，久痛宜补真元、养血气。"提出腰痛的治疗应分清标本先后缓急。

【该病证应与哪些病证相鉴别】

腰痛应与背痛、尻痛、胯痛、肾痹等病证进行鉴别。

1. 背痛

背痛是指由于身体某组织受伤或怀孕、肥胖、不佳的静态姿势等所致的背脊以上部位出现疼痛的症状。

2. 尻痛

尻痛是指尻骶部位的疼痛。

3. 胯痛

胯痛是指尻尾以下及两侧胯部的疼痛。

4. 肾痹

肾痹是指腰背强直弯曲、不能屈伸、行动困难而言，多由骨痹日久发展而成。

【患者怎么得的这个病】

腰痛的发生，主要因外邪侵袭、跌仆闪挫引起经脉受阻，气血不畅，或年老体虚，肾气亏虚，腰府失养。气血阻滞，瘀血留着，痹阻经脉，气血不通，亦可发为腰痛。

本案患者诊断为腰痛，属肾虚腰痛之肾阳不足证。腰为肾之府，肾主骨髓，肾阳受损，腰脊失于温煦，则腰部隐隐作痛、酸软无力；劳则气耗，故久行久立或劳累后加重；肾阳不足，失于温煦，故腰部发凉、喜温喜按；阳虚不能煦筋，故肢冷畏寒；面色皖白、舌淡苔薄白、脉沉细无力，均为阳虚有寒之象。

【患者的这个病证应该怎么治】

本案患者治以补肾壮阳，温煦经脉。方用右归丸，方解见虚劳－阳虚－肾阳虚证。

兼证加减：脾气亏虚，甚或脏器下垂者，加黄芪、党参、白术、升麻以健脾益气，升举清阳；无明显阴阳偏盛者，用青娥丸补肾以治腰痛；房劳过度而致肾虚腰痛者，用血肉有情之品调理，如河车大造丸。

历代医家治疗腰痛颇有心得。《素问·刺腰痛》根据经络循行，阐述了足三阴经、足三阳经及奇经八脉为病所出现的腰痛病证，进行了专题阐述，并着重介绍了针刺治疗的原则与取穴，如对瘀血腰痛“刺之在傒阳筋之间，上郄数寸衡局，为二痏出血”。《金匮要略》用甘姜苓术汤温经去湿治疗寒湿腰痛、八味肾气丸治疗虚劳腰痛，开腰痛辨证论治的先河。《备急千金要方》认为腰痛除正常的治疗外，还需要补养宣导，注重护理；提出腰脊痛导引法，是治疗腰痛的补充治法。载通治四时五种腰痛之杜仲酒，汇集温经散寒之品。所载独活寄生汤补肝肾、祛风湿，至今仍为临床治疗腰痛之名方。宋代《太平惠民和剂局方》载有青娥丸，至今仍是常用方剂。

【该病证还有哪些其他证型】

1. 寒湿腰痛证

临床表现：腰部冷痛重着，转侧不利，静卧病痛不减，寒冷或阴雨天加重，舌淡苔白腻，脉沉而迟缓。

证候分析：寒湿之邪，侵袭腰部，痹阻经络，寒性收引，湿性凝滞，故腰部冷痛重着、转侧不利；湿为阴邪，得阳运始化，静卧则湿邪更易停滞，故静卧病痛不减；阴雨寒冷天气，寒湿更甚，故寒冷或阴雨天加重；舌淡苔白腻、脉沉而迟缓，为寒湿停聚之象。

辨证要点：以腰部冷痛重着，寒冷或阴雨天加重等为要点。

病机概要：寒湿痹阻，滞碍气血，经脉不利。

治法：散寒行湿，温经通络。

代表方剂：甘姜苓术汤。

方解：清代汪昂《医方集解·利湿之剂》言“干姜辛热以燥湿，白术苦温以胜湿，茯苓甘淡以渗湿，甘草甘平和中而补土。此肾病，而皆用脾药，益土正所以制水也”。

兼证加减：寒邪偏盛者，加附子、川乌、细辛温肾祛寒；湿邪偏盛，痛引下肢，酸重无力者，加苍术、厚朴、薏苡仁、防己、五加皮、蚕沙燥湿散邪；风湿相合，腰痛引及肩背、腿膝者，加防风、独活、秦艽祛风通络止痛。

2. 湿热腰痛证

临床表现：腰部疼痛，重着而热，暑湿阴雨天气加重，活动后或可减轻，身体困重，小便短赤，舌红苔黄腻，脉濡数或弦数。

证候分析：湿热壅于腰部，筋脉弛缓，经气不通，故腰部疼痛、重着而热；暑湿阴雨天，热重湿增，故疼痛加重；活动后气机稍有舒展，湿滞得减，故痛或可减轻；湿性着重，困阻肢体，故肢体困重；湿热下注膀胱，则小便短赤；舌红苔黄腻、脉濡数或弦数，为湿热壅盛之征。

辨证要点：以腰部疼痛、重着而热、舌红苔黄腻等为要点。

病机概要：湿热壅遏，经气不畅，筋脉不舒。

治法：清热利湿，舒筋止痛。

代表方剂：四妙丸。

方解：当代连建伟《历代名方精编·祛湿剂》载“方中黄柏苦寒，清热燥湿，苍术苦温燥湿，两味合用，具有清热燥湿之效，对于湿热下注而正气未虚者，最为合拍。正如王晋三所说‘此偶方之小制也……治阴分之湿热，有如鼓应桴之妙’，故以‘二妙’名之……若湿热下注，两足麻痿肿痛，小便不利，可再加薏苡仁淡渗利湿，使湿热从小便而去，名四妙丸”。

兼证加减：伴小便热赤、量少者，加泽泻、木通、白茅根、车前草等清热利湿；湿热蕴久，耗伤阴津，口咽干燥，手足心热，舌质红者，加生地黄、知母、女贞子、旱莲草养阴血、补肝肾。

3. 瘀血腰痛证

临床表现：腰痛如刺，痛有定处，痛处拒按，日轻夜重，轻者俯仰不便，重者不能转侧，舌质暗紫或有瘀斑，脉涩。部分患者有跌仆闪挫病史。

证候分析：瘀血阻滞经脉，气血不通，故腰痛如刺；瘀血阻滞经络，故痛有定处，轻者俯仰不便，重者不能转侧；入夜阴盛，致瘀凝气滞，故日轻夜重；瘀血内阻属实，则痛处拒按；舌质暗紫或有瘀斑、脉涩，为瘀血内停征象。

辨证要点：以腰痛如刺、痛有定处、痛处拒按、日轻夜重等为要点。

病机概要：瘀血阻滞，气血不通，经脉痹阻。

治法：活血化瘀，通络止痛。

代表方剂：身痛逐瘀汤。

方解：现代李赓韶《医林改错注释》言“秦艽、羌活祛风除湿，桃仁、红花、当归、川芎活血祛瘀，没药、灵脂、香附行气血止疼痛，牛膝、地龙疏通经络以利关节，甘草调和诸药。全方具有活血祛瘀、通经止痛、祛风除湿的作用。若痹证疼痛剧烈，痛有定处如针刺，肌肤青紫，脉象迟涩，舌质青紫或有瘀点等有瘀血见证者，用此方确有疗效。若关节红肿热痛，身体重浊，舌苔厚腻等湿热偏重者，可于方中加苍术、黄柏以清热燥湿；若病久气虚，症见面色㿠白，眩晕耳鸣，心悸短气，动则汗出，语声低微，倦怠乏力等，可于方中加黄芪一二两以扶正气”。

兼证加减：腰痛日久，肾虚者，加杜仲、续断、狗脊、桑寄生补肾强筋利腰；兼有风湿，身体困重，阴雨天加重者，加独活、秦艽祛风胜湿；腰痛引胁者，加柴胡、郁金疏肝解郁；有跌仆、扭伤、挫闪病史者，加乳香、青皮行气活血止痛。

4. 肾虚腰痛证（肾阴虚证）

临床表现：腰部隐隐作痛，酸软无力，缠绵不愈，心烦少寐，口燥咽干，面色潮红，手足心热，舌红少苔，脉弦细数。

证候分析：腰为肾之府，肾主骨生髓，充养腰部，肾阴亏虚，骨髓不充，腰脊失养，故腰部隐隐作痛、酸软无力、缠绵不愈；肾阴亏虚，虚火上炎，故心烦少寐、口燥咽干、面色潮红、手足心热；舌红少苔、脉弦细数，乃肾阴亏虚之象。

辨证要点：以腰部隐隐作痛、酸软无力、心烦少寐、手足心热等为要点。

病机概要：肾阴不足，腰脊失于濡养。

治法：滋补肾阴，濡养筋脉。

代表方剂：左归丸。

方解：方解见眩晕之肾精不足证。

兼证加减：肾阴不足，相火偏亢者，用知柏地黄丸或大补阴丸滋阴降火；虚劳腰痛，日久不愈，阴阳俱虚，阴虚内热者，用杜仲丸阴阳双补。

【该病证应该如何调护】

预防腰痛，在日常生活中要保持正确的坐、卧、行体位，劳逸适度，不可强力负重，避免腰部跌仆闪挫，防止腰痛发生。要注意居处环境，避免坐卧湿地。暑季湿热蕴蒸时，亦应避免夜宿室外，贪冷喜凉。涉水冒雨或运动汗出后应及时换衣擦身，免受风寒湿邪侵袭。

急性腰痛应及时治疗，愈后注意休息调养，以巩固疗效。慢性腰痛除药物治疗外，还要注意腰部保暖，或加用腰托固护，避免腰部损伤。避免劳欲太过，防止感受外邪。经常活动腰部，或进行腰部自我按摩、打太极拳等活动，有助于腰痛的康复。

【浙派医家关于本病的相关论述】

元代朱丹溪《丹溪心法·腰痛》：腰痛主湿热、肾虚、瘀血、挫闪、有痰积。脉大者肾虚，杜仲、龟板、黄柏、知母、五味之类为末，猪脊髓丸服；脉涩者瘀血，用补阴丸加桃仁、红花；脉缓者湿热，苍术、杜仲、黄柏、川芎之类；痰积作痛者，二陈加南星、半夏。腰曲不能伸者，针人中。凡诸痛皆属火，寒凉药不可峻用，必用温散之药。诸痛不可用参，补气则疼愈甚。人有痛，面上忽见红点者，多死。

明代张景岳《景岳全书·腰痛》：腰痛之虚证，十居八九，但察其既无表邪，又无湿热，而或以年衰，或以劳苦，或以酒色斫丧，或七情忧郁所致者，则悉属真阴虚证。凡虚证之候，形色必清白而或见黧黑，脉息必和缓而或见细微，或以行立不支而卧息少可，或以疲倦无力而劳动益甚。凡积而渐至者皆不足，暴而痛甚者多有余，内伤禀赋者皆不足，外感邪实者多有余，故治者当辩其所因。凡肾水真阴亏损，精血衰少而痛者，宜当归地黄饮，及左归丸、右归丸为最。若病稍轻，或痛不甚，虚不甚者，如青娥丸、煨肾散、补髓丹、二至丸、通气散之类，俱可择用。

清代张璐《张氏医通·腰痛》：腰酸、腰痛尚有寒湿伤损之异。腰酸悉属房劳肾虚，唯有峻补。男子用青娥丸，或八味丸加补骨脂、杜仲。有热，去附子加五味。走精，用六味丸去泽泻，加鳔胶、沙苑蒺藜、五味子。大便不实，加肉果、补骨脂，山药粉糊代蜜。妇人用六味加杜仲、续断。

【思维导图】

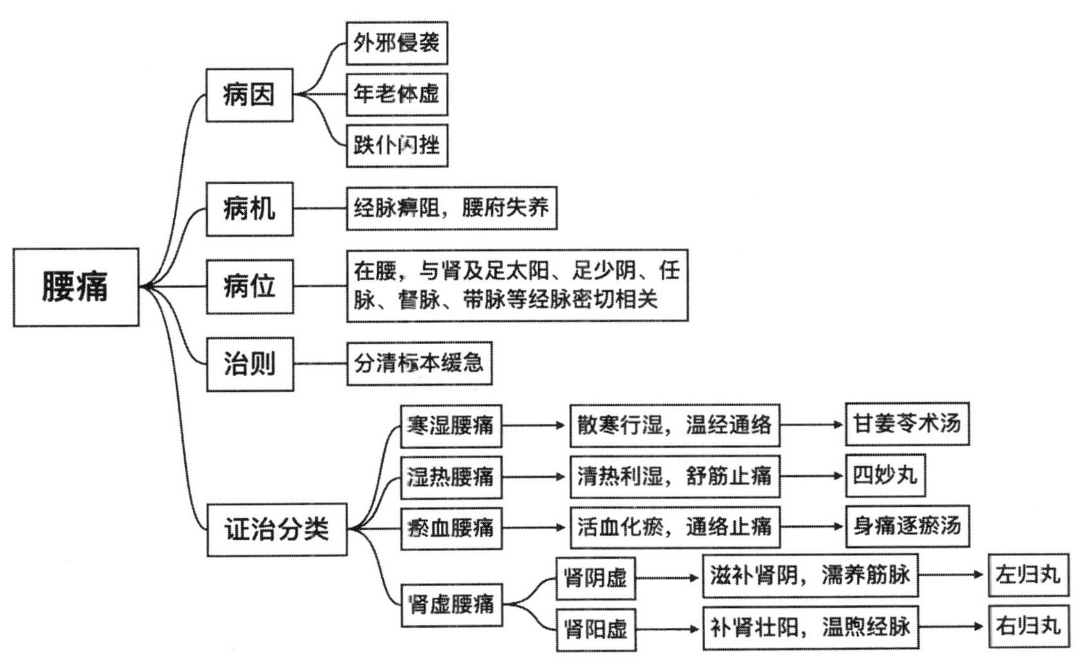

主要参考书目

［1］范永升 . 浙江中医学术流派［M］. 北京：中国中医药出版社，2009.
［2］张伯臾 . 中医内科学［M］. 上海：上海科学技术出版社，2022.
［3］吴勉华，石岩 . 中医内科学［M］. 北京：中国中医药出版社，2021.
［4］王永炎，鲁兆麟 . 中医内科学［M］. 第 2 版 . 北京：人民卫生出版社，2011.
［5］许济群 . 方剂学［M］. 上海：上海科学技术出版社，2018.